中华护理学会专科护士培训教材

助产士专科培训

总主编　吴欣娟
主　编　姜　梅　卢　契
副主编　罗碧如　刘　军

人民卫生出版社

图书在版编目（CIP）数据

助产士专科培训 / 姜梅，卢契主编. —北京：人民卫生出版社，2019

中华护理学会专科护士培训教材

ISBN 978-7-117-28761-6

Ⅰ.①助… Ⅱ.①姜… ②卢… Ⅲ.①助产士-技术培训-教材 Ⅳ.①R192.7

中国版本图书馆 CIP 数据核字（2019）第 165235 号

中华护理学会专科护士培训教材

——助产士专科培训

主　　编：姜　梅　卢　契
出版发行：人民卫生出版社（中继线 010-59780011）
地　　址：北京市朝阳区潘家园南里 19 号
邮　　编：100021
E - mail：pmph @ pmph.com
购书热线：010-59787592　010-59787584　010-65264830
印　　刷：北京虎彩文化传播有限公司
经　　销：新华书店
开　　本：787 × 1092　1/16　**印张：**30
字　　数：730 千字
版　　次：2019 年 9 月第 1 版　2023 年 6 月第 1 版第 5 次印刷
标准书号：ISBN 978-7-117-28761-6
定　　价：88.00 元

编者名单

（按姓氏笔画排序）

丁　新（首都医科大学附属北京妇产医院）
万　宾（山西省儿童医院　山西省妇幼保健院）
王　苓（山西省儿童医院　山西省妇幼保健院）
王　颖（成都市妇女儿童中心医院）
王国玉（四川大学华西第二医院）
卢　琴（北京大学第三医院）
朱　珠（南京医科大学附属妇产医院）
朱　玮（上海交通大学医学院附属国际和平妇幼保健院）
刘　军（北京大学第一医院）
刘悦新（中山大学附属第一医院）
刘晓巍（首都医科大学附属北京妇产医院）
江秀敏（福建省妇幼保健院）
李华凤（四川大学华西第二医院）
杨　捷（首都医科大学附属北京友谊医院）
宋　耕（北京大学第一医院）
宋丽莉（首都医科大学附属北京妇产医院）
张宏玉（海南医学院）
陈　倩（北京大学第一医院）
罗碧如（四川大学华西第二医院）
赵更力（北京大学第一医院）
钟逸锋（北京协和医院）
姜　梅（首都医科大学附属北京妇产医院）
姚　强（四川大学华西第二医院）
秦　瑛（北京协和医院）
徐　敏（中山大学附属第一医院）
徐鑫芬（浙江大学医学院附属妇产科医院／海宁市妇幼保健院）
顾春怡（复旦大学附属妇产科医院）
郭翠梅（首都医科大学附属北京妇产医院）
黄　群（上海交通大学医学院附属国际和平妇幼保健院）
熊永芳（国泰康健医疗集团武汉康健妇婴医院）

序 言

健康是促进人类全面发展的必然要求，是社会经济发展的基础条件。2016年中共中央、国务院印发了《“健康中国2030”规划纲要》，要把健康融入所有政策，全方位、全周期保障人民健康，大幅提高健康水平。近年来，我国健康领域成就显著，人民健康水平不断提高，在“共建共享、全民健康”的背景下，护理学科发展面临着前所未有的机遇与挑战。

护理工作是医疗卫生事业的重要组成部分。护士作为呵护人民群众全生命周期健康的主力军，在协助诊疗、救治生命、减轻痛苦、促进康复等方面都发挥着不可替代的作用。《全国护理事业发展规划（2016—2020年）》中明确指出，要加强护士队伍建设，建立护士培训机制，发展专科护士队伍，提高专科护理水平，提升专业素质能力。随着医药卫生体制改革的不断深化和人民群众对健康服务需求的日益提高，护理专科化已成为临床护理实践发展的必然方向，专科护士在适应医学发展、满足人民健康需求等方面起到举足轻重的作用。

中华护理学会在国家卫生健康委员会的领导下，致力于推进中国护理领域知识的传播与实践，加强和推动护理学科发展，为国家和人民群众培养各专科护理人才，提升护理人员专业水平和服务能力。专科护士培训教材体系建设，是专科护理人才同质化培养的重要保证。本套教材由我国护理专业领域多位知名专家共同编写，内容紧密结合护理专业发展的需要，涵盖了各专科护理领域的新理念、新知识、新技能，突出实用性、系统性和可操作性。教材编写过程中得到了各级领导和专家的高度重视和鼎力支持，在此表示诚挚的感谢！

功以才成，业由才广。我们衷心期望本套教材能为我国专科护士培养提供有力的指导，为切实加强护理人才队伍建设和提升专科护理质量做出积极的贡献。

中华护理学会理事长　吴欣娟

2019年4月

前　言

产科工作是面临保护母婴两条生命的工作，面对当前的形势，如何使母婴能够顺利度过这个生命中的重要阶段，产科医护人员，尤其是助产士起着重要的角色。《"健康中国2030"规划纲要》中，明确指出要降低孕产妇死亡率；提高妇女两癌筛查率；解决和降低出生缺陷、营养性疾病、心理疾患等威胁妇女儿童健康的突出公共问题，做好妇女儿童健康工作；使妇女在整个生命周期中享有良好的基本医疗卫生服务等重点工作，把妇女儿童健康纳入国民经济和社会发展规划，并作为优先发展的领域之一。2016年我国二孩政策开始实施，产科医护同仁面临的工作任务更加繁重，一方面分娩量激增，另一方面孕产妇人群特征发生改变，高龄、高危的孕产妇比例明显增加。分娩阶段是最容易出现危险情况的时期，也考验着助产士的核心胜任力。孕产妇危急状况是否能及时被识别、及时被救治，需要助产士的丰富经验和高水平的能力。

目前，随着社会的发展，人们对生育方面的保健知识需求也不断增加，助产士的服务范围也越来越宽。中华护理学会助产士专科培训已经进行了十期，为了使参加专科培训的助产士能够有专用的学习用书，中华护理学会第27届产科专委会组织编写了助产专科护理培训教材。在编写大纲时，我们根据全国助产现状，将新的助产理念、助产模式、临床热点问题等纳入了编写内容当中，目的是让参加专科培训的助产士能够学到最新的知识和技能。同时将临床中需要改善和提高的部分纳入其中，如健康教育模式、人际交流技巧、WHO提倡使用的助产措施、胎心监护图形判读、超声技术应用、新生儿基础保健护理等。本书除了作为中华护理学会助产专科护理的培训教材，同时对临床上的助产士也有指导作用。专委会在编写时选拔了在全国各省具有影响力的助产专家、妇产科护理专家和产科医疗专家，希望能把产科临床最前沿的知识和技能带给读者。

本书共十章，包括助产现状与发展趋势、妊娠期保健与管理、正常分娩期的管理、高危妊娠的分娩期管理、产褥期管理、产房管理与科研、新生儿常见症状及护理、母乳喂养管理、助产操作、案例。本书编写内容还存在着局限性，如有不妥之处请读者指正。

感谢中华护理学会领导对本书的指导，感谢对本书编写给予支持的所有产科医疗专家。

中华护理学会产科专委会

2019年4月

前言

目 录

第一章　助产现状与发展趋势

第二章　妊娠期保健与管理

第四章　高危妊娠的分娩期管理

第五章 产褥期管理

第八章 母乳喂养管理

第九章 助 产 操 作

第十章　案　例

附 录

第一章

助产现状与发展趋势

第一节 中国助产发展历史与现状

学习目标

完成本内容学习后，学生将能：

1. 复述助产的发展历史与现状、助产士的由来、助产发展趋势。
2. 列出我国助产专业存在的主要问题。
3. 描述 WHO《正常分娩临床实用指南》中的四类内容。
4. 应用 WHO《正常分娩临床实用指南》中鼓励使用的措施对孕产妇实施照护。

一、助产的起源与发展

自古以来，妇女皆在家分娩，由长辈或其他女性守护在旁，协助娩出胎儿。汉唐时期，由于孕产不吉的观念，产妇分娩时需被隔离。宋朝时，政府以官方力量大规模训练男性儒医介入分娩过程，男性医者开始进入女性医者的医业领域。到了明代以后，女性助产者则主要以“三姑六婆”为主体活跃于助产领域，保持着与男性医者之间既分工又竞争的关系。由于无文字记载产婆接产技术，在欧洲 16、17 世纪，产婆一般未受正统医学训练、无法接产难产以及与女巫并无二致。《产婆的技艺——欧洲近代早期的产婆》总结出产婆的一些共同特质：女性，已生育过，已婚或寡妇，中下阶层，工匠、贸易商或农夫之妇，通过师徒方式获得训练。

18 世纪，西方出现了以新的产科知识与新的助产术为标志的“产科革命”。西方产科领域不仅获得了独立地位，而且由于其与人口问题的紧密关系从而成为公共卫生的重要组成部分。20 世纪早期，产科学在西方世界取得了重大的成果，如对分娩生理及分娩机制的认知逐渐深入，一些产科医生认识到产褥热的感染特性，从而提倡产科消毒法，迅速降低了分娩死亡率。

明末清初时，西医产科学知识随着人体解剖学一起传入中国。著译产科学书籍、开办产科医疗机构、推广产科教育，这些构成了产科学传播体系的要素。1851 年马伯英、高稀、洪中立翻译的《妇婴新说》一书被视为中国近代第一部西医妇产科中文书籍。该书包含妊娠、分娩生理等知识，也论述了临产症状、接产方法、难产胎位及处置方式、产后照顾及产后并发症等。1905 年，李平书与张竹君在上海创设女子中西医学堂，并设妇女医院，可视为中国人用西法接产的第一所医院。20 世纪初，英国医生 Mabel C. Poutler 来到福建福清县开展产科工作，1911 年开始正式建立产科病房，有 13 间病房、40 张病床，这被认为是中国有记载的最早的产科病房。他还开办训练班培训护士，教授分娩机制等产科基本知识。

产科被认为是最适合女性从事的职业之一。很多留学国外的中国医学生选择产科为主修专业，回国后，开办助产学校培养助产人才、用新法接生改造产婆成为他们的主要目标。1928年，南京国民政府在行政院下设卫生部，当时的妇婴卫生计划分为四个方面：训练妇婴卫生人才，对助产士、接生婆及其他掌理妇婴卫生人员之监督管理，广设产母、婴儿保健机关，研究关于产母婴儿健康问题。南京国民政府的妇婴卫生事业与杨崇瑞这个名字是紧密地联系在一起的。1928年，杨崇瑞在中华医学会第七次大会上报道"我国助产教育"，讲述助产教育的必要性及产科教育计划，拟设国立产科学校及附属医院供实习。杨崇瑞在《产科教育计划》中指出，中国婴儿、产妇死亡率与外国相比之所以如此之高，其原因为助产者缺乏产科知识，主要为：不明产科生理与病理之别，无法在产前诊断疾病，难免发生难产；不知消毒灭菌之法，从而导致产妇发生产褥热，婴儿发生破伤风；不明饮食卫生之法，因母亲不注意自身营养而导致婴儿发病。1929年，在北平成立国立第一助产学校，该校除招收助产士外，还设立数种助产研究班和训练班，目的在于弥补助产人才的缺乏并培养妇婴卫生行政人员。助产短期训练班，训练期为6个月，可在短时期内培养大量助产士；护士助产训练班，训练期也为6个月，后改为1年，称为"助产特科"，训练内容主要是妇婴卫生行政与管理；助产士研究班，由省立助产学校保送毕业生中优秀者组成，训练6个月后派回原校服务，后改称为"助产实习班"；助产师资训练班，由医学教育委员会给予奖学金，训练1年，以培养助产师资。1931年，国立第二助产学校即中央助产学校在南京成立。以后各省相继成立省立助产职业学校。助产教育的另一个方面就是训练旧产婆。张弓在《中国之母性的保护问题》中指出，那些在产妇分娩中致其死亡的接生者中，产婆占65%，新式助产人员仅占4%，因此，助产教育者向接生婆讲授五种"接生上必要之知识"，即清洁消毒法、接生法、脐带扎切法、假死初生儿苏生法、产褥妇看护法。

解放初期，我国处于百废待兴时期，在妇幼保健方面的举措主要是推行新法接生，改造旧式接生，大力发展助产士和改造旧产婆，明确了助产士职责，使助产士队伍逐渐发展。但是，自1979年起由于助产士在我国没有独立的专业职务和晋升系统，工作中虽有职责范围却失去自主权。助产士、医士和护士三者分工不明确，合作冲突和晋升障碍妨碍了助产行业的发展，更导致了助产士的高离职率。在这一阶段，国家对医疗卫生事业非常重视，对妇幼保健投入也非常大，不管是医疗专业还是护理专业都有了长足的发展，但是由于在助产专业方面缺乏强有力的推动力，导致助产专业的萎缩和退化，丧失了与护理专业同步发展的机会。

2008年后，助产专业成为了护理专业的一部分。助产专业的学生毕业后需通过护士执业资格考试，才能获得在医院工作的机会，因此助产学专业的课程设置也倾向于护理的内容，在一定程度上导致了助产专业教育的萎缩和助产士功能的退化。近年来，随着越来越多的证据证明助产士在减少孕产妇死亡和患病方面起着至关重要的作用，社会各界越来越重视助产专业的发展，我国政府部门也在不断加强对助产专业的建设，中国助产专业发展将具有更加广阔的前景。

二、助产士的由来

中国古代较早的有关以接生为业者的记载中，并没有专门的名称来称呼这种职业。唐代产科医书中以"产时看生人"指接生者，北宋则出现了"看生之人"或"收生之人"的称谓。直到“坐婆”“稳婆”“收生之妇”等词的出现才逐渐确立了接生者的特定形象。南宋时期,专门化、系统化的中国产科正式形成,助产的专业性进一步决定了接生者为成熟而有经验的妇女。西方产科学传入近代中国后,经过正规西医助产教育培养、以西法接生为职业的女性即“助产士”。新旧助产者的更替是近代中国分娩行为与技术变迁过程中重要的一环。产婆与助产士,分别代表着旧与新、落后与先进、愚昧与科学的助产职业。西方近代产科学的要求是判别二者界限的指标。

三、我国助产专业存在的问题

目前绝大部分国家和地区的助产领域实行独立的注册准入制度,许多国家已经建立了完善的助产服务制度,并以立法的形式确定助产士为独立的专业。而我国助产专业存在以下问题。

1. 助产人员数量不足 据世界卫生组织统计,在发达国家,助产士与生育妇女比例约为1∶1 000,而我国这一比例估计在1∶4 000。

2. 助产士功能萎缩、技术退化 一方面,有研究证明目前我国的助产专业已经边缘化,中国传统助产士已转变成为生物医学模式下的助产士、产科医生、护士、导乐助产士。这种现象导致助产士不能在产科服务中充分发挥护理正常产妇、促进自然分娩的作用,从而成为近年来中国剖宫产率急剧升高的原因之一。另一方面,我国产科是以医生为主导的模式,要求助产士在医院所做的工作需在医师指导下完成,因此助产士的独立工作范畴相对缩减,其独立工作的能力下降。

3. 助产士教育体系不完善 主要体现在:①教育水平参差不齐,助产教育仍以大、中专教育为主,开设专门助产学科的院校非常有限,很多助产从业人员的教育背景是护理专业。②培训内容和方式尚无明确标准,目前,培训基本以短期理论培训为主,多集中在提高临床技术方面,对助产业务中的全程关爱和理论基础等涉及很少。③在师资、教材、课程相互交流促进等方面,缺乏一个相对完整的体系,专业技能的提高基本依靠实践经验的积累和新老人员的传、帮、带形式,缺乏统一、明确的专业技能要求和考核标准。

4. 缺乏独立的职称晋升体系 缺乏专门的助产士职称系列,缺乏相应的考核、注册、晋升制度。这一系列政策的缺失导致了我国助产士数量不足、质量不高、教育不完善等诸多问题。

四、助产适宜技术

1996年世界卫生组织总结了10多年各国对产时技术的研究,出版了《正常分娩临床实用指南》,对产科常用的干预措施进行了评估和分类。

A类:应予以鼓励的,明显有益的临床实践。

B类:应淘汰的,明显有害或无效的临床实践。

C类:没有足够证据支持和明确或推荐的方法,建议谨慎使用,同时需要进一步研究澄清问题(待研究的)。

D类:常用的不适当做法。

（一）A类

应予以鼓励的，明显有益的临床实践。

1. 为妊娠妇女制订分娩计划，确定分娩的地点和接生人员，并让其丈夫或伴侣知晓，如果可以的话让家庭成员知晓。

2. 在妊娠和分娩的全过程对高危因素进行不断评估。

3. 在整个分娩过程中，监测妇女的身体和情感情况，并给予支持（全面支持和心理保健）。

4. 在分娩过程中提供口服液体（口服营养）。

5. 尊重妇女知情选择的分娩地点。

6. 在边远和基层提供可行和安全的分娩服务，并让产妇在感到安全和满意的地方分娩。

7. 尊重妇女在分娩时的隐私权。

8. 在分娩过程中服务提供者应给予产妇同情和关怀。

9. 尽可能地给产妇提供她们所需要的信息和解释。

10. 在待产、分娩期间提供非侵入性的、非药物方法缓解疼痛，如按摩和放松。

11. 间断听诊监测胎心（异常时增加胎心监护的次数）。

12. 整个分娩过程中一次性材料仅使用一次，并对重复使用的材料进行消毒。

13. 在阴道检查、分娩期间接产和处理胎盘时应戴手套。

14. 鼓励非仰卧位分娩。

15. 仔细监测产程进展，使用世界卫生组织推荐的产程图。

16. 评估产妇具有出血风险或即使是少量的失血风险时，在第三产程给予缩宫素预防产后出血。

17. 新生儿脐带要消毒处理。

18. 预防新生儿（婴儿）体温过低。

19. 支持早期母亲和孩子之间皮肤接触和（按照世界卫生组织母乳喂养指导原则）在产后1h内哺乳。

20. 常规检查胎盘和羊膜。

目前，国内大多数医院都在第一产程为待产妇提供助步车、分娩椅、分娩球、墙上的扶栏、靠垫、抱枕等设施。助产士可根据待产妇情况和产程进展指导待产的产妇采取各种体位，如站立、散步、坐位、跪位、蹲位、手膝位等。这些自由体位不但可以帮助胎头下降，降低盆底软组织对胎头下降时的阻力，使胎儿在产道中的顺应性增大，容易顺产道娩出，还有利于宫缩时及宫缩间歇的重力作用、减轻疼痛、加速产程、使胎儿入盆达到最佳角度、有利于胎儿和骨盆角度的密切衔接、改善胎儿氧供。

仰卧位分娩时，胎儿纵轴与重力不在一条直线上，胎儿重力对宫颈的压迫作用减弱，宫颈不能有效地扩张，第一产程时间相对延长；仰卧位分娩时腰椎曲度增加，妊娠子宫压迫下腔动脉，使循环血量减少，子宫血流减少，其结果可直接引起胎盘循环障碍，并易造成胎儿缺氧；子宫压迫下腔静脉，使回心血量减少，易致仰卧位低血压综合征；此外仰卧位骨盆的可塑性受到限制，骨盆相对狭窄，从而增加了难产机会和会阴侧切率；增加产妇的不安和产痛。

尊重妇女在分娩期间对陪伴者的选择。在产程中，丈夫可以给妻子提供最好的支持。丈夫陪伴妻子有其独特的作用，他知道产妇的爱好，可以在产妇疼痛不安时安慰她，给予她情感上的支持。产妇得到丈夫的关爱与体贴，可缓解其紧张、恐惧的心理，从而减少了产妇的孤独感，而且丈夫也可以在医务人员的指导下帮助产妇做一些事情，如握着妻子的手、爱抚、按摩、擦汗、提醒喝水等，使产妇感受到亲情的温暖。

（二）B类

应淘汰的，明显有害或无效的临床实践。

1. 常规灌肠。
2. 常规剃除阴毛。
3. 常规静脉输液。
4. 常规预防性静脉插入导管。
5. 常规的分娩仰卧位。
6. 通过直肠检查宫口开全情况。
7. 利用X射线测量骨盆。
8. 在分娩前任何时间给予催产药物，导致它们的效果不能控制。
9. 分娩时常规使用有或没有马镫的截石位。
10. 第二产程时持续的向下用力和屏气。
11. 在第二产程按摩和伸展会阴部。
12. 分娩后常规子宫冲洗或用手做子宫探查。

传统观念认为灌肠可以起到以下作用：排出肠道存留的粪便，增加胎儿通过产道的空间；灌肠后肠蠕动增加，可以刺激宫缩，利于产程进展；避免产妇第二产程用力时排便。但是，灌肠对产妇而言非常不舒适；灌肠后，产妇频繁去厕所排便，可能发生危险；部分产妇灌肠后宫缩异常增强，易发生产程进展快、胎儿宫内窘迫、产道裂伤等情况。

剃除阴毛也称会阴部备皮，是传统的产时护理常规之一。其优点主要是工作人员操作方便，第二产程时胎先露下降观察更直观、会阴切开或伤口缝合时看得更清楚。但是，在剃除阴毛的过程中可能造成产妇会阴部皮肤微创伤，增加体液传染性疾病的传播机会；助产士在备皮过程中可能发生锐器伤；分娩后会阴局部毛发生长过程中，可出现局部发痒、刺痛等不舒适感。

传统的肛门检查方法，目的是减少阴道操作，最后达到预防感染的目的。但肛门检查会让产妇很难受；而且隔着直肠和阴道壁，指诊时容易出现误差，同时反复的肛门指诊更容易污染会阴部，增加感染机会。

（三）C类

没有足够证据支持的一个可能明确推荐的方法，建议应谨慎使用，同时需要进一步研究澄清问题（待研究的）。

1. 在分娩期间的（某些）非药物方法减轻疼痛，如草药、浸泡在水中和神经刺激。
2. 在第一产程常规应用早期人工破膜。
3. 在分娩期间实施压宫底（加腹压）。
4. 保护会阴的动作和在胎头娩出时的管理。
5. 在胎儿出生时的人为干预。
6. 在第三产程常规使用催产素，控制下的脐带牵引，或两者的结合应用。
7. 早期的结扎脐带。

8. 刺激乳头以增加在第三产程的子宫收缩。

（四）D类

常用的不适当做法。

1. 在分娩期间限制摄入食物和液体。
2. 应用全身性作用的药物镇痛。
3. 硬膜外麻醉镇痛。
4. 连续电子胎心监护。
5. 接生者戴口罩和穿无菌袍，或陪伴家属戴口罩。
6. 重复或经常的阴道检查，特别是多个医护人员行阴道检查。
7. 使用催产素加速产程。
8. 在第二产程中常规将产妇移往不同房间。
9. 膀胱插管导尿。
10. 宫颈口开全或几乎开全时就鼓励产妇向下用力和屏气。
11. 即使在产妇和胎儿的状况良好或分娩顺利的情况下，机械遵守第二产程的规定时间。
12. 手术分娩。
13. 常规使用会阴切开术。
14. 分娩后常规用手探查子宫。

知识拓展

中国现代助产教育的奠基者杨崇瑞先生

杨崇瑞先生（1891—1983）是中国妇幼卫生工作的创始人，也是我国现代助产教育的奠基者。她出生于北京通州一个知识分子家庭，1917年毕业于由英美传教会举办的华北协和女子医科大学，获得医学博士学位。1925—1927年，杨崇瑞先后到美国、英国、德国、法国、丹麦、奥地利等地考察和学习欧美助产士教育。回国后，她萌生了创办一所中国助产高等学校的计划。1929年1月23日，经过她多方呼吁和不懈努力，中央助产教育委员会成立，并举行了第一次会议，会议决定在北平设立第一助产学校。1929年10月16日，北平国立第一助产学校成立，杨崇瑞被任命为校长。第一助产学校成立后，确定校训为“牺牲精神，造福人群”，以“造就助产人才、保障产妇婴儿之安全”为宗旨。还谱写了校歌，这应该是中国第一首助产士之歌。第一助产士学校从创立到1951年与北京医科大学合并，1954年停办，前后历时25年，培养本科学生32届，毕业生450多人，还有助产训练、助产特科、助产研究班、助产师资班等。历届毕业生均成为全国各地技术骨干和优秀的妇幼保健专业人员。

1949年北平和平解放，杨崇瑞先生出任中国卫生部第一任妇幼卫生司司长，1983年病逝，享年93岁。她终生未嫁，将自己的一生贡献给了祖国妇幼卫生事业，她推进中国助产教育事业的精神，永远值得后世学习与怀念！

来源：王勇．中国现代助产教育的奠基：杨崇瑞与北平国立第一助产学校．天津护理，2014，22（6）：484-487.

（罗碧如　王国玉）

第二节 助产发展趋势

在联合国人口基金、世界卫生组织、国际助产士联合会共同发布的《2014 年世界助产报告》中，对 73 个中低收入国家的调查发现，这些国家每年妊娠总数 1.6 亿，其中 92% 母婴死亡发生在这些国家，但他们的医疗、助产、护理人员仅占全球性资源的 42%。报告同时指出，受过教育并被系统管理的助产士能提供 87% 母婴照顾；投资助产教育可收到 16 倍的回报。在《展望助产 2030》中，助产士将提供“以妇女为中心，助产士主导的照护模式”，对健康状况良好的孕妇提供预防性及支持性的助产服务，必要时给予急救。

20 世纪 80 年代后期，我国助产专业被取消，助产士数量和质量急剧下降；20 世纪 90 年后中国剖宫产率达 46.2%，为全世界最高；妊娠严重并发症特别是凶险性前置胎盘明显增加；2014 年二孩政策的开放，分娩人数全线上升。因此，从 2014 年开始，国家前所未有地重视助产士培养与助产工作，相信未来助产事业将在以下几方面有长足的发展：

一、助产士培养

在《2014 年世界助产报告》中，认为助产士应为全能助产士，即除掌握助产技术外，还需在健康教育、助产理论、助产技术、人文关怀、咨询服务、人际交流、助产科研、急救快速反应等方面全面发展。对助产的定义更广，强调不仅仅是分娩过程中对产妇的照顾，应包含全套的性和生殖保健服务，如预防 HIV 的母婴传播、预防和治疗性传播疾病、避孕、处理不安全流产引起的后果及提供安全流产。

近几年，我国已经在助产士培养方面取得了较大成绩，如 2014 年启动护理专业助产方向成人专升本培养方案。2015 年开始在全国八所高等学校试点招收助产方向本科生；2017 年教育部首次批准南方医科大学等 4 所院校招收助产专业本科；2018 年又批准 25 所大学招收助产专业本科生。在全国九个基地开始进行助产士规范化培训。可以预见，随着助产高端人才的不断涌现，助产学科将得到快速提升。

二、成立助产社会团体

衡量一个国家助产发展状况的三要素中，是否成立助产社会团体是其中重要的一项。2015 年，成立了中国妇幼保健协会助产士分会，之后各地相继有相应的协会成立。助产士有了自己的学术组织，助产工作迎来了蓬勃发展的春天。

三、临床助产工作

在分娩医疗化已经普及的今天，一些助产学者开始反思分娩方式，从历史中汲取灵感，倡导家庭化分娩、自由体位分娩等，同时强调对分娩产妇的精神支持、人文关怀，基于人性化的立场重新思考分娩医疗化问题。为满足人民群众日益增长的健康和保健需求，特别是对舒适、愉快分娩的需求，助产人员需不断总结经验、分析孕产妇的需求，不断提高临床助产水平。

（罗碧如）

第二章
妊娠期保健与管理

第一节　正常妊娠生理过程

学习目标

完成本内容学习后，学生将能：
1. 复述妊娠期妇女的生理、心理变化。
2. 列出胎儿附属物的功能。
3. 描述妊娠期妇女各系统的变化特点。
4. 应用胎儿先露部指示点与母体骨盆之间的关系，判断胎方位。

一、妊娠生理

妊娠是胚胎和胎儿在母体内发育成长的过程。妊娠开始于卵子的受精，终止于胎儿及其附属物自母体排出。妊娠全过程平均约为40周（280d），是变化极复杂又协调的生理过程。

（一）受精及受精卵发育、输送与着床

1. 受精（fertilization） 成熟的精子与卵子的结合过程称为受精。当获能的精子与卵子相遇于输卵管时，精子头部顶体膜与精细胞膜破裂，释放出顶体酶，溶解卵子外围的放射冠和透明带，精子穿过放射冠和透明带进入卵子后，卵原核与精原核融合，形成受精卵或称孕卵。

2. 受精卵的发育与输送 受精卵借助输卵管蠕动和输卵管上皮纤毛推动下向宫腔移行，大约在受精后72h分裂为16个细胞的实心细胞团，称桑葚胚。受精后第4天早期胚泡进入宫腔，继续分裂发育形成晚期胚泡。

3. 着床 晚期胚泡逐渐埋入子宫内膜的过程，称受精卵着床或受精卵植入。着床部位多在子宫体上部的前壁、后壁、侧壁，需经过定位、粘附和穿透三个过程。

4. 蜕膜的形成 受精卵着床后，子宫内膜迅速增大变成蜕膜细胞，产生蜕膜样变化，妊娠期的子宫内膜即为蜕膜，具有保护及营养胚胎的功能。

（二）胎儿发育与生理特点

1. 胎儿发育 妊娠最初8周称胚胎，为主要器官分化发育的时期。从第9周起称为胎儿，为各器官进一步发育成熟的时期。胎儿发育的特征大致为：

妊娠8周末：胚胎初具人形，头的大小约占整个胎体的一半。可分辨出眼、耳、口、鼻，四肢已具雏形，超声成像可见胎心搏动。

妊娠12周末：胎儿身体长约9cm，体重约20g。胎儿外生殖器已发育，部分可辨出性别。

妊娠16周末：胎儿身长约16cm，体重约100g。从外生殖器可确定性别，头皮已长毛发，胎儿已开始有呼吸运动。部分孕妇自觉有胎动，X线检查可见到胎儿脊柱阴影。

妊娠 20 周末：胎儿身长约 25cm，体重 300g。临床听诊时可听到胎心音，胎儿全身有毳毛，出生后已有心跳、呼吸、排尿及吞咽运动。自妊娠 20 周至满 28 周前娩出的胎儿，称为有生机儿。

妊娠 24 周末：胎儿身长约 30cm，体重 700g。各脏器均已发育，皮下脂肪开始沉积，但皮肤仍呈皱缩状。

妊娠 28 周末：胎儿身长约 35cm，体重 1 000g。皮下脂肪薄，皮肤呈粉红色，可有呼吸运动，但肺泡Ⅱ型细胞中表面活性物质含量低，此期如胎儿出生易患特发性呼吸窘迫综合征。

妊娠 32 周末：胎儿身长约 40cm，体重 1 700g。面部毳毛已脱落，生存能力尚可。此期若胎儿出生，注意加强护理，可存活。

妊娠 36 周末：胎儿身长约 45cm，体重 2 500g。皮下脂肪发育良好，毳毛明显减少，指甲已超过指、趾端，若胎儿此期出生能啼哭，有吸吮能力，基本可以存活。

妊娠 40 周末：胎儿已发育成熟，身长约 50cm，体重约 3 000g 或以上。体形外观丰满，皮肤呈粉红色，男性睾丸已下降至阴囊，女性大小阴唇发育良好。出生时哭声响亮，吸吮能力强，能很好存活。

2. 胎儿的生理特点

（1）循环系统

1）解剖学特点：①脐静脉，脐带中的脐静脉带有来自胎盘含氧量较高和丰富营养的血液进入胎儿体内。②脐带中其余的两条血管为脐动脉，带有来自胎儿氧含量低的混合血，注入胎盘与母体进行物质交换。③动脉导管，位于肺动脉与主动脉弓之间，出生后动脉导管闭锁成动脉韧带。④卵圆孔，位于左右心房之间，出生后数分钟开始关闭。

2）血液循环特点：来自胎盘的血液经胎儿腹前壁分三支进入体内：一支直接入肝，一支与门静脉汇合入肝，这两支血液最后由肝静脉入下腔静脉。还有一支静脉导管直接注入下腔静脉。胎儿出生后开始自主呼吸，肺循环建立，胎盘循环终止。脐静脉、动脉闭锁，分别成为静脉韧带和腹下韧带。

3）血液：①红细胞。红细胞生成在妊娠早期主要是来自卵黄囊，妊娠 10 周时在肝脏，以后在脾、骨髓，妊娠足月时至少 90% 红细胞产生于骨髓。②血红蛋白。胎儿血红蛋白从其结构和生理功能上可分为三种：即原始血红蛋白、胎儿血红蛋白和成人血红蛋白。随着妊娠的进展，血红蛋白的合成从数量上增加，从种类上也从原始型向成人型过渡。③白细胞。妊娠 8 周后，胎儿循环中即出现白细胞，形成防御细菌感染的第一道防线。白细胞出现不久，胸腺及脾脏发育，两者均产生淋巴细胞，成为机体内抗体的主要来源，构成对外来抗原的第二道防线。

（2）呼吸系统：胎儿呼吸功能是由母儿血液在胎盘内进行气体交换完成的。妊娠 16 周时可见胎儿的呼吸运动，其强度能使羊水进入呼吸道，使肺泡扩张及生长。

（3）消化系统：妊娠 11 周时小肠开始有蠕动，16 周时胃肠功能基本建立。胎儿可吞咽羊水，同时能排出尿液以控制羊水量。

（4）泌尿系统：胎儿肾脏在妊娠 11~14 周时有排泄功能，妊娠 14 周的胎儿膀胱内已有尿液。妊娠后半期胎儿尿液成为羊水的重要来源之一。

（三）胎儿附属物的形成与功能

胎儿附属物是指胎儿以外的组织，包括胎盘、胎膜、脐带和羊水（图 2-1）。

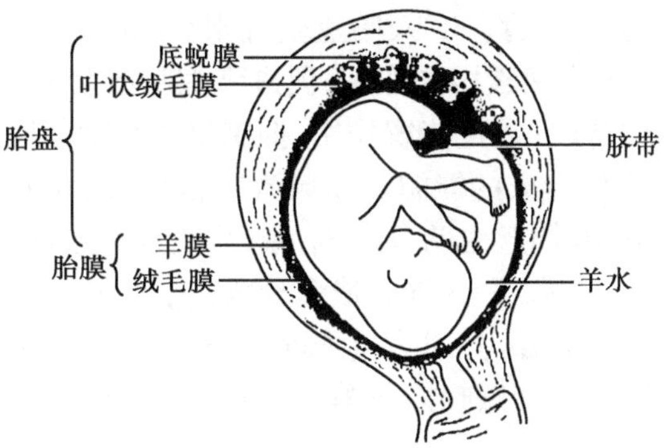

图 2-1　胎儿及其附属物

1. 胎盘（placenta） 胎盘由羊膜、叶状绒毛膜和底蜕膜构成。胎盘是母体与胎儿间进行物质交换的重要器官。

（1）胎盘的结构

1）羊膜（amnion）：是胎盘的最内层，构成胎盘的胎儿部分，具有一定的弹性，形成羊膜腔，包绕着羊水和胎儿。

2）叶状绒毛膜（chorion frondosum）：构成胎盘的胎儿部分，是胎盘的主要部分。在受精卵着床后，滋养层细胞迅速增生，滋养层增厚并形成许多不规则的突起，称为绒毛。滋养层改称为绒毛膜。

3）底蜕膜：来自胎盘附着部位的子宫内膜，占胎盘很小部分。固定绒毛的滋养层细胞与底蜕膜共同形成绒毛间隙的底，称为蜕膜板。从此板向绒毛膜伸出蜕膜间隔，不超过胎盘厚度的 2/3，将胎盘母体面分成肉眼可见的 20 个左右母体叶。

胎盘介于胎儿与母体之间，是维持胎儿在宫内营养、发育的重要器官。妊娠足月时，胎盘为圆形或椭圆形盘状，重 450~650g，直径 16~20cm，厚 1~3cm，中央厚，边缘薄。胎盘分为母面和子面，子面光滑，呈灰白色，表面由羊膜覆盖，脐带附着于胎盘中央或稍偏处。母面表面粗糙，呈暗红色，由 18~20 个胎盘小叶组成。

（2）胎盘的功能：胎盘的主要功能包括代谢、防御、合成及免疫功能等。通过胎盘进行物质交换及转运的方式有：简单扩散、易化扩散、主动转运、较大物质向细胞内移动。

1）气体交换：氧是维持胎儿生命最重要的物质。在母体和胎儿之间氧及二氧化碳以简单扩散的方式进行交换，替代胎儿呼吸系统的功能。

2）营养物质的供应：葡萄糖是胎儿能量的主要来源，胎儿体内的葡萄糖均来自于母体，以易化扩散的方式通过胎盘。胎儿血液内氨基酸浓度高于母血，以主动转运方式通过胎盘。电解质及维生素多数以主动转运方式通过胎盘。

3）排出胎儿代谢产物：胎儿代谢产物如尿酸、尿素、肌酸等，经过胎盘进入母血，由母体排出体外。

4）防御功能：胎盘具有屏障作用，胎盘能阻止母体血液中某些有害物质进入胎儿血液内，起到一定保护作用。

5）合成功能：胎盘能合成多种激素、酶及细胞因子，对维持正常妊娠有重要作用。①人绒毛膜促性腺激素（human chorionic gonadotropin hCG）：在受精后 10d 左右即可用放射免疫法自母体血清中测出，成为诊断早孕的敏感方法之一，其作用是维持妊娠、营养黄体，使子宫内膜变为蜕膜，维持孕卵生长发育。②人胎盘生乳素（human placental lactogen hPL）：主要功能为：与胰岛素、肾上腺皮质激素协同作用，促进乳腺腺泡发育，为产后泌乳做准备；促胰岛素生成作用，促进蛋白质合成；通过脂解作用，抑制母体对葡萄糖的摄取和利用，使多余葡萄糖运转给胎儿，也是蛋白质合成的能源。③雌激素和孕激素：为甾体激素，妊娠早期由卵巢妊娠黄体产生，自妊娠第 10 周起由胎盘合成，雌、孕激素的主要生理作用为共同参与妊娠期母体各系统的生理变化。④酶：胎盘能合成多种酶，包括缩宫素酶和耐热性碱性磷酸酶。

2. 胎膜（fetal membranes） 由绒毛膜和羊膜组成。胎膜外层为绒毛膜，在发育的过程中逐渐退化成平滑绒毛膜，妊娠晚期与羊膜紧贴。胎膜内层为羊膜，与覆盖胎盘和脐带的羊膜层相连接。

3. 脐带（umbilical） 是连于胎儿脐部与胎盘间的条索状结构。足月胎儿的脐带长 30~100cm，平均约 55cm，脐带内有一条脐静脉和两条脐动脉。胎儿通过脐带血液循环与母体进行气体交换、营养物质供应和代谢物质的排泄。

4. 羊水（amniotic fluid） 为充满羊膜腔内的液体，正常足月妊娠羊水量为 1 000~1 500ml。妊娠早期的羊水，主要由母体血清经胎膜进入羊膜腔的透析液。妊娠中期以后，胎儿尿液是羊水的重要来源。羊水的吸收约 50% 由胎膜完成，羊水在羊膜腔内不断进行液体交换以保持羊水量的动态平衡。母儿之间的液体交换主要通过胎盘，每小时约 3 600ml；母体与羊水的交换主要通过胎膜，每小时约 400ml；羊水与胎儿的交换量较少，主要通过胎儿的消化道、呼吸道、泌尿道等途径进行，故羊水是不断更新并保持母体、胎儿、羊水三者间液体平衡。足月妊娠时羊水外观略浑浊，不透明，呈中性或弱碱性，pH 为 7.20。羊水内含有的上皮细胞及胎儿的一些代谢产物。

（四）妊娠期母体的生理与心理变化

1. 生理变化 妊娠是正常生理过程，为了满足胎儿生长发育的需要，母体各器官系统将发生一系列改变，并调节其功能，以满足胎儿生长发育和分娩的需要，同时为产后哺乳做好准备。

（1）生殖系统

1）子宫（uterus）：①子宫体（corpus uteri）。子宫明显增大变软，妊娠早期子宫呈球形且不对称，孕 12 周时，子宫增大均匀并超出盆腔。怀孕晚期子宫多成不同程度的右旋，与盆腔左侧有乙状结肠占据有关。子宫大小由非妊娠时的 7cm × 5cm × 3cm 增大至妊娠足月时的 35cm × 25cm × 22cm。子宫壁厚度非妊娠时约 1cm，妊娠中期逐渐增厚，妊娠末期又渐薄，妊娠足月时厚度为 0.5cm~1.0cm。②子宫峡部（isthmus uteri）。此部分是子宫体与子宫颈之间最狭窄的部分。非妊娠期长约 1cm，随着妊娠的进展，峡部逐渐被拉长变薄，成为子宫腔的一部分，形成子宫下段，临产时长 7~10cm。③子宫颈（cervix uteri）。妊娠早期因充血、组织水肿，宫颈外观肥大、着色，质地软。宫颈管内腺体肥大，宫颈黏液分泌增多，形成黏稠的黏液栓，保护宫腔不受感染。

2）卵巢（ovary）：妊娠期略增大，停止排卵。形成妊娠黄体，合成雌激素与孕激素以维持妊娠。妊娠 10 周后，黄体功能由胎盘取代，黄体开始萎缩。

3）输卵管（fallopian tube oviduct）：妊娠期输卵管伸长，黏膜上皮细胞变扁平，在肌质中可见蜕膜细胞，有时黏膜可见蜕膜反应。

4）阴道（vagina）：妊娠期黏膜着色、增厚、皱襞增多，结缔组织变松软，伸展性增加。阴道脱落细胞增多，分泌物增多呈糊状。阴道上皮细胞含糖原增加，乳酸含量增加，使阴道的 pH 降低，有利于防止感染。

5）外阴（vulva）：妊娠时，大小阴唇有色素沉着，局部充血、皮肤增厚；大阴唇结缔组织松软，伸展性增加。

（2）乳房：妊娠期，乳腺管和腺泡增生，脂肪沉积。妊娠早期乳房开始增大，充血明显，孕妇自觉乳房发胀、触痛和麻刺感。乳头增大、着色、易勃起，乳晕着色。在妊娠后期，尤其是近分娩期，挤压乳房时可能有少量乳汁溢出。分娩后乳汁大量分泌，在哺喂婴儿过程中乳房能够维持泌乳相当长一段时间。

（3）循环及血液系统

1）心脏：妊娠期增大的子宫将横膈上推，心脏向左、向上、向前移位，心尖博动左移 1~2cm，心浊音界稍扩大。

2）心排出量和血容量：心排出量约自妊娠 10 周开始增加，至妊娠 32~34 周达高峰，维持此水平直至分娩。临产后，特别在第二产程期间，心排出量显著增加。循环血容量于妊娠 6 周起开始增加，至妊娠 32~34 周达高峰，约增加 35%，平均约增加 1 500ml，维持此水平直至分娩。血浆的增加多于红细胞的增加，致血液稀释，出现生理性贫血。

3）静脉压：妊娠期，子宫右旋，增大的子宫压迫下腔静脉使血液回流受阻，孕妇下肢、外阴及直肠的静脉压增高，加之妊娠期静脉壁扩张，孕妇容易发生下肢、外阴静脉曲张和痔疮。孕妇若长时间处于仰卧位姿势，可引起回心血量减少，心排出量降低，血压下降，称仰卧位低血压综合征。

4）血液成分：妊娠期骨髓不断产生红细胞，网织红细胞轻度增多，血细胞比容下降，白细胞稍增加，主要为中性粒细胞增多。妊娠期血液处于高凝状态，对预防产后出血有利。

（4）泌尿系统：由于孕妇及胎儿代谢产物增多，肾脏负担过重。肾血浆流量（RPF）及肾小球滤过率（GFR）于妊娠早期均增加，并在整个妊娠期间维持高水平，而肾小管对葡萄糖再吸收能力不能相应增加，约 15% 孕妇饭后可出现糖尿，应注意与真性糖尿病相鉴别。受孕激素影响，泌尿系统平滑肌张力降低，输尿管有尿液反流现象，孕妇易患急性肾盂肾炎，以右侧多见。

（5）呼吸系统：妊娠早期孕妇的胸廓即发生改变，横膈上升，呼吸时膈肌活动幅度增加。妊娠中期孕妇肺通气量增加大于耗氧量，呼吸深大。妊娠后期子宫增大，膈肌活动幅度减少，孕妇以胸式呼吸为主。

（6）消化系统：妊娠早期约 50% 妇女出现不同程度的早孕反应，一般于妊娠 12 周左右自行消失。妊娠期受大量雌激素影响，牙龈充血、水肿、增生，刷牙时易出血。牙易松动及出现龋齿。孕妇常有唾液增多，有时流涎。

（7）内分泌系统：妊娠期腺垂体增大 1~2 倍。嗜酸性粒细胞肥大、增多，形成“妊娠细胞”。于产后 10d 左右恢复。产后有出血性休克者，可使增生、肥大的垂体缺血、坏死，导致席汉综合征。

（8）其他

1）体重：妊娠早期体重增加不明显。从妊娠 13 周直至妊娠足月，平均每周增加 350g，妊娠足月时体重平均增加 12.5kg。

2）皮肤：妊娠期垂体分泌促黑色素细胞激素增加，加之雌、孕激素大量增多，使黑色素增加，导致孕妇面颊、乳头、乳晕、腹白线、外阴等处出现色素沉着。随妊娠子宫增大，孕妇腹壁皮肤弹力纤维过度伸展而断裂，使腹壁皮肤出现紫色或淡红色不规则平行的裂纹，称妊娠纹。产后变为银白色，持久不退。

2. 心理社会调适 妊娠不仅会造成妇女身体各系统的生理改变，孕妇的心理也会随着妊娠而有不同的变化。怀孕后体内激素的变化，会使孕妇情绪产生很大的改变，孕妇变得很脆弱。妊娠虽然是一种生理现象，但对每个女性来说都是一种挑战，是家庭生活的转折点。妊娠期的心理评估是产前护理极为重要的一部分，做好孕妇心理保健，有助于产后亲子关系的建立及母亲角色的完善。

二、妊娠诊断

妊娠是胚胎和胎儿在母体内发育成熟的过程，卵子受精是妊娠的开始，胎儿及其附属物自母体排出是妊娠的终止，共约 40 周。在临床上将其分为 3 个时期：妊娠 12 周末以前称早期妊娠，第 13~27 周末称中期妊娠，第 28 周及其以后称晚期妊娠。

1. 早期妊娠诊断

（1）病史

1）停经：在育龄阶段的妇女，曾有过性生活史，平时月经周期规律，一旦停经 10d 或以上应考虑早期妊娠的可能。

2）早孕反应：妇女在停经 6 周左右出现畏寒、头晕、乏力、嗜睡、食欲缺乏、喜食酸物或厌恶油腻、恶心、晨起呕吐等一系列症状，称早孕反应（morning sickness）。多在停经 12 周左右自行消失。

3）尿频：在妊娠前 3 个月，逐渐增大的子宫在盆腔内压迫膀胱造成孕妇尿频。当子宫增大超出盆腔后，尿频症状自然消失。

（2）临床表现

1）乳房：妊娠早期雌激素促进乳腺管发育及脂肪沉淀，孕激素促进乳腺泡发育；妊娠时乳晕的颜色变深，乳晕周围也可看到皮脂腺，分泌油性物质，保护乳房皮肤，哺乳时起润滑作用。

2）妇科检查：随着妊娠周数的增加，子宫的大小、形状均发生变化，至孕 8 周时子宫体约相当于非妊娠子宫的两倍，孕 12 周时子宫体约相当于非妊娠子宫的 3 倍。在孕 6~8 周时阴道壁及子宫颈充血，呈紫蓝色。双合诊发现子宫颈变软，子宫颈与子宫体似不相连，称为黑加征，是早期妊娠特有的表现。孕 12 周时增大的子宫可在耻骨联合上方触及。

（3）诊断检查

1）妊娠试验（pregnancy test）：根据孕卵着床后滋养细胞分泌人绒毛膜促性腺激素（hCG）并从尿中排出的原理，用免疫学方法测定受检者血、尿中 hCG 水平可以协助诊断早期妊娠。

2）超声检查：这是目前诊断早期妊娠快速准确的方法。停经 35d 时，宫腔内可见圆形或卵圆形的妊娠囊；妊娠 6 周可见到胎芽和原始心管搏动。

3）宫颈黏液检查：早孕者的宫颈黏液量少、质稠，拉丝度差，涂片干燥后镜检见排列成行的椭圆体，而无羊齿结晶，则早期妊娠的可能性较大。

4）黄体酮试验：此试验是利用孕激素在体内突然撤退能引起子宫出血的原理，对疑为早孕的妇女，每天肌内注射黄体酮 20mg，连续 3~5d。如停药后 7d 仍没有出现阴道流血，则早孕可能性大；如停药后 3~7d 出现阴道流血，则排除早孕的可能。

5）基础体温测定：每天清晨（夜班工作者于休息 6~8h 后），在未起床、进食、谈话等任何活动之前，测体温 5min，并记录，连成曲线。具有双相型体温的妇女，停经后高温相持续 18d 不见下降者，早孕可能性大。

2. 中晚期妊娠诊断

（1）病史：有早期妊娠的经过，且子宫明显增大，孕妇可感觉到胎动，检查时可触及胎体，听诊到胎心音，此期容易确诊。

（2）临床表现

1）子宫增大：随着妊娠周数增大，子宫逐渐增大，宫底升高，可以根据手测宫底高度和尺测耻上子宫高度来判断子宫大小与妊娠周数是否相符（表 2-1）。

表 2-1　不同妊娠周数的子宫底高度及子宫长度

妊娠周数	妊娠月份	手测子宫底高度	尺测耻上子宫底高度
满 12 周	3 个月末	耻骨联合上 2~3 横指	
满 16 周	4 个月末	脐耻之间	
满 20 周	5 个月末	脐下 1 横指	18（15.3~21.4）cm
满 24 周	6 个月末	脐上 1 横指	24（22.0~25.1）cm
满 28 周	7 个月末	脐上 3 横指	26（22.4~29.0）cm
满 32 周	8 个月末	脐与剑突之间	29（25.3~32.0）cm
满 36 周	9 个月末	剑突下 2 横指	32（29.8~34.5）cm
满 40 周	10 个月末	脐与剑突之间或略高	33（30.0~35.3）cm

2）胎动（fetal movement FM）：胎动是指胎儿在子宫腔内冲击子宫壁的活动。孕妇于妊娠 18~20 周开始自觉胎动，每小时 3~5 次。随妊娠周数的增加，胎动越活跃，至妊娠 38 周后胎动逐渐减少。

3）胎心音：妊娠 18 周以后用一般听筒就可以经孕妇腹壁听到胎心音。胎心率 110~160 次 /min，应与子宫杂音、腹主动脉音、脐带杂音区别。

4）胎体：妊娠 24 周后，应用四步触诊法，检查者在腹部可触摸到胎儿的轮廓、头、臀、四肢帮助判断胎方位。

（3）辅助检查：B 型超声波成像法不仅能显示胎儿数目、胎方位、胎心搏动和胎盘位置，且能测定胎头双顶径、股骨长度、胎盘位置、羊水量等，观察胎儿体表有无畸形。

3. 胎产式、胎先露、胎方位　胎儿在子宫内的姿势，称胎姿势（fetal attitude）。正常为胎头朝下并俯屈，颏部贴近胸壁，脊柱略前弯，四肢屈曲交叉弯曲于胸腹部前方。妊娠 32 周以后，胎儿姿势和位置相对恒定，也有极少数在妊娠晚期发生改变。

（1）胎产式（fetal lie）：胎儿身体纵轴与母体身体纵轴之间的关系称胎产式。两轴平行者称纵产式（longitudinal lie），此产式占妊娠足月分娩总数的 99.75%。两轴垂直者称横产式

(transverse lie),仅占妊娠足月分娩总数的0.25%。两轴交叉者称斜产式,多属于暂时的,在分娩过程中转为纵产式,偶尔转为横产式。

(2)胎先露(fetal presentation):胎儿最先进入骨盆的部分称胎先露。纵产式有头先露、臀先露;有肩先露。头先露有可能因胎头屈伸程度不同分为枕先露、前囟先露、额先露、面先露。臀先露有可能因入盆先露不同分为完全臀先露(又称混合臀先露)(complete breech presentation)、单臀先露(frank breech presentation)和足先露(footling presentation)。偶见头先露或臀先露与胎儿手部同时入盆,称之为复合先露(compound presentation)。

(3)胎方位(fetal position):胎儿先露部指示点与母体骨盆之间的关系称胎方位。枕先露以枕骨、面先露(face presentation)以颏骨、肩先露(shoulder presentation)以肩胛骨、臀先露(breech presentation)以骶骨为指示点。根据指示点与母体骨盆左、右、前、后、横的关系而有不同的胎方位(表2-2)。

表2-2　胎产式、胎先露和胎方位的关系及种类

胎产式	先露部		胎方位
纵产式	头先露	枕先露	枕左前(LOA)、枕左横(LOT)、枕左后(LOP)
			枕右前(ROA)、枕右横(ROT)、枕右后(ROP)
		面先露	颏左前(LMA)、颏左横(LMT)、颏左后(LMP)
			颏右前(RMA)、颏右横(RMT)、颏右后(RMP)
	臀先露		骶左前(LSA)、骶左横(LST)、骶左后(LSP)
			骶右前(RSA)、骶右横(RST)、骶右后(RSP)
横产式	肩先露		肩左前($LS_{C}A$)、肩左后($LS_{C}P$)
			肩右前($RS_{C}A$)、肩右后($RS_{C}P$)

三、与助产相关的解剖基础知识

女性生殖系统包括内、外生殖器官及其相关组织与邻近器官。骨盆为生殖器官的所在地,且与分娩有密切关系。

(一)外生殖器

女性外生殖器又称外阴,指生殖器官的外露部分,位于两股内侧间,前为耻骨联合,后为会阴。

1. 阴阜(mons pubis) 即耻骨联合前面隆起的脂肪垫。青春期该部皮肤开始生长阴毛,分布呈尖端向下的三角形。阴毛疏密、粗细、色泽可因人或种族而异。

2. 大阴唇(labium majus) 为邻近两股内侧的一对隆起的皮肤皱襞,起自阴阜,止于会阴。两侧大阴唇前端为子宫圆韧带终点。后端在会阴体前相融合,形成大阴唇的后联合。大阴唇外侧面与皮肤相同。皮层内有皮脂腺和汗腺,青春期长出阴毛;其内侧面皮肤湿润似黏膜。大阴唇皮下脂肪层含丰富血管、淋巴管和神经。当局部受伤,出血易形成大阴唇血肿。未婚妇女的两侧大阴唇自然合拢；经产妇大阴唇由于分娩影响向两侧分开；绝经后大阴唇呈萎缩状，阴毛稀少。

3. 小阴唇(labium minus) 为位于大阴唇内侧的一对薄皱襞。无毛，富含神经末梢，故敏感。两侧小阴唇前端相互融合，再分为两叶包绕阴蒂，前叶形成阴蒂包皮，后叶与对侧结合形成阴蒂系带。小阴唇后端与大阴唇后端相会合，在正中线形成横皱襞称阴唇系带，此系带经产妇受分娩影响已不明显。

4. 阴蒂(clitoris) 位于两小阴唇顶端的联合处，它与男性阴茎海绵体相似，具有勃起性。它分为三部分，前为阴蒂头，富含神经末梢，极敏感，中为阴蒂体，后部分为两个阴蒂脚，附着于各侧的耻骨支上。

5. 阴道前庭(vaginal vestibule) 为两小阴唇之间的裂隙。其前为阴蒂，后为阴唇系带。在此区域内，前方有尿道外口，后方有阴道口，阴道口与阴唇系带之间有一浅窝，称舟状窝(又称阴道前庭窝)。此窝经产妇受分娩影响不复见。在此裂隙内尚有以下结构。

(1)前庭球(vestibular bulb)：又称球海绵体，位于前庭两侧，由具有勃起性的静脉丛构成。其前部与阴蒂相接，后部与前庭大腺相邻，浅层为球海绵体肌覆盖。

(2)前庭大腺(major vestibular gland)：又称巴氏腺，位于大阴唇后部，亦为球海绵体肌所覆盖，如黄豆大，左右各一。性兴奋时分泌黄白色黏液起润滑作用。正常情况检查时不能触及此腺，若因感染腺管口闭塞，形成前庭大腺脓肿或囊肿。

(3)尿道外口(external orifice of urethra)：位于阴蒂头的后下方，呈圆形。其后壁上有一对并列腺体称尿道旁腺，其分泌物有润滑尿道口作用，但此腺亦常为细菌潜伏所在。

(4)阴道口(vaginal orifice)及处女膜(hymen)：阴道口位于尿道口后方、前庭的后部，为阴道的开口，其大小、形状常不规则。阴道口周缘覆有一层较薄黏膜，称处女膜。膜的两面均为鳞状上皮所覆盖，其间含结缔组织、血管与神经末梢。有一孔多在中央，孔的形状、大小及膜的厚薄因人而异。处女膜多在初次性交时破裂，受分娩影响产后仅留有处女膜痕。

(二)内生殖器

女性内生殖器包括阴道、子宫、输卵管及卵巢。

1. 阴道(vagina) 位于真骨盆下部中央，呈上宽下窄的管道，为性交器官、月经血排出及胎儿娩出的通道。阴道前后壁长度各不相同，前壁长7~9cm，与膀胱和尿道相邻；后壁长10~12cm，与直肠贴近。上端包围宫颈，下端开口于阴道前庭后部。环绕宫颈周围的部分称阴道穹窿。阴道壁由黏膜、肌层和纤维组织膜构成，有很多横纹皱襞，故有较大伸展性。阴道黏膜呈淡红色，由复层鳞状上皮细胞覆盖，无腺体。阴道肌层由两层平滑肌纤维构成，外层纵行，内层环行，在肌层的外面有一层纤维组织膜，含多量弹力纤维及少量平滑肌纤维。阴道壁因富有静脉丛，故局部受损伤易出血或形成血肿。

2. 子宫 子宫是有腔壁厚的肌性器官。腔内覆盖黏膜称子宫内膜，青春期后受性激素影响发生周期性改变并产生月经；性交后，子宫为精子到达输卵管的通道；孕期为胎儿发育、成长的部位；分娩时子宫收缩使胎儿及其附属物娩出。

成年人子宫呈前后略扁的倒置梨形，重约50g，长7~8cm，宽4~5cm，厚2~3cm，容量约5ml。子宫上部较宽称子宫体，其上端隆突部分称子宫底，宫底两侧为宫角，与输卵管相通。子宫下部较窄呈圆柱状称宫颈。

宫腔为上宽下窄的三角形，在宫体与宫颈之间形成最狭窄的部分称子宫峡部，在非孕期长约 1cm，其上端因解剖上较狭窄，称解剖学内口；其下端因黏膜组织在此处由宫腔内膜转变为宫颈黏膜，称组织学内口。此部分在妊娠期逐渐伸展变长，至妊娠末期长度可达 7~10cm，形成子宫下段并成为软产道的一部分。

（1）子宫体：由外向内为浆膜层、肌层与子宫内膜层。子宫内膜从青春期开始受卵巢激素影响，其表面发生周期性变化称功能层；靠近子宫肌层的内膜无周期性变化称基底层。子宫肌层非孕时厚约 0.8cm。肌层由平滑肌束及弹力纤维所组成，肌束纵横交错如网状，大致分 3 层：外层多纵行，内层环行，中层多各方交织。肌层中含血管，子宫收缩时血管被压缩，能有效制止产后子宫出血。子宫浆膜层为覆盖宫体的腹膜。在近子宫峡部处，腹膜与子宫壁结合较疏松，向前反折以覆盖膀胱，形成膀胱子宫陷凹。在子宫后面，腹膜沿子宫壁向下，至宫颈后方及阴道后穹窿再折向直肠，形成直肠子宫陷凹，亦称道格拉斯陷凹。

（2）宫颈：主要由结缔组织构成，亦含有平滑肌纤维、血管及弹力纤维。宫颈管黏膜上皮细胞呈单层高柱状，黏膜层有许多腺体能分泌碱性黏液，形成宫颈管内的黏液栓，将宫颈管与外界隔开。宫颈阴道部为复层鳞状上皮覆盖，表面光滑。在宫颈外口柱状上皮与鳞状上皮交界处是宫颈癌的好发部位。宫颈黏膜受性激素影响也有周期性变化。

3. 子宫的韧带 子宫的韧带主要为结缔组织，共有 4 对。子宫韧带的牵拉与盆底组织的支托作用，使子宫维持在轻度前倾前屈位。

（1）圆韧带（round ligament）：呈圆索形，长 12~14cm。起于子宫双角的前面，穿行于阔韧带内并弯向盆壁，再穿过腹股沟管终于大阴唇前端，有维持子宫前倾的作用。

（2）阔韧带（broad ligament）：覆盖在子宫前后壁的腹膜自子宫侧缘向两侧延伸达到骨盆壁，形成一对双层腹膜皱襞。阔韧带分为前后两叶，其上缘游离，内 2/3 部包围输卵管，外 1/3 部移行为骨盆漏斗韧带或称卵巢悬韧带，卵巢动静脉由此穿过。在输卵管以下、卵巢附着处以上的阔韧带称输卵管系膜，其中有结缔组织及中肾管遗迹。阔韧带中有丰富的血管、神经、淋巴管及大量疏松结缔组织称宫旁组织。子宫动静脉和输尿管均从阔韧带基底部穿过。阔韧带限制子宫向两侧方移动。

（3）主韧带（cardinal ligament）：在阔韧带的下部，横行于宫颈阴道上部与子宫体下部侧缘达盆壁之间，又称宫颈横韧带，起固定宫颈位置的作用。

（4）宫骶韧带（uterosacral ligament）：从宫颈后面的上侧方（相当于组织学内口水平），向两侧绕过直肠到达第 2、3 骶椎前面的筋膜。韧带含平滑肌和结缔组织，外有腹膜遮盖，将宫颈向后向上牵引，维持子宫处于前倾位置。

4. 输卵管（fallopian tube） 位于子宫阔韧带的上缘内，与宫角相连通，外端游离，与卵巢接近，全长 8~14cm。根据输卵管的形态由内向外可分为 4 部分。①间质部：为通入子宫壁内的部分，狭窄而短，长 1cm。②峡部：在间质部外侧，管腔较窄，长 2~3cm。③壶腹部：在峡部外侧，管腔较宽大，长 5~8cm。④伞部：为输卵管的末端，开口于腹腔，游离端呈漏斗状，有许多须状组织。伞的长度不一，多为 1~1.5cm，有“拾卵”作用。输卵管为卵子与精子相遇的场所，也是向宫腔运送受精卵的管道。

5. 卵巢（ovary） 为一对扁椭圆形的性腺，具有生殖和内分泌功能，产生和排出卵细胞以及分泌性激素。卵巢位于输卵管的后下方，以卵巢系膜连接于阔韧带后叶的部位称卵巢门，卵巢血管与神经经此处出入卵巢。卵巢外侧以骨盆漏斗韧带连于骨盆壁，内侧以卵巢固有韧带与子宫连接。

（三）骨盆

女性骨盆（pelvis）是胎儿必经的骨性产道。其大小、形状对分娩有直接影响。

1. 骨盆的组成

（1）骨盆的骨骼：骨盆由骶骨、尾骨及左右两块髋骨组成。每块髋骨又由髂骨、坐骨及耻骨融合而成；骶骨由5~6块骶椎合成；尾骨由4~5块尾椎合成。

（2）骨盆的关节：包括耻骨联合、骶髂关节和骶尾关节。两耻骨之间有纤维软骨，形成耻骨联合，位于骨盆的前方。骶髂关节位于骶骨和髂骨之间，在骨盆后方。骶尾关节为骶骨与尾骨的联合处。

（3）骨盆的韧带：骨盆各部之间的韧带中有两对重要的韧带，一对是骶、尾骨与坐骨结节之间的骶结节韧带，另一对是骶、尾骨与坐骨棘之间的骶棘韧带。骶棘韧带宽度即坐骨切迹宽度，是判断中骨盆是否狭窄的重要指标。妊娠期受激素影响，韧带较松弛，各关节的活动性稍有增加，有利于分娩时胎儿通过骨产道（bony birth canal）。

2. 骨盆的分界　耻骨联合上缘、髂耻缘及骶岬上缘的连线为界，将骨盆分为假骨盆和真骨盆两部分。假骨盆又称大骨盆，位于骨盆分界线之上，为腹腔的一部分，其前为腹壁下部，两侧为髂骨翼，其后为第5腰椎。真骨盆又称小骨盆，位于骨盆分界线之下，又称骨产道，是胎儿娩出的通道。真骨盆有上、下两口，上口为骨盆入口（pelvic inlet），下口为骨盆出口（pelvic outlet）。骨盆腔的后壁是骶骨与尾骨；两侧为坐骨、坐骨棘、骶棘韧带；前壁为耻骨联合。耻骨联合全长约4.2cm，骶骨弯曲的长度约11.8cm，骨盆腔呈前浅后深的形态。坐骨棘位于真骨盆中部，在分娩过程中是衡量胎先露部下降程度的重要标志。骶骨前面凹陷形成骶窝，第1骶椎向前凸出形成骶岬，为骨盆内测量对角径的重要据点。耻骨两降支的前部相连构成耻骨弓，正常约90°，<80°为不正常；其弯度与角度反映骨盆出口大小。

（四）骨盆底

骨盆底（pelvic floor）由多层肌肉和筋膜所组成，封闭骨盆出口，盆腔脏器赖以承载并保持正常位置。若骨盆底结构和功能发生异常，可影响盆腔脏器位置与功能，甚至引起分娩障碍；而分娩处理不当，亦可损伤骨盆底。

骨盆底的前方为耻骨联合下缘，后方为尾骨尖．两侧为耻骨降支、坐骨升支及坐骨结节。两侧坐骨结节前缘的连线将骨盆底分为前、后两部：前部为尿生殖三角，有尿道和阴道通过。后部为肛门三角，有肛管通过。骨盆底有三层组织。

1. 外层　由会阴浅筋膜及其深面的球海绵体肌、会阴浅横肌与肛门外括约肌组成。

（1）球海绵体肌：位于阴道两侧，覆盖前庭球及前庭大腺，向后与肛门外括约肌互相交叉而混合。此肌收缩时能紧缩阴道又称阴道缩肌。

（2）坐骨海绵体肌：从坐骨结节内侧沿坐骨升支内侧与耻骨降支向上，最终集合于阴蒂海绵体（阴蒂脚处）。

（3）会阴浅横肌：自两侧坐骨结节内侧面中线会合于中心腱。

（4）肛门外括约肌：为围绕肛门的环形肌束，前端会合于中心腱。

2. 中层　为泌尿生殖膈，由上、下两层坚韧筋膜及会阴深横肌、尿道括约肌组成，覆盖于由耻骨弓与两坐骨结节所形成的骨盆出口前部三角形平面上，又称三角韧带，其上有尿道与阴道穿过。

3. 内层　盆膈为骨盆底最里面最坚韧层，由肛提肌、尾骨肌及其内、外筋膜所组成，有尿道、阴道及直肠贯通其中。肛提肌是位于骨盆底的成对扁肌，向下向内合成漏斗形。每侧肛提肌自前内向后外由3部分组成。①耻尾肌：为肛提肌主要部分，位于最内侧，肌纤维从耻骨降支内面沿阴道、直肠向后，终止于尾骨，其中有小部分肌纤维终止于阴道和直肠周围，经产妇的此层组织易受损伤而导致膀胱、直肠膨出。②髂尾肌：为居中部分，从腱弓（即闭孔内肌表面筋膜的增厚部分）后部开始，向中间及向后走行，与耻尾肌会合，再经肛门两侧至尾骨。③坐尾肌：为靠外后方的肌束，自两侧坐骨棘至尾骨与骶骨。肛提肌有加强盆底托力的作用，又因部分肌纤维在阴道及直肠周围密切交织，还有加强肛门与阴道括约肌的作用。

4. 会阴（perineum）　广义的会阴是指封闭骨盆出口的所有软组织，前为耻骨联合下缘，后为尾骨尖，两侧为耻骨降支、坐骨升支、坐骨结节和骶结节韧带。狭义的会阴是指阴道口与肛门之间的软组织，厚3~4cm，由外向内逐渐变窄呈楔状，表面为皮肤及皮下脂肪，内层为会阴中心腱，又称会阴体。妊娠期会阴组织变软有利于分娩。分娩时要保护此区，以免造成会阴裂伤。

（五）邻近器官

女性生殖器官与骨盆腔其他器官不仅在位置上互相邻接，而且血管、淋巴及神经也相互有密切联系。

1. 尿道　耻骨联合和阴道前壁之间，长4~5cm，直径约0.6cm，于膀胱三角尖端开始，穿过泌尿生殖膈，终止于阴道前庭部的尿道外口。尿道内括约肌为不随意肌，尿道外括约肌为随意肌，且与会阴深横肌密切联合。由于女性尿道短而直，又接近阴道，易引起泌尿系统感染。

2. 膀胱　一囊状肌性器官。排空的膀胱为锥体形，位于耻骨联合之后、子宫之前。其大小、形状可因其盈虚及邻近器官的情况而变化。膀胱充盈时可凸向骨盆腔甚至腹腔。膀胱可分为顶、底、体和颈4部分。膀胱各部之间无明显界限。前腹壁下部腹膜覆盖膀胱顶，向后移行达子宫前壁，两者之间形成膀胱子宫陷凹。膀胱底部黏膜形成一三角区称膀胱三角，三角的尖向下为尿道内口，三角底的两侧为输尿管口，两口相距约2.5cm。由于膀胱充盈可影响子宫及阴道，故妇科检查及手术前必须排空膀胱。

3. 输尿管　一对肌性圆索状长管，起自肾盂，终于膀胱，全长约30cm，粗细不一。女性输尿管位于卵巢后下方，下行进入骨盆入口时与骨盆漏斗韧带相邻，在阔韧带基底部潜行至宫颈外侧约2cm处，在子宫动脉的后方与之交叉，又经阴道侧穹窿顶端绕向前方而入膀胱壁。在施行子宫切除结扎子宫动脉时，应避免损伤输尿管。

4. 直肠　位于盆腔后部，其上端在第3骶椎平面与乙状结肠相接，向下穿过盆膈，下端与肛管相连。成人从左侧骶髂关节至肛门，全长10~20cm。前为子宫及阴道，后为骶骨。直肠上段有腹膜遮盖，至直肠中段腹膜折向前上方，覆于宫颈及子宫后壁，形成直肠子宫陷凹。直肠下部无腹膜覆盖。肛管长2~3cm，在其周围有肛门内外括约肌及肛提肌，分娩时应注意避免损伤肛管、直肠。

5. 阑尾　尾根部连于盲肠的后内侧壁，远端游离，长7~9cm，通常位于右髂窝内。其位置、长短、粗细变化颇大，妊娠期阑尾位置可随妊娠月份增加而逐渐向上外方移位。因此，妇女患阑尾炎时有可能累及子宫附件，应注意鉴别诊断。

（朱　玮）

第二节　孕期营养及体重管理

学习目标

完成本内容学习后，学生将能：

1. 复述孕期营养的重要性。
2. 列出孕期营养科学合理关键点。
3. 描述孕期体重管理的方法。
4. 应用平衡膳食宝塔指导孕期营养。

一、孕期营养

（一）孕期营养的重要性

妊娠是女性经历的特殊生理时期，孕育新生命也是一次奇妙的旅程。良好愉悦的心态，均衡营养膳食的合理摄入是胎儿健康宫内环境的重要保障，孕期的营养储备对于胎儿的生长发育、母体子宫等生殖器官的发育起着重要的作用，同时影响乳汁的分泌。一些相关研究也阐明生长发育的轨迹在生命的早期就已确立，并将影响终生成为疾病发生的影响风险因素，在早期及时干预可降低后期疾病风险。2015 年国际妇产科联盟（FIGO）关于青少年、孕前及孕期女性的营养建议如下：

1. 提升女性对营养状况可影响其自身及子代健康的认知。
2. 更加关注母亲营养不良令子代患慢性非传染性疾病（noncommunicable diseases，NCDs）风险的增加。
3. 采取行动改善青少年和育龄女性的营养状况。
4. 采取公共卫生措施加强营养教育，尤其针对青少年和年轻女性。
5. 增强对育龄女性孕前服务的普及程度，协助其实现有计划性的健康妊娠。

中国居民膳食指南（2016 年）也指出：妊娠期是生命早期 1 000d 机遇窗口的起始阶段，营养作为最重要的环境因素，对母子双方的近期及远期健康都将产生至关重要的影响。可见，怀孕早期的营养支持对于一生的健康和疾病的起源起着决定性的作用，健康均衡的营养摄入是生存的基础，对生命质量有着深远影响。

（二）孕期营养不良的危害

通常意义的营养不良是指：起因于摄入不足、吸收不良或过度损耗营养素所造成的营养不足。人体需要充足的营养素才能维持身体功能，如果不能长期摄入由适当数量、种类或质量的营养素所构成的健康饮食，个体将营养不良。FIGO 指出营养状况影响着线性生长、来潮年龄、生育能力及经历妊娠、哺乳而不消耗自身营养和健康状态的能力；备孕期营养良好或特殊营养素需求得到满足，成功妊娠所需的后续努力将最小。也就意味着有了足够数量、足够质量、足够种类的营养素摄入才能满足妊娠和母体生长发育的需要，才能使机体正常有序的运转。在《母胎医学杨慧霞2018观点》中提到，生命早期（胚胎、胎儿、婴儿期）环境对其成年后的健康和疾病有重要影响。著名的DOHaD理论也认为，心血管疾病、糖尿病、慢性呼吸系统疾病、癌症等成年慢性非传染性疾病的病因并不限于多基因遗传和成年生活方式的选择，胎儿宫内环境可能对这些慢性疾病产生影响。DOHaD理论还强调，生命早期经历的所有不利因素，如孕妇超重、肥胖、代谢和内分泌状态异常，或者营养不良都会决定其子代未来患一些疾病的风险，并且这不仅特异性的局限于围孕期，引起胎儿和新生儿生理功能改变，更会持续整个发育可塑期，增加成年期慢性疾病的发生。孕期的营养不良将导致胎儿体重较轻，骨骼发育差，早产及死产的发生机会增加。可见，孕期的营养不良是严重威胁胎儿正常发育的不利因素，做好孕期营养的均衡摄入是关系到胎儿终生健康的重要举措。

（三）孕期营养过剩的危害

在人们的传统观念中怀孕要加强营养，以满足胎儿的生长需要，特别是怀孕早期，胎儿重要器官的发育阶段，毕竟，这一关键阶段胎儿的营养要依靠母体的能量储备。但是，妊娠期间如果过多的摄入营养，反而是有害的，这也是物极必反的道理。孕妇过多的摄入能量，能量超标，可使母亲肥胖、胎儿过大、孕期血糖增高等的风险增加。有资料提示，新生儿体重>3 500g，难产发生率可达53%；新生儿体重>4 000g，孕妇难产率可达68%。体重>4 500g的巨大婴儿，由于身体脂肪细胞大量增生，可导致青年、中年时期的肥胖症。如果BMI超过正常范围，妊娠期糖尿病、子痫前期、剖宫产分娩或器械助产的发生风险更高，而且产后更容易发生血肿和感染；新生儿出生后发生出生缺陷、产伤、围产期死亡等风险也明显增加。准备怀孕且超重或肥胖的育龄女性在孕前就应限制能量摄入，控制体重在正常范围内再怀孕。

1. 孕妇过多的摄入肉类、蛋类和甜食等，可使体内儿茶酚胺水平增高，使胎儿发生唇裂、腭裂。

2. 孕妇进食肝脏过度，体内维生素A明显增高，可影响胎儿大脑和心脏发育，以及出现生殖器官的畸形。

孕妇对于营养的摄入并不是多多益善，适度才好，要遵循科学、合理、均衡、健康的原则有选择的进食。

（四）科学合理的孕期营养

随着胎儿医学的不断发展，优生优育的理念在人们的意识中不断加强，妊娠期的营养摄入也日益受到育龄女性的极大关注和重视。

1. 通过中国居民膳食指南（2016年）需关注5条关键推荐

（1）补充叶酸，经常摄入含铁丰富的食物，选用碘盐。

（2）孕吐严重者，可少量多餐，保证摄入含必要量碳水化合物的食物。

（3）孕中晚期适量增加奶、鱼、蛋、瘦肉的摄入。

（4）适量身体活动，维持孕期适宜增重。

（5）禁烟酒，愉快孕育新生命，积极准备母乳喂养。

2. FIGO妊娠营养建议

（1）碳水化合物50%~60%，不少于175g，为低升糖指数食物。

（2）蛋白质15%~20%，不超过25%。

（3）脂肪 15%~30%，限制饱和脂肪酸。

（4）膳食纤维 28g，如蔬果、全麦谷物。

（5）保证维生素和矿物质。

（6）限制食盐。

3. 关于早孕反应的营养建议　妊娠早期是胎儿生长发育最关键的时期，均衡的营养素摄入尤为重要。由于孕激素尤其是雌激素的作用，早孕反应是孕妇不可回避的问题，较轻的反应如恶心、呕吐、胃灼热感（烧心）是最常见的，严重的恶心、呕吐会直接影响膳食营养素的摄入，导致脱水和体重减轻，甚至电解质紊乱。因此，为了保障孕早期的膳食摄入平衡，饮食尽量选择清淡适口的膳食，少食多餐，避免味道厚重的食品，如辛辣食物、浓茶、酒及辛辣调味品、烹调时的油烟味及激发恶心的气味。由于地域特点不可回避的饮食习惯，也要尽量选择微辣或刺激性小的食品，尽量降低不适感。选择容易消化的碳水化合物食物，如淡味的面食、水果、蔬菜等；不食或少食油炸、油煎和高脂食品；早餐吃淀粉类食物如小馒头、米粥等，晚睡前吃面包片、牛奶、酸奶；少食多餐，两餐之间可适当加水果 200g 左右，不建议大量吃水果；少喝或不喝碳酸饮料、含糖分高的饮料；进餐时细嚼慢咽，有利于食物的消化吸收；饭后 30min 可进行适当活动，如散步，以避免胃食管反流现象的发生，即使饭后不运动，也应尽可能坐位，而避免平卧位。

4. 2015 年 FIGO 育龄妇女膳食营养指南指出：孕前和孕期营养对妊娠并发症、妊娠结局及子代健康有重要影响，FIGO 认为，孕期容易发生营养素缺乏，一些特殊情况下如基线营养不良、低龄妊娠、多胎等也将增加某些营养素的需要量。中国营养学会妇幼分会在 2015 年也指出：生命早期分阶营养至关重要，我国的孕期妇女主要营养问题包括：铁、钙、锌、维生素 A、维生素 B_2、叶酸等微量营养素缺乏较为普遍；城市妇女营养失衡、体重增长过度、剖宫产和分娩巨大儿的比例逐年增多的问题也日益突显。根据不同孕期对多种营养素的需求来摄入膳食以达到均衡饮食。

（1）平衡膳食模式：膳食宝塔分 5 层，各层位置和面积不同，在一定程度上反映出各类食物在膳食中的数量地位和应占的比重。

1）谷类（吃最多）：主要营养成分是糖类（碳水化合物），含丰富淀粉，B 族维生素和植物性蛋白质。

2）蔬菜和水果：含丰富的维生素 C、胡萝卜素、多种矿物质、植物化学物质和膳食纤维。

3）肉、禽、鱼、蛋、奶和豆类（适量）：含丰富蛋白质、不饱和脂肪酸、铁、钙、B 族维生素和脂溶性维生素等。

4）油、盐、糖（吃最少）：植物和动物脂肪，调料和糖果。

5）水：每天 1 200~1 500ml。

（2）孕早期营养素摄入：包括叶酸、铁、维生素 B_{12}、维生素 D、蛋白质和脂肪。

（3）孕中晚期营养素摄入：包括蛋白质、脂肪、碳水化合物、铁、钙、维生素。

5. 根据“中国营养学会膳食营养素参考摄入量”建议孕妇可参考以下摄入标准：

营养素是指食物中可给人体提供能量、构成机体成分和参与机体新陈代谢的化学成分，是被人体消化、吸收和利用的物质。人体必需的营养素有七大类，包括蛋白质、脂肪、碳水化合物、维生素、矿物质、膳食纤维和水。

（1）蛋白质（生命的物质基础）。①作用：组成人体一切细胞、组织的重要成分，机体所有重要的组成部分都需要有蛋白质的参与,没有蛋白质就没有生命。②缺乏:会使胎儿发育迟缓、流产、影响胎儿脑细胞发育。③参考摄入量:孕早期 75~80g/d,孕中期 80~85g/d,孕晚期 90~95g/d。④食物来源:肉、禽、鱼、蛋、奶和豆类。

(2)叶酸。①作用:预防神经管畸形和高同型半胱氨酸血症、促进红细胞成熟和血红蛋白合成,胎儿铁储备的需要,妊娠后再补充无法在神经管闭合前达到保护水平,备孕期就应维持充足水平。②缺乏会造成神经管畸形、早产、流产、出生低体重、胎盘早剥等。③参考摄入量:孕期叶酸应达到 600μgDFE/d,除常吃含叶酸丰富的食物外,还应补充叶酸 400μgDFE/d。④食物来源:深绿色叶类蔬菜、芦笋、草莓、花生和豆类,如黑豆和腰豆、橙汁、蛋类、酵母、动物肝脏。注意:饮酒、阿司匹林、避孕药、镇静药可影响叶酸吸收。

(3)铁。①作用:运输和储存氧、参与有氧代谢、是体内许多酶和辅酶的成分。②缺乏:会造成孕妇贫血、严重者增加分娩期死亡风险、增加低出生体重和早产风险,导致后期生长迟缓。③参考摄入量:18mg/d。诊断明确的缺铁性贫血孕妇应补充元素铁 100~200mg/d,治疗 2 周后应复查 Hb 评估疗效。④食物来源:动物的血、肝脏、瘦肉、海产品。注意:增加摄入富含维生素 C 的蔬菜和水果,可促进铁的吸收。富含维生素 C 的食物包括:猕猴桃、樱桃、柑橘类水果、青椒、西红柿、芥菜、菠菜、草莓等。

(4)维生素 B_{12}(钴胺素)。①作用:维持正常神经功能和红细胞形成,使机体造血功能处于正常状态,预防巨幼细胞贫血;和叶酸共同维持血浆高同型半胱氨酸正常水平,保证心血管健康。维生素 B_6、胆碱、叶酸、维生素 B_{12} 参与调节同型半胱氨酸水平(若升高,将增加胎盘血管相关疾病、早产、低体重儿和小于胎龄儿风险)。②缺乏:开放性神经管畸形(NTD)的重要危险因素;若维生素 B_{12} 缺乏(叶酸正常或偏高),婴儿体型小但脂肪偏多且后期胰岛素抵抗、糖尿病风险增加。③参考摄入量 2.4μg/d。④食物来源:动物肝、肾、肉类、鱼、水产贝类、禽蛋和乳类等食物。

(5)锌。①作用:是胎儿生长、免疫功能和神经发育所必要的营养物质,参与人体多种酶的活动,提高人体的免疫功能,每天锌的需求量增加 40%。②缺乏:会造成胎儿发育不良,降低孕妇自身免疫力,味觉退化,食欲大减,妊娠反应加重。③参考摄入量 11~16mg/d。④食物来源:鱼、肉、牛奶和糙米等。

(6)维生素 D。①作用:促进钙和磷的吸收,对胎儿骨齿的形成极为重要,对免疫和神经系统功能、维持孕妇钙稳态至关重要。②缺乏:会造成先天性异常、婴儿体重降低及早产等,将增加低体重儿、新生儿低钙血症和心衰、幼年过敏风险。③参考摄入量:≥600IU/d。④食物来源:牛奶、蛋黄、肝脏。

(7)钙。①作用:减少不良妊娠结局,尤其可降低妊娠期高血压的风险,显著降低腓肠肌痉挛的风险,维护骨骼和牙的健康,维持心脏、肾脏功能和血管健康,有效控制孕妇患炎症和水肿。②缺乏:易患骨质疏松症,烦躁不安、情绪容易激动,胎儿智力发育不良、新生儿体重过轻等。③参考摄入量:800mg/d。④食物来源:建议每天饮奶至少 250ml,以补充约 300mg 优质钙,摄入 100mg 左右豆制品和其他富钙食物,可获得约 100mg 钙,加上膳食中其他食物来源钙,摄入量可达约 800mg,剩余不足部分可增加饮奶类或采用钙剂补充。

(8)维生素 A(视黄醇)。①作用:对女性视觉、免疫系统、生殖功能及胎儿生长发育非常重要。②缺乏:将导致夜盲症、增加孕妇死亡风险,影响妊娠结局。③参考摄入量:800μgRE/d。④食物来源:肝脏、肾脏、蛋黄等。

（9）碘。①作用：通过合成甲状腺素来调节机体生理代谢，促进生长发育，维持中枢神经系统的正常结构。②缺乏：使甲状腺素分泌减少，降低机体能量代谢、导致异位性甲状腺肿，引起胎儿早产、死胎、甲状腺发育不全，影响胎儿中枢神经系统发育，引起先天畸形、甲状腺肿大、克汀病、脑功能减退等。③参考摄入量：200μg/d。④食物来源：建议每周摄入1~2次含碘丰富的海产品，选用碘盐每天6g，海带（鲜，100g）或紫菜（干，2.5g），或裙带菜（干，0.7g），或贝类（30g），或海鱼（40g）均可提供110μg碘，6g碘盐中可摄入碘约120μg。

（10）硒。①作用：对胎儿生长和生殖功能、甲状腺代谢非常重要。②缺乏：可导致不孕，将增加早期流产、子痫前期和妊娠期糖尿病的风险，在预防氧化应激中起重要作用。③参考摄入量：60μg/d。④食物来源：黑芝麻、黑豆、海产品、食用菌、西蓝花。

（五）不同孕期的营养摄入

1. 孕早期 孕早期处于胎儿生长发育的萌芽期，也是人体重要器官发育的关键阶段，如果早孕反应不严重应按照指南中的建议遵循食物多样化平衡膳食的原则，每天摄入含碳水化合物、蛋白质、脂肪、蔬果、坚果、豆制品等的均衡饮食，选择清淡适口的膳食，少量多餐，预防酮血症对胎儿神经系统的损害。随着大量文献的深入研究，对于生命早期多元营养素的摄入需求也越来越受到医学界营养学者的重视，均衡膳食理念不断深入人心，传统的营养观念受到了冲击，作为有知识、有见解的现代女性也要以科学的态度、健康专业的理念进行适当的改变，并且调整好心态，以积极愉悦的心情迎接小宝贝的诞生，享受孕育新生命的不凡历程。

2. 孕中期

（1）孕中期是胎儿快速生长时期，各种营养素每天的摄入有所增加。钙1 000mg/d；铁25mg/d；锌16.5mg/d；维生素A 900μgRE/d。

（2）孕妇每天需要增加能量300kcal；蛋白质15g；在早孕期膳食的基础上应额外增加奶类200g/d，可提供5~6g优质蛋白质、200mg钙和120kcal的能量，增加动物性食物（鱼、禽、蛋、瘦肉）50g/d，可以提供优质蛋白质约10g，能量80~150kcal。

（3）由于相同重量的鱼类和畜禽类食物相比较，优质蛋白含量相当，但脂肪含量相对较少，在孕妇体重增长过快时，应减少饱和脂肪酸的摄入，多选择鱼类食物，食用畜禽肉类时尽量去皮和剔除肉眼可见的脂肪，优选牛肉。鱼类尤其是深海鱼类如三文鱼、凤尾鱼、鳕鱼、鲈鱼、沙丁鱼等含有较多的n-3多不饱和脂肪酸、二十二碳六烯酸（DHA），对胎儿脑和视功能发育有益，每周最好食用2~3次。

（4）孕中期一天食物建议量：谷类200~250g，薯类50g，全谷物和杂豆不少于1/3；蔬菜类300~500g，其中绿叶蔬菜和红黄色等有色蔬菜占2/3以上；水果类200~400g；鱼、禽、蛋、肉类（含动物内脏）每天总量150~200g；牛奶300~500g；大豆类15g，坚果10g；烹调油25g，食盐不超过6g。

（5）孕中期也是胎儿茁壮生长的时期，早孕反应明显缓解或消失，食欲也较早孕期明显增加，随着孕周增长，各种营养素的摄入及能量的摄取也容易超量，特别要注意体重增长不要太快，在保证营养素供应的同时应有意识的控制总能量的摄入，常吃含铁丰富的食物，适量增加海产品的摄入，使用加碘盐，少吃刺激性食物，并适当增加运动，选择校正准确的体重秤，每次称体重前应穿较薄的衣服，空腹并排空大小便保证测量的准确和有效性。定期进行产前检查，及时与医生进行有效沟通，以及时发现妊娠期的合并症，妊娠20周后，妊娠期高血压的风险增加；妊娠24周后妊娠期糖尿病的风险增加。

3. 孕晚期

（1）孕晚期是胎儿生长的成熟期，各种营养素每天的摄入适量增加。钙 1 200mg/d；铁 35mg/d；锌 16.5mg/d；维生素 A900μgRE/d。

（2）孕妇每天需要增加能量 450kcal，蛋白质 30g，在中孕期膳食的基础上应额外增加奶类 200g/d，可提供 5~6g 优质蛋白质、钙 200mg 和 120kcal 的能量，再增加动物性食物（鱼、禽、蛋、瘦肉）共计约 125g。

（3）孕晚期一天食物建议量：谷类 200~250g，薯类 50g，全谷物和杂豆不少于 1/5；蔬菜类 300~500g，其中绿叶蔬菜和红黄色等有色蔬菜占 2/3 以上；水果类 200~400g；鱼、禽、蛋、肉类（含动物内脏）每天总量 200~250g；牛奶 300~500g；大豆类 15g，坚果 10g；烹调油 25g，食盐不超过 6g。

（4）孕晚期是孕妇较辛苦的时期，随着腹部的不断增长，体形也发生较大的变化，行动更加迟缓，各种不适如便秘、饥饿感、疲惫感等明显增加，胎儿的生长也处于最后的冲刺阶段，尤其是 35 周后饥饿感越来越强烈，孕妇有时也难以控制进食的欲望，进食大量的食物，容易使体重增长过快，胎儿发生巨大儿的风险增加，此时可进食蔬菜和容积大热量低的食物如魔芋食品，增加饱腹感，以缓解饥饿难耐的症状，控制体重的快速增长。对于妊娠水肿的孕妇，适当限制饮水量，以减轻心脏和肾脏的负担。每天应进行 30min 中等强度的有氧运动，依据自身的状况选择适合自已的运动方式，量力而行，循序渐进，有利于控制体重过度增长，减轻心脏负荷，平安度过孕晚期。

（5）特别提醒在妊娠期间应减少含盐食品的摄入，如酱油、腌制食品等的摄入，以减少妊娠合并症的发生。避免防腐剂、香料及色素的摄入，不饮用任何含乙醇的饮品，少喝含咖啡因的饮料。妊娠期间，饮用任何含乙醇的饮料都会通过胎盘到达胎儿体内，进入胎儿的血流，对胎儿造成伤害。

二、孕期体重管理

（一）孕期体重管理重要性

1. 妊娠期体重管理（gestationalweightmanagement，GWM）是指通过健康教育、产前监测、营养指导及运动干预等措施来控制妊娠期体质量增长（gestational weight gain，GWG），以期获得良好的妊娠结局的方法。

2. FIGO 指出体重是影响女性营养状况的一大重要因素。不管是体重过低，还是超重肥胖都会对孕妇产生不好的妊娠结局。对于那些体重过低的女性，她们往往都缺乏多种重要的营养物质，而那些存在肥胖问题的女性则面临着摄入低营养高能量食物的问题。我们需要提高注意的是女性妊娠前和妊娠早期的体重，这两个时间段的体重指数，我们是可以通过对她进行合理的饮食管理以及增加适量的活动水平来控制的。一般妊娠前体质指数不同，妊娠期体重增长的合理范围也会不同。

3. 妊娠期孕妇体重增重过多，会增加孕妇不良妊娠结局的风险。例如，对于母亲，增加其妊娠期糖尿病、妊娠期高血压病疾病、先兆流产、剖宫产、产后母乳过早终止、产后持续肥胖等风险；对于子代，增加其巨大儿、新生儿低血糖、高胆红素血症、红细胞增多症、儿童肥胖等风险。

4. 妊娠期孕妇体重增重过少，孕期体重不足，会增加胎儿胰岛素抵抗的风险，子代发生糖代谢异常的风险增加。同时有研究发现，对胎膜早破及胎盘早剥等妊娠并发症发生情况分析结果显示，妊娠期体重增长不足的孕妇，其发生胎盘早剥及胎膜早破的比例会增高。

因此，我们必须要重视孕妇的体重状况，进行合理有效的孕期管理，从而达到有良好妊娠结局的目的，达成母婴健康的目标，为产妇和婴儿日后的良好发展打下好的基础。

（二）国内外面临的体重管理现状

1. 孕期体重增长的范围越来越受到人们的关注。目前我国尚没有统一的标准来指导孕妇管理孕期体重，我国一直使用2009年美国IOM推荐的孕期适宜增重范围作为标准来指导孕妇的孕期体重管理。而美国IOM推荐适应的人群多指西方的孕产妇，这与我国亚洲人群还是有很大差异，国外的体重增长标准不能完全适用于我国人群。

2. 据相关国内调查研究，我国有高达73%孕妇体重增加超过了世界卫生组织的标准。孕期体重增长过多会引发多种严重母婴并发症。不管是巨大儿还是剖宫产率都居高不下，有很多地方剖宫产率高达50%~60%。我们总结了一下原因，有很大的一部分是受传统观点的误导，大部分孕妇认为孕期要想营养好就要多吃，吃得精，吃得细。在这种错误的观念指导下，孕妇的体质指数容易异常。因此，对于妊娠期体重管理，我们要进行个体化的服务，依据患者的自身情况来评估体重增幅或降幅的合理度，因人施教。

（三）孕期如何做到合理体重的增长

1. 孕期合理体重增长的概念 孕期合理体重增长指孕期总的增重和每周增重都在正常的范围内。增重是要依据孕前的体重和身高来估算的。

（1）对于孕前体重正常的孕妇，应根据BMI指数决定体重增长。单胎妊娠的孕妇，建议孕早期增重0.5~2kg，中晚期每周增重0.36~0.45kg，整个孕期增重11.4~15.9kg最为合适（表2-3）。

表2-3 单胎妊娠孕期体重合理增长标准

怀孕周数	根据孕前的BMI值推荐的体重增长幅度BMI/（$kg \cdot m^{-2}$）			
	<18.5 偏瘦	18.5~24.9 正常	25~29.9 超重	≥30 肥胖
早孕期12周前后	0.5~2kg	0.5~2kg	0.5~2kg	0.5~2kg
中晚孕期12周后	0.45~0.59kg/w	0.36~0.45kg/w	0.23~0.32kg/w	0.18~0.27kg/w
建议的增长总值	12.7~18.2kg	11.4~15.9kg/w	6.8~11.4kg/w	5.1~9.1kg/w

（2）双胎妊娠孕妇建议早孕期增重2~3kg，中晚孕期每周增重0.68kg，整个孕周推荐增重16.8~24.4kg。而超重者整个孕期增重14.1~22.7kg，肥胖者增重11.4~19.1kg是比较合理的。

（3）三胎妊娠孕妇每周建议体重增重0.7kg，孕期总增重23kg是比较合理的。

（4）孕前体重超重的孕妇，在孕期应减少体重增长，严密监测每周体重变化。

（5）孕妇在确认怀孕时，应有意识地关注体重，了解体重状况。通过每周记录法监测体重变化。每周在同一时间，用同一体重秤测量体重。体重变化明显时，告知产检医生。

（6）要重视孕妇每周增重和孕期总增重。体重增长的数值会直接反映饮食方案的合理性。如果增重过多并超出正常范围，孕妇患子痫前期的风险增加。整个孕期，体重增长缓慢或不增长，在1~2周后可能会再增长，要及时向医生反映情况，根据个人情况和胎儿发育情况调整体重管理方案。

2. 控制体重增长的方式　遵循医生合理饮食与规律运动控制体重合理增长的有效方法。

（1）在合理饮食方面：孕期体重管理提出了营养指导的原则，对于不同孕期的孕妇，营养方案也不同。尽量选择一些低热量的饮食，少吃油炸的食物或者外卖；多吃健康的食物如低脂沙拉、蒸煮鸡肉；少吃或尽量不吃含饱和脂肪酸的食物；少量多餐或低热量的加餐保证身体的能量供应，预防饥饿；避免错过吃饭的时间点。

（2）进行规律的运动：适宜的孕期运动可以保证孕妇体质量的合理增长，并可使孕妇提高代谢率、进行有效呼吸、锻炼分娩时配合用力的肌群以及呼吸肌群，并注重孕妇是否有情绪变化。此外，规律而合理的运动也能避免产后抑郁的发生。

根据FIGO的建议每天运动30min。在无医学禁忌的情况下，步行运动是我国孕妇妊娠期最常见的运动方式。孕妇可根据自己的体能状况，选择一种低至中等强度的有氧运动（又称耐力运动）。除此之外，亦可选择上肢运动、广播操、瑜伽等运动方式。孕期以低强度项目为宜，孕前有运动习惯者可选择中强度项目。中强度运动后心跳加速但没有疲乏感，心率相当于最大心率（即220－年龄）的60%~70%，身体微微出汗即可。一旦有任何不适或感觉异常，应立即停止运动，必要时就医。

妊娠期运动应循序渐进，最开始可以运动15min，每周进行3次的运动，进而逐步增加到每次30min，每周4~5次。ACOG推荐每周进行150min以上的中等强度运动。在孕早期尽量选择轻松、舒缓的运动；孕中期是提升运动效果，增强肌肉力量的黄金时期，适当加大运动强度，增强腿部、腰部力量的练习；孕晚期可以练习辅助分娩的动作，增加腰背部、盆底肌肉的弹性和力量，为日后分娩打下基础。

3. 孕期体重的增长对分娩方式的影响　孕期体重增长的合理性，是影响分娩方式的重要因素。降低剖宫产率、提高阴道分娩率是共同的目标。体重增长对孕妇分娩的影响主要通过以下几点来体现。

（1）巨大儿（macrosomia）的发生率：孕晚期体重增长较快的孕妇分娩巨大儿的风险明显增加。国外学者Baeten的研究结果显示：孕前BMI较大、孕期体重过度增长均可使巨大儿的发生率显著增加。体重增长较少的孕妇分娩低出生体重儿的风险增加。巨大儿分娩时头盆不称、产程停滞、产伤等风险会大大增加，阴道助产及剖宫产率增高；另外巨大儿使子宫肌纤维过度伸展，产后出血发生率增加。

（2）产程困难与剖宫产发生率增高：孕期体重增长过多，大量的脂肪堆积在腹部导致腹壁脂肪增厚，影响第二产程中腹肌、膈肌的收缩，造成腹压不足，易造成产妇疲劳；另外盆底部脂肪的堆积不利于胎头下降，使产程延长及停滞。产程延长会导致母亲宫颈、阴道水肿，尿潴留，先兆子宫破裂，子宫破裂，胎儿宫内窘迫，颅骨过度重叠，胎头严重水肿、血肿等，导致剖宫产成为不得不选择的分娩方式，进而增加了剖宫产率，同时降低了阴道分娩率。

（3）妊娠期合并症的发生率增高：孕期体重管理不足会增加胎儿胰岛素抵抗的风险，子代发生糖代谢异常的风险增加。妊娠期体重增长不足的孕妇发生胎盘早剥及胎膜早破的比例增高，一旦孕妇有严重的合并症发生，那么剖宫产将成为终止妊娠的分娩方式。

4. 妊娠期体重对新生儿的影响　妊娠的早期、中期体重增长与新生儿出生体重密切相关。妊娠早、中、晚期体重每增长 1kg，新生儿出生体重分别增加 18.0g、32.8g 及 17.0g。妊娠早期每周增重超过 500g 与子代肥胖密切相关。尽管妊娠晚期控制增重的程度，降低总的增重数量，但对降低新生儿出生体重没有明显效果，妊娠最后的 3 个月才是胎儿体脂储存的快速增长期。有研究表明，似乎是妊娠早、中期的体重增长与新生儿出生体重的相关性更好，因此更要重视妊娠早期和中期对孕妇的体重管理。

通过临床的工作经验总结和研究发现，连续性个体化饮食，合理的运动干预及目标设定策略是孕妇体重管理的重要综合干预措施。虽然现在还没有符合亚洲人群体格差异的孕期体重管理金标准，但是孕期体重管理的思想，及孕期体重管理的大方向还是正确的。让孕妇认识到孕期体重管理的重要性，通过有效的体重管理干预，减少母婴不良结局的发生，为日后产妇与胎儿的健康发展打下坚实的基础。

知识拓展

体重测量注意事项

测量体重应该尽量选择同一时间段，例如每天早晨起床；同一种状态，例如每次测量体重都排空大、小便；尽量选择同一台体重秤；衣服穿着重量相似，避免衣服重量相差较大对体重造成的影响。

（刘　军　林秀峰）

第三节　健康教育及管理

学习目标

完成本内容学习后，学生将能：

1. 复述健康教育的概念与意义。
2. 列出健康教育常用的理论及其主要内容。
3. 描述孕妇学校的设置与管理。
4. 应用健康教育的理论与步骤对孕产妇实施规范的健康教育。

一、健康教育的意义

健康教育是旨在帮助对象人群或个体改善健康相关行为的系统的社会活动。通过调查研究，采用健康信息传播等干预措施促使人群或个体自觉采纳有利于健康的行为和生活方式，从而避免或减少暴露于危险因素，达到疾病预防、治疗康复、提高健康水平的目的。

孕期健康教育的主要对象是孕妇及其家庭成员，目的是帮助他们改善不健康的行为，促使他们采取有利于孕妇与胎儿的健康行为和生活方式，保障母婴安全，促进优生。孕期健康教育的最主要目标是改善孕妇的健康相关行为。

二、健康教育常用理论

近几十年来，行为科学理论发展迅速，对解释和预测健康相关行为并指导健康教育计划、实施和评价起着重要作用。由于我国孕妇的行为受传统文化与习俗影响较深，可选择解释态度和主观行为规范是行为的主要决定因素的“理性行为理论”。也可选择用以解释和指导干预健康相关行为的“健康信念模式”。

1. 理性行为理论（the Theory of Reasoned Action，TRA） 理性行为理论（TRA）由著名美国学者 Fishbein 于 1967 年首次提出，它把个人动机因素作为某种行为的决定因素，是目前指导健康教育实践的重要理论。该理论的两项基本假设为：①人们的大部分行为表现在自己的意志控制之下，而且合乎理性。②人们的某一行为意向是某一行为是否发生的直接决定因素。TRA 假定人总是理性的，在开始某个行为之前总会考虑到行为本身及其后果。TRA 认为，决定某行为是否发生的心理过程中，最直接的因素是人们是否打算实施这个行为，即有无行为意向。而决定行为意向的最重要的因素是个人对此行为的态度和主观行为规范。其中态度是由个人对预期行为结果的相信程度以及对这种结果的价值判断来决定的。当个人对行为结果有正向评价时，就会产生积极的态度去实施这种行为。主观行为规范由个人的信仰决定，如根据某些重要人物对这件事是赞成还是反对，再结合个人对这些重要人物的依从性来决定。当在一个人心目中占有非常重要位置的人希望他去做某件事情，而他又愿意满足这个人的愿望时，他对做这件事就有了正向的看法。TRA 建立了动机、态度、信仰、主观行为规范、行为意向等各种因素和行为之间的联系框架。这个理论充分地说明了动机和信息对行为的影响，认为个体倾向于按照能够使自己获得有利的结果并且也能够符合他人期望的方式来行为。理性行为理论各要素之间的联系见图 2-2。

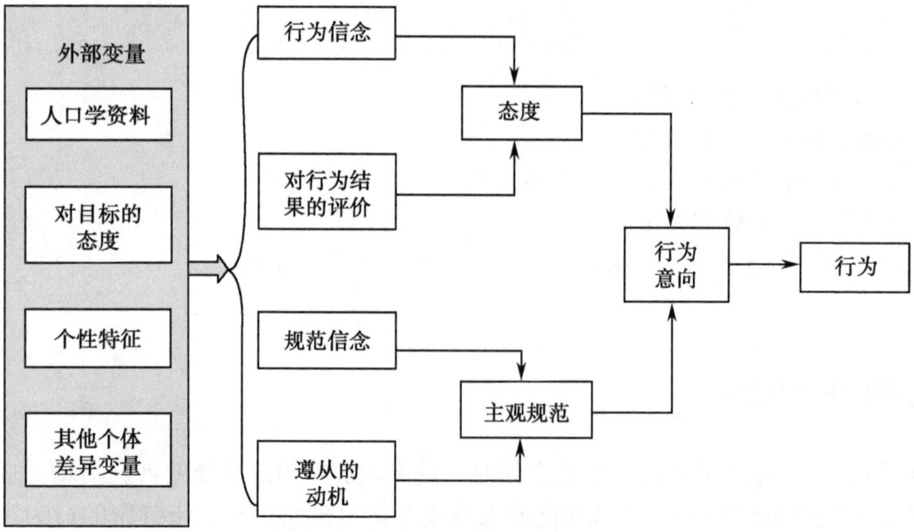

图 2-2 理性行为理论示意图

2. 健康信念模式（Health Belief Model，HBM） 健康信念模式由 Hochbaum 于 1958 年提出，后经 Becher 和 Risenstock 等社会心理学家修订逐步完善，是目前用以解释和指导干预健康相关行为的最重要理论模式。该模式认为，人们要接受医务人员的建议而采取某种有益健康的行为或放弃某种危害健康的行为需要具有以下几方面的认识。

（1）知觉到某种疾病或危险因素的威胁，并进一步认识到问题的严重性如死亡、伤残、疼痛等，即知觉到危害性。

（2）对自己罹患某种疾病或陷入某种疾病状态的可能性的认识，包括对医生的判断的接受程度和自己对疾病发生、复发可能性的判断等，即知觉到易感性。

（3）对采取某种行为或放弃某种行为结果的估计，相信这种行为与上述疾病或危险因素有密切联系，包括认识到该行为可能带来的好处如减轻病痛、减少疾病产生的社会影响等。只有当人们认识到自己的行为有效时才会自觉地采取行动，即知觉到效益。同时，也认识到采取行动可能遇到的困难，如花费太大、可能带来痛苦、影响日常生活等，对这些困难的足够认识是行为能够持久和巩固的必要前提，即知觉到障碍。

（4）对自己的行为能力有正确的评价和判断，相信自己一定能通过努力成功地采取一个导致期望结果的行为，即自我效能。自我效能的作用在于当认识到采取某种行动会面临的障碍时，需要有克服障碍的信心和意志，这样才能完成行动。此外，该模式还重视行为者的年龄、性别、民族、教育水平、个性特征、社会经济状况等因素对行为的影响（图 2-3）。

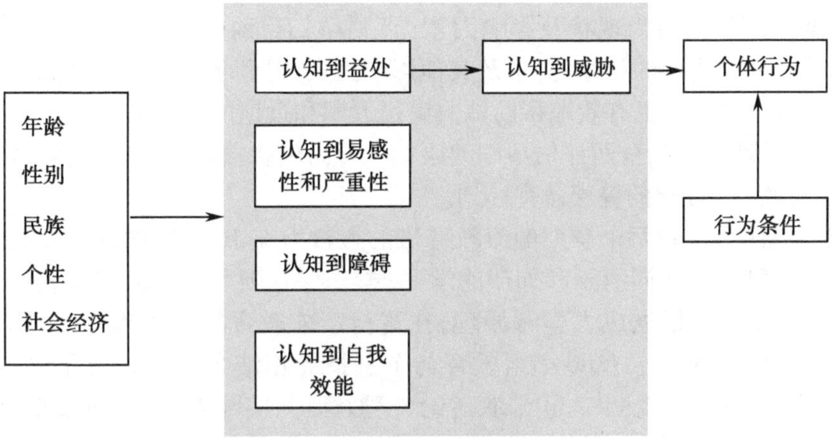

图 2-3 健康信念模式

三、孕妇学校的设置与管理

（一）孕妇学校的设置

1. 硬件设施 固定孕妇学校场所，进行产前教育的房间及其装饰非常重要，房间是否清洁、宽敞，家具是否舒适等。如果准父母们走进房间时看到的是明亮的灯光、漂亮的图画，听到的是悦耳的音乐，他们会感受到医院对他们的重视和关怀，他们会愉快地投入学习。因此，产前教育的硬件设施是医院开展产前教育的基础条件。

（1）孕妇学校应配备电教设备：电脑、多媒体教学设备（投影仪、音响、屏幕等设备）等。

（2）教室配备足量教具：新生儿护理教具（婴儿模型、婴儿浴盆等），膳食宝塔食物模型、食物教具，分娩教具（骨盆模型），母乳喂养教具，有关儿童早期发展的教具等。

（3）活动室应有足够的活动空间，配备体操垫、分娩球等活动器具。

2. 组织管理　在大多数医院特别是妇幼保健院，孕妇学校隶属于医院健康教育科。应有一位专职人员负责孕妇学校的工作，该负责人需具有丰富的妊娠分娩相关知识，良好的语言表达和沟通能力。同时配备 1~2 位专职或兼职人员协助孕妇学校工作。

3. 孕期健康教育人员　20 世纪 90 年代以后，北美、欧洲、日本等国的孕期健康教育工作均由产科护士承担，因为这些护士具备医学基础知识和产科专业知识，而且具有一定的临床经验；但这些产科护士还需经过专项培训并获得国家认可的产前教育上岗证书。目前我国尚没有统一的培训孕期健康教育工作者的专门机构，对健康教育人员没有统一要求，各地区差异较大，有的医院由医生授课，有的由护士授课，有的由医生和护士共同承担产前教育工作。

（二）孕妇学校的管理

1. 孕期健康教育评估　目的是了解孕妇及其家庭成员的背景资料、相关健康行为现状及其影响因素，为做好健康教育计划提供基线资料。

（1）社会人口学资料：询问孕妇及其家庭成员的年龄、住址、职业、信仰和文化程度，以初步判断孕妇健康教育的需求。

（2）孕期健康相关行为现状及影响因素：评估孕妇目前的健康行为状况，了解她们对健康相关问题及其严重性的认知、需求及其他影响因素，以利于有针对性地制订健康教育计划，满足孕妇的优先需求，更有效地帮助她们满足近期和远期的学习需求。

2. 健康教育计划　在全面评估孕妇健康相关行为现状、影响因素及健康教育需求的基础上，制订针对性 / 个性化的健康教育计划。

国际拉马泽协会推荐每个孕期健康教育班的人数为 6~10 对夫妇，即 12~20 人，最多不能超过 24 人，鼓励丈夫陪同妻子参加产前学习；操作课程则需要增加授课老师。健康教育方式主要有：①讲座。根据成人学习原理，在进行产前教育授课过程中，每隔 8~10min 就转移一次听课者的注意力。②以小组教育与个别指导相结合的形式指导孕妇学习，可提高孕妇的学习兴趣和学习效果。③采取讨论、模型练习、实际操作、实地参观等多种方式，使孕妇及其家属轻松愉快地度过学习时间。④使用多种教辅工具，如色彩鲜艳、图文并茂的文字资料，乳房、胎盘、子宫、骨盆、婴儿等模型，胎儿在宫内的成长过程、剖宫产指征、分娩机转等各式挂图，分娩的三个产程、减轻分娩疼痛的各种药物和非药物方法、母乳喂养、预防产后抑郁等多种录像，以新生儿的生理特点及异常现象等内容制作的幻灯片和投影等。⑤根据孕妇及其家属的需求安排孕期健康教育的次数和时间，如白天班、晚上班、周末班。

3. 孕期健康教育效果评价　建立对孕期健康教育的效果评价和考核制度，鼓励有关人员对产前教育工作进行科学研究。一次课或一个系列课完后，孕期健康教育工作者应对孕妇及其家庭成员进行问卷调查，认真分析，根据他们的意见和建议对授课人员、授课方法和内容进行调整。

（三）孕期健康教育的内容

不同医院在课程设置上有所不同。孕妇学校应以满足孕妇及家属需求为出发点，首先评估他们的需求，进而设置各种类型的课程，目前主要包含以下几个方面。

1. 孕期保健知识 如孕前准备、孕期营养、妊娠生理及心理变化、孕期保健、母乳喂养、孕期常见疾病的防治、孕妇体操、胎教、胎儿发育过程、孕期体重管理、孕期运动、孕期异常情况及自我监测、新生儿护理、产房及手术室录像等。国内外的研究均显示，新生儿护理是孕妇最希望学习的内容。

2. 分娩相关知识 分娩前准备、分娩方式选择、产房介绍、导乐分娩、分娩镇痛、丈夫如何配合分娩等。

3. 产后护理知识 分娩后护理、父母角色适应、祖父母角色适应、科学坐月子、产后形体恢复、母乳喂养、产后抑郁的预防等。

4. 新生儿知识 新生儿正常生理现象及处理、新生儿沐浴、抚触、新生儿预防接种、婴儿早期教育等。

5. 其他 有些医院还开设了年轻妈妈班、祖父母班、妊娠期糖尿病班等特色课程；有些医院将互联网应用于孕妇学校；有些地区与社区无缝连接，共同完成产前教育。

四、健康教育实践

（一）个体健康教育

以笔者曾经进行的研究“孕期妇女的饮食与运动行为干预”为例。

1. 健康教育评估

（1）目的：通过调查，评估孕期妇女在妊娠早、中、晚期的饮食与运动行为现状和特点；分析孕妇饮食与运动行为的影响因素；为下阶段针对孕妇饮食与运动行为的健康教育干预提供基线资料。

（2）评估工具：通过查阅文献资料并根据调查目的，自行设计调查工具。调查问卷经专家审订及预调查，最后修订为《妊娠早期妇女饮食及运动行为调查表》《妊娠中期妇女饮食及运动行为调查表》《妊娠晚期妇女饮食及运动行为调查表》。

（3）评估结果

1）某城市妊娠期妇女饮食摄入情况：结果显示，除妊娠早期摄入的碳水化合物量符合推荐值外，妊娠中、晚期妇女摄入的碳水化合物不足；妊娠各期妇女摄入的蛋白质均低于推荐量，而脂肪摄入却高于推荐值。在食物选择上存在问题，如妊娠中晚期进食谷类、奶类、水产品、豆类量不足，各期进食水果、坚果太多。

2）某城市妊娠期妇女各种强度的运动时间：结果表明，妊娠各期妇女从事静息型运动时间较多，越是强度大的运动时间越少。

3）影响某城市孕妇饮食与运动的因素分析：基于理性行为理论对影响孕妇饮食与运动的因素进行分析。结果显示，孕妇的受教育程度、对行为的态度及行为意向对孕妇的饮食行为有直接的影响；主观行为规范并不直接影响饮食行为，而是通过对行为的态度及行为意向的影响间接影响孕妇的饮食行为；家庭人均收入对孕妇对行为的态度有影响；母亲的受教育程度对主观行为规范有影响。

妊娠期妇女的运动行为受行为意向的影响；行为态度和主观规范通过影响行为意向最终影响运动行为；月收入与文化程度通过影响行为态度而影响运动行为；母亲文化程度通过影响主观规范而影响运动行为。

2. 健康教育干预方案与实施

（1）干预时间：分为3个阶段，分别在建卡时（孕16周以前）、孕16~20周、孕20~24周进行干预。妊娠24周开始进行OGTT检查，对OGTT异常者在产科营养门诊进行统一的规范化干预。

（2）干预人员：由经过营养培训、妊娠期糖尿病饮食和运动行为干预培训的护理人员实施健康教育。

（3）干预对象：对每个阶段到产科门诊进行产前检查的孕妇及其母亲/丈夫进行一对一干预，每次干预时间至少20min。

（4）干预措施

1）干预方式：①每个阶段由研究者收集资料后进行一对一、面对面干预，同时对下一阶段的饮食与运动行为提出建议，每人至少3次；为避免沾染，干预时在另一独立房间进行。②为干预组的孕妇建立QQ群，通过QQ群或手机短信及时回答每一个孕妇提出的问题，尽快反馈孕妇在饮食与运动行为方面存在的问题，并主动提出科学的饮食与运动行为建议。③每人发放一本由研究团队制作的《妊娠期如何正确膳食及运动手册》。

2）干预内容：基于健康信念模式，每个阶段的干预内容均包括不健康饮食与运动行为的普遍性及其危害、如何科学地进食与运动及其好处、注意事项，如何克服困难，增强采取健康饮食与运动行为的自信等。

3）对照组孕妇：按常规处理。

（5）观察指标

1）孕妇的饮食与运动行为情况：两组孕妇在各阶段的能量及三大营养物质摄入量、主要食物进食量比较，各阶段不同强度运动的时间、能量消耗情况比较等。

2）孕期体重增长及糖尿病检查结果：比较两组孕妇各阶段孕期体重增长情况及两组孕妇在妊娠24~28周时进行的OGTT检查结果。

3）妊娠结局：比较两组孕妇分娩时的孕周、分娩方式、产后出血量、新生儿出生体重、新生儿Apgar评分等。

3. 健康教育效果评价

（1）膳食摄入干预效果比较：结果显示，经过分阶段个体化健康教育干预后，在三阶段时，碳水化合物和脂肪的摄入量比较无统计学意义（$P>0.05$），能量和蛋白质的摄入量比较有统计学意义（$P<0.05$），干预组的能量和蛋白质摄入量更接近推荐量。蔬菜、肉类、蛋类、豆类的摄入量比较无统计学意义（$P>0.05$），谷类、水果、水产、坚果、奶类5类食物的摄入量比较有统计学意义（$P<0.05$），干预组上述5类食物的摄入量更接近推荐。

（2）运动干预效果比较：在经过分阶段个体化健康教育后的三阶段时，两组研究对象在轻度体力活动时间上有统计学意义（$t=2.347$，$P=0.020$），干预组的时长大于对照组。两组在静息（A–B）及轻度运动（C–D）时间上有统计学意义（$t=2.143$，$P=0.033$；$t=2.420$，$P=0.016$），干预组的静息运动时间少于对照组，而轻度运动时间大于对照组。

同理，比较两组孕妇孕期体重增长及糖尿病检查结果、妊娠结局。

（二）集中健康教育

以孕妇学校的集中健康教育为例。

1. 健康教育评估

（1）目的：了解孕妇及其家属参加产前教育的现状，分析影响孕妇参加产前教育的因素，为做好产前教育工作提供依据。

（2）评估对象：妊娠 36~40 周的孕妇。

（3）评估工具：通过查阅文献资料并结合调查目的，自行设计的调查问卷《孕妇接受产前教育现状及需求调查问卷》。

（4）资料收集：由调查员向孕妇解释调查的目的、保密原则及填写方法后，由孕妇自行填写，约定 30min 后收回。

（5）评估结果

1）孕妇认为很重要的内容：541 例参加了产前教育系列课的孕妇认为重要的产前教育内容依次排序为：新生儿护理、孕期营养及用药、妊娠生理及心理变化及应对措施、母乳喂养、孕前准备、孕期常见疾病的防治、胎教、产褥期护理、孕期保健及自我监护、分娩先兆及分娩方式选择、分娩镇痛、孕妇体操、产房及手术室录像、参观病房（图 2–4）。

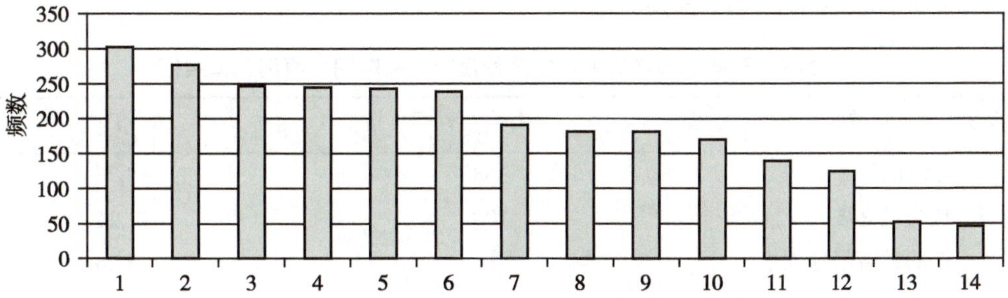

图 2–4　541 例孕妇认为很重要的产前教育内容

1. 新生儿护理　2. 孕期营养及用药　3. 妊娠各期生理、心理变化及应对措施　4. 母乳喂养　5. 孕前准备　6. 孕期常见疾病的防治　7. 胎教　8. 产褥期护理　9. 孕期保健及自我监护　10. 分娩先兆及分娩方式选择　11. 分娩镇痛　12. 孕妇体操　13. 产房、手术室环境录像　14. 参观病房

2）孕妇对产前教育方式的需求：调查结果显示，60.66% 孕妇希望每周 1 次课程；49.11% 孕妇认为每次课程最好在 1h 以内；62.04% 孕妇认为产前教育最好安排在周末的白天；她们认为重要的教辅工具依次为光碟、模型、图片、文字资料（表 2–4）。

表 2–4　孕妇对产前教育方式的需求（n=727）

产前教育方式	例数	%	产前教育方式	例数	%
系列总次数			时间安排		
3 次	234	32.19	工作日白天	98	13.48
4 次	159	21.87	工作日晚上	95	13.07
5 次	164	22.56	周末白天	451	62.04
>5 次	170	23.38	周末晚上	83	11.42

续表

产前教育方式	例数	%	产前教育方式	例数	%
每周次数			授课方式		
1次	441	60.66	讲座	367	29.27
2次	143	19.67	录像	347	27.67
3次	77	10.59	示范	295	23.52
>3次	66	9.08	讨论	219	17.46
每次授课时间			角色扮演	26	2.07
1h	357	49.11	教辅设备		
1.5h	192	26.41	文字资料	227	18.95
2h	161	22.15	光碟	445	37.15
>2h	17	2.34	模型	246	20.53
			图片	243	20.28

3）丈夫不能陪伴孕妇参加产前教育的原因：结果显示，丈夫不能陪伴妻子参加产前教育的最主要原因为没有时间（表2–5）。

表2–5　孕期参加产前教育的产妇没有丈夫陪同的原因（n=541）

原因	例数	%
没时间	338	65.76
认为没必要	109	21.21
产前教育场地太小	63	12.26
其他	31	6.03

2. 健康教育计划与实施　根据上述评估结果制订健康教育计划并实施，如增加新生儿护理课程的频次、增加周末课程等。也可参照个体健康教育方案进行。

3. 健康教育效果评价

（1）每次课后对授课效果进行书面评价（见附录一）。

（2）参照个体健康教育效果评价方法（略）。

知识拓展

不同孕期课程安排重点

1. 孕早期（妊娠12^{+6}周前）　讲解早期检查的内容和意义，给予孕早期营养、心理、卫生（包括口腔卫生等）和避免致畸因素的指导，告知出生缺陷产前筛查及产前诊断的意义和最佳时间等。

2. 孕中期（妊娠$13\sim27^{+6}$周）

（1）了解和掌握胎动出现时间，给予“胎教”和孕期胎动自我监护的指导。

（2）进行保健指导，包括提供营养。心理及卫生指导，告知产前筛查及产前诊断的重要性等。提倡适量运动，预防及纠正贫血。有口腔疾病的孕妇，建议到口腔科治疗。

（3）对需要做产前诊断的孕妇应当及时提醒到具有产前诊断资质的医疗保健机构进行检查。

（4）对高危孕妇及高危胎儿应当专案管理，进行监测并及时治疗妊娠合并症及并发症，必要时转诊。

辅助检查：

1）基本检查项目：妊娠16~24周超声筛查胎儿畸形。

2）建议检查项目：妊娠16~20周知情选择进行唐氏综合征筛查。

3. 孕晚期（妊娠28周及以后）

（1）按照初诊或复诊要求进行相应检查。

（2）继续绘制妊娠图，妊娠36周前后估计胎儿体重，进行骨盆测量，预测分娩方式，指导其选择分娩医疗保健机构。

辅助检查：

1）基本检查项目：进行一次肝功能、肾功能复查。

2）建议检查项目：妊娠36周后进行的胎心电子监护及超声检查等。

4. 产时　教授如何识别临产先兆症状，了解非药物镇痛和导乐分娩的知识，做好分娩前心理和物质准备。提倡住院分娩和自然分娩，提供母乳喂养及新生儿护理等方面的知识和指导。

5. 产后期　教授产褥期保健，掌握母乳喂养、婴儿沐浴、护理、抚触的知识与技巧，以及计划免疫、产后康复、产后心理调适、避孕及计划生育、婴幼儿早期教育等知识和技能。

来源：中国妇幼保健协会．孕妇学校管理工作指南．

（罗碧如）

第四节　助产士门诊管理

学习目标

完成本内容学习后，学生将能：

1. 复述助产士门诊的主要功能和意义。
2. 描述助产士门诊设立的准入条件和门诊硬件设施要求、管理规范及工作流程。
3. 列出助产士门诊的工作职责、工作方式和工作内容。
4. 学会分娩计划书的应用。

助产士门诊是以助产士为主导，以促进自然分娩为核心，以为孕产妇提供产前、产时及产后连续性服务、促进最佳妊娠、分娩及产后母婴护理为目的，对孕产妇及家人进行孕产期保健、母乳喂养等相关咨询及健康指导的门诊。助产士门诊是产科服务的重要组成部分。随着对专科护理工作的重视，助产士门诊成为延伸助产专业发展的重要体现，助产士门诊的开展不仅是医院发展的需要，也是孕产妇生育安全的需要。

一、助产士门诊硬件设施要求

1. 建筑布局　按服务需求应设置在产科门诊区域，布局流向合理，设有候诊区域、哺乳室等。诊室面积足够大，检查床需用屏障与外界隔开，有条件的应设单独的检查室。

2. 环境要求　保持候诊区域及诊室内空气清新，安装有调温设施，诊室内设有流动水洗手设施和/或配备速干手消毒剂，配备加盖垃圾箱。配有促进自然分娩、母乳喂养的健康教育资料和知识展板。

3. 设备配置　产科检查床、身高体重测量设备、血压计、听诊器、测量尺、骨盆测量器、多普勒胎心仪、室温控制设备、促进自然分娩和母乳喂养健康教育必备的教具仪器及设备，如分娩球、助行车、分娩凳以及骨盆、乳房、婴儿等模具。

二、助产士门诊组织管理要求

1. 助产士门诊应纳入医院产科质量、门诊质量及护理质量管理，由负责产科质量、门诊质量及护理质量管理的职能部门联合管理，并定期实施对助产士门诊质量的监督与考核。

2. 助产士门诊人员应由具备一定资质的人员担任（见助产士门诊人员资质要求）。

3. 有书面的助产士门诊工作规范，将规范告知相关科室人员，如孕妇学校、产科门诊、母婴病房、产房等，使相关科室更好地了解助产士门诊的功能，以便宣传推广。

4. 建立个体化咨询指导和群体宣传教育相结合的工作机制，加强助产士门诊与临床配合、沟通及信息交流，将助产士门诊工作内容和临床服务有机结合。

三、助产士门诊人员资质要求

1. 获得助产专科培训合格的助产士或高年资助产士（从事助产或相关工作10年以上）。

2. 有一定的教学、科研和管理能力，有组织领导与技能培训的能力。

3. 了解围产领域的国内外新进展，有较丰富的围产期护理与助产工作经验，能解决产科护理工作中的疑难问题。

4. 拥有较强的语言表达及沟通能力。

5. 上岗前经过助产工作新理念、新理论和新技能的培训。

6. 热爱助产工作。

7. 尊重咨询者，能做到保护咨询者隐私。

四、助产士门诊工作职责

1. 为孕妇和家属提供围产保健知识健康指导、分娩计划制订和产后母婴照护指导，疏导孕期不良情绪，改善分娩结局。

2. 告知孕产妇孕妇学校相关课程学习的重要性、地址、开课时间及母婴健康咨询热线电话开放时间等信息。

3. 承担助产士门诊信息收集工作，总结助产士门诊工作，定期对存在问题进行分析讨论和提出改进措施。

五、助产士门诊工作方式

目前我国助产士门诊的开展方式包括责任制和团队式两种。一般针对孕晚期孕妇开展，责任制指一名孕产妇主要接受一位助产士提供的一对一连续性照护和健康指导；团队式指一名孕产妇能够接受来自助产士团队中数名助产士的照顾和健康指导，且团队大小不定。目前我国助产士门诊以责任制为主，由有资格开设门诊的助产士在产前门诊坐诊，为低危孕妇提供产前指导。

六、助产士门诊工作内容

1. 评估孕妇生理、心理情况和家属支持情况。评估孕妇及家属对分娩相关知识的了解。

2. 根据孕妇自身情况设立体重管理目标，给予孕期膳食营养、运动方式及 BMI 自我监测的指导，制订《体重管理健康教育手册》，使孕妇保持合理体重增长。

3. 为孕妇和家属讲解分娩过程。通过图片、模型和案例等对孕妇进行分娩健康指导，讲解胎儿生长发育、分娩过程等相关知识，示范整个分娩住院流程并讲解注意事项，有条件的让孕妇通过亲临或观看录像，观摩“分娩现场”，了解分娩过程，增强其对分娩的信心，提高应对分娩的能力。

4. 告知定期产前检查的重要性及下次检查时间。

5. 及时识别高危妊娠孕妇，并准确引导就诊流程。

6. 指导母乳喂养，鼓励孕妇及家属建立分娩的信心，同时对他们提出的问题进行个性化指导。

7. 引导孕妇及时接受孕妇学校课程的学习。

8. 对于孕晚期孕妇，助产士根据孕妇的生理条件、自身需求及家属意见综合选择合适的分娩方式，针对孕妇及家属的疑虑，给予相应的解答，并评估孕妇生理、心理的个性化需求，实施个体化心理干预。

9. 为准备分娩的孕妇做好分娩告知、阴道分娩评估，听取产妇及家属的分娩需求，提供支持，与孕妇及家属共同制订分娩计划（见附录二）。

10. 重视孕妇的家庭健康,为其家庭提供相应指导,增强家庭支持系统,帮助家庭成员适应角色。

11. 及时做好助产士门诊就诊记录。及时总结、分析助产士门诊记录内容,指导本院产科服务工作。

七、助产士门诊工作流程

1. 助产士首先自我介绍,对咨询者表示欢迎和友好。
2. 详细询问病史、既往史及对分娩知识的了解程度及关注度。
3. 进行一般检查,测量血压、体重,计算体重指数,检查甲状腺、心脏及乳房情况。
4. 进行产科检查,包括四步触诊和腹部视诊、测量宫高腹围、胎心音听诊。
5. 绘制妊娠图,观察动态变化,识别高危、异常妊娠并及时转高危门诊。
6. 做好孕期营养指导及体重管理,制定孕期体重增长目标,发放 BMI 孕期体重管理曲线自测图,提醒按时记录并在随诊时携带。
7. 预约复诊时间,并在产科门诊病历上记录。
8. 孕产期保健知识宣教。可以通过图册、实物等让孕妇及家属了解有关自然分娩各个产程的正常过程、产程中产妇应该做的活动,以及在各个产程,产妇与助产士如何配合;讲解分娩镇痛的方法和措施,以及药物、非药物镇痛方法的利与弊;分娩过程中,进食、进水的重要性和方法;家属陪伴分娩的好处、具体实施和注意事项;介绍母乳喂养相关知识,早期母婴肌肤接触的重要性等。
9. 与孕妇及家属共同制订分娩计划,告知如何判断分娩的先兆症状,什么情况下产妇来医院,以及如何办理入院手续等。
10. 告知医院促进自然分娩及母乳喂养支持途径,包括医院母婴健康咨询热线电话、助产士门诊时间、母乳喂养门诊时间、孕妇学校课程安排等。
11. 对咨询者提出的问题给予详细的回答,并评估其了解程度。

八、助产士门诊质量评价指标

1. 孕妇分娩方式的选择 / 剖宫产率。
2. 孕产妇的心理状态。
3. 孕产妇满意度。
4. 母婴分娩结局。
5. 住院期间纯母乳喂养率。

（徐鑫芬）

第五节　孕产期心理保健

学习目标

完成本内容学习后，学生将能：

1. 复述孕产期心理障碍对母婴健康的影响。
2. 列出孕产期心理障碍可能的原因和影响因素。
3. 描述常见心理障碍的特点。
4. 应用学会测评工具的使用。

世界卫生组织早在20世纪40年代就将良好的心理状态纳入健康的基本定义中，指出“健康不仅为疾病或羸弱之消除，而系体格、精神与社会之完全健康状态”。从60年代初发达国家开始关注孕产期心理健康问题。至今国内外的大量研究发现孕产妇的焦虑、抑郁情绪及精神疾病多与妊娠、分娩、流产、死胎死产、出生缺陷、不孕症、绝经、子宫或乳腺切除和性暴力有关。目前已明确精神疾病的分类与人类生殖有关，并已将精神卫生作为生殖健康的一部分加以关注。

在世界上任何一个国家和地区，妇女无论有着什么样的经历和文化背景，妊娠、分娩都是生活中的重大事件，并且是一段十分脆弱的时期。母亲安全的概念不能只限于身体安全、预防严重并发症和死亡，还要涵盖尊重妇女的基本人权，包括妇女的自主权、尊严、心理感受、选择和偏好等。2017年世界卫生组织在《孕产期并发症管理指南》中，用一整章介绍了“产科和新生儿紧急事件中情感和心理支持”。2018年中华医学会妇产科分会发布的《孕前和孕期保健指南》中也提出要在孕前和孕期关注心理健康。

一、孕产期常见的心理障碍

（一）对不良妊娠结局的心理反应

虽然妊娠、分娩是人类自然的生理过程，但有10%~20%孕产妇会出现程度不等的并发症和不良妊娠结局，如死胎、死产、出生缺陷、新生儿患病或死亡，此时大多数孕产妇会出现以下心理反应。

1. **拒绝或不相信**　感觉“它不是真的”，不愿接受现实。

2. **内疚**　感觉自己做得不好，对不良结局应负主要责任。

3. **愤怒**　经常针对医务人员，认为他们没能提供良好的诊治。

4. **指责、恐惧**　担心今后不能生出正常的孩子，或担心丈夫、家人指责，因而感到害怕。

5. 悲伤和失败感 对于发生了死胎、死产、新生儿死亡或出生缺陷儿的母亲来说会感到悲伤、痛苦，有些人会产生失败感。

6. 犹豫不决 特别是在胎儿 / 新生儿徘徊在生与死之间的一段时间。

7. 抑郁和丧失自尊 这可能是长期的。

8. 孤立感 感觉与他人不同（别人都能顺利妊娠分娩）或感到医护人员在躲避她。

在这些心理反应中，以焦虑和抑郁情绪对孕产妇身心健康影响最大。世界卫生组织 2012 年发布的一项研究结果显示，在中低收入国家孕产妇心理异常（主要是焦虑和抑郁）平均患病率为孕期 15.6%、产后 19.8%；而在高收入国家孕妇心理异常患病率为孕期 10%、产后 13%，前者明显高于后者。国内的研究报道孕期抑郁发生率为 5%~52%、焦虑为 10%~30%，产后抑郁发生率为 10%~25%。

（二）精神疾病

产后心理障碍十分常见，程度从轻微的产后郁闷到产后抑郁或产后精神病。产后精神疾病会威胁到产妇和婴儿的生命。

1. 产后郁闷（postpartum blues） 十分常见，发生率约 80%。是轻微的抑郁症状（如悲伤、哭泣、易怒和焦虑）、失眠、注意力不集中。这些症状会在产后 2~3d 出现，几天后达高峰，两周内消失。产后郁闷妇女发展为产后轻度或重度抑郁的风险增加。

2. 产后抑郁（postpartum depression） 世界卫生组织报道产后抑郁的发生率达 34%。国内研究报道产后抑郁的发生率在 10%~25%。它通常发生在产后早期几周或几个月，可能会持续 1 年或更长。产后抑郁表现抑郁是必不可少的主要症状；其他症状还包括疲劳、易怒、虚弱、低能量、无动机、感觉无助和绝望，性欲、食欲缺乏和睡眠障碍，还有头痛、哮喘、腰痛、阴道分泌物异常和腹痛等主诉；还包括强迫思维，害怕伤害到婴儿或者自我，有自杀的意念。产后抑郁如早期诊断和治疗会有较好的预后。三分之二以上的妇女会在 1 年内康复。虽然产前和产后抑郁有较好的治疗效果，但如果未治疗，可能会持续很多年，有不良的负性影响，不仅影响母亲，也影响其家庭成员，特别是婴幼儿。再次分娩产后抑郁的复发率达 30%。

3. 产后精神病 产褥期精神病为急性发作，具有以精神抑郁、躁狂或不典型精神病的特征。少见，在产后妇女中有 1‰ ~2‰的发生率。躁狂的患者会表现出兴奋和过度活动。孕前有精神病史如精神分裂症和双相障碍的人，在孕期、产时和产后很容易诱发或加重，有些妇女会增加对自己或他人的危险。

二、原因和影响因素

到目前为止导致孕产妇心理障碍的病因尚未确定，但研究表明与神经内分泌变化和社会心理因素的影响有关。

（一）生物因素

包括遗传因素和发生在孕期、产时和产后的激素改变。

1. 神经内分泌变化 研究发现 5- 羟色胺（5-HT）直接或间接地参与人的情绪调节，当 5-HT 浓度降低或活性下降时，可表现出抑郁、失眠、焦虑、性功能障碍、活动减少、不能对付应激等症状，而雌激素可维持多巴胺、5-HT、乙酰胆碱等神经介质的活性，有助于促进正性情绪、思维、记忆、性欲和增加情绪的稳定性。由于孕激素可以降低雌激素受体的数量，从而可能诱发抑郁情绪，分娩后大多数产妇出现的情绪不稳、易冲动、焦虑、抑郁可能与体内的催乳素水平上升、雌孕激素下降有关。

2. 孕产期并发症或不良妊娠结局　妊娠期高血压疾病、妊娠期糖尿病、滞产、剖宫产、产钳及产后乳头皲裂、乳腺炎、新生儿患病以及对妊娠的消极态度和对分娩的焦虑紧张均易引发孕产期心理问题或异常。非意愿妊娠和不良妊娠结局，如胎停育、自然流产、死胎、死产，也会增加心理问题的发生率。

（二）社会经济因素影响

1. 经济因素　大多数研究发现社会经济水平低下是影响孕产期心理问题发生的相对危险因素，如没有充足的食物，没有基本的医疗保险，低收入或经济困难，配偶无收入，居住条件拥挤、嘈杂或在农村等。但由于经济水平定义或概念的不同，这种影响不是绝对的，如一项调查发现在北京没有自己汽车的孕产妇发生心理问题的比例要明显高于有汽车者。另外青少年妊娠或未婚妊娠与孕期和产后心理障碍的发生有关。

2. 家庭和社会关系　国内外的研究显示孕产妇与配偶关系紧张或困难，缺少亲人关心和支持，经常被批评指责、争吵、甚至遭受身体暴力，丈夫不愿做父亲并有酗酒行为等都是孕产妇发生心理问题的危险因素。而生活在大家庭（与公婆或兄弟姐妹同住）、自己的母亲生活在农村、缺少父母（公婆）的信任、多子女等也是危险因素。遭受性伴侣暴力的孕产妇发生心理异常的比例至少是没有遭受暴力的 3~5 倍。被强奸后的妇女 3 人中有 1 人会发生创伤后压力症，而没有遭受强奸的妇女则是 20 人里有 1 人。

3. 人格特征　有研究发现人格特征与产后抑郁的发生有关，那些以自我为中心、情绪不稳定、好强求全、固执、认真、保守、严守纪律、人际关系紧张的人易发生产后抑郁。心理分析学者认为，所有妇女在孕期及产后第 1 个月均有心理“退化”，即她的行为变得更原始或具有孩子气，这可引起早期冲突，特别是当母亲所扮演的角色不适合时更易发生。抑郁是由于冲突未解决或刚做母亲不适应所造成。在妇女做母亲时，她如同又变成了孩子，每一件事情都要学，而这些压力易造成抑郁、焦虑情绪和睡眠障碍。

（三）保护因素

目前研究发现较高的受教育年限、稳定的工作和收入、丈夫也有稳定的工作、传统的产褥保健（“坐月子”）、产后有信任的亲人或保姆照顾等均可减少孕产期心理问题发生的风险。

三、孕产妇心理障碍对母婴健康的不良影响

孕产妇心理障碍不仅对孕产妇本人的健康有影响，而且对胎儿和婴儿的健康发育也将产生重大的影响。

（一）对母亲心身健康影响

英国孕产妇死亡保密调查发现，如果将孕产妇死亡期限延长至产后 1 年，在精神因素中最常见的是自杀，它所占的死因构成比与妊娠期高血压疾病相似。孕产期存在的焦虑、抑郁等不良心境常会增加产科并发症如妊娠剧吐、子痫前期、早产、产力异常或难产、产后出血等的发生率。孕产妇因有较多的主诉而增加产前检查和住院的次数，增加分娩

时止痛药物的使用，会留下负性分娩经历（痛苦的经历）。孕妇长期处在抑郁、焦虑和食欲缺乏状态时，会导致胎儿营养不良，发生胎儿生长受限的可能性增加，因此增加了婴儿日后成人疾病如糖尿病、心血管疾病、骨质疏松、精神行为异常等慢性非传染性疾病的风险。

（二）对胎婴儿健康的影响

孕产期发生心理问题和精神疾病不仅增加婴儿死亡率，也增加婴儿患病住院率。孕期存在焦虑、抑郁的孕妇其子代在生后 18 个月和 30 个月时发生持续睡眠障碍的比例增高。目前的一些研究还发现如果母亲在孕期有较严重的焦虑，其婴儿常常出现胃肠疾患，影响生长发育，并对婴儿的行为和情绪有远期影响，如 4 岁时还有注意力不集中、粗心大意、多动等现象。母亲在围产期的焦虑可以影响婴儿的注意力和反应力，并且婴儿在 2 岁时有较低的心理发育评分。目前世界卫生组织对中低收入国家的研究报道指出，围产期的心理问题尤其是抑郁，在控制了母亲的 BMI、社会经济状态和子女数目以后，与低出生体重、6 个月婴儿低体重和发育迟缓等营养状态有关。另外还增加了新生儿的住院率和腹泻患病率，减少计划免疫接种次数以及儿童期的身体、认知、社会、行为和情绪的发育等。

四、孕产期心理保健主要内容

开展孕产妇心理保健服务不仅可减少孕产妇并发症的发生和减轻疾病痛苦，改善孕产妇心身健康状态，还可以提高胎婴儿和儿童的健康水平。

（一）健康教育和保健指导

产科医师、助产士或围产保健专业人员可利用产前检查、产后访视、42d 产后检查或孕妇学校对孕产妇及其家人进行有关心理保健的健康教育和咨询指导。主要内容包括：①孕产期心理问题对胎婴儿健康和孕产妇健康的不良影响，以引起孕产妇和家人的关注和支持。②对产前检查项目和结果给予认真解释，减少不必要的紧张和焦虑。③对有不良妊娠结局（死胎、死产、早产和出生缺陷）、孕期合并症 / 并发症的孕产妇要给予更多的关注和咨询指导。④在孕晚期要介绍自然分娩、母乳喂养的相关知识和技能，做好充分的心理准备等。⑤要告知大多数产妇在产后早期都会出现容易委屈、爱哭泣、焦虑、郁闷、抑郁等情绪，需要丈夫和家人特别的呵护和关照。

（二）识别高危孕产妇

在孕前和常规孕产期保健、产后访视和 42d 产后检查时要认真询问病史，筛查和识别高危孕产妇。大量国内外研究发现如果孕产妇具有以下特点，则容易发生心理问题：①青少年妊娠、未婚妊娠。②非意愿妊娠或初产妇。③婚姻关系不和谐或分居，对丈夫 / 性伴侣不信任。④有死胎死产史、习惯性流产史等不良产史。⑤精神病史或家族史。⑥孕期合并症 / 并发症、剖宫产和不良结局，如早产、出生缺陷、新生儿窒息等。⑦婴儿生病、虚弱或住院。⑧贫穷或无经济来源，住房拥挤和缺乏私人空间。⑨配偶家庭暴力或不良行为（躯体 / 性暴力、语言虐待、酗酒、很少帮助妻子、反对妊娠等）、文盲、失业。⑩在重男轻女的地区，分娩了女婴。⑪产后缺乏信任的人的支持、照顾和护理。

（三）心理健康状况测评

妇产科医师、助产士以及妇幼保健人员在常规孕前和孕期保健时除了要询问以往有无精神病史和用药史以及目前是否有失眠、紧张、焦虑、忧郁等不良情绪外，还可应用一些心理健康状况量表，对孕产妇在孕期和产后（1 年内）进行筛查，及时识别高危人群或有心理问题的孕产妇。常用的自评量表包括：爱丁堡产后抑郁量表（EPDS）、患者健康问卷（PHQ-9）、广泛性焦虑量表（GAD-7）等。

1. 爱丁堡产后抑郁量表（EPDS） 爱丁堡产后抑郁量表（Edinburgh postnatal depression scale，EPDS）由 Cox 等于 1987 年编制，属于疾病专属量表。为自评量表，专门用于评估产后妇女的抑郁情绪。评定时间框架为最近 1 周，包含内疚感、睡眠紊乱、精力下降、快感缺失和自杀观念等 10 个条目。按 1~4 级评分，10 个项目分值的总和为总分。目前国内多将总分为 9 分作为筛查产后抑郁症患者的临界值，总分≥13 分者可诊断为产后抑郁症，在国内外妇产科有广泛使用。国外报道虽为产后抑郁量表，也可用于评估产前抑郁及预测产后抑郁（表 2-6）。

表 2-6 爱丁堡产后抑郁量表（EPDS）

请圈出近 7d 来您最接近的感觉，而不只是您今天的感觉。			
E1	我能够笑得起来和看到事情有趣的一面	0	像过去一样多
		1	不那么多
		2	肯定没那么多
		3	根本没有了
E2	我看待事物的乐趣与过去一样多	0	像过去一样多
		1	不那么多
		2	肯定没那么多
		3	几乎没有了
E3	当事情做错时，我过分责备自己	3	多数时间是这样
		2	有时是这样
		1	很少是这样
		0	从来不这样
E4	我无缘无故地焦虑和担心	0	从来没有
		1	几乎没有
		2	有时是这样
		3	经常是这样
E5	我感到无原因的害怕和恐惧	3	经常是这样
		2	有时是这样
		1	很少是这样
		0	从来没有
E6	事情压在我头上	3	绝大多数时候我不能应付
		2	有时不能像平时那样处理好
		1	多数时候能处理好
		0	和平时一样处理得很好
E7	我很不愉快且睡眠困难	3	多数时间是这样
		2	有时是这样
		1	很少是这样
		0	从来没有

续表

请圈出近 7d 来您最接近的感觉，而不只是您今天的感觉。	
E8 我感到伤心、悲惨	3 绝大多数时候 2 经常 1 有时 0 从来没有
E9 我不愉快而哭泣	3 绝大多数时候 2 经常 1 偶然有 0 从来没有
E10 我有伤害自己的想法	3 是的，非常普遍 2 有时候有 1 几乎没有 0 从来没有

E 合计________（交给工作人员合计）

2. 患者健康问卷（PHQ-9） 患者健康问卷（primary health questionnaire，PHQ-9）主要用于评估是否存在抑郁症状及其严重程度。顾名思义，有 9 个条目，了解患者在过去 2 个星期，有多少时间受到包括兴趣缺乏、心情低落等 9 个问题所困扰。这 9 个问题完全根据 DSM-IV 关于抑郁障碍的诊断标准制订。患者的回答选项“完全不会”“几天”“一半以上的日子”和“几乎每天”分别相对应 0、1、2、3 分值。PHQ-9 总分值范围为 0~27 分（表 2-7）。

表 2-7 患者健康问题（PHQ-9）

最近 2 个星期里，您有多少时间受到以下任何问题的困扰？	完全不会	几天	一半以上的日子	几乎每天
1. 做事时提不起劲或只有少许乐趣	0	1	2	3
2. 感到心情低落、沮丧或绝望	0	1	2	3
3. 入睡困难、很难熟睡或睡太多	0	1	2	3
4. 感觉疲劳或无精打采	0	1	2	3
5. 胃口不好或吃太多	0	1	2	3
6. 觉得自己很糟，或觉得自己很失败，或让自己或家人失望	0	1	2	3
7. 很难集中精神做事，例如看报纸或看电视	0	1	2	3
8. 动作或说话速度缓慢到别人可察觉到的程度或正好相反——您烦躁或坐立不安，动来动去的情况远比平常多	0	1	2	3
9. 有不如死掉或用某种方式伤害自己的念头	0	1	2	3
如果存在以上任何一个问题，这些问题在您工作、照顾家庭事务，或与他人相处上造成了多大的困难？	毫无困难 0	有点困难 1	非常困难 2	极度困难 3

如表 2-7 所列，分值 5、10、15、20 分别相对应代表“轻度”“中度”“中重度”“重度抑郁”分界值。中文版在中医和综合医院门诊患者、社区卫生服务中心对象和农村社区老年人中获得很好的内部一致性和重测信度，筛查抑郁的敏感度和特异度非常好，也有在高危儿父母中的应用报道。

3. 广泛性焦虑量表（GAD-7） 广泛性焦虑量表（general anxiety disorder，GAD-7）主要用于筛查焦虑症状，并可判断焦虑的严重程度。它有 7 个条目，了解患者在过去 2 个星期，有多少时候受到包括感觉紧张、担忧等 7 个问题的困扰。患者的回答选项“完全不会”“几天”“一半以上的日子”和“几乎每天”分别相对应 0、1、2、3 分值（表 2-8）。

GAD-7 总分值范围为 0~21 分。分值 5、10、15 分别相对应代表“轻度”“中度”“重度”焦虑程度分界值。同 PHQ-9 一样，中文版在中医和综合医院门诊患者中表现出良好的心理学测量性能，也有应用于高危儿父母评估的报道。

表 2-8 广泛性焦虑量表（GAD-7）

最近 2 个星期里，您有多少时间受到以下任何问题的困扰？	完全不会	几天	一半以上的日子	几乎每天
1. 感觉紧张、焦虑或急切	0	1	2	3
2. 不能够停止或控制担忧	0	1	2	3
3. 对各种各样的事情担忧过多	0	1	2	3
4. 很难放松下来	0	1	2	3
5. 由于不安而无法静坐	0	1	2	3
6. 变得容易烦恼或急躁	0	1	2	3
7. 感到害怕，似乎将有可怕的事情发生	0	1	2	3
如果存在以上任何一个问题，这些问题在您工作、照顾家庭事务，或与他人相处上造成了多大的困难？	毫无困难 0	有点困难 1	非常困难 2	极度困难 3

根据表 2-9 所列判断抑郁、焦虑的严重程度。

表 2-9 根据 PHQ-9 和 GAD-7 判断抑郁焦虑的严重程度

PHQ-9 计分	抑郁严重度	GAD-7 计分	焦虑严重度
0~4	无或轻微	0~4	无或轻微
5~9	轻度	5~9	轻度
10~14	中度	10~14	中度
15~19	中重度	15~21	重度
20~27	重度		

对发现孕产妇EPDS评分为9~12分或PHQ-9和GAD-7评分为5~9分时，妇产科医师/护士、助产士可进行一般的心理咨询和指导，如果症状没有减少，要及时转诊至精神卫生专科医生进行汉密尔顿抑郁量表（HAMD17）、汉密尔顿焦虑量表（HAMA）、临床总体印象指数（CGI-SI）他评。

（四）心理咨询和保健指导

1. 轻度焦虑抑郁的孕产妇 由于孕产妇的心理问题大多是一些心理应激反应，紧张焦虑多与妊娠分娩有关，对通过病史采集和访谈识别出的高危孕产妇或量表测评分值为轻度者，要根据不同孕周和不同问题给予咨询指导，提高孕产妇的认知能力和水平，并指导孕产妇学习自我心态调整的方法，如转移情绪、释放烦恼、与好友或与有妊娠分娩经历的人交流、改变形象、放松训练如瑜伽、冥想等。

2. 产后抑郁 对于EPDS评分≥13分或PHQ-9和GAD-7评分≥10分的产妇，妇产科医护人员要及时转诊至精神心理专科医生，接受专科治疗和连续的随访保健，最好能持续1年。在治疗和随访时要注意以下几点。

（1）孕期和哺乳期抑郁妇女首选心理干预，尽可能避免抗抑郁药物治疗。

（2）倾听和鼓励。

（3）整体的保健原则：对妇女和她的家人提供共情的、清晰的交流、动员和社会支持。

（4）让妇女相信她目前的体验很常见，许多妇女会有相同的经历，绝大多数多会康复。

（5）提供心理教育，避免过度用药，在心理辅导时要使用容易理解的词汇如压力和负担来替代抑郁或疾病等词汇。

（6）帮助母亲认识作为母亲应有的形象，帮助夫妇想清楚他们作为父母的各自角色。他们需要调整他们各自的期待和行为。

（7）提供辅助治疗如有组织的体育活动、放松和找出问题的答案，如果可能将这些活动整合到妇女的日常生活中。

（8）在对妇女的干预中要始终促进社会支持，特别是家庭。

（9）在关注妇女的幸福感时，不仅关注身体还要注意心理，要强调此时母婴关系的重要性。

（10）提供有实用性的帮助，如婴儿喂养、护理。

（11）如果抑郁严重，服用抗抑郁药物治疗对妇女是有益的。要意识到药物可以通过乳汁，决定治疗时要根据喂养情况，咨询儿科/儿保医生。

（赵更力）

第六节 孕前保健、孕期检查与常见症状处理

学习目标

完成本内容学习后，学生将能：

1. 复述孕前健康指导和检查的内容。
2. 描述孕期女性不同系统的常见症状及表现以及病理性症状。
3. 列出孕期检查时间和检查内容。
4. 应用基于循证的方案管理孕期女性的生理及病理症状。

随着二胎政策的开放，高危孕产妇随之增加，科学规范地进行孕前保健和孕期保健，能够及早防治妊娠期合并症及并发症，可以有效地降低孕产妇和围产儿并发症的发生率及死亡率、减少出生缺陷，从而全面提高母婴良好结局。

一、孕前保健

孕前保健是通过评估和改善计划妊娠夫妇的健康状况，减少或消除导致出生缺陷等不良妊娠结局的风险因素，预防出生缺陷发生，提高出生人口素质，是孕期保健的前移。

为计划妊娠的夫妇进行孕前健康指导及体检，主要内容如下：

1. 正常备孕期间应补充叶酸 0.4~0.8mg/d，或含叶酸的复合维生素。
2. 如需用药应咨询专业医生，避免药物影响胎儿正常发育。
3. 避免接触毒、害物质，如放射线、高温、铅、汞、苯、砷、农药等。
4. 避免吸烟、酗酒、吸毒等不良的生活习惯，养成良好的作息规律。
5. 超重、肥胖应合理控制体重，夫妻双方选择合理的运动方式。
6. 既往有慢性疾病应先控制慢性疾病处于平稳状态。
7. 保持夫妻双方良好的心态。
8. 备孕期必查，血、尿常规、血型（ABO 血型和 Rh 血型）、肝肾功能、空腹血糖、感染筛查四项。
9. 可以根据自身条件备查：甲状腺功能、TORCH 筛查、妇科检查。
10. 如既往有不良产史、遗传疾病，应由专科医生评估夫妻双方身体情况。

二、产前检查

世界卫生组织（2016 年）发布的孕期保健指南，将产前检查次数增加到 8 次，分别为：妊娠 <12 周、20 周、26 周、30 周、34 周、36 周、38 周和 40 周。根据目前我国孕期保健的现状和产前检查项目的需要，孕前和孕期保健指南（2018）推荐的产前检查孕周分别为：妊娠 $6\sim13^{+6}$ 周，$14\sim19^{+6}$ 周，20~24 周，25~28 周，29~32 周，33~36 周，37~41 周，共 7~11 次。有高危因素者，应该根据实际情况增加产检次数。

（一）首次产前检查（antenatal care）（妊娠 $6\sim13^{+6}$ 周）

1. 进行早孕健康教育，参考孕前健康指导及体检中 1~7 项。
2. 建立母婴保健手册，早孕期抑郁项目评估。
3. 根据月经情况核对孕周，推算出预产期。
4. 根据《孕产妇妊娠风险评估》标准，判断孕产妇妊娠风险程度，并根据风险程度进行孕期管理。
5. 了解既往史，营养和生活方式的指导，定期监测血压、体重指数、胎心率。
6. 常规化验检查，包括血、尿常规、血型（ABO 血型和 Rh 血型）、肝肾功能、空腹血糖、感染筛查四项。广东、广西、海南、湖南、湖北、四川、重庆等地区要进行珠蛋白生成障碍性贫血筛查。
7. 超声检查，妊娠 6~8 周行超声检查，确定是否为宫内妊娠、孕周、胎儿是否存活、胎儿数目、子宫、附件情况；妊娠 $6\sim13^{+6}$ 周测量胎儿颈部透明层（NT）的厚度，核定孕周；双胎妊娠还需确定绒毛膜性质。
8. 早孕期胎儿染色体非整倍体异常筛查的意义，妊娠 $6\sim13^{+6}$ 周，高危孕产妇可根据医生建议进行绒毛穿刺术。
9. 完善心电图检查。

备注：Rh 血型阴性者应进行抗 D 滴度检测。

（二）产前检查（妊娠 $14\sim19^{+6}$ 周）

1. 产前健康教育。
2. 定期监测血压、胎心率，评估孕妇体质量增加是否在合理范围内，指导营养、运动、生活方式。
3. 根据骨密度情况，遵医嘱补充钙剂 0.6~1.5g/d。
4. 非贫血孕妇，如血清铁蛋白 <30μg/L，应补充元素铁 60mg/d；诊断明确的缺铁性贫血孕妇，应补充元素铁 100~200mg/d。
5. 关注是否有阴道流血、流液情况。
6. 备查项目

（1）无创产前基因检测（non-invasive prenatal testing，NIPT）：NIPT 筛查的目标疾病为 3 种常见胎儿染色体非整倍体异常，即 21- 三体综合征、18- 三体综合征、13- 三体综合征。适宜孕周为 $12\sim22^{+6}$ 周。具体参考原国家卫生和计划生育委员会发布的《孕妇外周血胎儿游离 DNA 产前筛查与诊断技术规范》。不适用人群为：①孕周 <12 周。②夫妇一方有明确的染色体异常。③1 年内接受过异体输血、移植手术、异体细胞治疗等。④胎儿超声检查

提示有结构异常须进行产前诊断。⑤有基因遗传病家族史或提示胎儿罹患基因病高风险。⑥孕期合并恶性肿瘤。⑦医师认为有明显影响结果准确性的其他情形。NIPT检测结果为阳性，应进行介入性产前诊断。NIPT报告应当由产前诊断机构出具，并由副高以上职称并具备产前诊断资质的临床医师签署。

（2）胎儿染色体非整倍体异常的中孕期母体血清学筛查（妊娠15~20周，最佳检测孕周为16~18周）。注意事项：同早孕期血清学筛查。

（3）羊膜腔穿刺术（amniocentesis）：检查胎儿染色体核型（妊娠16~22周），针对高危人群。

（三）产前检查（妊娠20~24周）

1. 产前健康教育。

2. 定期监测血压、胎心率，评估孕妇体质量增加是否在合理范围内，指导营养、运动、生活方式。

3. 常规化验检查：血、尿常规。

4. 妊娠20~24周胎儿系统超声筛查，筛查胎儿是否存在严重畸形情况；经阴道超声测量子宫颈长度，进行早产的预测。

5. 关注是否有阴道流血、流液情况。

（四）产前检查（妊娠25~28周）

1. 产前健康教育。

2. 定期监测血压、胎心率，评估孕妇体质量增加是否在合理范围内，指导营养、运动、生活方式。24周后血压会轻度升高，体位影响血压，妊娠中晚期鼓励孕妇侧卧位休息。

3. 常规化验检查，血、尿常规。

4. 询问胎动情况，关注是否有宫缩、阴道流血和流液情况。

5. 关注宫高、腹围大小及增长情况。

6. 妊娠24~28周进行妊娠期糖尿病（GDM）筛查，进行糖耐量试验（OGTT）。备注：子宫颈长度为20~30mm者，医院有条件可检测胎儿纤维连接蛋白水平。

（五）产前检查（妊娠29~32周）

1. 产前健康教育增加分娩方式、母乳喂养、新生儿护理等内容。

2. 定期监测血压、胎心率，评估孕妇体质量增加是否在合理范围内，指导营养、运动、生活方式。

3. 常规化验检查，血、尿常规。

4. 询问胎动情况，关注胎动变化情况，要求计数胎动。

5. 关注是否有宫缩、阴道流血和流液情况。

6. 关注宫高、腹围大小及增长情况，了解胎儿大小、胎产式。

7. 超声检查，了解胎儿在宫内生长发育情况、羊水量、胎位、胎盘位置、宫颈管长度等。

（六）产前检查（妊娠33~36周）

1. 产前健康教育增加临产表现、分娩镇痛、快乐分娩、产褥期护理等内容。

2. 定期监测血压、胎心率，评估孕妇体质量增加是否在合理范围内，指导营养、运动、生活方式。

3. 常规化验检查，血、尿常规。

4. 询问胎动情况，关注胎动变化情况，要求计数胎动（高危妊娠 32~34 周，可开始电子胎心监护监测）。

5. 关注是否有宫缩、阴道流血和流液情况。

6. 关注宫高、腹围大小及增长情况，了解胎儿大小、胎产式。

7. 超声检查，了解胎儿在宫内生长发育情况、羊水量、胎位、胎盘位置、宫颈管长度等。

8. 关注孕期心理健康情况，进行抑郁项目评估。

9. 心电图复查（高危孕妇）。

10. 对于阴道分娩的孕妇，妊娠晚期应测定骨盆出口径线。

备注：有条件的医院妊娠 35~37 周可进行 B 族链球菌筛查。

（七）产前检查（妊娠 37~41 周）

1. 产前健康教育同前。

2. 定期监测血压、胎心率，评估孕妇体质量增加是否在合理范围内，指导营养、运动、生活方式。

3. 常规化验检查，血、尿常规。

4. 询问胎动情况，关注胎动变化情况，要求计数胎动，36 周开始应每周进行 1 次电子胎心监护检查。

5. 关注是否有宫缩以及阴道流血、流液、见红情况。

6. 关注宫高、腹围大小及增长情况，了解胎儿大小、胎产式。

7. 超声检查，分娩前再次确定胎儿大小、羊水量、胎位、胎盘位置及成熟度、宫颈管长度等。

8. 妊娠≥41 周住院引产，高危孕产妇应加强监测，根据实际情况遵医嘱适时终止妊娠。

三、孕期常见症状及处理

随着子宫增大，在胎盘产生的有关激素及神经内分泌机制的共同影响下，母体各系统均发生不同程度的生理改变以满足胚胎、胎儿生长发育的需求，并为分娩做准备。而这些生理性的改变也给妊娠期女性带来不同程度的影响，如出现恶心呕吐、尿路症状、腰背痛、下肢痉挛等。现具体介绍妊娠女性孕期常见症状及处理方式，以指导助产士正确开展孕期保健与健康教育工作。

（一）胃肠道系统

1. 恶心呕吐 约有半数妇女于停经 5~6 周出现头晕、乏力、嗜睡、食欲缺乏、偏食或厌恶油腻、晨起呕吐等症状，称早孕反应。早期轻度的恶心、呕吐是一种生理性反应，9 周达到高峰，16~20 周缓解，仅 15%~20% 孕妇持续到孕晚期才缓解，5% 孕妇会持续至分娩时。

但部分妊娠女性在孕早期出现恶心呕吐的症状延长超过 12 周并伴有脱水、电解质失衡以及体重减轻超过妊娠前 5%，称妊娠剧吐，其发病率占妊娠的 0.3%~3.0%，超过 70% 妊娠剧吐患者会出现一过性甲状腺功能亢进的实验室表现，但此类妊娠剧吐所致的甲状腺功能亢进症（甲亢）可在妊娠20周内自愈，助产士须与病理性甲状腺功能亢进做区分。

孕早期的轻度恶心呕吐一般可通过下列措施缓解症状：①在感到饥饿前或饥饿时立即进食，少量多餐。②选择低脂、高蛋白、高能量的食物，如低脂酸奶、面包等，避免重油腻、重气味、辛辣食物。③可以喝少量碳酸饮料如柠檬汽水。④饭后不宜即刻躺下或刷牙漱口。⑤注意休息，避免会引起症状的感官刺激，如气味、高温、潮湿、噪声、闪光灯等。针对妊娠剧吐的孕妇，产科一线用药推荐维生素 B_6 或维生素 B_6 复合制剂，对剧烈呕吐合并有代谢性酸中毒者予以碳酸氢钠纠正。

美国妇产科医师协会（American College of Obstetricians and Gynecologists，ACOG）对于孕早期的胃肠道反应提出如下建议：孕前3个月服用维生素、微量元素及叶酸制剂能够降低妊娠期恶心、呕吐的发病率和严重程度；姜用于治疗妊娠期恶心、呕吐，能有效减轻恶心症状，可考虑作为非药物治疗的选择；穴位按压、电刺激、针灸对妊娠期呕吐的治疗效果尚缺乏循证医学依据。

2. 胃灼热　胃灼热俗称“烧心”，是妊娠期期间由于孕激素作用平滑肌造成胃贲门括约肌松弛，胃内酸性内容物反流至食管下部产生的胃灼烧感，表现为胸骨后烧灼感不适或疼痛，常出现于进餐后。

妊娠期胃灼热的治疗原则在于缓解症状。助产士可向孕妇提供关于饮食及生活习惯的建议，包括饭后保持直立、睡觉时后背垫支撑物缓解胃灼热。此外，少食多餐、减少高脂及刺激性食物的摄入对缓解胃灼热有效。当改变生活方式无效时可考虑使用抗酸药。

3. 牙龈改变　妊娠期由于雌激素分泌增多，牙间龈乳头增大和扁平可能导致牙龈出血、溃疡形成和疼痛。妊娠期化脓性肉芽肿（又称妊娠期肉芽肿、妊娠性龈瘤）是牙龈的良性病变，也可发生于口腔黏膜、唇部和舌。妊娠期化脓性肉芽肿经数日至数周时间形成，外观呈现柔软粉红色或红色的光滑或分叶状小肉芽，在有蒂或无蒂基底上外生性生长，血管丰富容易出血，主要由于局部刺激（创伤）和/或激素因素产生应答而出现。此类牙龈改变通常于产后自行消退，助产士需指导妊娠期女性在孕期使用软毛牙刷进行口腔清洁，预防肉芽出血。

4. 便秘　是妊娠妇女的常见症状。由于孕酮、生长抑素水平的提升，肠蠕动及肠张力减弱，排空时间延长；肾素-血管紧张素-醛固酮分泌增加，肠道蠕动减慢，均导致结肠水分吸收、大便干结；孕中期至孕晚期逐渐增大的子宫及胎先露对肠道产生压迫，造成腹胀及便秘，而激素水平变化是妊娠期便秘最主要的因素。世界卫生组织2016年关于产前保健指南推荐，对于改善便秘可根据妇女的偏好和现有的选择，若改变饮食对缓解便秘没有效果，可以使用麦麸或其他纤维补充剂来缓解孕期便秘。此外，双糖渗透性泻药如乳果糖口服液是美国FDA认可的用于治疗孕产妇便秘的通便药；润滑类泻药如开塞露酌情用于孕产妇，蓖麻油可刺激子宫收缩禁用于妊娠期女性；矿物油会干扰脂溶性维生素的吸收应慎用于孕产妇。

（二）泌尿系统

1. 压迫症状　孕早期，由于前倾的子宫逐渐增大，在盆腔内压迫膀胱，妊娠期女性易出现尿频症状。当子宫增大超出盆腔后，尿路感染症状自然消失；随着孕周增大，胎头入盆后压迫膀胱、孕酮对尿道横纹括约肌的神经肌肉功能改变，部分孕妇将出现尿急、尿失禁。

除尿失禁之外，其他尿路症状均会在产后逐渐减轻并消失。盆底功能锻炼又称为Kegel运动，是目前临床推荐的预防和治疗尿失禁的一线方案。通过盆底肌锻炼，加强盆底肌收缩的肌力和张力，恢复盆底功能，增强盆底肌对膀胱尿道的支撑作用，增加尿道括约肌力量。一项 Cochrane 系统评价关于 9 892 名妇女的 38 个试验表明，产前进行盆底功能锻炼的孕妇在妊娠晚期时报道尿失禁的风险较低。

2. 妊娠期生理性糖尿　妊娠期妇女两侧肾脏增大，肾小球滤过率（GFR）增加，而肾小管对葡萄糖的重吸收能力未相应增加，因此有 10%~15% 孕妇出现生理性糖尿，但胰岛素分泌正常，故应与妊娠期糖尿病做区分。

3. 外阴阴道假丝酵母菌病　外阴阴道假丝酵母菌病（vulvovaginal candidiasis，VVC）也称外阴阴道念珠菌病，是由假丝酵母菌引起的常见外阴阴道炎症。假丝酵母菌属机会致病菌，30% 孕妇阴道中可检查出此菌，但菌量少，呈酵母相，并不引起症状。妊娠期由于女性雌激素水平升高，且阴道组织内糖原增加，酸度增高，有利于假丝酵母菌的生长和繁殖，因此妊娠期女性是该病的高发群体。可表现为阴道分泌物增多，外阴瘙痒伴疼痛、红肿；妇科检查可见外阴红斑、水肿伴抓痕，严重者可见皮肤皲裂，表皮脱落。

妊娠期女性的治疗主要为缓解症状，采用阴道局部用咪唑类治疗（克霉唑或者咪康唑）7d 以缓解症状。阴道假丝酵母菌病与不良妊娠无关，但妊娠期间避免口服唑类药物。

（三）运动系统

1. 腰背痛　腰背痛是妊娠女性的常见问题，可发生于妊娠期任何阶段，妊娠晚期最为普遍。通常是由于孕期松弛素分泌增加，导致关节松弛，加之液体潴留造成腰背疼痛。疼痛发生在腰部，可向下放射至大腿背侧或至腹部靠下部位和大腿前部。表现为活动时疼痛加剧，休息后可缓解。疼痛通常在夜间加剧，尤其翻身时，且可能干扰睡眠。该症状在女性产后可逐渐减轻或消退，故无需特殊治疗。

美国妇产科医师协会建议女性在妊娠期可采用如下措施缓解腰背痛：①穿着可良好支撑足弓的平底鞋。②坐位时确保椅背支撑良好或放置小枕头以提供支撑。③侧卧睡觉时可在两膝间放上枕头提供支撑。④疼痛部位可予以适当按摩。⑤在提起物品时，应蹲下、屈膝保持背部挺直。

2. 骨盆带痛　妊娠期相关骨盆带疼痛（pregnancy-related pelvic girdle pain，PGP）是指妊娠期间或产后一段时间内出现位于骨性骨盆环前方或后方的持续性骨骼、肌肉疼痛。位于髂嵴后方和臀沟之间的锐痛可能会放射至大腿后侧，并可能合并耻骨联合的疼痛或单独存在。疼痛在承重时加重，久坐亦可引起疼痛，有 2%~3% 女性在产后 1 年内都会持续疼痛。其危险因素包括产次增加、既往腰痛史、情绪紧张、肥胖、母亲年龄小、受教育程度低、月经初潮早、从事体力劳动以及剖宫产。

研究证实，孕前锻炼 3~5 次 / 周的女性在孕期出现骨盆带疼痛的风险可降低 14%。因此孕前规律运动可减轻孕妇骨盆疼痛，降低孕期和产时并发症的风险。2016 年世界卫生组织关于开展产前保健促进积极妊娠体验的建议中提到，女性应当在妊娠期间定期锻炼以预防骨盆痛。

3. 耻骨联合分离　耻骨联合分离（diastasis of symphysispubis）是指骨盆前方两侧耻骨纤维软骨联合处因外力发生微小的错移。非妊娠女性正常耻骨联合腔间隙为 4~5mm；妊娠期间为胎儿经产道分娩做准备，女性的耻骨间隙可增加至少 2~3mm。当耻骨间隙过度增宽，活动性增大时可出现耻骨上疼痛、压痛、肿胀和水肿，伴疼痛放射至腿部、髋部或背部。疼痛常于负重时加剧，尤其是在行走和上楼梯时。在床上翻身、提东西或从椅子上起身也可能引起疼痛。一些妇女主诉会因为疼痛在夜间醒来。向双侧股骨转子施压或在腿伸直的情况下屈曲髋部也可触发疼痛。耻骨联合分离距离与症状的严重度及功能的丧失度不相关。其诊断基于持续存在的症状及影像学检查耻骨分离超过 10mm,但可根据孕妇主诉及治疗反应做出临床诊断。

针对围产期妇女宜采用保守治疗,对于轻度疼痛且分离距离 <10mm 者属于围产期生理性增宽所致,以侧卧位休息为主,必要时可使用骨盆腹带支撑固定骨盆以减轻疼痛。耻骨联合分离在产后是可逆的,骨盆至产后 4~12 周时恢复正常,多数患者疼痛在产后 1 个月以内缓解。

4. 下肢痛性痉挛 妊娠期间由于女性血容量增加,血清镁、钙浓度下降,易在妊娠晚期出现下肢腿部痛性痉挛,好发于夜间,多能迅速缓解。当出现下肢肌肉痉挛时,可采取拉伸腓肠肌(勾脚)、下床行走、伸展及按摩痉挛肌肉等措施缓解疼痛。世界卫生组织建议,可根据女性的偏好及现有选择使用镁、钙制剂或非药物治疗缓解下肢痉挛。

(四)心理改变

妊娠和分娩体验对每个女性而言都是有差异的,并且整个围产期的心理变化易受到个体角色、社交稳定性的影响。研究发现约有 20% 妊娠期女性伴有焦虑、恐惧、抑郁的心理,约 25% 女性在产后出现心理障碍。造成围产期心理改变的最大风险因素是神经官能症病史;有学者发现,社会不支持、不良孕产史、流产史或此次妊娠有流产可能、接受长期不孕不育治疗的女性群体均存在不同程度的心理改变,这种改变包括焦虑、恐惧甚至是抑郁等。

2017 年澳大利亚临床实践指南指出,产科医生及助产士要了解围产期女性各阶段的情感变化,更好地识别女性心理问题。助产士在孕产期女性心理保健领域发挥重要作用,通过助产士门诊、孕妇学校或其他服务模式与孕产妇及其家庭建立信任关系。

英国国家卫生与临床优化中心指出,在妊娠女性首次初诊登记或产后采用以下推荐的方法来识别焦虑、抑郁情绪:“过去 1 个月是否经常感觉沮丧、悲伤或无望?”“过去 1 个月你是否觉得做事提不起兴趣?”,此外还可以使用 2 项式广泛焦虑量表进行焦虑识别:“过去 1 个月是否觉得会紧张、焦虑、惴惴不安?”“过去 1 个月无法控制紧张、焦虑的情绪?”如果妊娠女性对以上两类问题之一持肯定回答,则需要助产士在孕产期重点关注女性心理健康风险问题,指南推荐的心理筛查工具包括:爱丁堡产后抑郁量表或焦虑抑郁量表,并由受过专门训练的助产士或心理卫生人员进行筛查。若妊娠期女性在 2 项式广泛性焦虑量表的筛查中得分超过 3 分,则需要采用 7 项式广泛性焦虑量表(GAD-7 scale)进行进一步筛查并告知产科医生,如有严重心理障碍应转诊至精神科医生处接受治疗;若妊娠期女性在 2 项式广泛性焦虑量表的筛查中得分低于 3 分,但助产士仍疑似其患有焦虑或抑郁症者可予进一步筛查干预。

大部分轻微的心理疾患在孕中期可自愈,几乎不需要精神药物治疗,助产士需要在孕期乃至产后提供充满关怀和理解的沟通氛围,给予产妇所需的信息、支持、指导、安慰和鼓励,了解导致孕妇发生心理问题的原因,通过支持服务、信息咨询及放松技术达到解决相应心理问题的目的。

助产士在妊娠女性的孕期管理中,应当前瞻性对孕产妇给予孕期保健指导,帮助妊娠女性了解自身躯体的改变,有效应对其妊娠相关的生理症状,并予以针对性的处理措施,使之顺利度过孕产期;同时助产士应当有效识别孕期症状的异常变化并转诊至产科医生处,保障妊娠女性的孕期母婴安全。

(顾春怡)

第七节 与孕妇的沟通交流技巧

学习目标

完成本内容学习后,学生将能:

1. 复述人际沟通的概念。
2. 列出人际沟通的要素。
3. 描述人际沟通的层次。
4. 应用人际沟通的技巧为孕产妇提供人文护理服务。

人际沟通在人们的工作、生活中无处不在,是人与人之间交往合作必不可少的行为。人际沟通的作用有交流信息、联络感情、改变行为、达成共识。对个人而言,良好的人际沟通有助于提高人在认知、规范和评价等方面的能力;对组织而言,良好的人际关系能增加群体凝聚力和向心力,提高工作效率。良好的人际沟通,可以解除人们内心的紧张和恐惧,增进彼此的了解,减少冲突。沟通是一门科学,也是一门艺术,对营造和谐环境和人际关系起着至关重要的作用。

一、概述

国际医学教育组织(Institute for International Medical Education, IIME)在《全球医学教育最基本标准》中将“交流与沟通技能”与医学职业价值、态度、行为和伦理、医学科学基础知识、临床技能、群体健康和医疗卫生系统管理、信息管理、批判性思维等并列为医学毕业生的7种技能。强调医学生应当通过有效的沟通创造一个便于与患者、患者亲属、同事、卫生保健队伍其他成员和公众之间进行相互学习的环境。为了提高医疗方案的准确性和患者的满意度,毕业生必须达到以下9条标准:

1. 注意倾听,收集和综合与各种问题有关的信息,并能理解其实质内容。
2. 会运用沟通技巧,对患者及他们的家属有深入的了解,并使他们能以平等的合作者身份接受医疗方案。
3. 有效地与同事、教师、社区、其他部门以及公共媒体之间进行沟通和交流。
4. 通过有效的团队协作与涉及医疗保健的其他专业人员合作共事。
5. 具有教别人学习的能力和积极的态度。
6. 对有助于改善与患者及社区之间关系的文化的和个人的因素具有敏感性。
7. 有效地进行口头和书面的沟通。
8. 建立和妥善保管医疗档案。
9. 能综合并向听众介绍适合他们需要的信息,与他们讨论关于解决个人和社会重要问题的可到达的和可接受的行动计划。

助产工作是整个医疗工作的重要组成部分，与产妇的有效沟通，直接关系到助产质量和母婴安康。因此，助产专科护士应按照上述 9 条标准进行培训，以达到具备良好的交流与沟通技能的目标。

（一）概念

1. 沟通　是指发送者为了设定的目标，凭借一定渠道（又称媒介或通道），将信息、思想和情感发送给既定对象（接受者），并寻求反馈，以达到理解的过程。也就是信息的传递与反馈。对沟通的定义，学者们根据各自的研究有不同的说法，但就其主要观点有如下共识，即：①沟通是信息共享。②沟通是有意图地施加影响。③沟通是信息交流的互动过程。④沟通是社会信息系统的运行。⑤沟通是社会关系的体现。

2. 有效沟通　指信息发送者发出的信息与信息接受者所收到的信息在意义上是相同一致的。只有运用正确的沟通方法和技巧才能达到有效沟通，产生预期效果。

3. 人际沟通　是指人与人之间的信息交流和传递，即人与人之间交流意见、观点、情况或情感的过程。沟通的目的是建立一种良性的人际关系、是形成人际关系的手段。美国社会心理学家费斯汀格认为，人际沟通有传达信息、满足个人心理需要两个方面的功能。苏联心理学家洛莫夫则认为，人际沟通有信息、思想、情感等三方面的沟通功能。

4. 人际关系　是人们进行广泛的物质交往和精神交往的过程中产生和发展起来的人与人之间的一种关系。人际关系的内涵包括：①人与人之间的相互感知和理解。②思想感情上的共鸣。③交往行为。而人际关系的外延为：①类似性，表现为年龄、经历、兴趣、态度等方面，相似度越大，彼此间好感程度就越高。②依存性，包括利益的相关性和需求的互补性，是人际吸引力的基础。③认同性，即彼此认同和分享。

（二）沟通的构成要素

沟通是一个由多要素组成的、动态的和多维的复杂过程。

1. 背景　指沟通发生的场所或环境，不仅包括物理的场所，如空间的大小、隐秘性、温度、安静程度等，也包括参与者个人的特征，如情绪、情感、需求等。为了获得有效的沟通，沟通的环境应该满足沟通参与者对物理的或情绪的舒适及安全的需求。

2. 信息发出者　是指发出信息的主体，也称信息源。

3. 信息接受者　是接收信息以及将信息解码的人，是沟通的对象或称客体。

4. 信息　是指沟通过程中信息发出者希望传达的思想、观点、意见、情感、态度和指令等。信息可以包含语言的、非语言的以及符号语言的。

5. 信息传递的途径　是指信息由一个人传递到另一个人所通过的渠道，通常是与感官通路相关的，如视觉、听觉和触觉等。

（三）沟通的过程

沟通从信息发送者发出，经过主体编码、媒体通道传输、客体译码到接收者，再反馈到信息发送者，完成交流。因沟通过程在一定的背景中完成，不可避免受到噪声的干扰。其基本过程如下。

1. 发出信息　发送者将信息、思想和情感发出的过程。

2. 编码　即将所要发出的信息转变成适当的语言或非语言的信息符号的过程。

3. 信息传输　发出者将要发出的信息通过一定的通道传输给信息接收者的过程。

4. 译码　信息接收者理解及感受信息发出者所发出的信息的过程。

5. 反馈　是指信息接受者对信息发出者的反应，是了解信息传递结果的过程。

（四）沟通的层次

根据沟通的深度，可以将沟通分为下列5个层次：

1. 一般性沟通　沟通双方只就一些表面的、应酬性的话题进行交流，如谈论天气或简单的问候。这一层次的沟通是双方信任程度及参与程度最低的沟通层次。

2. 事务性沟通　沟通双方只就一件明确的事或人进行交流，不涉及本事件之外的人或事。这一层次的沟通的基础是双方与本事件或人的相关性。

3. 分享性沟通　沟通双方除了沟通信息，还交流个人的观点和判断。这种层次的沟通是建立在双方一定的信任感基础上，希望达到相互理解。

4. 情感性沟通　沟通双方除了沟通信息，还会表达及分享彼此的感觉、情感或愿望。是一种高信任度的沟通。

5. 共鸣性沟通　是一种短暂的、高度一致性的感觉。达到这种沟通层次时，沟通双方不需要任何语言就能够完全理解对方的体验和感受，也能理解对方希望表达的含义。这一层次的沟通是双方信任程度及参与程度最高的。

（五）沟通的形式

沟通有两种形式：语言沟通和非语言沟通。

1. 语言沟通　语言性沟通是人类社会交往中不可缺少的组成部分。语言是把我们的思想组织起来成为有意义的符号的工具和手段。

（1）语言沟通的类型

1）书面语言：以文字及符号为传递信息的工具，如报告、信函、文件、书本。书面沟通不受时空限制，具有标准性及权威性，便于查阅、核对和保存。

2）口头语言：以语言为传递信息的工具，如交谈、演讲、汇报、电话、讨论等。

（2）使用语言沟通时应注意的问题

1）选择合适的词语：如果信息的接收者不能够明白信息发出者所发出信息的含义，这个沟通就是无效的。如在与患者沟通时使用医学术语，会使患者很难理解。

2）选择合适的语速：以适当的速度表达信息内容。若语速过快、过慢或长时间的停顿，会造成混淆或误解。

3）选择合适的语调和声调：说话者的语调和声调可以表达热情、关心、愤怒、牵挂或漠不关心，并神奇般地影响信息的含义，从而影响沟通的效果。

4）保证语言的清晰和简洁：适当放慢语速，清晰发音，使用能简单、直接地表达观点的简单陈述句或词语。此外，重复信息的重要部分也可以提高沟通的清晰度。

5）恰当地使用幽默：可以缓和情绪上的紧张感，让人感觉轻松。

6）时间的选择及话题的相关性：时间的选择在沟通中十分重要。即使是一个清楚的信息，如果时间选择的不当也可能阻碍有效的沟通。因此，必须敏锐地察觉对方的感受，选择适宜的交流时间。

2. 非语言沟通　非语言沟通是伴随着沟通而发生的一些非词语性的表达方式和行为，包括面部表情、声音的暗示、目光的接触、手势、身体的姿势、气味、身体的外观、着装、沉默以及空间、时间和物的使用等。人们日常所采用的沟通形式有60%~70%是非语言沟通。

（1）非语言沟通的特点

1）多渠道：包括通过时间、身体、声音和环境进行传送和接收。

2）多功能：有重复、替代、驳斥、调整等补充和强化语言信息的作用。

3）无意识性：尽管有时非语言行为可以根据目的而有意识地去选择，但是大多数情况下非语言行为是无意识的。一些并不具有意义的习惯性手势以及与潜在的情绪相关的非语言沟通都能说明非语言沟通的无意识性。

4）真实性：非语言行为是无意识的，它不像语言沟通中词语的选择可以有意识地控制，所以非语言行为通常是一个人真实感情更准确的流露和表达。在语言和非语言的信息出现不一致的情形下，有可能非语言行为能够更准确地表达说话者的真实情感。

5）情绪表现：非语言沟通是人们表达情绪的一种手段。体语、语调和语言配合起来使用常常可以强调或扩大所选词语的含义。

6）多种含义：即对同一种非语言行为，不同的人可能有不同的解释。

7）文化的差异性：非语言行为因文化的不同而变化。在一种文化背景下视为友好的行为，在另一文化背景下可能不同。因此，个人用自己的文化标准去解释来自于另一个文化背景的人所展示的非语言沟通行为就可能导致误会。

（2）非语言沟通的类型

1）仪表和身体的外观：包括身体的特征、面部表情、着装和修饰的方式以及装饰。

2）身体的姿势和步态：身体的姿势和步态是一种表达自我的形式。人们坐、站和移动可以反映其态度、情绪、自我概念和健康状况。

3）面部表情：面部表情是一种共同语言。全世界表达快乐和悲伤的面部表情基本上是一样的。通过面部表情，可以传递惊奇、害怕、生气、厌恶、快乐以及悲伤的情感。

4）目光的接触：目光的接触通常发出的是希望沟通的信号。在交谈期间保持目光的接触可以表示尊重对方以及希望听对方的讲述。目光的接触同样使人们可以彼此密切地观察。缺乏目光的接触可能显示焦虑、防御、不适或缺乏在沟通中的信心。然而，在某些文化环境中，例如亚洲文化认为，目光的接触是具有侵入性的，是一种威胁，在这种情况下，应减少或避免使用目光的接触。

5）手势：手势用来描述和加强语气，在表达思想和感情方面起了重要的作用。

6）触摸：触摸是人际沟通时最亲密的动作，是一种无声的安慰，一种很有效的沟通方式。触摸可以交流关心、体贴、理解、安慰、支持等情感。触摸也是一种非常个体化的行为，对不同的人具有不同的含义。触摸受性别、年龄、文化及社会因素的影响，是一种易于被误解的非语言表达方式。因此，在应用触摸时，应注意双方的文化及社会背景。

（六）沟通分类

1. 按沟通双方的关系，可分为外部沟通和内部沟通。

2. 按沟通的结构，可分为非正式沟通网络与正式沟通网络两种。非正式沟通网络主要有集束式、流言式、偶然式等典型形式；正式沟通网络有链式、轮式、全通道式、Y 式等形式。

3. 沟通按信息流动方向，可分为上行沟通、平行沟通和下行沟通 3 种。

4. 沟通按沟通方式，可分为语言沟通和非语言沟通。

（七）影响有效沟通的因素

在沟通过程中，如果某个环节出现问题，就可引起信息传输和接受的偏差，使沟通达不到预期目的。影响信息沟通的因素主要有个人因素和环境因素等。

1. 个人因素 指信息发出者及信息接收者方面的因素。包括：①生理因素：如疲劳、生病、疼痛、失语、耳聋等，会影响信息的传递和接收。②情绪因素：如生气、焦虑、兴奋、紧张、敌对和悲伤等，会导致一个人听不到信息或错误地解释信息。③感知因素：每个人对事物的感觉、解释和理解是不同的，感知的不同会影响有效的沟通。④价值观：价值观既影响一个人表达自己思想的方式，同时也影响其解释他人思想的方式。⑤年龄和生长发育水平：年龄和生长发育水平是通过影响一个人的词汇量而影响沟通的。⑥智力水平：智力水平可以影响一个人词汇量的大小；也可以影响一个人对信息的编码和译码能力，即语言组织与表达以及对所接收信息的解释能力。因此，助产士在与孕产妇进行沟通交流前，一定要对孕产妇的基本情况进行评估，选择合适的环境、语言、时机和渠道，以增加沟通的有效性。

2. 环境因素 包括物理环境与社会环境。

（1）物理环境：主要指沟通环境的安静度、舒适度，包括光线、温湿度、噪声等。安静环境是保证语言沟通信息有效传递的必备条件，舒适度会左右人的感情。因此，助产士在与孕产妇进行沟通交流前，一定要排除噪声源，营造一个安静、舒适、温馨、良好的沟通环境，以增强沟通的效果。

（2）社会环境：主要指环境的隐密性及安全性。人际距离，人类“防卫机制”中对个人空间的本能要求。霍尔将之归纳为 4 种情况：①亲密空间。<0.45m，只有感情亲密的人才被允许进入，如情侣、亲人。②个人空间。0.45~1.2m，亲切友好，只有相当亲近的人才能进入，如亲人、熟人。③社会空间。1.2~3.6m，多用于洽谈业务和接待陌生客人时。④公众空间。>3.6m，上课、讲座等均运用此距离。距离是影响暴露程度及舒适感的非语言因素，当孕产妇进入医院后，其个人空间的改变，会让她们产生不安全感、焦虑，甚至失控，助产士应通过保护隐私的承诺和行为，消除其不安和恐惧，创造良好的分娩环境，同时，还要了解孕产妇的文化背景和习俗，根据不同种族、民族、职业、信仰提供切合文化的照护。

二、有效沟通的基本步骤

（一）事前准备

1. 明确沟通目的 拉近彼此差距（异），解决问题，创造双赢甚至多赢的局面。

2. 制订行动计划

（1）明确接受信息的对象：以便获得接受者的注意，同时了解其观念、需要和情绪。

（2）确定信息内容：使用简洁、重点明确且为接受者熟悉的语言。

3. 决定信息发送的方法 电话、面谈、会议、信函、备忘录等。

4. 决定何时发送信息 在恰当的时间开始。

5. 沟通的场所 根据情况选择合适的、不受干扰的空间，创造良好的沟通环境，备齐所需材料、设备、设施等，并于事前预约，然后开始进行信息交流和沟通。

（二）了解需求

1. 有效提问 沟通前准备好要提的问题，沟通后总结反馈、取长补短。达到收集信息和发现需求。提问过程中要注意把握谈话的开始和结束，控制谈话方向，通过征求意见提出建议、处理异议。

2. 积极聆听与回应 多使用热词、口语，并注意目光注视，保持友好气氛，促进谈话进行，以便获得更多信息，为有效发表自己的意见和处理不同意见做准备，暂时忘掉自我的思想、期待、成见和愿望。全神贯注地理解讲话者的内容，与他一起去体验，感受整个过程。

3. 确认理解 强调重点，澄清双方的理解是否完整一致，表达对所讨论内容的重视。重要事项要做书面记录，包括涉及时间、地点、人物的重要信息。

（三）表达观点

1. 表达观点的原则 使用简洁的语言，使用便于理解的方式和正面描述观点，帮助对方看到带来的好处。当你与别人意见相左时，应以你的表情、耐心、所言所行向他证明你是真的关心他。

2. 处理异议 异议的形式主要表现在两个方面，一方面是我的提议被别人反对，另一方面是我不愿意接受别人的提议。出现异议对沟通而言也有一定的好处，即表明双方对话题感兴趣且想获得更多的信息。处理异议时可通过询问并确认异议种类及原因，然后根据原因发表自己的观点，达成共识。

（四）处理障碍

沟通障碍的主要表现形式包括主观臆断、不良情绪、等级观念、目标不明、时间压力等。应通过不断学习训练，提高沟通水平，应用沟通技巧去避免和有效处理障碍。

（五）达成共识

沟通结束时应对沟通的内容进行总结，并根据达成的共识确立行动计划，同时对对方的配合表示感谢。

三、沟通的技巧

（一）优秀沟通基本法则

沟通是一种感知，沟通双方在沟通中应有所感悟；沟通也是一种期望，双方都应有所期待；沟通于双方而言，应产生接受的要求；同时要明白，信息是中性的，没有好坏之分，沟通是双方信息的交流。优秀的沟通应遵守如下原则。

1. 保持尊重 包括不中断对方的谈话、不转移话题或偏离方向，而应就你的理解给予积极的回应。

2. 倾听、了解需要和期望 应表现出专业的、热忱的、主动的、即时的、正确的、有同情心的行动，同时注意观察非口语线索，弥补表达不足。

3. 建立良好的第一印象 应准时、轻松、开放、自信、积极且有礼貌。

4. “三A法则” 即向人表达尊重和友善的沟通技巧。包括接受对方（accept）、重视对方（appreciate）、赞美对方（admire）。在人际交往中要成为一个受欢迎的人，必须善于向交往对象表达我们的善良、尊重和友善之意。

5. “三F法则” 即给对方好的感觉（fell）、告诉对方你感同身受（felt）、能发现并找到解决问题的突破口（found）。

6. 沟通上的“黄金定律” ①你希望对方怎样对待你，你就怎样去对待对方。②不要用自己喜欢的方式去对待对方。③而要用对方喜欢的方式去对待对方。

（二）助产实践中的沟通技巧

1. 建立信任关系 在助产实践中，与孕产妇及其支持系统建立良好的人际关系，取得信任是做好助产工作的前提。因此，创造支持性沟通氛围，能减轻孕产妇对新环境、新关系的焦虑，愿意相信助产士，说出自己的想法和期许。

2. 展开话题 助产士要通过沟通获取孕产妇的信息，完成各种评估和记录，应避免直来直去提问题，引起她们的反感而采取防卫措施，从而妨碍了信息的有效沟通。首先，通过问候表示关心，拉近彼此的距离，建立信任感；然后，应用开放式的提问，让孕产妇充分表达自己的感受和需求；最后，以封闭式的提问核实采集到的信息，结束谈话。

3. 有效倾听 有效倾听是通过视觉、听觉媒介接受、吸收和理解对方信息的过程。倾听不是简单的听，而是参与。倾听的目的是真正理解所听到的内容，了解对方的立场与感受。助产士要从倾听中获取信息，包括她内心的想法、顾虑和深刻的感受。

4. 理解孕产妇 要理解孕产妇，必须在有效倾听时适当移情。所谓移情，即从他人的角度去感受、理解和分享他人感情而不是表达自己的情感。简言之，移情，即站在对方的立场上考虑问题，是设身处地从对方的角度来观察世界。

5. 归纳整理反馈 倾听者要对信息的完整性负责。因此，助产士在倾听孕产妇的叙述时，除了倾听内容，同时应注意对方非语言信息、情感，并通过提问、复述、归纳和反馈来确保理解的正确性。

6. 传递“共鸣” 心理学上的共鸣，强调的是情感共鸣或称情绪共鸣，是指在他人情感表现或造成他人情感变化的情境（或处境）的刺激作用下，所引起的情感或情绪上相同或相似的反应倾向，是主体受客体感染而引起的情感共鸣。助产士在产程照护中，应适时传达在与孕产妇共同经历分娩过程时，对孕产妇的努力、坚持和喜悦的强烈共鸣，同时也要保持高度的理性，去帮助化解困难分娩所带来的负面感受。

7. 调整沟通方向 调整沟通方向不是简单地转换话题，而是在谈话偏离目标时，利用积极聆听与回应、确认理解、有效提问等调整沟通方向，让谈话回到沟通主题。助产士在与孕产妇交流时，为了拉近距离增加信任，往往容易偏离谈话目标，此时应及时调整，掌握谈话方向。但应注意不可强行转换话题。

8. 理解检查措辞 助产士在与孕产妇沟通时，不可避免要涉及作“决策”的内容，此时一定要谨慎。在就这一内容进行专业解读时，应提供两种以上的选择并充分说明利弊。陈述时，应力求通俗易懂并严格检查措辞，确认双方的理解是一致的，让孕产妇参与并作决策。

9. 达成共识 达成共识是沟通的目的，也是沟通的成果。因此，当共识达成后要有一个“仪式性”的总结，如双方签字等。

10. 医疗团队的协作 医疗工作是团队协作的过程，助产也不例外。在与孕产妇沟通过程中，一定要顾及整个医疗团队，要有“补台”意识，切不可互相贬损。

四、常见的沟通障碍

人际间的沟通是一个非常敏感的过程，牵涉到人与人之间的关系，所以在沟通中常会出现阻碍有效沟通的情形。

1. 改变话题 这是沟通中常见的错误。在沟通中,助产士可能通过直接改变主题的方式打断孕产妇的话题,或通过对孕产妇谈话中的不重要的方面做出反应以转移谈话的重点,这样做的结果会阻碍孕产妇说出有意义的信息。

2. 陈述个人的观点和意见 在某些情况下,陈述个人的观点对他人可能是有帮助的,但是这样的情况并不多见。因为对助产士有效的解决问题的方法对孕产妇不一定是适当的,所以,如果想与孕产妇建立良好的信任关系,就不要把个人的观点和价值观强加给孕产妇。

3. 提供错误的或不恰当的保证 指在没有明确把握的情况下向孕产妇所做的承诺。虽然目的是想给孕产妇一些信心,但分娩是一场充满风险、生理与病理可能会随时发生转换的过程,谁也不能对不确定的未来给出确定的结果承诺。因此,在没有确定的循证依据和十足把握时,这种承诺不仅是无效的,而且可能有害。正确的做法是与孕产妇一起共同面对分娩中的问题,提供专业的照护和支持,共同面对并以最好的方法处理问题。

4. 快速下结论或者提供解决问题的方法 一般情况下,孕产妇很少在谈话之初就说出自己的重点,如果快速下结论或者提供解决问题的方法就很容易导致这样的危险:助产士仅仅是对孕产妇所关心问题中的一部分做出反应,而这一部分可能是不重要或者没有意义的部分。在分娩照护过程中,可通过转变谈话与聆听方式,不再条件反射式地反应,而是去明了自己的观察、感受和愿望,有意识地使用合适的语言。

5. 主观判断 如"你不应该这么想",这种类型的反应通常有一种说教性,并且给孕产妇传递一种信息:她不应该有这种感觉,以及她的想法和观点是不适当的或是错误的。我们要学会既诚实、清晰地表达自己,又尊重与倾听他人。将"不应该""应该"和"不得不"这些评判是非的表达方式及倾向于评判、比较、命令和指责的语言摒弃,换之以鼓励和倾听彼此的感受和需要。这样,在每一次互动中,我们都能听到自己和他人来自心灵深处的呼声。同时,它还促使我们仔细观察,发现正影响我们的行为和事件,将最大限度地避免"暴力"。

五、沟通和交流在助产临床工作中的重要性

(一)提供源于心的专业支持是有效沟通的目的

"与孕产妇在一起、源于心的帮助、科学与艺术的融合"是助产士的专业内涵。所有的孕产妇都需要并希望在妊娠及分娩前、中、后得到被尊重的照护。国际围产保健理念中也反复强调分娩中持续支持的重要性。遗憾的是,在临床实践中没能很好地实现。我国相当一部分医院的产房仍为多人共用的"大产房",分娩中的妇女没有隐私和尊严;相当一部分医院的产房没有卫生间,分娩中的产妇不能正常如厕,其排泄形式与过程留下的羞怯与伤痛,让人不忍回视;相当一部分医院的产房拒绝产妇家属与导乐的陪伴,而助产士"流水线"的工作常让分娩中的产妇处于"孤立无援"中,从而加重分娩时的焦虑与恐惧,影响分娩感受,甚至影响分娩结局。因此,助产士应设身处地地理解孕产妇的感受,照顾其隐私和尊严,并应用助产专业知识,使"孕产妇在分娩过程中得到被尊重的照护"。

（二）了解需求是有效沟通的前提

1. 通过观察，了解孕产妇的生理、心理及行为表现。

（1）生理表现：临产后，产妇会出现规律性子宫收缩，子宫收缩时，会伴有生理性疼痛，俗称“分娩痛”；胎膜会在临产前或临产后的某一个时间破裂，出现阴道流液；在规律宫缩的作用下，宫口逐渐扩张和先露逐渐下降，直至宫口完全扩张，胎儿娩出。产妇的分娩过程是一个耗能的过程，由于体能的消耗，产妇会表现出饥饿、口渴、出汗等。因胎头不断下降，前面压迫膀胱，后面压迫直肠，会增加排尿排便的次数。若不能及时排空膀胱，还可能导致尿潴留，影响胎头下降，进而出现排尿功能障碍等后期影响。

（2）心理表现：由于分娩痛的真实存在与不恰当的喧染，产妇多因无力掌控分娩的进程与结局而出现紧张、焦虑、羞愧甚至愤怒等情绪变化，让原本属于生理范畴的分娩痛演变成病理性的伤痛。分娩期产妇的情绪多变而剧烈。随着分娩进程的结束，分娩结局也会带来喜忧冲突。当忧喜至极或由喜而忧时，除了可能导致产后出血等分娩期并发症外，其情绪问题亦难于化解。分娩中的产妇敏感而多疑，有无力感、角色间冲突、转换不良或适应困难等，均会带来一系列的问题。绝大多产妇都害怕一个人去面对分娩，当医院的助产服务不能满足陪产需求时，产妇不得不坚强地面对或放弃自身的努力。事实上所有的产妇都需要并希望在分娩的过程中有人陪伴并得到被尊重的照护。

（3）行为表现：基于对新生儿出生的渴望和做妈妈的自我激励，在产程早期产妇多表现良好，有很高的依从性，能按照助产士的指引，采取于产程有益的行为，如自由行走、进行有效呼吸和放松活动等。也有一些产妇因为生理不适、疲乏和心理不安，而出现哭泣和吵闹，甚至表现出不依从或对抗。

2. 通过问询，了解孕产妇分娩过程中的需求。可以根据产妇的个性特点采用开放式或封闭式问题去评估。

（1）开放式问题：通过聆听和分享产妇的感受和故事。例如：能告诉我你的想法和感受吗？你现在最担心的问题是什么？通过应用开放式的提问，让孕产妇把担心的问题都说出来，助产士便可根据呈现出来的问题，进行有针对性的解答，避免盲目说教，同时也可通过叙事开发产妇自我生命的力量，从而变得坚强，与助产士共同积极面对分娩的问题。

（2）封闭式问题：为了获得分娩过程中产妇肯定与否定的答案所采用的问询方式。例如：你想躺着还是起来行走？你有不由自主想用力的感觉没有？从而获得明确的行为指向。

3. 通过查阅资料，了解孕产妇分娩过程中可能需要的专业帮助。可以通过查阅分娩计划书或发放调查表，了解孕产妇现存的问题，并依据获得的信息，提供相应的帮助。若孕产妇在孕期接受过良好的产前健康教育，已具备一定的分娩相关知识和正确的分娩观念，并有把握分娩主动权的愿望，或许会制订一份完整的分娩计划书，在分娩过程中，我们即可以共同探讨计划书中提及的相关问题。如果没有，我们出于改善服务的需要，也可制作产妇需求调查表，让分娩中的产妇勾选，以了解分娩过程中产妇的身心需求及所需的专业帮助。

（三）建立良好关系是有效沟通的基础

沟通的目的是建立一种良性人际关系。关系的质量取决于关系双方的信任度、依从性和满意度。就分娩而言，助产士与产妇的关系既不同于医生、护士与产妇的治疗关系，也不同于导乐单纯的、全身心的陪伴、分享与支持的关系，助产士对产妇是一种专业的依赖和支持。建立信任感是优化和提升关系质量的前提，也是提高依从性的基础。助产士在首次接触孕产妇时，即应运用良好的沟通技巧和训练有素的专业行为去赢得孕产妇的信任，通过专业照护，让孕产妇获得满意的体验。

1. 提供满足诊疗需求的照护　在分娩开始时可以得到安全的、自行选择的助产服务，找到由可胜任的助产士提供的受尊重的、支持性的、预防性的照顾，如果有需要也能接受到急诊产科服务，以保障分娩服务安全、有效。同时，应尽量减少非必要的干预措施。所有用于助产服务中的措施，都要有充分的依据，力陈利弊，促进孕产妇理性选择。即使是在危急情况，孕产妇也想医护人员稍停片刻和她沟通，要保持眼神接触及解释医疗干预的原因，让她有机会思考决定，减少她的无助感。

2. 提供满足身体功能需求的照护　产妇的分娩是一个耗能的过程。在这一过程中，产妇常表现得比非妊娠分娩状态下更为活跃的生理活动。她们需要吃东西、喝水；需要排尿、排便；需要借助一些工具让身体处于相对舒适状态，以应对分娩痛。而这一切能否便捷地获取，是服务中人文体现的最为基本的要求。

3. 提供满足情感需求的照护　分娩，于女性而言，是人生中一次意义重大的改变；于家庭而言，是夫妻双方乃至一个家族的大事；于社会而言，是关乎种族繁衍和人类未来的重大事件。因此，任何理由下，分娩中的产妇都应该获得尊重、关爱、陪伴和保护，包括尊重隐私、感受关爱和支持，留下初为人母的幸福体验和难忘经历。

六、沟通的案例分享

马歇尔·卢森堡博士（Marshal B. Rosenberg）在《非暴力沟通》一书中，描述了非暴力沟通的 4 个要素，即观察、感受、需要和请求。他认为，我们每个人的基本需要都包括梦想、目标、方向的自由选择；生命的创造力和梦想实现时的庆祝；真诚、创造、意义、自我肯定中的言行一致；空气、食物、水、运动，免于伤害，以及触摸对身体的滋养；乐趣与欢笑中的玩耍；美、和谐、激励、秩序、平静中的情意相投；接纳、欣赏、亲密关系、体贴、安全感、尊重、支持、信任、理解所展现的相互依存等诸多要素对生命健康成长的促进。下面与大家分享几个助产士在产程照护中的沟通案例，希望能从中获得有益的启示。

1. 创造支持性交谈气氛

“你好！你怎么过来的？乘车到这里方便吗？……”

“请坐，这把椅子你坐得舒服吗？……”

用于首次见面，开启谈话，让孕产妇有充分的时间来适应新环境和新关系，减轻内心不安与恐惧。

相反的例子：

“你怎么才来呀？没听过课吗？要生了知不知道呀！”

“坐呀，站着干嘛？”

这样会让孕产妇不知所措，甚至可能会激发愤怒情绪。

2. 阐明交谈目的，开放、接纳、友好

“你好！我是你的责任助产士，全程负责你的分娩照护，能跟我说说你现在的想法吗？”

“我会一直在这里，有什么需要随时告诉我，我也会时刻关注你和孩子的。”

相反的例子：

“我是你的责任助产士，负责给你接生，有什么事告诉我。”

“生孩子是自己的事，不要喊叫，叫也没用。”

3. 了解孕产妇的需要

“能跟我谈谈你对分娩的理解吗？告诉我，你的担忧，我们一起想办法解决。”

“你现在的情况还不错，你想起来走走吗？我扶你……”

相反的例子：

“你不能不吃东西，一会儿生孩子会没劲！”

“起来走走，有利于产程进展。”

4. 传播健康理念

“分娩是正常的生理过程，妈妈的信心是成功的先决条件。”

“自然分娩，对妈妈和孩子都有好处；剖宫产是用来应对难产的；如果你努力了，最后还是要做剖宫产，也不是受‘二茬罪’，因为试产给了你和孩子争取自然的机会，而且获得了一些生理调整的机会，这些对于未来健康很有好处。”

相反的例子：

“分娩是每一个女人的本能，别人能生，你为何不行？”

“别纠结了，剖宫产有什么好？到时候害了自己，也害了孩子！”

孕产妇对分娩照护是否满意，主要来自控制感、参与度、支持度、疼痛缓解、分娩体验等5个方面的因素。当一个人对自己的未来失去控制感后，会变得十分焦虑和不理性。因此，在临床实践中，助产士应营造一种氛围，提供支持，让孕产妇参与分娩决策，并通过各种非药物的方法缓解产痛，让孕产妇获得良好的分娩体验。

（熊永芳）

第三章
正常分娩期的管理

第一节　阴道分娩条件评估

学习目标

完成本内容学习后，学生将能：

1. 复述阴道分娩需要评估的内容。
2. 列出产力异常、产道异常、胎位异常的临床表现。
3. 描述子宫收缩评价方法、骨盆测量的方法及正常值、产程图的意义。
4. 应用产程图判断产程进展。

分娩对于孕妇、胎儿都是一种负荷，子宫收缩、宫缩疼痛给孕妇带来一定的痛苦，也使胎儿在宫内承受着巨大压力，宫缩时子宫血流的减少，也可能导致胎儿氧供减少，以上情况都有可能影响整个阴道分娩过程，使其不能正常进展，本节内容主要是对计划经阴道分娩的孕妇、胎儿进行阴道分娩条件的评估，从而促进自然分娩，保证经阴道分娩过程的顺利进行。

一、孕妇评估

（一）产力的评估

产力（force of labor）是将胎儿及其附属物从子宫排出的动力，包括子宫收缩力，腹肌、膈肌收缩力，肛提肌收缩力。其中子宫收缩力起主导作用，子宫收缩具有节律性、对称性、极性和缩复作用4个特点。

子宫收缩是临产主要表现，但并不是出现了子宫收缩就意味着进入了产程，临产的开始标志是有规律且逐渐增强的子宫收缩，持续大概30s以上，间歇5~6min，同时伴有进行性的子宫颈管消失、宫口扩张及胎先露进行性下降。随着产程的进展，子宫收缩的间歇期逐渐缩短，持续时间逐渐延长。当宫口开全时，宫缩持续时间约60s，间歇期缩短至1~2min。

临床中，子宫收缩力主要通过触诊法和电子胎心监护来评估。触诊法是最常用的方法，操作过程简单，易于临床助产士监测宫缩。方法：助产士将手掌放置于产妇腹壁上，子宫收缩时宫体隆起变硬，间歇期松弛变软。连续观察子宫收缩持续时间、宫缩强度、规律性及间歇期时间。至少触及10min，以判断是否有子宫收缩，若有，应至少触及3~5次子宫收缩。

电子胎心监护监测主要记录子宫收缩、胎动、胎心的关系，从而了解胎儿宫内状况，用电子胎心监护仪描记宫缩曲线，能看出子宫收缩的频率和每次宫缩的持续时间，可以较全面地反映宫缩的变化，但是利用仪器描记宫缩易受宫缩探头位置、孕妇体位及固定方法的影响，特别是医务人员不在床旁时，容易产生错误的判断。

子宫收缩可以从4个方面进行评价：收缩频率、持续时间、收缩强度和静息压力。

1. 收缩频率　选择一次子宫收缩的起点开始观察，至少观察10min，以两次子宫收缩开始的时间间距作为子宫收缩间隔时间，即一个子宫收缩周期，至少观察3~5个周期，目的是观察子宫收缩是否有规律性。

2. 收缩持续时间 一次宫缩开始至这次宫缩结束的时间为宫缩的持续时间。病历记录时，一般将子宫收缩持续时间放在频率之前，如果子宫收缩持续时间为40s，频率为4~5min，则在子宫收缩一栏记录为40s/4~5min。

3. 收缩强度 电子胎心监护仪描述方法分为内测量和外测量，监测子宫收缩强度。内测量是用内导管测量子宫收缩力，外测量则包括电子胎心监护和子宫触诊，以内测量的方法最为准确，但由于孕妇及家属接受程度限制，目前仍以子宫触诊和电子胎心监护最为常见。外测量只能测到真实宫内压力的60%~90%，同时受到产妇腹壁脂肪厚度、固定带松紧等因素的影响。触诊法只凭感觉，带有明显的主观性，准确性更差。

4. 静息压力 静息压力是指两次子宫收缩的间歇期，即子宫休息时的宫腔压力，静息压力随着孕周的增加而增加，在妊娠晚期为6~12mmHg，至第二产程为10~16mmHg，孕30周前，子宫处于相对静息状态，宫内压很少超过20mmHg；孕30周后宫缩逐渐增加，Braxton Hicks收缩的强度和频率均增加，至临产前1周变化尤为明显。用缩宫素引产者，其静息压力可达20mmHg，有效的子宫收缩力是实际的宫内压与静息压力差。

（二）产道的评估

产道即胎儿娩出的通道，可分为骨产道和软产道。

1. 骨产道（真骨盆） 由骶骨、两侧髂骨、耻骨、坐骨及其相互连接的韧带组成。骨产道各平面径线、骨盆倾斜度、骨盆类型均对分娩有影响。骨盆任一平面或任一径线异常将导致难产，严重时危及母儿生命。骨产道异常将出现：足月胎儿分娩受阻，嵌顿在骨盆内；产程延长、子宫破裂、胎死宫内或产后出血。

真骨盆即胎儿娩出的骨产道，在分娩过程中几乎无变化，但是其原有大小、形状与分娩关系密切。真骨盆可分为3个重要平面，即骨盆入口平面、出口平面和中骨盆平面。①骨盆入口平面（pelvic inlet plane）：为骨盆入口，其前方为耻骨联合上缘，后方为骶岬上缘，两侧为髂耻线。②中骨盆平面（mid-plane of pelvis）：是骨盆最小平面，其前方为耻骨联合下缘，两侧为坐骨棘，后方为该平面与骶骨下段的相交处。③骨盆出口平面（pelvis outlet plane）：由两个不在同一平面的三角形组成，前三角的顶点为耻骨联合下缘，两侧为左右耻骨降支，后三角顶点为骶尾关节，两侧为左右骶结节韧带。

骨盆大小及其形状对分娩有直接影响，通过测量骨盆外径可间接判断胎儿能否通过阴道分娩。测量使用的径线有髂棘间径、髂嵴间径、骶耻外径、出口横径、出口后矢状径等。

（1）骨盆外测量

1）髂棘间径：测量方法：孕妇取仰卧位，双腿伸直，测量两髂前上棘的距离。正常值为23~26cm。

2）髂嵴间径：测量方法：孕妇取伸腿仰卧位，测量两髂嵴外缘最宽的距离，正常值为25~28cm。

3）骶耻外径：测量方法：孕妇取左侧卧位，右腿伸直，左腿屈曲，测量第5腰椎棘突下至耻骨联合上缘中点之间的距离。正常值为18~20cm。此径线可间接推测骨盆入口前后径长度，是骨盆外测量中最重要的径线。

4）坐骨结节间径或出口横径：测量方法：孕妇取仰卧位，双腿尽量向腹部弯曲，两手抱膝，测量两侧坐骨结节内侧缘之间的距离，正常值为 8.5~9.5cm，也可用检查者的手拳测量，如果能容纳成人横置手拳则属正常。

5）出口后矢状径：为坐骨结节间径中点至骶骨尖端的距离。测量方法：检查者需用戴手套的右手示指伸入孕妇肛门向骶骨方向，拇指则置于孕妇体外骶尾部，两指共同找到骶骨尖端，用骨盆出口测量器一端放在坐骨结节间径的中点，另一端放在骶骨尖端处，即可测得后矢状径长度，正常值为 8~9cm，如果出口后矢状径值较大则可弥补稍小的坐骨结节间径；如果出口后矢状径值与坐骨结节间径值之和 >15cm，表明骨盆出口狭窄不明显。

6）耻骨弓角度测量方法：检查者双手拇指指尖斜着对拢，放在耻骨联合下缘，两拇指分别放在两侧耻骨降支上，测得两拇指之间的角度即为耻骨弓角度，正常值为 90°，如 <80° 为异常。此角度反映骨盆出口横径的宽度。

（2）骨盆内测量

经阴道测量骨盆内径可以较准确地判断骨盆大小，主要用于骨盆外测量有狭窄者。测量时，孕妇取膀胱截石位，消毒外阴部，检查者需戴消毒手套并涂润滑油。主要测量的径线有对角径、坐骨棘间径、坐骨切迹宽度。

1）对角径：自耻骨联合下缘至骶岬上缘中点之间的距离。方法：检查者将一手示指和中指伸入阴道，中指指尖触到骶岬上缘中点，示指上缘紧贴耻骨联合下缘，另一只手示指标记好此接触点，抽出阴道内手指，测量中指尖至示指上标记点之间的距离。正常值为 12.5~13cm，如果中指尖触不到骶岬上缘则表示对角径 >12.5cm。

2）坐骨棘间径或中骨盆横径：两侧坐骨棘之间的距离。方法：检查者将一手示指和中指伸入孕妇阴道，分别触及两侧坐骨棘，估计其之间的距离，正常值为 10cm。坐骨棘间径是中骨盆最短的径线，此径线过小可影响分娩过程中胎头的下降。

3）坐骨切迹宽度：坐骨棘与骶骨下部之间的距离，即骶棘韧带宽度，代表中骨盆后矢状径。方法：检查者将一手的示指伸入孕妇阴道并置于韧带上移动，估计坐骨切迹宽度，若能容纳 3 横指即 5~5.5cm 则正常，否则属于中骨盆狭窄。

2. 骨盆倾斜度 指女性站立时骨盆入口平面与地平面形成的角度，一般为 60°，骨盆倾斜度过大会影响胎头的衔接和分娩。

3. 骨盆类型 根据形状，骨盆可分为女性型、男性型、类人猿型和扁平骨盆。

（1）女性型骨盆：骨盆入口呈横椭圆形，髂骨翼宽而浅，入口横径较前后径稍长，骨盆侧壁直，坐骨棘不突，耻骨弓较宽，坐骨棘间径 ≥10cm，此型骨盆为女性正常骨盆，最适宜分娩。

（2）男性型骨盆：骨盆入口略呈三角形，两侧壁内聚，坐骨棘突出，耻骨弓较窄，坐骨切迹呈高弓形，骶骨较直且前倾，致骨盆出口后矢状径较短，男性型骨盆呈漏斗形，往往造成难产。

（3）类人猿型骨盆：骨盆入口呈长椭圆形，骨盆入口平面、中骨盆平面和出口平面的横径均缩短，前后径稍长，坐骨切迹宽，两侧壁稍内聚，坐骨棘较突起，耻骨弓较窄，骶骨向后倾斜，因此骨盆前部较窄而后部较宽。

（4）扁平骨盆：骨盆入口呈扁椭圆形，前后径短而横径长，耻骨弓宽，骶骨失去正常弯度，变直向后翘或呈深弧形，故骶骨短而盆腔浅。

上述 4 种骨盆类型只是理论上归类，事实上临床上见到的多数是混合型骨盆。

4. 软产道评估

（1）包括阴道的伸展度、有无畸形、会阴的厚薄和伸展度等。阴道是否缺损或存在纵隔，注意阴道分泌物的颜色、形状和气体。另外，需记录阴道和盆底肌肌张力，注意是否存在产妇发热的症状，如阴道干燥、过热等。

（2）子宫颈：临产后子宫颈管长 2~3cm；临产后子宫收缩牵拉，前羊膜囊突出，胎先露下降使子宫颈扩张成为漏斗状，随产程进展子宫颈管逐渐缩短直至消失。初产妇一般是子宫颈管先缩短然后扩张；经产妇则是子宫颈管缩短和宫口扩张同时进行。临产前，初产妇子宫颈外口仅容一指尖，经产妇能容一指。随着产程进展，宫口逐渐开大，至宫口开全时直径为 10cm。

在先兆临产期，有些孕妇无任何感觉，但胎心监护图可显示有较强宫腔压力波峰，能有效地促进宫颈成熟，使孕妇临产和分娩。当不规律宫缩长达 2d 或更长时间，宫颈无明显进展，且宫缩已经影响孕妇生活、休息和睡眠时，无论诊断是否临产，需再次评估头盆和宫颈状况。

宫颈成熟度：孕妇是否能经阴道顺利分娩，宫颈因素很关键，少数宫颈坚韧者，需要有效、安全的方法促进宫颈成熟。宫颈成熟度评分临床采用 Bishop 评分，评估重要指标如下（表 3-1），评分 <6 分者引产成功率低，≥6 分引产成功率高。

表 3-1　宫颈 Bishop 评分

观察指标	分值			
	0	1	2	3
宫口扩张（cm）	0	1~2	3~4	≥5
宫颈管消退（%）	0~30	40~50	60~70	80~100
先露位置	-3	-2	-1~0	+1~+2
宫颈硬度	硬	中	软	
宫口位置	后	中	前	

（3）宫颈评估：评估内容包括宫口开大程度、子宫颈位置、硬度、长度及有无水肿等。子宫颈柔软有弹性和先露部紧密接触，常预示正常的宫颈扩张，而坚韧的子宫颈或与先露部接触松散，常提示扩张不良和产程延长。检查方法：当检查者手指感觉到的子宫颈是柔软的，像触及嘴唇一样有厚感，说明子宫颈已成熟。临产后，子宫颈管逐渐消退，最终手指感觉不到子宫颈凸起，待子宫颈管完全消退时，子宫颈像“纸”一样薄，大多数初产妇在子宫颈管消退之后，才开始宫口扩张。而对于经产妇，子宫颈管消退和宫口扩张同时进行。

示指先摸到胎儿的先露部，然后由中心向外滑动摸清宫口的边缘，示指和中指分别放在子宫颈口的左右中点内侧的位置，示指和中指之间的最短距离就是宫口开大的程度，一般以“cm”为单位。如已摸不到子宫颈边缘表明宫口已开全，一般确定并不困难。有些初产妇子宫前倾，宫颈口靠后方，在宫口开大以前子宫颈展平变得很薄，加上宫缩时羊膜囊的张力很大，可能将未扩张的子宫颈误认为宫口开全，应注意鉴别。

（4）骨盆底组织、阴道及会阴的变化：前羊膜囊、胎先露使阴道黏膜皱襞展平、腔道加宽，会阴体变薄，先露部下降压迫盆底，会阴体由 5cm 厚变成 2~4mm 薄的组织。

5. 胎膜评估　胎头衔接后将羊膜囊分为前后两个部分，故胎膜未破时，在先露部前方可触到一个有弹性的囊状物，即前羊水囊。检查者应学会辨认胎头顶部胎膜光滑的感觉，它与破膜后胎儿头皮的触觉不同。子宫收缩间歇期胎膜的触感很松弛，当子宫收缩时胎膜会膨出子宫颈口，触感很紧，这时胎膜更容易被触摸到。胎膜的连贯性就像紧贴的胶片，前羊水少时很难触及胎膜，当胎先露没有衔接时，后羊水会流到前边，使得胎膜突出子宫颈口，膨胀的胎膜容易破裂，枕后位时更加明显。如果胎膜已破，则可直接地触到先露部。一旦发生胎膜破裂（rupture of membranes），助产士必须立即听胎心，观察羊水的性状及量，必要时行阴道检查，以确定是否并发脐带脱垂。

二、胎儿评估

在分娩过程中，胎儿能否顺利通过产道，除产力和产道因素外，还取决于胎儿的大小、胎位及胎儿有无畸形。

（一）胎儿大小

胎儿大小是决定分娩难易的重要因素之一，胎头是胎体的最大部分，是胎儿通过产道最困难的部分，胎儿过大致胎头径线大时，尽管骨盆正常大，也可引起相对性头盆不称形成难产。

1. 胎头径线　①双顶径（biparetal diameter，BPD）：指两侧顶骨隆突间的距离，正常足月儿的双顶径平均为 9.3cm。②枕额径：也称前后径，指由鼻根至枕骨隆突间的距离，正常足月胎儿的平均值为 11.3cm。③枕下前囟径：指前囟中央至枕骨隆突下方的距离，正常足月胎儿的平均值为 9.5cm，枕下前囟径是胎头的最小径线。④枕颏径：指颏骨下方中央至后囟顶部的距离，正常足月儿的平均值为 13.3cm，枕颏径是胎头最大的径线。

2. 胎头塑形　各颅缝之间和囟门均有软组织遮盖，故骨板有一定的活动余地，因而胎头进入真骨盆之后有一定的可塑性。过熟儿颅骨较硬，胎头不易变形，是不利的因素。臀位时后出胎头，使胎头没有变形的机会，也是造成胎头娩出困难的因素之一。临床上根据胎头塑形严重程度对塑形分类，其由胎儿头骨边缘的相互关系决定。通过检查胎儿矢状缝处两顶骨关系或枕骨和顶骨在后囟处的关系进行判断。胎头塑形分为 4 类：①胎头无塑形，各颅骨正常分离。②胎头塑形“+”，颅骨相互接触。③胎头塑形“++”，颅骨重叠但手指压力可以轻易分离。④胎头塑形“+++”：颅骨重叠手指压力不能将之分离。胎头 + 和 ++ 级塑形可能能从阴道分娩，但“+++”级塑形提示相对头盆不称，特别是矢状缝和后囟同时发生情况下。需要特别注意的是，分娩是一个动态过程，头颅塑形不会一成不变。一旦发现头颅塑形应动态观察，结合产程进展、胎心等情况综合判断，决定处理方案。

3. 胎儿体重　胎儿过大不仅因胎头较大，易发生头盆不称，而且可由于软组织和皮下脂肪多，双肩径也较大而易发生肩难产。因此，在产前不应单用胎头和骨盆径线评价头盆关系，而应该通过超声检查测量胎儿大小，或使用头围、腹围的周径与骨盆入口、中骨盆的关系来评价胎盆关系，这两种方法对评估胎儿能否经过阴道分娩更有参考价值。

（二）胎产式

因产道为一纵行的弯曲管道，所以只有当胎体的纵轴与骨盆轴一致时胎儿才有可能经阴道成功分娩出来。横产式时，胎体的纵轴与骨盆轴垂直，足月活胎不可能顺利通过产道，只有将胎体转为纵产式（头、臀先露）方可经阴道娩出。

（三）胎先露

胎先露是指胎儿最先进入骨盆的部分，胎儿以头的周径最大，肩次之，臀最小。因此，当胎头娩出产道后，其他部位的娩出基本没有困难。胎儿头先露包括枕先露、面先露（face presentation）、前囟先露、额先露，其中枕先露为最常见的胎儿先露部位。枕先露时，胎头颅骨在分娩过程中轻度重叠，胎头变形，充分俯屈后以最小的径线（枕下前囟径）通过骨盆各平面，胎头顺利通过产道后，胎肩和臀的娩出一般没有困难。前囟先露时，胎头部分俯屈，胎头矢状缝与骨盆入口一致，前囟近耻骨或骶骨，呈高直位，分娩多受阻。臀先露（breech presentation）包括单臀先露（frank breech presentation）、混合臀先露（complete breech presentation）和单足先露（footling presentation），此时较胎头周径小且软的胎臀先娩出，软产道扩张不充分，后出胎头时颅骨变形的机会很少，致使胎头娩出困难，新生儿发生产伤和死亡的危险性较大。

胎先露阴道检查方法：主要评估先露的部位、先露下降的程度。先露部下降的程度以先露骨质部的最低点与坐骨棘平面的关系来确定。在坐骨棘平面时定为“0”，在坐骨棘平面以上为“–”，在坐骨棘平面以下为“+”，以“cm”为单位，如胎先露在坐骨棘上 3cm，则先露高低位“–3”。

（四）胎方位

胎方位为先露部的指示点在产妇骨盆的位置，可分为左前、右前、左后、右后 4 种。其中枕前位是最常见的胎位，也是最容易娩出的胎位。胎方位阴道检查方法：阴道检查时触摸到胎儿先露部分之后，可以触摸颅骨的隆突、囟门、骨缝与母体骨盆的关系来推测胎儿枕骨的位置，再通过胎儿枕骨所坐落的假想象限，判断出先露部的方位。有时胎头塑形会使骨缝重叠，囟门不易扪清，增加胎方位判断的难度；产瘤的形成也使得骨缝和囟门鉴别困难，甚至不能鉴别胎方位。容易错误判读，应注意分辨。

（五）胎心率（fetal heart rate）

胎心监测是产程中极为重要的观察指标，不同的胎心率变化及其与子宫收缩间的关系，常常反映了胎儿在宫内的不同状态。

1. 胎心率基线（FHR） 正常胎心率基线为 110~160 次 /min，当 FHR>160 次 /min 或 <110 次 /min 时，持续 10min，称为胎儿心动过速或胎儿心动过缓。当胎心≥180 次 /min 或 <100 次 /min 时，称为胎儿重度心动过速或重度心动过缓。胎心率基线摆动包括胎心率摆动的幅度和摆动频率，摆动幅度是指胎心率上下摆动波的高度，振幅变动范围正常为 6~25 次 /min，摆动频率是指 1min 内波动的次数，正常为≥6 次。基线波动活跃则频率增高，基线平直则频率降低或消失，基线摆动表示胎儿有一定的储备能力，是胎儿健康的表现。FHR 基线变平即变异消失，提示胎儿储备能力丧失。

2. 胎心率一过性变化 受胎动、宫缩、触诊、声响等的刺激，胎心率发生暂时性加快或减慢，随后又能恢复到基线水平，称为胎心率一过性变化，是判断胎儿安危的重要指标。

（1）加速：指宫缩时胎心率基线暂时增加 15 次 /min 以上，持续时间 >15s，是胎儿良好的表现。

（2）减速

1）早期减速：伴随宫缩出现的减速，通常对称地、缓慢地下降到最低点再恢复到基线，开始到最低点的时间≥30s，减速的开始、最低点、恢复和宫缩的起始、峰值和结束同步。早期减速偶发于宫口扩张5~7cm时，一般认为是胎头受压，脑血流量一过性减少的表现。早期减速持续出现，逐渐加重，下降幅度>50~80次/min或降至100次/min以下，或频发于产程早期，均应想到脐带受压致胎儿缺氧的可能。变异减速，突发的、显著的胎心率急速下降，开始到最低点时间<30s，胎心率下降≥15次/min，持续时间≥15s，但<2min。当变异减速伴随宫缩时，减速的起始、深度和持续时间与宫缩之间无规律。轻型胎心率下降持续时间少于60s，下降最低不小于60次/min，一般与胎儿的预后关系不大；重型减速持续时间>60s，或下降最低<60次/min，大多提示胎儿缺氧。

2）晚期减速：伴随宫缩出现的减速，通常是对称地、缓慢地下降到最低点再恢复到基线，开始到最低点的时间≥30s，减速的开始、最低点和恢复分别落后于宫缩的起始、峰值和结束。晚期减速一般认为是胎盘功能不良、胎儿缺氧的表现。

（六）胎儿畸形

胎儿某一部分发育异常，如脑积水、连体儿等。由于胎头和胎体异常，通过产道常发生困难，影响胎儿顺利娩出。分娩前对胎儿能否阴道分娩时应及时评估，对一些无法从产道娩出胎儿（连体双胎、胎儿体表肿瘤）需剖宫取胎。

临床中，助产士可以通过视诊观察腹型及子宫大小，手测宫底高度，尺测耻上子宫长度及腹围值，结合B超结果估计胎儿大小。可以结合产科B型超声检查、四步触诊法、阴道检查了解和评估胎方位、胎产式、胎先露、胎儿畸形等。

三、产程评估

（一）产程图评估

为了细致观察产程，做到检查结果记录及时，发现异常能尽早处理，建议详细描记产程图（partograph or partogram）。产程图横坐标为临产时间（h），纵坐标左侧为宫口扩张程度（cm），纵坐标右侧为先露下降程度（cm），画出宫口扩张曲线和胎头下降曲线，对产程进展可一目了然。产程图有多种类型，应用最广的是Friedman产程图，其被广泛视为评估正常分娩进展的标准。

21世纪，Friedman曲线及其确立的正常范围在当代产科实践中的适用性受到挑战。由于产妇特征、麻醉实践和产科实践在过去的半个世纪发生了显著改变，许多根据当代数据所绘制的产程曲线普遍有别于Friedman曲线，新阈值比Friedman所引用的阈值普遍更长。其中较为突出的是Zhang及其同事回顾收集美国19个医疗中心的电子病历，包括62 415例自发性临产且新生儿结局正常的单胎头位阴道分娩的资料，获得有关当代正常分娩模式的信息。其结论是宫口扩张速度随产程进展而增加，但增速似乎比Friedman曲线所描述的增速更平缓，另外50%以上的产妇在宫口扩张至5~6cm前的扩张速度并未如预期一样超过1cm/h，特别是这些曲线里没有明确的潜伏期向活跃期转化的宫口扩张速度的突然改变，并且第一产程结束时也没有减速期。除了产程曲线的形状差异外，许多当代研究还报道：第一产程的正常持续时间比Friedman所描述的更长。导致这一结果的具体原因还不明确，但可能与实践模式的改变有关，如硬膜外麻醉使用的增加。

虽然减速期存在与否并无重大的临床意义，但确定活跃期的开始在临床上很重要，因为这预示着宫口扩张速度可能迅速增加。当代数据显示：宫口扩张介于3~6cm时的正常扩张速度远低于Friedman所描述的至少1cm/h的当代女性，通常也能继续进行正常的自然阴道分娩。事实上研究发现，无论初产妇还是经产妇，宫口从4cm扩张到5cm都可能需要6h以上，从5cm扩张到6cm都可能需要3h以上，6cm以后宫口扩张的速度都会加快，但之后仍可能进行正常的自然阴道分娩。基于上述基础，Zhang等学者提出新产程监测图（图3-1），由于宫口扩张速度率的监测记录并非持续进行，新产程监测图用阶梯状的第95百分位数线取代了世界卫生组织直线型的处理线。新产程图自初产妇入院起，记录宫口扩张程度，分别以宫口扩张2cm、3cm、4cm和5cm为起点，依据产程进展中产妇宫口扩张等生理功能的变化情况，描绘出4条阶梯状处理线，如果越过相应的处理线进入其右侧区域则可考虑产程停滞。

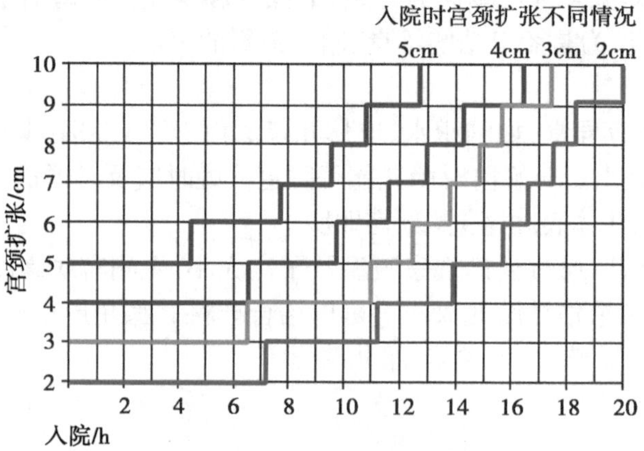

图3-1 新产程监测图

（二）产程时间评估

新的专家共识认为潜伏期延长（初产妇潜伏期>20h或经产妇潜伏期>14h）不作为剖宫产的指征。对于第一产程早期进展缓慢的产妇，需首先排除有无头盆不称，同时在确保胎儿安全的前提下，缓慢但仍然有进展的第一产程不作为剖宫产的指征。新产程的专家共识明确了以宫口扩张6cm作为活跃期的标志。对于活跃期停滞的诊断，也加入了胎膜破裂、子宫收缩等限制条件。根据不同的子宫收缩情况，对活跃期停滞的诊断则有不同要求，认为当破膜且宫口扩张≥6cm后，如子宫收缩正常，宫口停止扩张≥4h；如果子宫收缩欠佳，宫口停止扩张≥6h，可诊断活跃期停滞，活跃期停滞可作为剖宫产的指征。新产程对第二产程延长的诊断标准为：①初产妇、无硬脊膜外阻滞，第二产程超过3h无进展。②初产妇行硬脊膜外阻滞，第二产程超过4h无进展。③经产妇，无硬脊膜外阻滞，第二产程超过2h无进展。④经产妇行硬脊膜外阻滞，第二产程超过3h无进展。新产程的专家共识对第二产程的处理亦做了相关指导，包括明确了由经验丰富的医师和助产士进行的阴道助产是安全的，鼓励对阴道助产技术进行培训，当胎头下降异常时，在考虑阴道助产或剖宫产之前，应对胎方位进行评估，必要时可进行手转胎头到合适的胎方位。

（刘 军 包爱荣）

第二节　产 程 管 理

学习目标

完成本内容学习后，学生将能：

1. 复述各产程及其中的相关概念。
2. 列出各产程护理评估的主要内容。
3. 描述各产程产妇及新生儿的护理措施。
4. 应用护理程序对分娩期妇女实施照护。

一、第一产程的管理

第一产程（first stage of labor）又称宫颈扩张期。指临产开始直至宫口完全扩张即宫口开全（10cm）为止。第一产程起点的确定关键在于临产的诊断。临产开始的标志为规律且逐渐增强的子宫收缩，持续 30s 或以上，间歇 5~6min，同时伴随进行性宫颈管消失、宫口扩张和胎先露下降。

（一）入室评估

入室评估的目的是控制风险，保证安全。如在入室时评估孕妇的体重、身高等，对于发生产后出血时出血量的估计、处理等非常重要，或者说全面的评估可让助产士具有超前处理意识。

1. 健康史　通过复习产前检查记录了解孕期情况，重点了解年龄、身高、体重、有无不良孕产史，有无合并症等；孕期是否定期产前检查、有无阴道流血或流液；心理状况；B 型超声检查等重要辅助检查的结果；询问宫缩开始的时间、强度及频率等。

2. 身心状况

（1）全身状况评估

1）一般状况：评估精神状态、休息与睡眠、饮食与大小便情况，观察生命体征。

2）疼痛评估：询问产妇对疼痛的感受，观察产妇面部表情，了解疼痛的部位及程度；根据产妇的病情和认知水平选择不同的疼痛评估工具，如数字评分法、文字描述评定法、面部表情疼痛评定法等进行疼痛评估及结果评价。

3）心理状况：因产房陌生的环境和人员、对分娩结局的未知、宫缩所致的疼痛逐渐增强等，产妇可表现出焦虑、恐惧，反复询问产程及胎儿情况，或大声喊痛以故意引旁人注意。评估方法包括：①与产妇交谈，了解其心理状态。②观察产妇的行为，如身体姿势是放松或紧张，睡眠及饮食情况有无改变，呻吟、尖叫或沉默等。③用心理评估工具，如状态－特质焦虑量表可评估产妇即刻和经常的心理状况。

（2）专科评估

1）子宫收缩：开始时宫缩持续时间较短（约 30s）且弱，间歇时间较长（5~6min）。随着产程的进展，持续时间渐长（50~60s），且宫缩强度不断增强，间歇时间渐短（2~3min）。当宫口近开全时，宫缩持续时间可长达 1min 或 1min 以上，间歇时间仅 1min 或稍长。

产程中需重视观察并记录子宫收缩的情况，包括宫缩持续时间、间歇时间及强度。临床常用触诊观察法及电子胎儿监护两种方法。①触诊观察法：是监测宫缩最简单的方法，观察者将手掌放于孕妇腹壁的宫体近宫底处，宫缩时宫体部隆起变硬，间歇期松弛变软。②电子胎心监护：用电子胎儿监护仪描述宫缩曲线，可以直观地看出宫缩强度、频率和持续时间，是反映宫缩的客观指标。宫缩的观察不能完全依赖电子胎心监护，对做电子胎心监护的孕妇，助产士至少要亲自评估 1 次宫缩。

2）胎心：胎心率是产程中极为重要的观察指标。正常胎心率为 110~160 次 /min。临产后更应严密监测胎心的频率、规律性和宫缩后胎心有无变异，注意与产妇的脉搏区分。胎心监测有两种方法：①听诊：临床现多采用电子胎心听诊器，此方法简单，但仅获得每分钟胎心率，不能分辨胎心率变异、瞬间变化及其与宫缩、胎动的关系，需注意同时观察产妇脉搏，与产妇脉搏区分。②电子胎心监护：多用于外监护描记胎心曲线，观察胎心率变异及其与宫缩、胎动的关系。此方法较能准确判断胎儿在宫内的状态。但是，电子胎心监护可能出现假阳性，不能过度依赖。

3）宫口扩张（cervical dilatation）和胎头下降：宫口扩张与胎头下降的速度和程度是产程观察的两个重要指标，通过阴道检查可了解宫口扩张及胎头下降情况。

根据宫口扩张情况，第一产程可分为潜伏期和活跃期。潜伏期宫口扩张速度缓慢，初产妇不超过 20h，经产妇不超过 14h。活跃期是宫口扩张的加速阶段，可在宫口开至 3~4cm 即进入活跃期，最迟至 6cm 才进入活跃期，直至宫口开全。此期宫口扩张速度应≥0.5cm/h。

胎头下降程度是决定胎儿能否经阴道分娩的重要观察指标。临床上通过阴道检查，能够明确胎头颅骨最低点的位置，并协助判断胎方位。潜伏期胎头下降不明显，活跃期下降加快，平均每小时下降 0.86cm。一般宫口开大至 4~5cm 时，胎头应达坐骨棘水平。

4）胎膜破裂（rupture of membranes）：随着产程的进展，宫缩的增强，当羊膜腔内压力达到一定程度时，胎膜自然破裂，破膜后羊水冲洗阴道，减少感染机会。正常破膜多发生于宫口近开全时。确定破膜时间，羊水颜色、性状及量。也可用 pH 试纸检测，pH ≥7.0 时破膜的可能性大。破膜后，宫缩常暂时停止，产妇略感舒适，随后宫缩重现且较前增强。

3. 辅助检查 常用多普勒仪、电子胎心监护仪监测胎儿宫内情况。

（二）护理措施

1. 一般护理

（1）生命体征监测：临产后，宫缩频繁致产妇出汗较多，加之阴道血性分泌物及胎膜破裂羊水流出，可能发生感染，因此在做好基础护理的同时，应注意体温的监测。宫缩时，血压会升高 5~10mmHg，间歇期复原。产程中应每隔 4~6h 测量 1 次，若发现血压升高或高危人群，应增加测量次数并给予相应的处理。

（2）入量管理：世界卫生组织推荐在没有高危因素情况下，在产程中不应该干扰产妇饮食，鼓励低风险产妇进食。2013 年 The Cochrane 协助组出版了根据不同助产机构临床实践的结论：没有并发症的低危产妇在产程中不应该限制进食。但是，临产后的产妇胃肠功能减弱，加之宫缩引起的不适，产妇多不愿进食，有时还会出现恶心、呕吐等情况。临产过程中，长时间的呼吸运动和流汗，产妇体力消耗大。

为保证分娩的顺利进行，应鼓励产妇：①在宫缩间歇期少量多次进食高热量、易消化、清淡的食物，活跃期及第二产程进流食。②确保产妇摄入足够的水分，但不能过量，可口服各种果汁、运动型饮料、茶和水。③产房应有出入量记录，包括口服入量。④出现口渴、眼窝凹陷、口唇发干、皮肤弹性差中两种或多种症状时，说明已出现脱水，应口服补液。⑤如果不能口服，可 3h 静脉输液 3 000ml。⑥需静脉滴注缩宫素时，威廉姆斯产科学中（第 20 版），主张生理盐水或林格液与缩宫素静脉滴注，缩宫素有强大抗利尿作用，不恰当使用可造成低钠血症。

（3）休息与活动：应鼓励产妇在室内自由活动，产妇可采取站、蹲、走等多种方式，更利于产程的进展。初产妇或距前次分娩已多年的经产妇，如果休息欠佳，在临产早期并估计胎儿短期内不会娩出者，可遵医嘱给予肌内注射盐酸哌替啶助其休息。

（4）排尿及排便：鼓励产妇每 2~4h 排尿 1 次，以免膀胱充盈影响宫缩及胎先露下降。

（5）人文关怀：产妇面对陌生的环境、陌生的医务人员，她们可能缺乏安全感。因此，应从孕期即开始对孕妇进行教育和关怀，以改变其对分娩的认知。①孕期健康教育：在孕期进行健康教育，特别是分娩预演，以改变孕妇对分娩的不正确认知，增强她们自然分娩的信心。②陪伴分娩和心理支持：进入分娩室后，不能让产妇独处一室，陪伴分娩和心理支持非常重要，一个眼神、一次握手、一个拍背、一句鼓励或赞扬的话都可能让产妇改变对分娩的认知而使分娩经历成为美好的回忆。③自由体位：待产过程中，可以根据胎位、先露下降情况、产妇自感舒适等采取不同的体位。产妇怎样舒适、胎儿需要怎样的体位，产妇就可以采取怎样的体位。在自由体位中，丈夫可以起到很重要的作用，让产妇感受到爱、安全等。④按摩：按摩是一种很好的非药物镇痛方法，产妇自行按摩、他人帮助按摩都行，可行全身按摩或局部按摩。

2. 专科护理

（1）胎心监测：潜伏期每小时听胎心 1 次，活跃期每 15~30min 听诊胎心 1 次，每次听诊 1min，早期发现胎心晚期减速。

（2）观察宫缩：潜伏期应每 2~4h 观察 1 次，活跃期每 1~2h 观察 1 次，一般需要连续观察至少 3 次宫缩。子宫收缩欠佳的处理方法：没有破膜的产妇，可行人工破膜，使胎先露充分压迫宫口，加强子宫收缩；对于已经破膜且宫缩欠佳的产妇，可以遵医嘱静脉滴注缩宫素以促进宫缩。

（3）观察宫颈扩张和胎头下降程度：每 4h 阴道检查 1 次，若母儿状态良好，可适当延长检查间隔时间和减少检查次数。阴道检查的主要内容包括：内骨盆、宫口扩张及胎头下降情况等；如果胎膜已破，则应上推胎头了解羊水和胎方位，若胎方位异常、产程进展好，则可继续观察到宫口开全。

（4）胎膜破裂的处理：一旦胎膜破裂，应立即听诊胎心，并观察羊水性状和流出量、有无宫缩，同时记录破膜时间。足月以前，羊水是无色、澄清的液体；足月时因有胎脂及胎儿皮肤脱落细胞、毳毛、毛发等小片物混悬其中，羊水则呈轻度乳白色并混有白色的絮状物。若羊水粪染，胎心监测正常，宫口开全或近开全，可继续观察，等待胎儿娩出。若破膜超过 12h 未分娩者，应给以抗生素预防感染。

（5）疼痛护理（见第三章第三节分娩疼痛的身心整体管理）。

二、第二产程的管理

第二产程（second stage of labor）是胎儿娩出期，指从宫口开全至胎儿娩出的全过程。应密切观察胎心、宫缩、先露下降，正确指导产妇使用腹压是缩短第二产程的关键。未实施硬膜外麻醉者，初产妇不应超过 3h，经产妇不应超过 2h；实施硬膜外麻醉者，可在此基础上延长 1h。需注意的是，第二产程不能盲目等待至产程超过上述标准才进行评估，初产妇第二产程超过 1h 即应关注产程进展，超过 2h 须由有经验的医生对母胎进行全面评估，然后决定下一步处理措施。

（一）护理评估

1. 健康史 了解第一产程的经过与处理、有无妊娠并发症或合并症。

2. 身心状况

（1）一般状况：观察生命体征，评估精神心理状态、饮食情况等。

（2）专科评估

1）子宫收缩和胎心：进入第二产程后，宫缩的频率和强度达到高峰，宫缩持续约 1min 或以上，宫缩间歇期仅 1~2min。每 5min 监测胎心 1 次，有条件者建议连续电子胎心监护。询问产妇有无便意感，评估是否需要行会阴切开术。

2）胎儿下降及娩出：当胎头降至骨盆出口压迫骨盆底组织时，产妇有排便感，不自主地向下屏气用力，会阴逐渐膨隆和变薄，肛门括约肌松弛。随着产程进展，出现胎头拨露。当胎头双顶径越过骨盆出口，此时会阴极度扩张，产程继续进展，胎头枕骨于耻骨弓下露出，出现仰伸动作，胎儿额、鼻、口、颏部相继娩出，接着出现胎头复位及外旋转，前肩和后肩、胎体相继娩出，后羊水随之涌出。

3. 辅助检查 常用多普勒仪、电子胎心监护仪监测胎儿宫内情况。

（二）护理措施

1. 一般护理 第二产程期间，助产士应陪伴在产妇身旁，及时提供产程进展信息，给予安慰、支持和鼓励，缓解其紧张和恐惧。

2. 专科护理

（1）指导产妇屏气用力：正确使用腹压是缩短第二产程的关键。如果自发用力 30min，会阴仍未开始变薄，应做阴道检查，评估宫口是否开全；若未开全则等待，指导产妇呼吸，勿向下用力。当产妇用力不当、胎头下降缓慢时，要积极寻找可能的原因，鼓励产妇改变体位，切不可操之过急，滥用腹压。

（2）观察产程进展：此期宫缩频而强，需密切监测胎心，每 5~10min 听 1 次，观察胎儿有无急性缺氧情况。

（3）接产准备：初产妇宫口开全、经产妇宫口扩张 4cm 且宫缩规律有力时，应做好接产准备工作。让产妇仰卧于产床（有条件的医院可采取自由体位），两腿屈曲分开，露出外阴部，臀下垫一次性冲洗垫，用消毒纱布蘸肥皂水擦洗外阴部，顺序是阴阜、大阴唇、小阴唇、大腿内 1/3、会阴及肛门周围，然后用温开水冲掉肥皂水。碘伏纱布消毒外阴皮肤（注意不超过肥皂水擦洗范围）。接产者按要求洗手、戴手套、穿手术衣，准备接产。

（4）接产

1）评估是否需行会阴切开术：综合评估胎儿大小、会阴体长度及弹性后，确定是否需行会阴切开术，防止发生严重会阴裂伤。

2）协助娩出胎头，防止会阴严重撕裂伤：①适时适度保护会阴：在充分评估产妇会阴情况、胎儿大小及胎头下降速度后，决定开始保护会阴的时间和力度。②关键是控制胎头娩出速度：在宫缩间歇期轻轻用力，缓慢娩出胎头。③不要急于娩肩，等待下一次宫缩时自然娩出。④避免外力腹部加压。

3）脐带绕颈的处理：当胎头娩出见有脐带绕颈一周且较松时，可用手将脐带顺胎肩推下或从胎头滑下。若脐带绕颈过紧或绕颈两周或以上，应用两把血管钳将其一段夹住从中剪断脐带，注意勿伤及胎儿颈部，但要注意是否存在娩肩困难，如出现娩肩困难，在胎肩娩出前不宜夹闭或剪断脐带。

4）协助娩出胎体：胎头娩出后，右手仍应注意保护会阴，不要急于娩出胎肩，而应先以左手自新生儿鼻根向下颏挤压，挤出口鼻内的黏液和羊水。然后协助胎头复位及外旋转，使胎儿双肩径与骨盆出口前后径相一致。接产者左手向下轻压胎儿颈部，使前肩从耻骨弓下先娩出，再托胎颈向上，使后肩从会阴前缘缓慢娩出。双肩娩出后，保护会阴的右手方可放松，然后双手协助胎体及下肢相继以侧位娩出，记录胎儿娩出时间。

注意：保护会阴的同时协助胎头俯屈，让胎头以最小径线在宫缩间歇时缓慢地通过阴道口，是预防会阴撕裂的关键，胎肩娩出时也要注意保护会阴。若有产后出血史或易发生宫缩乏力的产妇，可在胎儿前肩娩出时静脉注射缩宫素 10~20U，也可在胎儿前肩娩出后立即肌内注射缩宫素 10U，均能促使胎盘迅速剥离以减少出血。

三、第三产程的管理

第三产程（third stage of labor）是胎盘娩出期，从胎儿娩出后开始，至胎盘胎膜娩出，需 5~15min，不应超过 30min。正确处理已娩出的新生儿、仔细检查胎盘完整性、检查软产道有无损伤、预防产后出血等是该期的主要内容。

（一）护理评估

1. 健康史 了解第一、第二产程的经过及其处理。

2. 身心状况

（1）一般状况：观察生命体征，评估产妇精神心理状态、对新生儿性别及外形等是否满意等。

（2）专科评估

1）子宫收缩及阴道流血：胎儿娩出后，宫底降至平脐，产妇感到轻松，宫缩暂停数分钟后再现，应注意评估子宫收缩及阴道流血情况。

2）胎盘剥离征象：①子宫底变硬呈球形，胎盘剥离后降至子宫下段，下段被扩张，子宫体呈狭长形被推向上，宫底升高达脐上。②剥离的胎盘降至子宫下段，阴道口外露的一段脐带自行延长。③阴道少量流血。④用手掌尺侧在产妇耻骨联合上方轻压子宫下段时，宫体上升而外露的脐带不再回缩。

3）胎盘排出方式：①胎儿面娩出式：胎盘胎儿面先排出。胎盘从中央开始剥离，而后向周围剥离，其特点是胎盘先排出，随后见少量阴道流血，这种娩出方式多见。②母体面娩出式：胎盘母体面先排出。胎盘边缘先开始剥离，血液沿剥离面流出，其特点是先有较多阴道流血，然后胎盘娩出，这种娩出方式少见。

4）胎盘、胎膜的完整性：胎盘娩出后，评估胎盘、胎膜是否完整，有无胎盘小叶或胎膜残留，胎盘周边有无断裂的血管残端，判断是否有副胎盘（succenturiate placenta）。

5）会阴伤口：仔细检查软产道，注意有无宫颈裂伤、阴道裂伤及会阴裂伤。

3. 新生儿评估 对新生儿的评估重点包括 Apgar 评分（Apgar score）和一般状况评估。

（1）Apgar 评分：用于判断有无新生儿窒息及窒息的严重程度。以出生后 1min 内的心率、呼吸、肌张力、喉反射及皮肤颜色 5 项体征为依据，每项为 0~2 分，满分为 10 分（表 3-2）。若评分为 8~10 分，属正常新生儿；4~7 分属轻度窒息，又称青紫窒息，需清理呼吸道、人工呼吸、吸氧、用药等措施才能恢复；0~3 分属重度窒息，又称苍白窒息，缺氧严重需紧急抢救，在直视下行喉镜气管内插管并给氧。对缺氧严重的新生儿，应在出生后 5min、10min 时再次评分，直至连续两次评分均≥8 分。1min 评分反映胎儿在宫内的情况；5min 及以后评分反映复苏效果，与预后关系密切。新生儿 Apgar 评分以呼吸为基础，皮肤颜色最灵敏，心率是最终消失的指标。临床恶化顺序为皮肤颜色→呼吸→肌张力→反射→心率。复苏有效顺序为心率→反射→皮肤颜色→呼吸→肌张力。肌张力恢复越快，预后越好。

（2）一般状况：评估新生儿身高、体重，体表有无畸形等。

表 3-2 新生儿 Apgar 评分法

体征	0 分	1 分	2 分
每分钟心率	0	<100 次 /min	≥100 次 /min
呼吸	0	浅慢，且不规则	佳，哭声响
肌张力	松弛	四肢稍屈曲	四肢屈曲，活动好
喉反射	无反射	有些动作	咳嗽、恶心
皮肤颜色	全身苍白	身体红，四肢青紫	全身粉红

4. 辅助检查 根据产妇情况选择必要的检查。

（二）护理措施

1. 新生儿护理

（1）立即将新生儿放置于母亲腹部（预先铺好清洁干毛巾），在 5s 内开始彻底擦干新生儿，20~30s 内完成擦干动作。擦干顺序为眼睛、面部、头、躯干、四肢及背部。擦干的过程中快速评估新生儿的呼吸状况。

（2）羊水无胎粪污染时，不推荐常规吸引口鼻，除非气道阻塞或分泌物量多；羊水胎粪污染，新生儿无活力时，应在 20s 内完成气管插管。如果不具备气管插管条件，应尽快清理口鼻进行正压通气。

（3）彻底擦干刺激之后，若新生儿有呼吸或哭声，撤除湿毛巾，将新生儿呈俯卧位（腹部向下，头偏向一侧），与母亲开始皮肤接触。取另一清洁已预热的干毛巾覆盖新生儿，给新生儿戴上小帽子。若新生儿状况良好，不要让新生儿与母亲分开，保持新生儿与母亲的皮肤接触。

（4）处理脐带：实施晚扎脐带，即待脐带停止搏动或胎儿娩出后 1~3min 后结扎。结扎脐带可用多种方法，如气门芯、脐带夹、血管钳等。结扎脐带后，用 75% 酒精消毒脐带断面。处理脐带时，应注意新生儿保暖。

（5）一般护理：擦净新生儿足底胎脂，拓印足印及拇指印于新生儿病历上，经仔细体格检查后，系以标明母亲姓名、床号、住院号，新生儿性别、体重和出生时间的手腕带及脚腕带，将新生儿抱给母亲进行母婴皮肤接触及母乳喂养。

2. 协助胎盘娩出 正确处理胎盘娩出，可减少产后出血的发生。接产者切忌在胎盘尚未完全剥离时用手按揉、下压宫底或牵拉脐带，以免引起胎盘部分剥离而出血或拉断脐带，甚至造成子宫内翻。当确认胎盘已完全剥离时，于宫缩时以左手握住宫底（拇指置于子宫前壁，其余 4 指放于子宫后壁）并按压，同时右手轻拉脐带，协助胎盘娩出。当胎盘娩出至阴道口时，接产者用双手接住胎盘，向一个方向旋转并缓慢向外牵拉，协助胎盘胎膜完整娩出。若在胎盘娩出过程中，发现胎膜有部分断裂，可用血管钳夹住断裂上端的胎膜，再继续向原方向旋转，直至胎膜完全娩出。胎盘胎膜娩出后，按摩子宫以刺激子宫收缩、减少出血，同时注意观察并测量出血量。若胎盘未完全剥离而出血多，或胎儿已娩出 30min 胎盘仍未排出，应行人工剥离胎盘术。

3. 检查胎盘、胎膜 将胎盘铺平，先检查胎盘母体面胎盘小叶有无缺损。然后将胎盘提起，检查胎膜是否完整，再检查胎盘胎儿面边缘有无血管断裂，及时发现副胎盘。若有副胎盘、部分胎盘残留或大部分胎膜残留时，应在无菌操作下伸手入宫腔取出残留组织。若确认仅有少量胎膜残留，可给予子宫收缩剂待其自然排出。

4. 检查软产道 胎盘娩出后，应仔细检查会阴、小阴唇内侧、尿道口周围、阴道及宫颈有无裂伤。若有裂伤，应立即缝合。

5. 观察子宫收缩及阴道流血 胎盘娩出前后，了解子宫收缩的强度、频率。胎盘娩出后，子宫迅速收缩，宫底下降至脐平，经短暂间歇后，子宫再次收缩成球形，宫底上升。准确评估阴道流血量，注意流血的时间、颜色和有无血凝块。常用的评估出血量方法有称重法、容积法、面积法和休克指数法。

知识拓展

新产程标准及处理的专家共识（2014）

2014 年，在综合国内外相关领域文献资料的基础上，结合美国国家儿童保健和人类发育研究所、美国妇产科医师协会、美国母胎医学会等提出的相关指南及专家共识，中华医学会妇产科学分会产科学组专家对新产程的临床处理达成以下共识，以指导临床实践。

1. 第一产程

（1）潜伏期：潜伏期延长（初产妇 >20h，经产妇 >14h）不作为剖宫产指征；破膜后且至少给予缩宫素静脉滴注 12~18h，方可诊断引产失败；在除外头盆不称及可疑胎儿窘迫的前提下，缓慢但仍然有进展（包括宫口扩张及先露下降的评估）的第一产程不作为剖宫产指征。

（2）活跃期：以宫口扩张 6cm 作为活跃期的标志。活跃期停滞的诊断标准：当破膜且宫口扩张≥6cm 后，如宫缩正常，而宫口停止扩张≥4h 可诊断活跃期停滞；如宫缩欠佳，宫口停止扩张≥6h 可诊断活跃期停滞。活跃期停滞可作为剖宫产的指征。

2. 第二产程

（1）第二产程延长的诊断标准：①对于初产妇，如行硬脊膜外阻滞，第二产程超过 4h，产程无进展（包括胎头下降、旋转）可诊断第二产程延长；如无硬脊膜外阻滞，第二产程超过 3h，产程无进展可诊断。②对于经产妇，如行硬脊膜外阻滞，第二产程超过 3h，产程无进展（包括胎头下降、旋转）可诊断第二产程延长；如无硬脊膜外阻滞，第二产程超过 2h，产程无进展则可以诊断。

（2）由经验丰富的医师和助产士进行阴道助产是安全的，鼓励对阴道助产技术进行培训。

（3）当胎头下降异常时，在考虑阴道助产或剖宫产之前，应对胎方位进行评估，必要时进行手转胎头到合适的胎方位。

来源：《中华妇产科杂志》，2014，49（7）：486.

（罗碧如　王国玉）

第三节　分娩疼痛的身心整体管理

学习目标

完成本内容学习后，学生将能：

1. 复述影响分娩疼痛的生物、心理、社会及时空因素。
2. 描述药物镇痛的方法和机制，以及非药物镇痛的方法和机制。
3. 列出分娩疼痛的阶梯式治疗方法。
4. 应用本章节内容防治药物镇痛的不良反应，从身心整体角度去关爱、支持产妇完成分娩这个生理过程，在全面降低孕产妇的风险度同时提高分娩幸福感。

一、分娩及分娩疼痛

（一）分娩

分娩就是在子宫收缩作用下将胎儿经产道排出母体的过程。子宫分为子宫体和子宫颈，前者主要由交织状纵行平滑肌及少量环行平滑肌构成，后者主要由环行平滑肌构成。子宫体的纵行平滑肌发生节律性收缩，不仅为娩出胎儿提供动力，而且，纵行平滑肌的阵发性收缩牵拉宫颈，环行肌肉扩张，因此也逐渐消除胎儿下降的阻力。

子宫平滑肌的活动受到神经－内分泌－免疫的调控。妊娠足月时，催产素受体（oxytocin receptor，OTR）数量及其敏感性增加，子宫平滑肌在催产素及前列腺素、内皮素等其他激素的协同作用下发生节律性收缩，启动并发展产程。催产素受体的敏感性受到很多因素的影响，孕产妇体内的二氧化碳分压是其中最重要的因素之一。当体内二氧化碳分压增加时，不仅催产素的敏感性增加，而且体内二氧化碳增加也改善内脏器官的微循环、红细胞的氧离曲线右移，氧气更容易从红细胞释放给组织细胞，子宫纵行肌肉的能量生成也更多，收缩更有效，宫颈环形肌肉更容易扩张。

催产素由下丘脑“室旁核”与“视上核”神经元生成，由神经垂体和其他神经末梢分泌。催产素又称为“爱的激素”，婴儿吸吮乳头、性爱或分娩时阴道和宫颈受到压迫牵拉，都可刺激催产素分泌。另一方面，缺乏安全感和紧张焦虑情绪可能同时抑制催产素的分泌和受体的敏感性。

外周的植物神经和大脑中枢都参与调控子宫平滑肌收缩。植物神经通常不受意识控制，又称为自主神经（ANS）。自主神经分为交感神经和副交感神经。交感神经兴奋性常因内外环境改变导致的紧张、焦虑而升高，而交感神经兴奋则导致环行平滑肌紧张，全身血液更多分布到骨骼肌，同时内脏、皮肤等部位血供减少，以帮助机体启动“逃跑或战斗”反应。环行平滑肌紧张可能表现为排便（分娩）困难、呼吸浅快、体内低二氧化碳血症、心率增快、血压增高、体温下降、内脏疼痛等。而副交感神经兴奋时则环形平滑肌张力下降，全身血液更多分布到内脏、皮肤，以帮助机体启动“修复或储备”反应。环行平滑肌松弛则可能表现为轻松排便（分娩）、呼吸深慢、心率减慢、血压下降、体温升高等等。另外，管理高级精神活动的大脑新皮质活动增强时，子宫收缩与宫颈开放受到抑制，而管理本能无意识行为的古旧皮质活动增强时促进子宫收缩和宫颈开放。大脑古旧皮质活动与生成释放催产素的区域又是密切联系的。

子宫阵发性收缩时肌壁间血管被钳闭，子宫缺血，表现出母体分娩疼痛和胎儿缺氧。产妇、家属甚至部分医护人员可能因过度担心胎儿缺氧而选择剖宫产手术。事实上这种生理宫缩引起的间断缺氧、复氧可能具有促进胎儿适应宫内向宫外生存转变的生理保护意义。产妇与胎儿的生理不同于一般成年人，因此不能按照成年人的生理标准判断产妇与胎儿是否发生病理性缺氧。胎儿在宫内处于相对低氧状态，虽然发育水平较低的机体代谢更高、氧耗更多，但耐受缺氧损伤的能力也比较强，耐受高氧损伤的能力却比较弱。阵发性宫缩诱导一定的母体应激反应以及胎儿自身的应激反应，不仅可以反馈性调节子宫收缩强度和胎儿缺氧的程度，而且可增加胎儿肺泡表面活性物质（PS）。PS 是由Ⅱ型肺泡上皮细胞分泌的一种脂蛋白，主要成分是二棕榈酰卵磷脂，分布于肺泡腔内液体分子层的表面，它能降低液－气界面的表面张力而增加肺泡的顺应性，增强肺功能，因此可增强胎儿从宫内“低氧海洋”到宫外“高氧陆地”的适应能力，这似乎也是人类进化过程的缩影。

（二）分娩疼痛

分娩疼痛（labor pain）的直接生物因素是子宫收缩导致肌壁间血管钳闭，子宫缺血和胎儿全身缺氧而生成大量低氧代谢产物。因此，分娩疼痛是一种阵发性的、渐进增强的、钝性的、急性生理性的内脏疼痛。子宫血供来源于子宫动脉，分为上行支和下行支。前者主要供应子宫体的上面大部分，后者供应宫颈和下部宫体。不难理解，当产妇越恐惧、紧张时，交感神经越兴奋，宫颈及血管的环形平滑肌张力越高，一方面宫颈不容易扩张而产程延长，另一方面宫缩时子宫缺血和胎儿缺氧加重导致疼痛加重，缺氧性胎心异常的可能性也增加，这一系列表现统称：恐惧－紧张－疼痛综合征（fear-tension-pain syndrome）。

分娩疼痛的程度不仅受到子宫收缩强度这一生物因素的影响，也受到其他诸多因素的影响，如低氧代谢产物、炎性因子会增加神经感受器的敏感性；恐惧、焦虑或者抑郁情绪可加重疼痛感觉等。分娩疼痛的影响因素可以概括为以下几种。

1. 生物因素 第一产程子宫平滑肌痉挛性收缩和宫颈扩张，机械与化学因素刺激神经末梢形成神经冲动经传入神经中的C纤维传入到脊髓T10~L1节段，再经脊髓上行纤维上传到大脑，形成明显的疼痛感觉。T10~L1节段的脊髓上行纤维也是腹壁、腰部以及大腿感觉的传导通路，因此宫缩疼痛常常映射到这些部位产生酸胀痛感觉。第二产程的疼痛除来自子宫收缩及宫颈扩张以外，还有胎头对直肠、盆底及会阴软组织的压迫和扩张，内脏与躯体神经末梢形成神经信号，经S2~4脊神经上传至中枢形成了躯体疼痛感觉，此时产妇明显感受到伴随疼痛的便意。宫缩导致局部缺血缺氧并产生大量低氧代谢产物，而低氧代谢产物引起疼痛的同时，也促进环形平滑肌舒张，同时刺激机体释放内啡肽（endorphin）而产生内源性镇痛松弛平滑肌效果。胎头与骨盆大小是否相称，宫缩强度、骨盆大小及解剖形态，有无宫腔感染、内源性激素分泌状态等都是影响分娩疼痛程度的生物因素。

2. 心理因素 产妇的性格特征、情绪状态；是否有自然分娩的经验；能否得到具有生育经验的同伴支持陪护（导乐，doula）对于分娩有重要影响。紧张、焦虑、恐惧可导致害怕－紧张－疼痛综合征。此时交感神经过度兴奋，使促肾上腺皮质激素、皮质醇、儿茶酚胺浓度增高，骨骼肌血供增加，而皮肤内脏血供减少，同时伴有呼吸浅快引起的低二氧化碳血症。交感兴奋及低二氧化碳血症导致血管平滑肌和内脏平滑肌的环形肌肉紧张，因此，子宫缺血缺氧加重，使产程延长及疼痛加剧。另外，焦虑紧张也会降低大脑皮质及皮质下的痛阈，使子宫传入的微弱信号被感知为不能忍受的强烈刺激。另一方面，产妇合理放松则可能促进内啡肽等物质的释放，从而促进产程进展并控制疼痛程度在可耐受范围，甚至可能产生性高潮快感。

3. 社会因素 社会文化、原生家庭关系、夫妻感情、婆媳关系、家庭经济状况、对胎儿性别偏见、以往疼痛的经历、自然分娩的经验、对分娩的态度、对自然分娩的自信心以及接受教育程度等，都可以直接影响产妇的焦虑程度，从而间接影响分娩疼痛的强度

4. 时间和空间因素 自主神经具有昼夜节律，白天交感神经更兴奋而夜间副交感神经更兴奋，因此分娩通常在夜间启动并顺利发展，而且夜间分娩疼痛可能更轻产程更短。舒适的待产环境，如柔和的灯光、宜人的温度、令人愉悦的氛香、舒缓的音乐，可以刺激大脑古旧皮层和副交感神经而减轻疼痛。医务人员对分娩的认识及服务的方式，周围待产妇的表现等，都会影响产妇的情绪而影响疼痛感受。

对分娩疼痛影响因素的认识可以反映医学模式的发展，从简单的生物医学模式，逐渐发展为生物－心理－社会－时空医学模式。

影响分娩疼痛的心理因素可能因人格成熟度、对疼痛的认知、心理防御模式，应对行为不同，而表现出对分娩疼痛耐受能力不同：有人感觉难以忍受，也有少数人产生了性高潮快感。虽然有人认为分娩疼痛的强度与截断一根手指的疼痛程度相当，但是，分娩疼痛是内脏痛（visceral pain），手指疼痛属于躯体疼痛（somatoform pain），两者的性质不同，可比性较差。在未来的产科医疗服务领域，专业的生育培训将纳入服务，因此让孕产妇正确认识和悦纳分娩疼痛，并配合身心治疗技术，可能有更多产妇体验到分娩期的高潮快感。

人类繁衍发展的历史足以证明，绝大多数女性应该能够耐受分娩过程中阵发性的、渐进增强的、钝性的、急性生理性内脏疼痛而不需要药物的治疗。

二、分娩疼痛的药物治疗

药物分娩镇痛的应用基于人们对疼痛生物成因的认识、麻醉药物与麻醉技术的发展。所有阻滞分娩疼痛神经传导通路以及改变分娩疼痛影响因素的措施，都可能成为临床减轻或消除分娩疼痛的镇痛技术。目前，随着麻醉医生进入产房与产科医护密切合作，腰部椎管内分娩镇痛在世界范围内广泛开展。虽然腰部椎管内镇痛的效果更确切，但也可能影响分娩这一生理过程中的自主神经功能状态，表现为更多的体温升高、宫缩异常与产程延长、产后腰背痛等不良反应。进入现代医疗服务体系的孕妇获得足够的孕期培训以及身心呵护后，可能仅需要少量全身镇静镇痛药物缓解焦虑，少部分产妇也可能需要更确切的椎管内镇痛。镇痛期间密切观察并及时防治药物镇痛的毒副作用是确保母子安全的途径，药物镇痛对分娩母儿的长期影响尚不清楚，因此也需要强调实施分娩镇痛必须坚持产妇自愿、安全第一以及预见性原则。

（一）分娩疼痛传导的神经通路及可选择的镇痛药物及技术

分娩疼痛形成的解剖生理机制在不同的产程略有不同。第一产程中分娩疼痛来源于子宫收缩和宫颈扩张，与交感神经伴行的 C 纤维传递子宫和宫颈的疼痛冲动进入 T10~L1。第二产程的疼痛来源于阴道和会阴，由阴部神经传递冲动到 S2~S4。因此，药物镇痛时可以选择第一产程向椎管内注射麻醉药物阻断 T10~L1 节段的交感神经及椎旁神经根，第二产程通过宫颈旁阻滞、会阴神经阻滞或骶管注射麻醉药物阻滞骶神经根。

不难理解，子宫在神经 - 内分泌 - 免疫调节下发生收缩，局部的物理及生化因素形成生物电信号经神经通路传导入大脑，经中枢整合后形成疼痛感觉。虽然，疼痛的原始信号来源于子宫局部的生物电信号，但心理、社会、空间、时间因素可能通过影响自主神经和中枢神经不同功能区域而成为放大器，从而改变疼痛感觉的强度。既然分娩疼痛最终是由大脑整合了来自子宫收缩的生物电信号与认知情绪等信息而形成，也与神经系统的敏感性相关。因此药物治疗包括局部给药阻断生物信号的传递，以及全身给药改变神经系统的敏感性。局部给药主要指椎管内的硬膜外镇痛和腰硬联合镇痛，近年又逐渐出现了持续腰麻镇痛技术。全身给药有口服、肌内注射、静脉和吸入麻醉等途径。

药物性镇痛也可以根据是否需要麻醉医师参与而分为：不需要麻醉医师参与的镇痛方法和需要麻醉医师参与的麻醉镇痛方法。口服和肌内注射途径的全身给药以及会阴局部阻滞通常不需要麻醉医师实施，而静脉、吸入途径的全身给药、椎管内硬膜外或腰麻都需要麻醉医师的操作与监测。

值得强调的是，无论选择哪种分娩镇痛方法，产程中对产妇的身心呵护和对母儿的有效监测，并具备随时启动紧急救治措施是保证安全的前提。因此，应该在持续提供非药物干预技术降低产妇恐惧焦虑、提高舒适度的基础上，使用有限剂量和有限时程的药物镇痛，以提高临床安全性和产妇的满意度。

（二）分娩疼痛的局部给药治疗

临床常用的局部麻醉药分为酯类（普鲁卡因、氯普鲁卡因、丁卡因）和酰胺类（利多卡因、布比卡因、罗哌卡因、左布比卡因）。酯类局部麻醉药可迅速被血浆胆碱酯酶分解代谢，因此胎盘转运率较低，心血管毒性更弱。酰胺类局部麻醉药与血浆蛋白结合，由肝脏缓慢代谢，其心血管毒性与胎盘转运率相对高于酯类，但是酰胺类的半衰期相对更长，重复使用量及累积使用量更少，也不容易产生耐药现象。

局部神经阻滞、椎管内阻滞都属于局麻药区域麻醉阻滞范畴。

1. 局部神经阻滞法　此种镇痛方法主要由产科医师或助产士实施，主要包括宫颈旁阻滞、会阴神经阻滞和阴部浸润阻滞。

（1）宫颈旁阻滞（paracervical block）：宫颈旁阻滞的技术可减轻第一产程的疼痛，即以局麻药阻滞宫颈旁的 Frankenhauser 神经节，该神经节位于宫颈阴道联合的侧后位。宫颈旁阻滞通常不延长第一产程，但它不能阻滞发自阴道下段及会阴的躯体感觉纤维，因此，它对第二产程的阴道及会阴扩张性疼痛无明显镇痛效果。

（2）会阴神经阻滞（pudendal nerve block）和阴部浸润阻滞（perineal infiltration）：第二产程产痛主要来自于阴道下段及会阴体的扩张。因此，会阴神经阻滞对第二产程镇痛效果显著，只适用于出口产钳的助产操作，但对中位产钳操作、产后宫颈修补术及宫腔探查术的局部麻醉效果较差。阴部浸润阻滞麻醉只适用于会阴侧切及阴道修补术。

2. 椎管内阻滞（intrathecal block）　可达到最确切镇痛，且产妇可保持清醒，并可能主动参与分娩过程，目前已在国内外广泛用于分娩镇痛，临床上甚至以“分娩镇痛”代指椎管内药物镇痛。

椎管内的脊髓周围有一层脑脊液包裹，脑脊液外有通常贴合在一起的蛛网膜和硬脊膜，脑脊液存在的腔隙为蛛网膜下腔；硬脊膜与外面的黄韧带之间一个潜在的腔隙，即硬膜外腔。

（1）椎管内阻滞镇痛的方法

1）硬膜外腔麻醉镇痛（epidural labor analgesia）：为了适应性调节硬膜外腔麻醉的时间以适应产程及分娩方式的变化，通常经硬膜外腔穿刺针置入导管，即可根据需要经导管补充注射药物。给药方法包括间断推注、持续泵注、产妇自控泵注等。产妇自控泵注指产妇根据自己的镇痛需求对输注泵发出指令，因此可实现个体化给药，从而减少局麻药用量，降低中毒风险。硬膜外腔麻醉需要的药量较多，局麻药中毒的风险更高，显效更慢，有时候因局麻药物不能在硬膜外腔充分均匀扩散而出现花斑样麻醉、麻醉范围不够等麻醉不全现象。

2）蛛网膜下腔麻醉镇痛：将局麻药物直接注入脊髓周围的蛛网膜下腔，称为蛛网膜下腔麻醉（也称腰麻，subarachnoid anesthesia）镇痛。腰麻虽然可在小剂量局麻药物作用下快速完全显效，但局部穿刺导致的损伤和感染风险增加、麻醉快速显效以后的循环和呼吸抑制风险增加。近年也有在蛛网膜下腔置入微导管实施持续腰麻以满足弹性给药的需求，但是，感染和硬脊膜穿破后头痛的顾虑限制了持续腰麻的临床广泛应用。

3）腰硬联合麻醉（combined spinal-epidural anesthesia，CSEA）：硬膜外穿刺成功后，通过针内针（硬膜外针内腰麻针）技术先在蛛网膜下腔注射少量麻醉药物，拔除腰麻针后再置入硬膜外腔导管，根据手术与镇痛需要经导管向硬膜外腔注射药物，因此这种联合麻醉方法结合了腰麻的快速完善显效与硬膜外腔麻醉的弹性给药特点，在临床得到越来越广泛的应用。

局部给药分娩镇痛可能具有更确切的镇痛效果，同时也可能发生明显的毒副作用。

麻醉医师参与的分娩镇痛效果更确切，但生命体征的变化也更明显。因此，目前不能肯定，具有监测判断与急救经验的麻醉医师参与产程管理是否会减少产科孕产妇不良事件。

（2）椎管内阻滞镇痛的并发症：椎管镇痛与椎管内麻醉的并发症相似，椎管内分娩镇痛的并发症包括镇痛期间的局麻药中毒、严重低血压、宫缩和胎心异常、体温升高、神经损伤等。

1）局麻药中毒：局麻药中毒可能发生在区域阻滞或椎管内麻醉时，可能导致心肌毒性、意识障碍、惊厥抽搐等，其发生原因可能有血管内注射局麻药、局麻药的使用总量过大、注药部位血管丰富而全身吸收加快。小量分次注射局麻药可早期发现血管内注射，从而避免严重的局麻药毒性反应。一旦发生局麻药中毒，应尽早由麻醉医生实施脂肪乳输注、呼吸循环支持，甚至心肺复苏等治疗。

2）低血压与心率异常：定义为动脉血压下降超过基础血压的 20%~30% 或动脉收缩压低于 90mmHg，可能发生在区域阻滞或椎管内麻醉时，也是椎管内麻醉最常见的并发症。其发生率和严重程度取决于阻滞平面、产妇的体位、生理状态以及是否采取了预防措施。低血压的防治措施包括：在持续监测和建立静脉通道的基础上局部给药；使产妇处于左侧位或子宫左移维持相对正常的回心血量；给予少量升压药物如静脉注射麻黄碱 5~15mg 或去氧肾上腺素 50~100μg 对抗交感神经抑制。

在强调防治镇痛后低血压时，必须强调动态监测 SPO_2 和脉率。镇痛后脉率增快或者减慢都暗示血压变化和子宫灌注降低，同时可能伴随胎心的改变。通常分娩镇痛的产妇仅接受间断无创血压监测，具有不连续实时和不准确的缺点，而基于 SPO_2 的脉率通常与心率一致，不仅有实时连续准确的优点，而且还可反映心律是否整齐、氧合是否降低，间接反映血压的变化方向等信息。如果镇痛后观察到脉率升高，需要进一步判断是否存在血压下降、体温升高、胎心加快等。

3）椎管内分娩镇痛对宫缩和产程的影响：椎管内镇痛以后可能因为体内的自主神经平衡状态改变、二氧化碳分压改变等导致子宫持续的过度活跃状态或宫缩抑制。注射局部镇痛药物后应仔细监测子宫收缩及胎儿状态。如果镇痛以后发生了子宫过度活跃状态以及胎心减慢，可静脉推注硝酸甘油 50~100μg 或硫酸镁 4g 松弛子宫，此时也需要与脐带脱垂等急症鉴别。有学者推荐，如果分娩的进展不满意，可以考虑静脉滴注催产素，直至分娩进展正常。如果使用足量催产素后宫口扩展缓慢、胎头下降停止或胎儿情况改变，则施行剖宫产。

随着分娩镇痛在世界范围内的广泛开展，妇产科领域的学者对产程进行了重新定义。1955 年，Friedman 等人将第二产程的正常值定位：初产妇 2h 以内，经产妇 1h 以内。2012 年，美国妇产科学院重新定义第二产程：有硬膜外分娩镇痛的初产妇 4h 以内；无硬膜外镇痛的初产妇 3h 以内；有硬膜外分娩镇痛的经产妇 3h 以内；无硬膜外镇痛的经产妇 2h 以内。制订第二产程时程上限的目的是防治胎儿在宫内的缺氧损伤以及产妇盆底软组织因胎头挤压时间过长而发生损伤。理论上，产程的判断根据宫口开放，而宫口开放程度的检测非常主观，产程的划分并不精准；椎管内分娩镇痛可以改善子宫胎盘灌注以及胎儿氧供，且胎心监护没有发现胎儿缺氧表现，第二产程延长可能不影响新生儿预后，但是第二产程延长是否增加母体的盆底损伤可能需要更长时间的随访观察。

4）椎管内镇痛后体温升高：临床上观察到产妇在接受椎管内镇痛以后，随着时间延长体温逐渐升高，超过三分之一可能达到诊断发热的标准。也有部分产妇在镇痛后胎心监护显示胎心逐渐加快，然后发现体温升高。虽然目前没有足够的证据说明椎管内镇痛导致了产妇发热，但基于椎管内镇痛对自主神经功能的影响，也不能完全否定椎管内镇痛导致了产妇的体温自我监测调节功能下降，进而发热。另外，自主神经－内分泌－免疫网络本是相互影响的网络，分娩过程中椎管内镇痛明显改变自主神经的平衡状态，因此在发热产妇的血液和胎盘组织中也可能检测到炎性反应的证据。

产妇发热可能与胎儿缺氧、感染、新生儿脑损害相关，但是目前没有公认的安全有效的防治产妇发热的方法。产妇发热可能增加助产率和新生儿患病概率，通常不推荐使用药物降温。维持产妇的体表及核心体温平衡以及稳定的血液循环灌注，可能有助于防治母子预后恶化。建议在非药物镇痛、必要时首选全身给予镇静镇痛药物基础上，以最短时间、最少药物的椎管内镇痛满足安全有效的目标。

5）神经和血管损伤：神经损伤可源于穿刺针直接损伤、意外带入化学物质、病毒或细菌。有研究表明，局麻药中加入肾上腺素可增加神经毒性。另外，供应脊髓前动脉的小滋养动脉经过椎间孔时，也于硬膜外侧腔处走行，损伤这些血管可导致脊髓前部缺血性损伤或硬膜外血肿。

但麻醉操作不是产科患者神经损伤的唯一原因，胎头的压迫或者体位引起的过度牵拉和压迫可能导致腰骶部神经干的损伤，产妇在第二产程时长时间处于截石位，膝关节处腓总神经可能受压而损伤。如怀疑神经损伤应尽早请神经科医师会诊，及早诊断并给予恰当的治疗对改善预后至关重要。

区域阻滞是麻醉专业里非常成熟的技术，但分娩是生理过程，绝大多数产妇都能按照生理规律顺利完成分娩，因此只为那些的确需要医疗干预的产妇提供区域阻滞，可能改善产妇整体的分娩结局。

三、分娩疼痛的非药物身心整体治疗

分娩疼痛非药物治疗的实施，基于人们对分娩疼痛的心理、环境、时空等多因素的认识。实施者可能是孕妇的家人，也可能是医院内的护士和助产士，还可能是具有分娩经历且接受过身心治疗技术培训的导乐师（Doula）。

导乐陪产是20世纪70年代美国Klaus医生倡导的方法，由一个具有生育经验和产科专业基础知识的女性，在产前、产时及产后给予产妇持续的心理、生理和情感上的支持与鼓励，使产妇在舒适、安全、轻松的环境下顺利分娩。一个对分娩和疼痛存在负面认识、怀着恐惧心理或者难以平复自己的紧张、焦虑的陪产者，可能成为分娩的阻力，因为产妇对分娩环境中其他人的身心状态有非常敏感的感知能力。所以，强烈建议陪产人员特别导乐师应该建立对分娩和疼痛的积极正确的认识，同时拥有觉察自己和他人情绪的能力，并掌握一定的身心治疗技术，如在陪产时能够平静自己基础上给予共情接纳支持，从而减少分娩的阻力。

（一）对身体实施干预的镇痛技术

1. 自由体位　自由体位是孕产妇自己乐于选择的，让自己更舒服的待产和生产体位。越来越多的产科工作者主张产妇在产程中仅间断接受胎儿监测，并根据产妇的意愿选择自由体位，包括卧、走、立、坐、跪、趴、蹲等。卧：仰卧、左右侧卧、半卧等，避免强行要求产妇左侧卧位，主张产妇选择舒服的体位并随时变换。走：根据产妇意愿下床在待产室或附近走动；立：以床尾栏为支撑扶手弯腰站在床尾，或者双手扶在床尾栏，臀部左右摇摆，或者背靠墙或瑜伽球站立；坐：可正坐，也可反坐在椅子上；跪：双脚分开跪在矮床软垫上，臀部翘高或臀部左右摇摆；趴：双手抱棉被趴在软垫上或瑜伽球上；蹲：双手扶床沿、椅子或向上牵拉围巾吊带，两脚分开蹲在地上。有研究表明，产程中产妇的运动和体位改变能产生积极作用，包括改变产妇的呼吸模式、减轻疼痛、改善母胎循环、促进胎头下降、缩短产程、减少会阴损伤和侧切等。

2. 穴位按摩　穴位按摩是以中医理论为基础的保健按摩，要求手法渗透力强，具有疏通经络、平衡阴阳、调和脏腑的作用，从而达到放松肌肉、减轻疼痛、调节全身神经、内分泌、免疫等多系统功能等效果。常用的按摩穴位是交感穴、子宫穴、内分泌穴及神门穴，如产妇过度紧张焦虑则加身心穴。按摩三阴交、合谷穴、太冲穴和阿是穴等也可以缓解疼痛。

3. 针刺镇痛　针刺镇痛作为中国传统医学的重要组成部分，也可产生分娩镇痛效果。针刺的穴位包括合谷、三阴交和足三里等。近二三十年来，西方国家也开始尝试将它用于分娩镇痛。

4. 经皮电神经刺激　经皮电神经刺激仪（TENS）是 Melzack 依据疼痛的“闸门学说”研制，通过电刺激较粗的传入神经而激活脊髓背角或中枢下行性的抑制系统，从而产生镇痛效果，但其确切的镇痛机制尚不清楚。可能激发了人体内源性镇痛物质内啡肽的产生，提高机体痛阈，同时对相应神经根刺激，可以发挥闸门控制作用，从而达到镇痛目的。1977 年，瑞典的医师将其应用于分娩镇痛。经皮电神经刺激常用的方法如下。

1）应用韩氏穴位神经刺激仪：第一产程时将两个电极放置于产妇的夹脊穴（对应脊柱 TlO~L1，旁开 3cm），第二产程时将另两个电极板置于次髂穴（对应脊柱 S2~4，旁开 3cm），刺激频率 2/100Hz 交替，强度 15~25mA，每小时刺激 1 次，每次 30min，以产妇的最大耐受强度为限。

2）应用 G-6805-2A 电针仪：将电极板贴于双侧合谷、内关、三阴交、太冲穴，外加电针治疗仪进行穴位刺激，每 30min 调节 1 次治疗频率直到分娩结束，刺激强度以产妇能耐受为原则。经皮电刺激法使用简单方便，无创伤性，易被产妇接受，其镇痛目标为减痛，从而减少镇痛药物的使用量和使用时间。

5. 皮内水注射法　又称为水针，是在产痛所涉及神经传导部位注射无菌注射用水，形成皮丘在局部引起机械性强刺激，可能减少由外周神经纤维传入中枢的神经冲动，起控制闸门的作用，也可能使内啡肽水平升高，达到镇痛效果。常用方法是：于宫口开大 3cm 后，产程活跃期在第 5 腰椎棘突划一纵行中线，左右各旁开 2cm 为注射点，由此点上下 2cm，亦可单纯向下 2cm 共 6 点或 4 点，皮内注射 0.5ml 无菌注射用水，形成直径约 1.5cm 的皮丘。腹痛明显时，可以在腹部髂前上棘连线水平，向中线旁开 3cm 左右加注两个部位。也可选择在髂后上棘两侧以及其下 3cm、偏内侧 1cm 的位置注射 0.05~0.1ml 灭菌用水形成 4 个小皮丘（用带25号针头的1ml注射器）。水针快速刺入的20~30s会产生剧烈疼痛，拔针后随着针刺痛消退，产妇的腰背部疼痛也会减轻，镇痛可持续45~120min。如果有需要，皮内注射可重复。Wiruchpongsanon的研究表明，皮内注射组在注射后30min、1h及2h疼痛减轻，认为皮内水注射是治疗第一产程中产妇背部疼痛的有效方法。无菌注射用水为非药物，对母婴近远期均无影响，使用的目标也是避免或延迟使用麻醉镇痛。

6. 水中分娩 自1983年Odent发表第一篇关于水中分娩的报道以来，水中分娩在世界范围内广泛应用。产妇于第一产程及第二产程的前期坐于热水的浴盆中，靠水温和水的浮力缓解产痛。水的浮力和静水压使产妇有失重感，肌肉相对放松，有助于产妇消除紧张疲劳及放松盆底肌肉，使得分娩更为自然。此外，合适的水温还能使产妇体内儿茶酚胺释放减少，改善子宫灌注，促进节律性宫缩，增加会阴组织弹性，有利于减轻宫缩疼痛及缩短产程。研究证实，水中分娩可以减轻分娩疼痛，减少麻醉和产科干预。

7. 热疗与冷疗 热疗指使用热水袋、电热毯、热湿毛巾热敷产妇的腰背部、下腹、腹股沟和会阴部，可改善盆底的血液循环、缓解疼痛、消除寒战、减少关节僵硬、缓解肌肉痉挛、增加结缔组织的伸展性。冷或冰疗通常用冰袋、瓶用冰、冷毛巾等放在产妇的胸部、面部和背部，以舒适及不感觉寒战为度。冷疗也可以用于缓解肌肉痉挛、消除炎症和水肿。必要时可使用冷热交替治疗，刺激局部的血液循环和内源性镇痛物质生成。冷热敷以及部位选择都需要尊重产妇的感觉和选择。

8. 运用分娩球 分娩球是一个柔和具有弹性的球体。产妇可间断骑坐在分娩球上休息；可由旁人指导并协助产妇在分娩球上缓慢弹坐，或者缓慢旋转对盆底肌肉进行按摩，缓解会阴部和腰骶部的疼痛；也可坐在球上配合深慢的呼吸规律性活动髋部；或者跪伏在分娩球上改变体位和呼吸方式，并依靠球体对皮肤的弹性接触而缓解疼痛。

（二）心理支持疗法

心理支持疗法是改变产妇心理状态、改变影响分娩的神经－内分泌－免疫调控网络，达到控制产妇紧张情绪、减轻宫缩疼痛的一种非药物疗法。通常需要在孕期对产妇及其家属进行解剖生理和妊娠分娩知识宣教，训练产妇掌握特殊的呼吸技巧、心理暗示和想象，转移注意力，松弛肌肉，消除紧张、焦虑，以减轻疼痛的身心放松技术。通过呼吸调节自主神经的平衡状态，从而改善内脏器官的血供与氧供，同时减少大脑皮质对疼痛的敏感性，达到减轻疼痛和增加疼痛耐受的目的。心理支持疗法的优越性在于：能积极调动产妇对生育的责任感及主动参与分娩的积极性，使产力与产程趋于正常，避免不必要的医疗干预，如助产、手术产及不必要的分娩镇痛等对母儿的不良影响。

常用的心理支持疗法包括以下几种。

1. 催眠分娩 催眠分娩，与温柔分娩或宁静分娩具有相似的生育健康观点与放松技术，都强调培训和帮助孕产妇应用放松技术让自己处于类似睡眠的状态，从而促进宫口开放、减轻疼痛、稳定胎心。所有的放松技术都基于对分娩和疼痛的正确认知并消除恐惧，再结合呼吸技术、语言暗示、轻抚触按摩等身心技术使产妇能够自我放松与专注，对内外环境做出适度反应。具体步骤：第一步，进行分娩前预备教育与相关培训，运用心理学技术改变孕妇及家属对分娩过程及分娩疼痛的认知，利用松弛治疗渐进放松、体验催眠与自我催眠；第二步，在自然分娩的过程中，产妇处于自由的舒适体位，在催眠音乐与语言的引导中，通过呼吸调节实现自我放松和催眠。已有的研究显示催眠可减轻分娩疼痛、增加产妇的满意度。

2. 拉玛泽（Lamaze）减痛分娩法　1952年由法国医生Fermmd Lamaze在自然分娩法和精神预防性分娩镇痛法的基础上提出的，是当前世界范围内使用的非药物分娩镇痛法。其操作要点包括：①教育孕妇及家属，消除紧张情绪。②镇痛呼吸技术：潜伏期进行深而慢的腹式呼吸，即每一次宫缩时，从鼻孔吸气，用嘴呼出，也称净化呼吸，以此来缓解紧张和疼痛。在第一产程末期、宫口开全之前，用快而浅的呼吸和喘气，第二产程时向下屏气代替喘气，产妇屈膝，两手握膝，宫缩时向下屏气用力。③按摩法：第一产程活跃期，宫缩时可在下腹部按摩或产妇侧卧位按摩腰骶部，可与深呼吸相配合，宫缩间歇时停止。④压迫法：第一产程活跃期，让产妇双手拇指按压髂前上棘、髂嵴或耻骨联合，或吸气时用两手握拳压迫两侧腰部或骶部，与按摩法交替使用。

3. 营造舒适分娩环境的镇痛方法

（1）芳香疗法：又名“香薰疗法”，是指由芳香植物所萃取出的精油作为媒介，并以按摩、沐浴、熏香等方式，经由呼吸道或皮肤吸收进入体内，刺激嗅觉中枢和身体不同部位神经、循环以达到舒缓情绪和促进身体放松的一种自然疗法。茉莉和薰衣草是产程中最常用的精油。临产时，精油香薰可以诱导爱与浪漫的感受，减轻分娩痛苦，给产妇留下愉快的生产体验。阵痛期间，在腹部或下背部涂抹精油并进行圆圈状的按摩运动使产妇放松，可刺激皮肤中枢反射，促进内啡肽释放。Burns等进行了一项大型的前瞻性研究探索芳香疗法在产程中的效果，结果表明50%的产妇和助产士认为该疗法有效，14%认为无效，还有1%的人对芳香精油有恶心、皮疹、头痛等轻微不适。部分产妇和医护认为环境中的芳香味道可能影响母婴之间的嗅觉联系，因此建议限制性使用。

（2）家庭式分娩：家庭式分娩指医院提供集待产、分娩、产后康复为一体的家庭式产科病房，营造温馨的分娩环境，丈夫或其他家属陪伴产妇，鼓励产妇及其家人参与和决策分娩方式，有效提高了产科质量。家庭式产房的应用不仅可以缩短产程，而且可以减轻分娩疼痛，减少新生儿窒息的发生率。

（3）音乐疗法：音乐治疗具有消除紧张、焦虑、抑郁等不良情绪的作用，可以刺激内啡肽的分泌和降低儿茶酚胺的水平而减轻疼痛或增加疼痛耐受。在音乐的选择上，可以提供音乐的类型和曲目，由产妇按照自己的喜好选择，也可在音乐治疗专业人士的指导下，根据不同产程的宫缩特点选择相应曲目。产妇也可以自行决定是否使用耳机。将音乐应用于整个产程时，如果遇到产妇休息和睡眠应暂停音乐的播放。如果产妇曾经接受过音乐引导放松与想象的体验，在产程中使用则可能增强效果。

另外，产妇的生物节律也可能影响分娩过程及疼痛。维持产妇的正常生活节律也有助于促进顺产和减轻疼痛，比如让产妇保持饮食与睡眠节律，可以维持正常内分泌与自主神经节律。理论上，为了增加围产期安全性的禁饮、禁食原则应该有所调整。临床上也越来越重视饮食的种类而不是禁饮、禁食的时间。在待产过程中按照日常的进食规律摄入清淡、易消化的饮食，可以避免饥饿的应激反应和大量高能饮食引起的胃肠负荷过重。

分娩疼痛的身心整体治疗不仅定义为产妇自己身心结合、产妇与时空环境的和谐连接，也强调孕产乳期的整体调节管理。实施身心整体管理的内容包括：在孕期保健的身体检查同时评估心理状态；治疗孕产期并发症和合并症应该以预防自主神经平衡紊乱为基础；孕期接受培训获得身心调养的自我保健技术并能够坚持练习；产妇与家人、导乐师、产科医护的情感联系等。为每位产妇提供全程的身心呵护、给予适当的监测以及必要的医疗药物干预支持，优化产妇的身心状态，是提升分娩安全性和生育幸福感的重要途径。

（李华凤）

第四节　人文关怀服务在产科的应用

学习目标

完成本内容学习后，学生将能：

1. 复述对产妇实施人文关怀的重要性。
2. 列出在产程不同阶段实施人文关怀的措施。
3. 描述产前、产时、产后不同阶段实施人文的内容。
4. 应用不同的措施给予产妇全方面的支持。

一、概述

人文关怀又称人性关怀、关怀照护，是指医护人员以人道主义的精神对患者实施救死扶伤，进行治疗和照顾，促进患者康复。除了为患者提供必需的诊疗技术服务之外，还要为患者提供精神的、文化的、情感的服务，以满足患者的身心健康需求，体现对人的生命与身心健康的关爱。人文关怀就是关心人、爱护人、尊重人，是社会文明进步的标志。虽然大多数妇女的妊娠、分娩是一个正常的生理过程，但在孩子出生的过程中，产痛使产妇不舒适、紧张和恐惧，产妇需要关爱和呵护，需要同情和陪伴。医务人员对产妇实施人文关怀，既满足了产妇的需求，也体现了医务人员爱母、爱婴、爱伤的精神。

二、对产妇实施人文关怀的重要性

分娩室是妇女分娩的场所，分娩活动的主体是产妇及胎、婴儿，助产士是守护产妇的主要专业力量。助产士利用自己的专业知识和技术，帮助妇女顺利完成这一特殊生理时期。同时，助产技术是否规范、助产服务是否优良、分娩环境是否安全舒适等，直接影响妇女分娩活动的进程、安全性、舒适性、分娩结局和对分娩过程的感受，上述这些方面又受到在产程中助产士是否给予产妇关怀、呵护、同情等影响。妇女对分娩的体验、感受及是否满意，与产妇在这个过程中是否被尊重以及是否感觉到能够把控分娩过程有关。研究表明，产程中对产妇的持续关怀和支持可以缩短产程、使产妇更有信心、分娩结局更好。对产妇的关怀不仅体现在分娩阶段，而应该是产前、产时、产后连续进行的。新时代的助产士应该转变助产理念，在提高助产技能的同时，更应熟知对产妇实施关怀的重要性，注重对产妇提供人文关怀措施，对不同的产妇给予不同的需求满足，有针对性地解决她们的问题，并让产妇真切感受到来自助产士的真诚、热情、细致的照顾和帮助。助产士对产妇的人文关怀主要应体现在以下方面。

1. 提供孕期保健服务、孕期健康教育和咨询，解除疑虑。
2. 工作人员语言规范、注意保护产妇隐私，避免身体和语言伤害。
3. 产妇进入产程后，动态评估产程进展情况，保证安全。
4. 对产妇提供全产程连续性全方位支持和生活照顾，陪伴产妇。
5. 加强产妇待产和分娩时的体位管理，鼓励产妇保持活动，促进舒适。
6. 鼓励使用非药物方法减轻产痛，并给予情感上支持。
7. 提高助产人员助产技能，适度保护会阴；降低非指征会阴切开。
8. 耐心指导产妇第二产程正确使用腹压（自主用力）。
9. 降低非指征剖宫产率，减少不必要的医疗干预。
10. 对产妇出血风险进行评估，严密观察第三产程，预防产后出血。
11. 密切观察新生儿，帮助早开奶和吸吮，指导产妇母乳喂养。

三、孕期健康教育

（一）孕期健康教育的目的

健康教育是指通过采用健康信息传播等干预措施促使人群或个体自觉采纳有利于健康的行为和生活方式，从而避免或减少暴露于危险因素，达到疾病预防、治疗康复、提高健康水平的目的。健康教育的特定目标是改善对象的健康相关行为。解决孕妇的分娩相关知识缺乏，帮助她们树立自然分娩的信心本身也是一种人文关怀，助产人员应该重视健康教育工作，并利用健康教育帮助孕妇及家庭采取健康行为。

（二）有关分娩的健康教育的作用

1. 为孕妇和家属提供分娩的相关知识和信息，使她们了解正常分娩的过程，减少对分娩的恐惧和焦虑，为分娩做好充分的精神准备。

2. 孕妇在临近预产期时，对分娩的事情开始关注，但大多数时候从周围人那里得到的信息多为负面信息，健康教育可以解除准父母的疑虑。健康教育使准父母获得正确的知识，从而对分娩方式的选择做出明智的决策。孕妇做好精神准备和学习应对分娩疼痛的技巧。

3. 除了分娩的相关知识，医务人员对孕妇和家属关注的有关孕期、产褥期、新生儿等方面提供更多相关知识和信息，以满足他们的需求。

4. 医务人员为孕妇和家属进行健康教育过程中，体现对孕妇和新生儿的关爱，同时也体现了医务人员的专业水平。

（三）孕期健康教育的人群

孕期健康教育的主要对象是孕妇，但无论是妊娠期还是分娩期和产褥期，孕产妇都需要来自家庭成员的支持和帮助，因此，孕妇的家庭成员以及产褥期产妇和婴儿的护理者都应纳入到健康教育的对象中。健康教育目的是帮助他们改善不健康的行为，促使他们采取有利于产妇、胎儿及新生儿的健康行为和生活方式，保障母婴安全，促进优生、优育。

（四）健康教育形式多样性，满足不同孕妇和家属的需求

大多数孕妇都是职场人士，在满足她们相关健康知识需求的同时，采取多样的健康教育形式，如孕妇学校课堂教授、门诊咨询、宣传彩页、微信公众号、健康大讲堂等，方便她们获取知识和解决问题。

四、分娩的服务模式改变

目前，多数医院的分娩室仍是以医生为主导的服务模式，但进入分娩室分娩的产妇大多数是低危产妇，因此，服务模式应向着助产士为主导的模式转变，这样才能做到减少不必要的干预（医生掌握着更多的技术和权限，在处理产程时容易使用干预手段，对于正常产妇来说有的是不必要的。助产士在为产妇服务过程中，由于所掌握的权限有限，限制了对产妇的干预，因此，更多的时候是从陪伴、观察、等待、安慰、促进舒适等方面着手，从而减少了不必要的干预），医生可以把更多的精力放在对高危孕产妇的管理上，这样对于医院来说既可以减少人力成本，又可以减少不必要的干预，保护自然分娩过程，同时使医疗资源更好更合理的利用。因此，分娩室应实施以助产士主导的助产模式，并合理配置助产士的人数。主要体现在以下几个方面：

1. 向"以孕产妇为中心"的服务模式转变。
2. 责任助产士对产妇实施一对一的全程服务。
3. 减少不必要的干预，陪伴产妇，促进产妇舒适和安全。
4. 实施必要的干预时动作轻柔，告知操作的目的和可能引起的不适。
5. 及时给孕产妇及陪伴家属反馈产程进展和给予必要的解释。
6. 注意在产妇身体暴露的操作中保护隐私，体现出对产妇的关怀。
7. 关注和指导陪伴家属，使他们参与产妇的分娩过程，减少紧张感。
8. 严密监测产妇和胎儿情况，发现异常及时处理，情况严重的通知医生处理。
9. 产后注意观察，预防产后出血，协助产妇舒适体位，注意保暖。
10. 爱护新生儿，注意保暖，指导母乳喂养，体现出爱婴。

五、在分娩过程中的人文关怀

（一）分娩环境

对产房工作的质量控制是保障分娩活动中母婴安全的重要措施，也是产科质量管理的重要组成部分。产房质量控制主要包括基本设施、环境、分娩安全、人员准入及培训。

1. 产房建设的基本原则 以孕产妇为中心，无论是从空间设计还是基本配置上均应先满足主体分娩活动的需要。

2. 以母婴安全为目标 分娩室空间内应有序存放助产工作必须的设备设施，既要保障分娩安全，又不构成视觉上的刺激。如过多的摆放仪器等，可使产妇感觉紧张，应尽可能减少室内的设备，如果需要再推入房间或跟产妇介绍仪器设备的用途，消除产妇紧张，使产妇感到安全。设备摆放应合理和安全，房间内给产妇留出足够的活动空间。房间或走廊的墙壁上应装有扶栏，可供产妇活动时使用，避免跌倒。

3. 体现人性化　产房内空间应足够大，应能容纳支持者和支持工具，同时营造安静、平和、舒适、保护隐私的环境氛围。足够大的空间也为抢救危重产妇提供容纳人员和抢救设备的条件。房间内还应有帮助产妇活动的辅助设备，如分娩椅、分娩球、摇椅或沙发、垫子等。安装音响设备，播放音乐，帮助产妇舒缓情绪。产妇所在的房间如为多名产妇共处一室时，应有隔帘或屏风，产妇暴露隐私部位时应注意遮挡。分娩室应有产妇分娩时专用分娩袍（设计为过臀部的短袍），方便产妇穿脱和遮挡隐私部位。

4. 有效防范医院感染　分娩室中母婴是最脆弱的易感人群，助产人员应严格遵守操作规范，分娩室有严格的消毒隔离管理制度和措施，需要每一位助产人员遵守和落实，才能切实保障减少母婴感染发生。

（二）产房基本设施、设备及配置

1. 基础设施　①分娩设施：产床、新生儿辐射暖台，吸氧、吸引、消毒设备，控温设备，胎心监护仪，心电监护仪等。②活动设施：分娩球和椅子、助行车、垫子、摇椅等。③生活设施：卫生间和沐浴间、微波炉、餐桌、椅子、桌子、婴儿床（车）等。

2. 建筑要求　分娩室墙壁、天花板、地面无裂隙，表面光滑；有完善的排水系统；各功能分区合理，清洁和污染区分开。

3. 环境要求　整洁、安静、安全、使用方便。最好是产、待一体房间，方便产妇家属陪产，同时保证产妇能很好的休息。环境中的颜色可以使用使人心情平静舒适的颜色，如淡黄色、淡绿色、淡蓝色、淡粉色等。工作人员的服装、产妇使用的被服、产包敷料、家具等也尽量不使用白色（白色给人以严肃、冷漠的感觉，并且血液喷溅上以后对视觉是一个较大的刺激）。

4. 产房功能区设置

（1）非限制区：设在分娩室入口处，包括换鞋更衣及平车、轮椅出入室区域、急诊入院产妇处置和更衣区域、卫生间、值班休息室、示教室和污物间等。

（2）半限制区：包括医护办公室、治疗室、仪器储备室、敷料准备间、器械清洗间、库房等。一般在产房的中间区域。

（3）限制区：包括产待一体的房间，其中包括隔离产房（也是产待一体房间）、刷手间、无菌物品存放间等。

（三）分娩过程中对产妇的人文关怀

1. 第一产程中的人文关怀

（1）第一产程中潜伏期的护理和需求满足：此期产妇刚临产不久，体力充足、精神状态好，处于激动、紧张和兴奋之中，愿意与人交谈。进入产房后，助产士迎接产妇应表示热情和友好，这点非常重要，关系到助产士与产妇和家属是否能很快地建立融洽关系以及他们是否对助产士产生好感、对助产人员的满意度。助产士应利用此时期进行相关的健康教育。多关心产妇，了解产妇关注的问题，及时解答，使其安心。助产士主动向产妇做自我介绍和分娩室环境介绍，使其尽快熟悉待产分娩环境和人员，减少因陌生环境和人员带来的压力。

助产士为新入室的产妇监测生命体征，了解病史和产前检查情况，注意在询问和检查时避开产妇宫缩的时候。给予产妇帮助，如产妇上下床、穿脱衣服、如厕、进食、进水等应搀扶和协助。在实施各种检查时动作轻柔，并预先告知检查的目的和可能引起的不舒适，如四步触诊、胎心监护、阴道检查、内诊检查、静脉抽血等。操作时注意使用幕帘、屏风对产妇进行遮挡。检查完毕及时帮助产妇盖好或穿好衣服，告知检查结果。助产人员的语言应是积极和鼓励性的，帮助产妇树立坚持下去的信心。观察产妇应对阵痛的方式是否有效，征求产妇意见使用非药物镇痛措施，如果没有禁忌的情况（如先露未入盆、已经破膜等），应建议产妇起来活动，通过改变体位分散注意力和减轻疼痛。产妇起来活动时应提供帮助和给予使用保持体位的一些器具，如分娩球、椅子（分娩椅、摇椅等）、助行车、各型号垫子等，并教会使用方法，保证安全。

（2）第一产程中活跃期的护理：此阶段产妇已经历数小时的产痛，体力和精力上都有不同的消耗，注意力集中在产程进展上，不愿与人交谈。产程进展正常时，信心充足；产程进展不顺利时往往开始烦躁，甚至提出剖宫产要求。助产人员应多陪伴产妇，讲解产程异常时的处理方法，及时提供产妇关注的信息，安抚产妇，提供措施促进其舒适和生活上照顾，提供情感上的支持。如宫口开全，应提早做好接生准备，观察产妇是否出现宫缩时屏气表现，指导产妇自主用力。此阶段应不断评估镇痛措施的效果，帮助缓解疼痛，产妇体力好的情况下，鼓励产妇继续保持自由体位。可以使用按摩、压迫、冷热敷、听音乐等方法缓解疼痛。提供体力补充，提供食物，帮助进食、进水。检查时给予必要的遮挡，产妇休息时光线调暗，保持安静。保持床单位和衣物整洁、干燥（如产妇已经破膜，羊水不断流出，应勤更换会阴垫，促进舒适）。如产妇有陪伴家属，助产士也应注意关照家属，指导他们为产妇做一些事情，使他们有参与感，避免紧张或有被冷落感。

2. 第二产程中的关怀

（1）继续促进舒适：进入第二产程，多数产妇已经相当疲惫，但产痛的感觉有所好转。助产人员应持续陪伴产妇，多鼓励产妇，继续促进舒适，如整理被褥、为产妇擦汗、整理头发、宫缩间歇时帮助饮水。产妇继续使用她认为舒适的体位用力。当胎先露拨露到一定大的程度时开始清洁会阴，为接生做准备（见新生儿复苏环境和人员准备）。

（2）指导用力：如果产妇用力有效应及时鼓励和赞扬；如果用力无效应耐心给予指导，避免使用命令、责备、讽刺挖苦的语言伤害产妇。注意防止产妇受到伤害，如冲洗的水温过热、不安全的体位、紧急分娩消毒不严密造成产妇和新生儿感染、新生儿坠地等。

（3）适时铺产台接产：铺产台要求产妇配合时，注意在宫缩间歇时进行，如产妇臀下铺产单时，不要在宫缩时要求产妇抬起臀部；为产妇穿长袜时，不要要求产妇在宫缩时抬起腿部等。助产人员适度保护会阴，减少非指征的会阴切开，有会阴切开指征时应适时做会阴切开，避免会阴严重裂伤。第二产程进展慢时，应积极查找原因，避免粗暴加腹压加速胎儿娩出。胎儿娩出后，及时给予缩宫素，预防产后出血。告诉产妇新生儿情况和性别，避免产妇担心。

3. 第三产程中的关怀

（1）向产妇和陪伴的家属表示祝贺。

（2）仔细护理和检查新生儿：快速为新生儿擦干身上的血迹和羊水，为其保暖。并告知产妇新生儿外观检查是否正常。

（3）观察胎盘剥离征象：判断胎盘剥离后及时娩出胎盘，仔细检查胎盘、胎膜是否完整，如有缺失及时处理，减少产后出血发生。

（4）产后观察：产妇和新生儿在产房观察 2h。在此期间助产士应每 15min 观察 1 次宫缩情况、阴道流血、膀胱充盈、会阴伤口等情况，观察是否有阴道血肿发生并记录。

（5）助产人员继续陪伴产妇和新生儿：整理床单位，帮助产妇腿放平或采取舒适卧位，为母婴盖上被子或单子等，注意母婴保暖。询问产妇是否需要饮水和进食，并提供帮助。对产妇在分娩过程中的坚持和坚强表示赞扬。为产妇讲解会阴伤口护理、新生儿护理、母乳喂养知识，解答新父母的疑问。母婴离开分娩室前征求意见和建议。产妇住院期间，助产人员还应到病房访视母婴，了解产后情况，给予必要的指导，如母乳喂养、会阴伤口护理、新生儿护理等，再次征求对助产的工作意见和建议。

4. 助产士在提供服务过程中要注意的事项

（1）表达：助产士无论是语言或非语言都应注意表达的方式方法。无论是和孕产妇还是家属交流都应注意用词、说话的语调和语速，既能明确地向他们表达又不产生误解，尊重他们的习惯，不要使服务对象有被冒犯的感觉。助产人员应对产妇多说赞扬、鼓励的语言，使产妇始终保持自然分娩的自信心。

（2）行为：遵守医院的行为规范。在分娩室的工作中会有很多机会与产妇有身体接触，如观察宫缩（用手放在产妇腹部了解宫缩情况）、阴道检查、四步触诊等，注意动作轻柔，尽可能避开宫缩时进行，避免增加产妇不适；产妇改变体位或上下检查床、产床时给予搀扶，保证安全等；减少不必要的干预造成医源性疼痛，如静脉穿刺取血、没有指征地使用催产素、限制产妇体位、会阴切开、加腹压等。

总之，助产士在帮助产妇完成分娩过程中起到的作用应该是持续的、全方位的支持。在连续的支持中体现对产妇的关怀，始终做到善待孕产妇和胎婴儿，同时也体现了新一代助产士的风貌。许多人文关怀的措施也都是体现在工作细节上，助产士在提供专业服务的过程中应仔细考虑和设计，让产妇在待产和分娩的过程中能够体会到助产人员的热情周到、关怀呵护。

（姜　梅）

第五节　产程中自由体位实施及管理

学习目标

完成本内容学习后，学生将能：

1. 复述产程中母体体位的意义。
2. 列出各种体位的作用。
3. 描述运用各种体位的注意事项。
4. 应用自由体位在产程中进行指导。

分娩过程中，如何选择适合产妇个体、增加产妇舒适度又利于促进产程的分娩体位，一直是国内外助产技术讨论的课题之一。西方传统分娩过程中，产妇可以根据自己意愿自主选择体位或活动。随着19世纪末医学健康护理的兴起,家庭分娩转为医院分娩,逐渐形成了便于医护人员观察产程、监测胎心和接产的仰卧位分娩方式。过度医疗干预、肥胖、连续胎心监护、麻醉镇痛、产妇认知水平等因素都在一定程度上限制了产妇分娩期活动。

1996年,世界卫生组织提出"自由体位分娩使产妇更舒适、更符合生理体位,有利于自然分娩",产程中的体位改变能够对分娩产生积极效果。国外许多医院在产程中提倡自由体位,鼓励产妇自由选择感觉舒适的体位,采取走、站、蹲、坐、半坐卧、侧卧等姿势,避免单一仰卧位分娩的缺点,充分发挥产妇的内在因素,对缩短产程、降低手术助产、减少产后出血、减少会阴损伤、降低剖宫产率和提高新生儿质量等方面有积极作用。允许产妇自由改变体位还有助于产妇和家属积极参与分娩过程,增加产妇躯体控制感,从而增强自信心,使产妇能够在轻松的环境中获得正性分娩体验。

一、自由体位的意义

(一)改善产妇心理 - 情绪状态,减轻压力

产妇的心理 - 情绪在维持良好的产程进展中起重要作用。当产妇感到羞耻、被围观、不能活动、得不到尊重等负面情绪时,常会经历恐惧、焦虑或其他形式的不良应激,体内儿茶酚胺物质或应激激素大量释放,造成血流重新分配,子宫、胎盘供血减少。紧张、焦虑情绪也可导致产妇对产程中的事件产生悲观和怀疑,进一步影响产程进展,并形成恶性循环。

国外学者将分娩自控感分为3个维度:能够控制卫生保健人员在做的事情;能够控制自己的行为;能够在宫缩时控制自己。鼓励产妇根据自己意愿采取不同体位和进行运动,可以使产妇感到受到尊重,自己可以作为分娩的主体参与到决策制订中。多项临床研究证实,自由体位和运动可以提高产妇的分娩控制感,从而降低焦虑水平,改善产妇的心理 - 情绪状态。

(二)发挥骨产道可塑性,纠正胎方位

骨产道形状不规则,足月胎儿胎头径线较大,需要随着骨盆各平面的不同形态,被动地进行一系列适应性转动。胎儿通过衔接、下降、俯屈、内旋转、仰伸、复位及外旋转、肩娩出等一连串适应性转动,以其最小径线通过产道。

孕晚期孕妇体内激素水平变化使得韧带和骨盆关节软组织松弛,骶髂关节和耻骨弓有较大的活动度,允许骨盆形状和大小发生微妙变化,这可以使胎头在第一产程处于最有利位置,也有利于第二产程中胎头的俯屈、内旋转和下降。产程中产妇通过频繁地变换体位,能使骨盆和各骨骼间骨盆形状发生连续性变换,使得胎头与母体骨盆适应性达到最优。

如果分娩过程中出现枕后位、枕横位和倾势不均持续存在等胎方位异常,通常会影响产程进展,造成难产并增加手术分娩率。胎儿胎方位会受母体体位和运动、宫缩、重力作用、羊水浮力、胎儿运动等多重因素的共同作用而发生变化。不同的母体体位和运动能够改变重力的优势作用和骨盆径线,同时对子宫和骨盆关节形成多种不同压力。胎儿自身的重力和羊水的浮力若形成有效的偶力,也可促使胎儿绕本身的轴产生旋转运动。

1. 胎头持续性倾斜势不均 如果产程早期的宫缩疼痛而不规则,宫颈扩张无明显进

展，则需考虑是否有胎头持续性倾势不均或其他胎头位置异常。通常产程开始时胎头是不均倾的，以一侧顶骨进入骨盆入口，当胎头顺利通过骨盆入口时常变为均倾位置，进一步下降表现为枕先露。如果胎头倾势不均持续存在，则会阻碍胎头进一步旋转和下降，同时胎头下降时不能很好地贴紧宫颈，子宫收缩常常变得不规则且无效。当不规则宫缩或无效宫缩持续时间较长时，变换体位和运动可以纠正胎头倾势不均并改善宫缩。

如果是初产妇，且腹直肌弹性良好，取前倾位俯屈位时胎儿重心前移，有利于胎头旋转到更恰当的位置，也可均匀地分散或增加胎头对宫颈的压力，引发更有效、规则的宫缩。如果产妇腹部肌肉无力或悬垂腹，胎儿重心可能会在母体前方降低，胎轴难以与骨盆入口保持一致，产妇可通过半卧位使得胎儿重心向后移动，使胎头置于宫颈上，引发规律、有效的宫缩。

第二产程持续性胎头倾势不均可妨碍胎头俯屈、旋转、塑形和下降，在胎头一侧顶骨上常常形成产瘤。产妇可通过变换体位转变胎儿重心、改变骨盆形状，为胎儿提供更大的空间，促使胎头进一步转动。

2. 枕后位 在自然分娩过程中，胎头多为枕后位或枕横位衔接，枕部在下降过程中，向前旋转成枕前位，以最小径线通过产道自然分娩。临产时枕后位的发生率为 10%~20%，其中，部分胎儿在第一产程晚期或娩出时自发地旋转至枕前位而顺利出生，最终约有 5% 胎儿以枕后位娩出。

临产前或潜伏期宫缩频繁、不规则、持续时间短暂、同时伴有严重腰骶部疼痛、宫颈扩张缓慢或无扩展时，常与枕后位有关。以枕后位衔接时，胎儿脊柱与母体脊柱接近，不利于胎头俯屈。胎头易以枕额径通过产道，枕额径较枕下前囟径增加 1.8cm，影响胎头在骨盆内旋转。临床表现为临产后胎头衔接较晚及俯屈不良，胎先露部分不易贴紧子宫下段及宫颈内口，常导致协调性宫缩乏力及宫口扩张缓慢。枕骨持续位于骨盆后方压迫直肠，产妇自觉肛门坠胀和排便感，致使产妇过早使用腹压，造成宫颈前唇水肿和产妇疲劳，影响产程进展。

宫缩、重力、骨盆底肌肉弹性、骨盆形状、产妇的体位和运动等多种因素的联合作用，都可促使胎头旋转。产妇通过运动和不断变换体位，可以促使胎儿在体内“翻滚”，在临产时胎儿更有可能以枕前位入盆。如果产妇处于仰卧位可能会加剧胎头位置异常，同时失去重力优势。协助产妇采取前倾体位可能较仰卧位更加舒适，也更有利于胎儿旋转和下降。开放式膝胸卧位可以使骨盆入口低于出口，通过重力作用使胎头退出骨盆，并在胎头再次进入骨盆前朝着枕前位方向重新置位。但是，如果产妇采取闭合式膝胸卧位，大腿屈曲在腹部下方可能会干扰胎儿旋转，不能为胎儿退出骨盆提供足够空间。

（三）宫颈前唇持续存在或宫颈水肿

宫颈前唇持续存在可能与胎先露对宫颈不均匀压迫或是宫颈前唇被压挤在胎头与耻骨弓之间所致。如果不及时处理，宫颈水肿会越来越严重，经常变换体位可缓解这一状况。产妇在自由选择舒适体位时，往往倾向于选择有助于减少宫颈前唇或宫颈水肿的体位。如果无效，采取减少胎头或耻骨弓对宫颈产生压力的体位似乎是更好的方法。重心中立或无重心体位，如手膝位、开放式膝胸卧位，可以将胎头从宫颈上移开而解除一些压力。侧卧位、半卧位或站位也可重新分配宫颈上的压力，减轻持续存在的宫颈前唇或宫颈水肿。

（四）子宫收缩乏力（uterine inertia）

如果产程进展缓慢，宫缩强度较弱，频率和持续时间不足，在排除麻醉镇痛、脱水、紧张焦虑情绪等因素的前提下，产妇长时间卧床休息也可能是宫缩乏力的原因之一。产妇变换体位和运动都可能引起较强的宫缩，可能与胎儿重心转移和活动增加了子宫血液循环有关。此外，当产妇能够自由选择舒适体位时，也可能增加自身的分娩控制感和自信心。如果出现子宫收缩乏力，可协助产妇步行30min或频繁改变体位，避免仰卧位。陪伴家属或助产士通过抚摸、背部按摩和拥抱等皮肤接触也可提高内源性催产素释放。

（五）改善子宫－胎盘供血

脐带因素是导致胎儿宫内窘迫的常见而难以预防的高危因素之一，脐带受压导致胎儿缺氧，二氧化碳分压上升，化学感受器刺激迷走神经兴奋，胎心率下降，出现变异减速。如果脐带受到轻度压迫或短暂压迫时，缺氧程度轻，当压迫解除后，胎心率可立即恢复；如果压迫程度重或反复压迫时，脐带机械性刺激可使脐带血流明显受阻，胎儿可出现重度窒息。胎心率变化是判断胎儿安危的重要指标之一，在指导产妇自由选择舒适体位时应密切关注胎心率变化，尤其是怀疑隐性脐带脱垂的产妇。对于出现胎心率问题的产妇，可以尝试变换体位，排除仰卧位或长期固定体位所致的脐带压迫。

产妇仰卧位易压迫腹主动脉，不利于子宫－胎盘供血，易造成仰卧位低血压。指导产妇选择侧俯卧位或前倾跪位可以缓解由于脐带受压或仰卧位低血压造成的胎心率问题。临床上对胎膜早破时为预防脐带脱垂大多采用绝对卧床。

（六）缓解宫缩痛、腰骶部疼痛

腰骶部疼痛常伴有胎头位置异常。当胎儿纵轴与骨盆轴方向一致时，产妇常感到疼痛减轻。通过尾骶部按压可以减轻骶部疼痛，可能与通过施加一定的压力改变骨盆形状，从而减轻枕后位胎头作用于骶髂关节的压力有关。

（七）减少产后出血、会阴裂伤和宫颈裂伤的发生率

自由体位减轻了子宫对腹腔血管的压迫，及时闭合子宫肌血窦，同时又可减少因产程进展缓慢而导致的子宫收缩乏力。此外，采用侧卧位、俯卧位等自由体位分娩的产妇，骶尾关节充分扩张，骨盆出口增大，盆腔软组织松弛，会阴部弹性较好，胎儿沿着骨盆出口较大的径线娩出，因此减少了软产道撕裂。

二、各种体位的作用和注意事项

当产妇处于不同的体位时，骨盆形状和胎儿位置都可能发生细微变化，但没有哪一种体位对于任何情况或任何时候都合适的。应鼓励产妇不断尝试，选择较为舒适的体位。当产程长时间没有进展时，不要总是停留于一种体位。在指导产妇变换体位的同时也要关注产妇的主诉和胎儿心率变化。

（一）卧位

1. 仰卧位 目前，各国指南不常规推荐，但我国有些医院仍然采用膀胱截石位或仰卧位接产，即指导产妇两手握住产床两边扶手用力往上拉，两腿外展，双足蹬在产床上的腿架子上或床上，用力往下使劲。该体位便于医护人员观察产程进展、胎心监护和接产。对于有

急产倾向、子宫收缩较强和胎儿较小的产妇，为避免产程进展过快所致产道损伤，宜采用仰卧位分娩。

但当产妇处于仰卧位时，由于子宫和自身重力对尾骶骨产生压力，骨盆的可塑性受到影响，骨盆出口前后径变小，胎儿下降阻力增大。从分娩力学分析，产妇平卧位时，胎儿纵轴与产轴不在一条直线上，胎儿重力对宫颈的压迫作用减弱。仰卧位时，子宫压迫下腔静脉，使得回心血量减少，心排出量相对减少，影响子宫胎盘血供。

2. 侧卧位与侧俯卧位　采取侧卧位时，产妇双髋和膝关节屈曲，可以在两腿之间放置软枕，或将上面的腿放置在床架上。侧俯卧位时，指导产妇向一边侧俯卧，下面的腿伸直，上面的腿弯曲呈 90° 以上，并在膝盖下放置软枕支撑。

采取侧卧位或侧俯卧位时胎儿重力方向与产道平面垂直，可以减轻胎头对宫颈和尾骶骨的压迫，使得进展过快的分娩速度降低。也可减少子宫对下腔静脉的压迫，增加回心血量，保证子宫胎盘供血。临产过程中，指导胎儿为枕横位或枕后位的产妇取这两种体位，能够利用胎儿自身重力调整胎方位。分娩时可使会阴放松，减少会阴撕裂，巨大儿肩娩出也更加容易。

该体位降低了子宫对下腔静脉和腹主动脉的压迫，不仅使胎儿窘迫和新生儿窒息率大幅下降，也减少了产妇发生仰卧位低血压的概率。但长时间的侧卧或侧俯卧位时易致产妇疲劳，使得产程延长。而对医护人员来说，屈腿侧卧位在接生操作时较不方便，因此，需进一步探讨借助何种工具或运用什么方法来促进该体位分娩时医护人员的接产操作。

值得注意的是，在采取侧卧位和侧俯卧位纠正胎方位时，重力对胎儿的影响是不同的。当胎儿处于枕后位时，如果产妇采取与胎儿枕骨和背部同侧卧位（胎背朝向床）15~30min，有助于胎儿转为枕横位，再采用前倾体位，可促使胎儿转为枕前位。如果产妇采取面向胎背对侧侧卧时，重力作用可能带动胎儿进入枕后位。如果产妇采取侧俯卧位，则应该选择朝向胎儿枕骨相反方向侧卧 15~30min，该体位下产妇的耻骨弓指向床面，有助于胎儿旋转至枕横位，再转至枕前位。

3. 半卧位　指导产妇采取坐位，抬高床头，上身与床呈 45° 以上。与仰卧位相比，半卧位能够更好地利用重力，也可以增大骨盆入口平面，减轻子宫对下腔静脉的压迫。但子宫对尾骶骨产生一定压力，可能会影响骨盆出口的扩大。如果伴有胎儿宫内窘迫、枕后位或产妇有低血压，应避免该体位。

另一种新型卧位为屈腿半卧位：产妇取半卧位，床头抬高约 50°，产妇双手抱大腿或膝盖，配合宫缩用力。屈腿半卧位使产妇臀部抬高，可改变单纯半卧位时胎头娩出方向，与胎头在耻骨联合下以枕骨下部为支点不断仰伸的方向一致。该体位使产妇骨盆后三角空隙相对增宽，后三角充分暴露，胎头下降阻力减小，有利于缩短第二产程及降低难产率，这种体位也有利于助产士更好地保护会阴。然而研究也证明，采用屈腿半卧位不管臀部抬高多少度，都在一定程度上压迫下腔静脉和腹主动脉，造成血液循环受阻，胎儿胎盘供血不足，为了克服此方法的局限，有学者建议可采用背部垫软枕或屈腿侧卧位。由此可见，虽然屈腿半卧位在临床应用中存在一定的局限性，但与传统膀胱截石位相比具有一定优势，可在克服其压迫的前提下进行临床应用。

（二）垂直体位

该体位下，可以更好地利用重力作用，有利于胎头下降，缩短产程。常用垂直体位包括站立位、蹲位、坐位和不对称式直立位。

1. 站位　站立位时，让产妇站在床边或走廊上，双手扶住护栏，双腿略微张开，可以左右晃动臀部。站立位时，减轻了子宫对尾骶部的压迫，骨盆的可塑性不再受到抑制，增加了骨盆出口径线，为胎头旋转增加了空间。同时，该体位也可减轻子宫对腹主动脉及下腔静脉的压迫，增加胎盘供血。

2. 蹲位　让产妇双脚平放在地板或床上，同时有助产士或者栏杆协助，或用其他方法维持身体平衡。蹲位可以增加坐骨结节间径，符合产道的生理结构，产道曲线与胎儿轴及地心引力一致，增加了胎儿向下、向外的重力，有利于枕前位胎儿的娩出。蹲位与排便体位一致，产妇在分娩时更容易掌握用力技巧。有研究报道，蹲位分娩时，第二产程时间较半卧位分娩缩短了（19.18 ± 13.23）min，胎先露下降速度明显大于半卧位组。

蹲位分娩时，产妇会阴损伤较为严重，尤其是初产妇，会阴撕裂率最高。此外，如果胎头位置较高、头盆倾势不均，蹲位可能会妨碍胎头的自然矫正。在胎头未达到坐骨棘水平时，应避免蹲位。

3. 半坐位　如果产妇感到疲劳需要休息，可以指导产妇上半身垂直坐于床上、椅子上、分娩球或特制产凳上。该体位可使胎儿纵轴与产轴一致，骨产道空间增大，顺应分娩机转的生理体位，能充分发挥胎儿的重力作用，加强宫缩，缩短产程。产妇也可以得到休息，促进舒适感。

半坐位也可促进产妇屏气，避免在第二产程不正确使用腹压而消耗体力。但据有关报道，半坐位可引起宫缩间歇期宫腔内压力增加，宫内压力作用于产妇宫颈，容易发生宫颈和会阴水肿。因此，产妇不宜长时间采用该体位，应根据个人情况掌握使用时间，并结合其他体位联合应用。

4. 不对称式直立位　产妇坐、站或跪时，一只脚抬高，同侧膝盖和臀部放松，两只脚不在同一水平面上（图 3-2）。当一侧大腿抬高时，其内收肌群收缩可以使坐骨产生横向运动，从而增加骨盆的出口径线，有助于枕后位的胎儿旋转。同时，产妇上半身处于直立位，也可以有效利用重力，促进产程进展，并缓解尾骶部疼痛。可以指导产妇尝试轮流抬高两条腿，并选择感觉更加舒适的一侧。如果产妇感觉该体位加重膝盖、臀部或耻骨联合的疼痛，则不应继续进行，硬膜外镇痛或小腿无力时也不宜采用。该体位最好在医护人员或家属陪伴下进行，以防产妇无法保持身体平衡或腿部无力支撑发生跌倒。

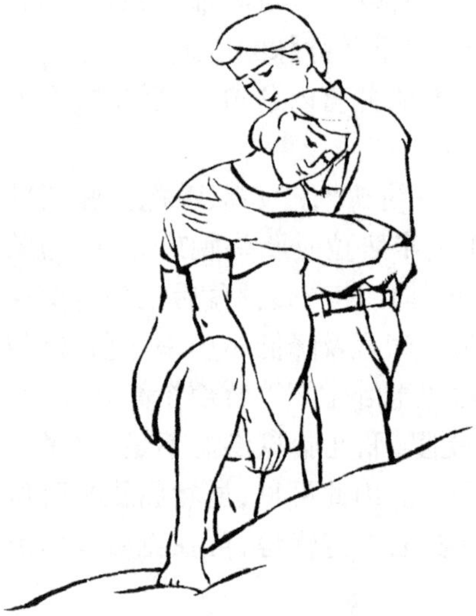

图 3-2　不对称式直立位

5. 前倾体位

（1）前倾式站位、坐位、跪位：产妇站立、坐位或双膝跪在床上，前倾趴在台面、横栏、椅背、分娩球或家属/医务人员身上，可以两侧摇摆。该体位有助于借助重力优势，减轻尾骶部疼痛。产妇前倾时，减少了子宫对脊柱的压迫，同时增大骨盆入口，使得胎轴与骨盆入口一致，促使胎头屈曲，也有利于纠正胎方位。该体位还可以引发较为强烈的宫缩，促进产程进展。

（2）手膝位：手膝位是让产妇双膝着地（戴上护膝），身体向前倾屈，双手掌或者双拳着地支撑自己，膝下需放置垫子。该体位有助于减轻尾骶部疼痛，缓解宫颈水肿、帮助宫颈前唇消失。也可以缓解产妇的痔疮问题。产妇发生肩难产时可以考虑手膝位，使产妇的体重远离骶骨，骶骨稍活动，骨盆出口前后径可增加 1~2cm；手膝位的重力也可帮助后肩越过骶骨岬，为首先娩出后肩创造条件。该体位不足之处为长时间应用会使产妇上臂酸痛，产妇可把身体和头放在枕头上、椅子上休息，也可达到手膝位效果，但如产妇疼痛加剧或应用硬膜外镇痛或镇静剂削弱产妇运动神经的控制能力时均不能采用此体位。

（3）膝胸卧位：产妇双膝和前臂着地，胸部紧贴床面或地板，双臀高于胸部，依靠前臂支撑身体重量，如大腿与躯干呈 90°以上夹角，称为开放式膝胸卧位；当双膝位于腹部下方时为并拢式膝胸卧位（图 3-3）。该体位可以避免脐带脱垂，也可以使骨盆产生一定的倾斜角度。潜伏期或胎头未固定时，应选择开放式膝胸卧位 30~45min，有助于胎头退出骨盆，重新以合适的位置入盆，减少子宫对尾骶部的压迫，缓解宫颈水肿或宫颈前唇持续存在。该体位需在医护人员或家属陪伴下进行，避免产妇过于疲劳。

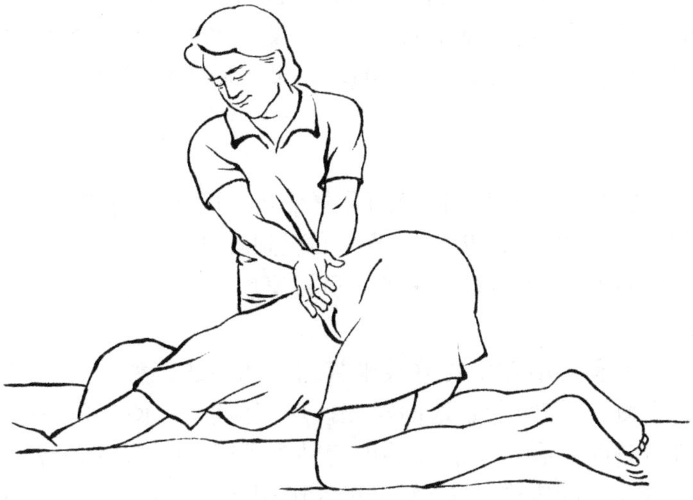

图 3-3 膝胸卧位

三、母体运动

除了鼓励产妇自由选择舒适体位，还可以鼓励产妇通过步行或活动频繁改变骨盆形状、倾斜度和骨盆内径大小，促使胎头以合适的位置入盆。运动有助于解决胎头位置异常，纠正不良胎方位，帮助产妇减轻分娩疼痛，增加分娩的控制感和舒适度，缓解精神压力。

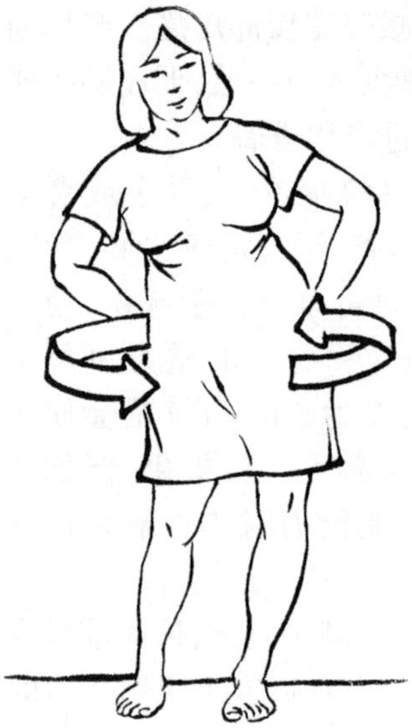

图 3-4 骨盆摆动

（一）骨盆摆动

产妇位于手膝位，收紧腹部肌肉并拱起背部，然后放松背部回收至身体正中，也可以从一边到另一边摇摆臀部，或借助分娩球向前、向后、或作划圆运动（图 3-4）。如果产妇的手不能承受自身体重，可以采用椅子、分娩球、产床等物体支持。围绕胎头的骨盆摆动有助于改变胎头位置，促使枕后位的胎儿旋转，也可有效缓解产妇的背痛。

（二）弓箭步

产妇位于不对称直立位时，指导产妇首先将重心放在直立的腿上，然后弯曲另一条抬高的腿并前倾身体，重心也随之转移到抬高的腿，同时保持身体直立。重复数次，询问产妇是否感到大腿内侧有拉伸感，如果没有，指导产妇适当加宽两腿之间的距离。调整至合适的姿势后，每一次宫缩时，节律性地将身体向抬高的腿一侧摆动、复位。弓箭步能够改善骨盆形状，抬高的股骨在髋关节上起到杠杆作用，使坐骨向外翘起，为枕骨一侧胎头旋转提供更大的空间，起到矫正胎方位异常的作用。在第一产程早期、第二产程或产程进展缓慢时都可使用。如果胎儿呈枕后位，产妇应选择朝向胎儿枕骨的方向采用弓箭步或选择产妇感觉更为舒适的一侧。即使不确定胎儿是否为枕后位，当活跃期进展缓慢时，也可以指导产妇分别尝试两侧的弓箭步，并选择较为舒适的一侧。产妇进行弓箭步时，应有医护人员或家属陪伴，帮助产妇维持身体平衡，防止跌倒。如果产妇的腿或关节有问题，不建议选择该体位。

（三）爬楼梯

爬楼梯时，产妇的骨盆关节发生细微的重复变化。爬楼梯时指导产妇有意识地向外打开双脚，步行的同时也在进行弓箭步。如果产妇感到爬楼梯负担过重，可以选择平地步行。无论是爬楼梯或是平地步行，都需要有医护人员或家属陪伴。

（四）骨盆按压

压迫骨盆是第二产程中增宽中骨盆及坐骨结节间径的一种技巧。产妇处于站立位，助产士站立于产妇的后侧，宫缩时稳定地向对侧按压双侧髂嵴，使骨盆上部稍窄；骶髂关节松动，增宽中骨盆及出口横径，有利于胎头的内旋转和下降，尤其是在骨盆出口稍窄或胎头位置不佳时。在压迫骨盆时配合产妇下蹲，可最大限度地增加骨盆内径。对于硬膜外镇痛或压迫骨盆引起骨关节严重疼痛的产妇，不宜采用骨盆按压。

四、自由体位的配合方案

（一）分娩球

分娩球是一种直径 55~100cm 的彩色橡胶球，20 世纪 80 年代作为加快产程进展的工具被引入产房，之后逐渐在产科推广应用。目前国内外分娩球一般有 4 种尺寸，直径分别为 55cm、65cm、75cm 和 100cm。球的直径主要依据产妇的身高选择，最好根据产妇身高配备不同直径的分娩球，以保持身体的平衡和舒适感。对于球的充气量也没有具体标准，只要产妇坐在球上能感觉到球的弹性，并且能够维持身体平衡即可。分娩球表面柔软，能够对会阴体及腰部产生较好的支撑和按摩作用，产妇接触分娩球时，躯体感觉反射到神经元投射区，能有效转移产妇的注意力，在精神上达到无痛分娩的效果。配合分娩球的使用，可以使自由体位维持时间延长，进一步发挥自由体位的效果，常用的分娩球使用姿势包括如下几种。

1. 坐姿　在宫缩间歇期骑坐在分娩球上，指导产妇两腿分开与肩同宽，保持脊柱直立，利用腰肌前后、左右摇摆胯部。

2. 跪姿　产妇跪于瑜伽垫或床上，将分娩球放在胸前，双臂环抱住分娩球，保持前倾体位，头部靠在球上。

3. 站姿　将分娩球放在床上，指导产妇站立时双手环抱住分娩球，保持前倾体位。

对于分娩球的使用时机并无统一规定，孕晚期使产妇提前熟悉并掌握使用要领，临产入院后立即使用更有利于产程进展。在产妇行动不受限的情况下应尽可能增加使用时间，以鼓励产妇下床活动。应用分娩球时需要一定的空间支持，并排除周围尖锐物品，防止分娩球爆破。初次使用分娩球的产妇可能不稳定，可以扶着栏杆或家属保证安全，在更换位置时需由医护人员从旁协助，如产妇感到疲劳时注意休息。

（二）节奏呼吸

宫缩时节律性的呼吸和呻吟是一种广泛应用的缓解疼痛的方法。在产程中维持稳定的、有节奏的呼吸可以帮助产妇镇定放松，增加分娩的控制感。这种有节奏的动作能够降低大脑皮质的兴奋度，使得产妇维持一种本能的思想状态。当产妇自觉宫缩强烈而频繁以至于难以行走或说话时，可以指导产妇使用缓慢呼吸，允许产妇发出微弱声音或呻吟；当进入分娩活跃期后也可以尝试在宫缩时以舒服的方式浅快呼吸。许多产妇能够自发地找到适合自己的、独特的呼吸节律，但对于入院前已临产的产妇，要很好地指导她们掌握呼吸节奏较为困难，医护人员可以通过肢体语言有节奏地指导产妇同步呼吸，直至其找到适合自己的节奏模式。

产妇也可以在孕期通过有效的呼吸、放松训练，如拉玛泽呼吸法配合自由体位，训练产妇在分娩时将注意力放在呼吸控制上，选择最舒适的体位，并使得宫缩频率与呼吸频率相一致，达到最放松的状态，从而达到缓解疼痛、促进自然分娩的目的。

（三）抚触和按摩

自由体位实施时，配合各种形式的抚触，包括按摩、拍打、指压、抚摸等，都可以传达对产妇的关怀和安慰。考虑到不同产妇文化背景的差异，在接触产妇前应首先征得产妇同意，并及时观察产妇反应。如果产妇表示不接受或不舒适时应及时停止。研究表明，在产程中接受抚触的产妇表现出的焦虑、疼痛更少，且分娩的满意度更高。

1. 肩背部按摩　产妇取坐位，或向前斜靠，头部枕在手臂或软枕上，操作者站立于产妇后方，将双手置于双肩部，从颈部向肩部抚摸，再从肩部到上臂，然后再回到颈部，重复3~4次。之后，操作者双手持握产妇双肩上部，按照产妇喜欢的力度捏揉后松开，持续1~2min。操作者还可用手指在肩部上方或脊柱小范围内做深度环形按摩，每个部位13~50s，按摩深度和部位可根据产妇需求及时调整。

2. 腰骶部按摩　产程任何时期都可以通过腰骶部按摩促进产妇舒适。可以指导产妇趴在床上、地上或分娩球上，操作者站在产妇一侧，双手置于腰背部，左手放在对侧，手指朝下，右手放在同侧，手指朝上，双手指腹交叉由腹部向背部按摩腰部。宫缩时，操作者也可使用双手根部或握拳按压骶骨，或使用双手手掌持续挤压髋部，也可有效缓解腰骶部的疼痛。

3. 手部按摩 操作者面向产妇，双手握住产妇的手，大拇指并拢放在产妇的手上，用指腹按压产妇手掌，并从中间向两侧缓慢按压手掌或手背。

4. 足部按摩 在产妇长时间站立或行走后，还可进行足部按摩，缓解足部疼痛。操作者双手大拇指并拢放在足背，其余四指放在足底握住产妇足部，双手拇指用持续稳健的压力由内向外按压，重复10次。然后一手手掌紧贴产妇足底，手指握住足跟，来回挤压、放松。最后用示指、中指和无名指指腹在踝关节外下方环形按摩深部的肌肉、骨骼，持续30~60s。

成功的分娩受到产力、产道、胎儿、疼痛、环境、心理情绪等多种因素的影响。传统的产程管理方式下，医护人员更倾向于遵循速度和便利原则，而忽视了产妇的心理情绪和内在力量。限制体位、不活动、过早用力等做法实际上干扰了产程进展，不利于自然分娩。自由体位分娩是人性化助产的新型产时护理模式，更符合母胎自然生理属性。但产程中自由体位管理个体差异较大，需要有经验的助产士进行一对一陪护，是对目前我国助产人力资源紧缺的巨大挑战。在临床工作中还需不断总结经验，改进实施方法，确保产科优质服务和母婴安全。

知识拓展

硬膜外镇痛下的自由体位

在产程进展中，作用于盆底肌肉的压力及弹力对胎头的俯屈、内旋转、仰伸发挥了重要作用。然而在硬膜外镇痛后，盆底肌肉肌张力下降不利于胎头内旋转。同时，麻醉会影响垂体催产素的释放和产妇的屏气感，如果在第二产程初就强行要求产妇屏气用力，胎位异常或持续性枕横位的可能就明显增加。因此，虽然硬膜外镇痛效果显著，但也增加了器械助产的机会。

对于硬膜外镇痛的产妇，下肢肌张力减退，不能自由地活动而常常被局限于侧卧位、仰卧位、半坐位、坐位，只有在麻醉较浅且有良好支撑时才能选择蹲位和手膝位。目前，对硬膜外镇痛的体位研究还较少，硬膜外镇痛时产妇的体位选择仍无统一标准。综合国外研究结果，专家建议延迟用力2h或当胎头完成内旋转或阴道口见胎头再用力，可以减少徒手转胎位的风险。

（黄 群）

第六节　新生儿早期基础保健及实施

学习目标

完成本内容学习后，学生将能：

1. 复述新生儿基本保健技术的主要内容。
2. 列出新生儿娩出至 90min 内应进行的保健措施。
3. 描述开展新生儿基本保健项目的意义。
4. 应用新生儿基本保健措施。

一、概念及意义

世界卫生组织调查显示，在 43 个国家的新生儿死亡中，有 2/3 发生在新生儿出生后 3d 内。西太平洋地区每 2min 就会有 1 例新生儿死亡，这表示有一半的死亡是发生在 5 岁以内。在中国，每 10 个 5 岁以下儿童死亡中，有 6 个发生在新生儿期，且近年来新生儿死亡率的下降速度慢于其他年龄儿童死亡率的下降速度。新生儿的死亡原因主要包括出生过早、过小、严重感染和出生时缺氧，而这些死亡是可以通过简单的措施加以预防的。为进一步改善新生儿生存状况，降低新生儿死亡率，2013 年世界卫生组织制订和发布了“世界卫生组织西太平洋地区健康新生儿行动计划（2014—2020）”，并开发了“新生儿早期基本保健指南”，目前已经在包括中国在内的 8 个妇幼保健优先国家（中国、柬埔寨、老挝、蒙古、巴布亚新几内亚、菲律宾、所罗门群岛、越南）开始实施。

新生儿早期基本保健（early essential newborn care，EENC）是能够显著减少新生儿死亡的最简单、最具成本效益性的预防措施，它涵盖了正常新生儿、早产儿以及患病新生儿从出生时刻开始的基本临床保健技术，以及医院进行质量控制与管理的技术流程。新生儿早期基本保健（EENC）是指出生时及生后 3d 内提供给新生儿的保健服务，包括 3 个主要部分：针对所有的母亲和新生儿的“第一次拥抱”；针对早产和低出生体重儿的“早产的预防和管理”；针对所有出生窒息、新生儿败血症和并发症儿童的“高危儿保健”。另外新生儿早期基本保健（EENC）旨在促进废止那些过时、有害或者无效应，但仍在传播的行为习惯（表 3-3）。

“第一次拥抱”指的是出生后立即进行能够挽救新生儿生命的母婴皮肤接触，旨在减少新生儿死亡，改善孕产妇健康。婴儿出生后立即与母亲进行皮肤接触，母亲可以将温暖、胎盘血和保护性细菌传递给新生儿，促进母婴之间的天然联系，从而能够改善所有婴儿（包括早产、患病或剖宫产婴儿）的情况。母亲通过初乳为新生儿提供基本营养、抗体和免疫细胞，避免新生儿患病。当新生儿出现流口水、吮舌、觅食反射、啃咬拳头或手指等表现时，母亲即可以开始完全母乳喂养。应在进行首次母乳喂养后再开展给予维生素 K、眼部预防保健、免疫接种、全面体检和称重等新生儿常规保健工作。洗澡应推迟到新生儿出生 24h 后进行。同时，这些干预措施的实施还需要遵循正确的顺序，在合理的时间内完成。

表 3-3 新生儿早期基本保健指南内容

措施	分娩期护理	新生儿护理
产妇和正常新生儿第一次拥抱	产时监测（使用产程图）	1. 第一时间为新生儿擦干身体 2. 即刻进行母婴皮肤接触 3. 剪断脐带及相应的护理措施 4. 初乳的喂食 5. 日常护理（眼、补充维生素 K_1、称重等）
早产儿和低体重婴儿	1. 避免不必要的措施和剖宫产 2. 产前应用激素 3. 胎膜早破者应用抗生素	1. 袋鼠式护理法 2. 母乳喂养 3. 疑似感染的立即治疗
产妇和患病新生儿	1. 助产 2. 剖宫产	1. 复苏措施 2. 疑似败血症婴儿使用抗生素治疗

新生儿早期基本保健（EENC）重点关注提高接产时和出生后 24h 内新生儿保健的质量，通过出生后即刻母婴皮肤接触、延迟脐带结扎、新生儿复苏、袋鼠式护理等干预措施，解决了最重要的新生儿死亡问题。世界卫生组织预测，如果在分娩过程中和出生后立即采取这些基本的、低成本的新生儿保健措施，可以降低约 22% 新生儿死亡率，降低新生儿疾病发生率，提高母乳喂养率。

二、新生儿早期基本保健的主要内容

（一）环境及物品准备

保持产房温度在 25~28℃，确保分娩室内无空气流动。助产人员接产时，对面墙上悬挂带有秒针的钟表。助产人员用清洁的水和肥皂洗手，准备新生儿复苏区域（设置温度在 34℃），复苏区放置干净的毛巾，检查复苏气囊、面罩和吸引装置是否在功能状态。复苏区与产床距离不超过 2m，复苏区和复苏气囊设备与产床按照 1∶1 配备。准备产后宫缩剂，抽取 10U 备用，准备产包及助产相应的设备等。

（二）分娩的体位

第一产程鼓励产妇选择自己喜欢和舒适的体位，如坐位、站位、蹲位、跪位、手膝位、卧位，鼓励产妇行走活动。若助产人员有自由体位接生的经验，第二产程鼓励产妇选择自由体位分娩；若助产人员尚未掌握此技能，产妇可采取仰卧、半坐卧的姿势分娩。鼓励家属陪伴分娩，向产妇介绍产后即刻需要进行的处理措施（包括对产妇和新生儿的）。

（三）准备产台

助产人员认真洗手，穿手术衣，将产单铺于产妇臀下。在产妇腹部放置一条无菌干毛巾，为擦干新生儿做准备。在便于助产人员拿取的位置（如产妇肩上）放另外一条无菌干毛巾和 1 个柔软的新生儿小帽子，给新生儿保暖做准备。为节省处理脐带前更换无菌手套的时间，建议助产人员在准备产台时戴 2 副无菌手套，并按照方便取用的顺序摆放接产器械，一般由近到远顺序摆放，以右势手为例，助产人员面对产床，接产器械台置于助产人员的右侧，由近到远依次摆放止血钳 2 把、脐带夹 1 个或脐带结扎绳 1 根、脐带剪（刀）1 把。分娩前准备项目、要求、措施及内容见表 3-4。

表 3-4 分娩前准备项目一览表

项目	要求	措施及内容
环境温度	产房温度在 25~28℃	关闭门窗，避免空气对流
手部卫生	物品准备前	标准化七步洗手法
物品准备	助产相关设备	监护仪、助步车、分娩椅、分娩球、靠垫等
	新生儿复苏设备	逐一检查复苏气囊、面罩和吸引装置，处于功能状态
	产包（可以因用途区分单个包装，如分娩接生包、缝合包）	（1）无菌干毛巾 2 条、新生儿小帽子 1 个、无菌手套 2 副，隔离衣 1 件、止血钳 2 把、断脐剪 1 把、脐带结扎绳 1 根或脐带夹 1 个 （2）集血器 1 个、敷料、缝针、持针钳、剪刀
药物准备	预防产后出血	缩宫素
	新生儿复苏	肾上腺素、生理盐水

（四）产程监测及处置

使用产程图监测产妇和胎儿，评估产程进展及母儿安危。当宫口开至 10cm 后，产妇随着宫缩向下用力时会阴膨隆、胎先露拨露（第二产程），立即准备接产。严格会阴切开指征，控制胎头娩出速度。有合并症或并发症的产妇根据病情及临床指南进行相应处理。

（五）分娩后即刻新生儿保健

接产者按照分娩机转将胎儿娩出放在母亲的下腹部，同时大声说出新生儿出生的时间（时、分、秒）及新生儿的性别。立即将新生儿放置于预先铺好干毛巾的母亲腹部，在 5s 内开始彻底擦干新生儿，在 20~30s 完成擦干动作，擦干顺序为眼睛、面部、头、躯干、四肢及背部，擦干的过程中快速评估呼吸状况。同时助产人员还应检查是否多胎妊娠，由助手在 1min 之内给母亲注射宫缩剂，预防产后出血。

彻底擦干刺激之后，若新生儿有呼吸或哭声，撤除湿巾，将新生儿腹部向下头偏向一侧，与母亲开始皮肤接触。取另一清洁已预热的干毛巾覆盖新生儿，给新生儿戴上帽子。脱掉一双手套，左手触摸脐带，感觉脐带的搏动，1~3min 后脐带搏动停止，用 2 把无菌止血钳分别在距离脐带根部 2~5cm 的位置夹住脐带，并用无菌剪刀在距脐带根部 2cm 处一次断脐。世界卫生组织的指南建议，在医院内分娩严格执行无菌操作的条件下，不必在脐带断端及周围使用任何消毒剂（除非有感染迹象），不包扎脐带，保持脐带断端暴露、清洁和干燥，这样更有利于脐带脱落。

彻底擦干刺激之后，若新生儿出现喘息或不能呼吸，应立即寻求帮助，脱掉第一副手套，在距离脐带根部 10cm 左右处结扎脐带，迅速移至预热的复苏抢救区域开始复苏，务必在 1min 内建立有效通气。出生后 1min 内不建议常规进行口鼻吸引，除非有胎粪污染且新生儿无活力时才进行气管内插管吸引胎粪（详见第四章第六节“孕产妇及新生儿急救”中新生儿复苏）。

（六）母婴皮肤接触

若新生儿状况良好，不要将新生儿与母亲分开。除非出现以下情况：严重胸廓凹陷、喘息或呼吸暂停、严重畸形、母亲出现紧急医疗状况需处理（如急症子宫切除术）。不要擦掉新生儿胎脂，出生后 24h 内不要给新生儿洗澡。如果新生儿必须和母亲分开，剪断脐带后将新生儿放在母亲附近安全温暖的地方。

推迟其他常规操作，如测量体重和身长、常规查体、注射疫苗等，让新生儿与母亲保持不间断的持续皮肤接触至少90min。观察新生儿，只有当出现觅乳征象（如流口水、张大嘴、舔舌/嘴唇、寻找/爬行动作、咬手指）时，才指导母亲开始母乳喂养。母乳喂养是母亲和新生儿都要学习的过程。新生儿将经过多次尝试才能成功母乳喂养。大部分新生儿出生15min后才会出现觅乳征象，因此不应强迫新生儿和母亲进行母乳喂养。医护人员应该及时对产妇进行母乳喂养的相关指导，确保正确的姿势和含接方法，但应避免过多干扰。90min内，密切观察母婴的生命体征、产妇子宫收缩、出血等情况，每15min记录1次。90min后，再给新生儿做体检、测体重、量身长、注射维生素K_1及疫苗等护理操作。若新生儿出现疾病症状或不表现出觅乳需求，则需给新生儿进行检查并及时处理。

（七）其他新生儿保健措施

在新生儿完成第一次母乳喂养之后进行以下保健内容，可在母亲旁边完成，不考虑先后顺序。操作者应洗手，并向母亲解释准备操作的内容和结果。

1. 新生儿体检 确定新生儿健康状况是否良好或者存在任何问题。检查内容包括呼吸情况、四肢活动和肌张力、皮肤颜色、脐带外观、有无产伤和畸形等。检查结束后，给新生儿手腕或脚踝戴上有身份标识的腕带。鼓励母亲与新生儿持续进行皮肤接触。如果母亲由于并发症等不能和新生儿进行皮肤接触，应教会另外一名家庭成员（如父亲）正确操作方法。

2. 测量体重和身长 与母亲核实新生儿性别后，测量新生儿身长、体重。称重结束后清洁体重秤，告知母亲和家长体重结果。

3. 测量体温 低体温可以导致死亡，在早产儿和低出生体重儿中较常见，出生体重<2 500g的新生儿需要加强保暖或袋鼠式护理等特殊护理，预防低体温的发生；出生体重≤1 500g的新生儿应尽可能转诊至儿科接受进一步救护。EENC指南指出，新生儿的正常腋下体温是36.5~37.5℃。体温在35.5~36.4℃则低于正常，需要改善保暖（如袋鼠式护理）。体温低于35.5℃是危险体征（低体温），体温超过37.5℃也是危险体征，除非由于过度保暖所致（例如置于直接光照下）。应每隔6h给新生儿测量1次体温。

4. 眼部护理 常规进行新生儿眼部护理可以预防严重的眼部感染，尤其是在生殖道感染发生率较高地区。EENC指南建议应用预防眼部感染的药物，推荐使用红霉素眼膏，也可使用各地医疗卫生机构批准和推荐的药物。如果眼睑发红、肿胀或分泌物过多，需专科诊疗。

5. 脐部护理 若脐带断端无感染迹象，无需给脐带断端外敷任何药物，包括草药或其他消毒剂。不要在脐带断端上缠绷带、盖纸尿裤或包裹其他东西。脐带断端应暴露在空气中并保持清洁和干燥，以促进脐带残端脱落。如果脐带断端被粪便或尿液污染，可用清洁的水清洗后擦干保持干燥。如果脐带断端出血，需重新结扎脐带。如果脐带断端红肿或流脓，每天用75%酒精护理感染部位3次，用干净的棉签擦干。如果流脓和红肿2d内无好转，应转诊治疗。

6. 给予维生素K_1 建议常规给新生儿使用维生素K_1预防出血，使用剂量是1mg（<1 500g的早产儿用0.5mg）。给药方式为肌内注射，注射部位为新生儿大腿中部正面靠外侧。

7. 预防接种 具体接种的疫苗在不同地区会有差异，应遵循当地卫生计生部门的规定。

新生儿生后24h内保健流程（图3-5）。

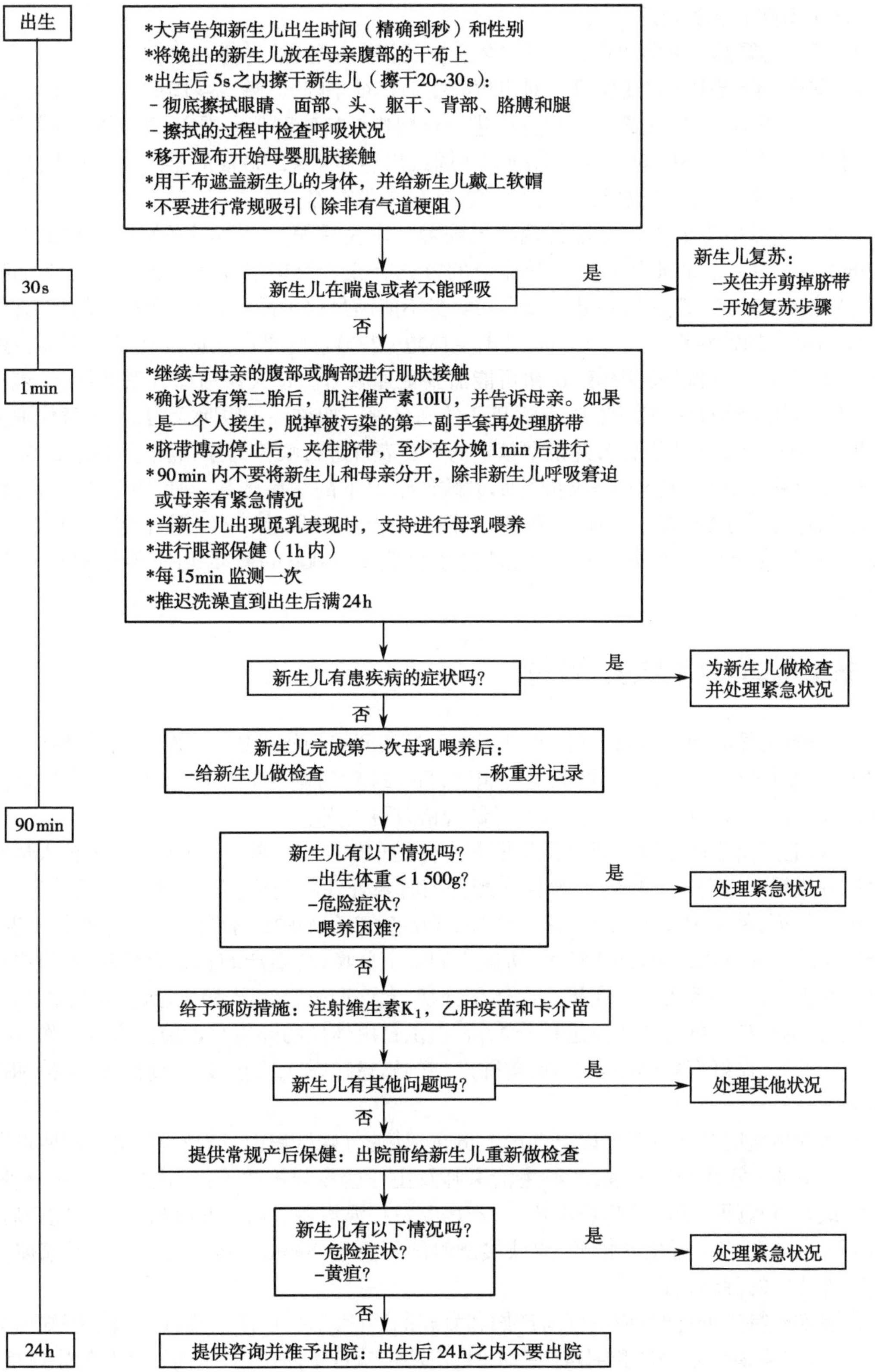
出生
*大声告知新生儿出生时间（精确到秒）和性别
*将娩出的新生儿放在母亲腹部的干布上
*出生后5s之内擦干新生儿（擦干20~30s）：
－彻底擦拭眼睛、面部、头、躯干、背部、胳膊和腿
－擦拭的过程中检查呼吸状况
*移开湿布开始母婴肌肤接触
*用干布遮盖新生儿的身体，并给新生儿戴上软帽
*不要进行常规吸引（除非有气道梗阻）
30s
新生儿在喘息或者不能呼吸
是
新生儿复苏：
–夹住并剪掉脐带
–开始复苏步骤
否
1min
*继续与母亲的腹部或胸部进行肌肤接触
*确认没有第二胎后，肌注催产素10IU，并告诉母亲。如果是一个人接生，脱掉被污染的第一副手套再处理脐带
*脐带博动停止后，夹住脐带，至少在分娩1min后进行
*90min内不要将新生儿和母亲分开，除非新生儿呼吸窘迫或母亲有紧急情况
*当新生儿出现觅乳表现时，支持进行母乳喂养
*进行眼部保健（1h内）
*每15min监测一次
*推迟洗澡直到出生后满24h
新生儿有患疾病的症状吗？
是
为新生儿做检查并处理紧急状况
否
新生儿完成第一次母乳喂养后：
–给新生儿做检查
–称重并记录
90min
新生儿有以下情况吗？
–出生体重＜1 500g？
–危险症状？
–喂养困难？
是
处理紧急状况
否
给予预防措施：注射维生素K1，乙肝疫苗和卡介苗
新生儿有其他问题吗？
是
处理其他状况
否
提供常规产后保健：出院前给新生儿重新做检查
新生儿有以下情况吗？
–危险症状？
–黄疸？
是
处理紧急状况
否
24h
提供咨询并准予出院：出生后24h之内不要出院

图 3–5　新生儿 24h 内保健流程图

（八）特殊情况的处理

1. 新生儿复苏 见第四章第六节“孕产妇及新生儿急救”中新生儿复苏。

2. 早产/低出生体重儿保健 对出生时生命体征平稳、胎龄>34周或出生体重>2 000g的早产/低出生体重儿，应鼓励生后立即进行母婴皮肤接触和母乳喂养；如无并发症应鼓励母婴同室，并进行额外护理。对于胎龄<34周或出生体重<2 000g的早产/低出生体重儿，一旦生命体征平稳，应鼓励进行袋鼠式护理，实施母乳喂养。

早产儿/低出生体重儿应该首选母乳喂养。出生后第1个小时开始给予挤出的乳汁10~20ml/（kg·d），不足部分通过静脉输液的方式补充。根据喂养耐受情况逐渐增加喂养量，每天增加20~30ml/kg；如果母亲自己的奶量不能满足孩子需求，应给予捐献母乳，并给予母亲增加泌乳的针对性支持。<34周且出生体重<2 000g的早产儿应强化母乳喂养。鼓励母亲每2~3h进行1次母乳喂养，最初可能需要更加频繁。每天评估母乳喂养情况，包括含接、吸吮、哺乳持续时间与次数、喂养后婴儿的满足感。如果孩子吸吮无力，使用替代喂养方法（杯子、勺子或早产儿奶瓶），并根据孩子的觅食表现进行喂养，但间隔不要超过2~3h。

配方奶粉是在所有努力提供母乳都失败的情况下的最后选择。使用配方奶粉替代母乳可增加坏死性小肠结肠炎、肺炎、腹泻、脑膜炎和死亡的风险。<34周且出生体重<2 000g的新生儿应给予早产配方奶；>34周且出生体重>2 000g的新生儿应给予早产过渡配方奶。

三、新生儿早期基本保健的管理

1. 加强人员培训 对妇产科、儿科医护人员按照培训指南进行“新生儿早期基本保健（EENC）”基本知识培训，以世界卫生组织制订的24学时新生儿早期基本保健培训指南为指导，对产科、儿科全体医护人员培训，考试合格方可上岗。

2. 规范产科工作制度 新生儿早期基本保健（EENC）实施中，要求产科医护人员密切观察产程进展，认真描绘产程图，严格按产程图时限处理其变化。产程中的干预措施，必须要有医学指征，特别要掌握引产、催产素滴注和剖宫产分娩的医学指征。根据产妇情况，选择最恰当的分娩方式，施行助产技术，协助产妇安全分娩；尊重产妇隐私，允许产妇自愿选择陪伴分娩者，获得情感支持。实施自由体位分娩，允许产妇第一产程中走动、自由体位，并可适当饮食，选择产妇舒适的体位进行分娩，有提供自由体位的环境和设施。产科工作人员应关心体贴产妇，做好产妇的心理护理，解除产妇的思想顾虑，鼓励产妇进食饮水，支持和保护自然分娩。

新生儿出生时必须有两名以上助产人员在现场；分娩过程中发现异常，必须呼叫产科医师到产房处理；危重产妇分娩，产科主治医师及主任应参与抢救工作；高危新生儿分娩，新生儿科或儿科医师也应在产房协助抢救，产房配备控温设备。新生儿娩出并擦干完毕后，立即将新生儿与母亲进行皮肤接触，皮肤接触时间不少于90min。助产士对产妇及家属进行母乳喂养相关的健康教育。

需要实施特殊处理时，应做好与产妇和家属的谈话记录，由产妇或其家属签署知情同意书；需要实施阴道手术助产和剖宫产手术时，应严格执行术前讨论、术前谈话与签字制度，认真做好术前准备工作、术后观察与治疗，保证受术者的安全。

3. 严格预防感染 保持产房环境清洁、无污染源。布局合理，严格划分无菌区、清洁区、污染区，区域之间标志明确。墙壁、天花板、地面无裂隙，表面光滑，有良好的排水系统，便于清洁和消毒。分娩室内物品摆放整齐，保持清洁无灰尘、无血迹。每天对分娩室进行紫外线消毒，分娩室物体表面和地面于不同产妇分娩前进行湿式清洁与消毒，有血迹污染时，随时清洁后用含氯消毒剂擦拭消毒。每间分娩室限定人员数在5~8人（包括产妇在内）。

医务人员严格遵守消毒灭菌制度和无菌技术操作规程，包括外科洗手与手消毒、戴手套等各项操作。患有严重上呼吸道感染、疖肿、手部破溃的医务人员不得进入分娩室内。工作人员进入产房必须按照流程戴口罩、帽子，更衣、换鞋，不戴首饰、不染指甲。严格执行产房的管理制度，尽量减少分娩室人员流动，严格控制参观人员，陪产或参观人员必须按产房工作人员的要求着装。

特殊感染或有传染病的产妇，应安置在隔离待产室，与非感染产妇分开安置。诊疗、护理器具固定专用。各种设备、仪器等应严格按照规定每天清洁消毒两次，遇有污染时应及时清洁消毒。产妇的生活垃圾按医疗废物处置。

4. 贯彻落实母婴同室 贯彻落实24h母婴同室制度（有医学指征，新生儿需要转儿科者除外）。保持病室空气清新、安静、舒适、温度适宜，为母婴创造一个良好的环境。医护人员加强对产妇的健康教育，向产妇介绍新生儿保健基本知识。在医护人员的帮助下，使母亲和婴儿进行皮肤接触（裸体拥抱）不少于90min；同时帮助新生儿吸吮母亲乳房，做到早开奶。协助并教会产妇哺乳的姿势、体位、方法及婴儿含接姿势，做到充分有效地吸吮，按需哺乳。禁止产妇及家属使用代乳品及奶瓶、奶嘴喂哺新生儿（有医学指征者除外）。

护理人员定时巡视母婴同室，密切观察母婴情况，发现异常及时报告医师处理。对母婴同室的新生儿进行晨间护理及预防接种等工作时，母婴分离不能超过1h。母婴出院前，医护人员要向产妇及家属进行母乳喂养、计划生育、产褥期保健知识的宣教，安排产妇出院后的随诊工作并进行登记。

四、新生儿早期基本保健在中国的实施展望

2015年9月联合国公布了《全球可持续发展目标（2015~2030）》，将“消除可避免的新生儿死亡”作为保障妇幼健康的重要内容之一。中国作为主要倡导国之一，向国际社会做出庄严承诺，履行“2030可持续发展议程”，在新生儿健康领域积极创新和投入。目前，EENC在中国的实践还处于起步阶段，自2016年开始引入以来，仅在北京市、陕西省和四川省的6所医院开展试点，有超过3万例新生儿接受了此项服务（见附录三）。在试点医院的推行初见成效，母婴皮肤接触、延迟脐带结扎、母乳喂养等情况都有所改善，但也面临一些困难和挑战。EENC所倡导的新理念能否被医务人员和新生儿家庭所接受、在“全面二孩”政策的大背景下实施EENC是否会增加医务人员的工作负担、是否需要结合中国的国情对EENC指南进行修改和调整、如何确保EENC实施过程中的质量安全，这些都是未来推广过程中需要面临的挑战。目前，EENC技术推广已被纳入国家卫健委的妇幼健康工作重点，“中国EENC技术的临床实施建议”已发表，许多医疗机构正在开展EENC效果评价研究，这些都将为在我国全面推广新生儿早期基本保健技术奠定基础，使更多的新生儿受益。

知识拓展

延迟结扎脐带

延迟脐带结扎是指新生儿出生后延迟1~3min、等脐带停止搏动后再断脐。国内外大量研究表明，延迟脐带结扎可以提高新生儿出生时的铁储备，降低婴儿期发生缺铁性贫血的风险。延迟脐带结扎还可以降低早产儿发生低血压、脑室内出血、迟发性败血症等的风险。延迟脐带结扎不会增加产妇发生产后出血的概率，也不会导致第三产程延长。

国内外许多研究证明，延迟断脐对新生儿和母亲都有益处。将新生儿放在母亲的腹部等待脐带停止搏动后结扎脐带，比出生后立即断脐的新生儿血容量高32%，红细胞体积也显著高于立即断脐，出生后至少延迟2min结扎脐带可以增加2~6月龄新生儿的血细胞比容、铁蛋白含量、储存铁含量，明显降低婴儿时期缺铁性贫血的风险。适当延迟断脐时间可增加胎盘向胎儿的血液灌输量，降低脐带损伤出血量，增加储存铁含量，有效预防新生儿贫血；延迟断脐不增加新生儿黄疸以及高胆红素血症的发生概率。

（刘　军　包艾荣）

第七节　分娩后初期管理

学习目标

完成本内容学习后，学生将能：

1. 复述分娩后初期母婴护理要点。
2. 列出分娩初期产妇生理及心理变化。
3. 描述母婴皮肤接触及母乳喂养的好处。
4. 应用母乳喂养指导协助产妇完成第一次母乳喂养。

分娩后初期一般指胎儿娩出后的2h内，又被称为第四产程。第四产程不属于分娩过程，是分娩结束后向产褥期过渡的过程，这一时期产妇全身各系统发生了较大的生理变化，是产褥早期严重并发症，如产后出血、产后子痫、产后心力衰竭等的好发时期，也是新生儿容易发生异常情况的时期。同时，伴随新生儿的出生，产妇及其家庭面临心理和社会的适应过程，因此这一时期内，加强对母婴的严密观察，保证母婴健康，做好产妇的生理和心理护理具有重要意义。

一、产妇的生理及心理变化

在生殖系统方面，胎儿胎盘娩出后，子宫体积明显缩小，胎盘附着面缩小为原来面积的一半，开放的螺旋动脉和静脉窦压缩变窄，得到有效止血并形成血栓，从而出血逐渐减少至停止。若在胎盘附着面进行子宫内膜修复期间，复旧不良导致血栓脱落，易引发晚期产后出血。子宫颈松软、宫口松弛、充血、壁薄皱起，易裂伤或形成血肿。阴道腔扩大，阴道壁松弛，肌张力低下，黏膜皱襞因过度伸展而减少甚至消失。外阴部可有轻度水肿、撕裂或切口。

在血液及循环系统方面，由于子宫缩复和胎盘循环的停止，大量的血液从子宫流入体循环，同时妊娠期过多的组织间液重吸收，使体循环血容量增加，易引起心力衰竭。另外，腹压突然下降，使大量的血液淤积在腹腔内，也容易加重心脏负担。

在消化系统方面，由于分娩过程造成产妇巨大的能量消耗和体液的流失，产妇在产后会感到口渴、乏力。同时由于妊娠期胃液中盐酸分泌量减少，胃肠肌张力及蠕动力减弱，产后早期产妇可能表现为食欲差，喜进流质或半流质饮食，导致肠胀气及便秘的发生。

在泌尿系统方面，妊娠期内潴留的大量水分需要在产褥早期由肾脏排出。但是，由于分娩过程中，膀胱肌受压，导致黏膜水肿、充血及肌张力降低，会阴伤口疼痛，不适应床上排尿等原因易发生尿潴留。

在心理方面，胎儿娩出后生理上的排空会造成产妇的心理空虚。由于产妇对即将承担的母亲角色及家庭关系的改变不适应，易造成心理的脆弱及不稳定。分娩结束后对丈夫注意力转移到新生儿而感到失落。

二、产妇的管理

1. 一般环境 一般情况下，产后 2h 内仍应在产房内观察，以便在发生异常情况时可以及时有效地处理。为产妇提供给一个空气清新、通风良好、干净整洁、舒适安静的病房环境；保持床单位清洁、整齐、干净。保证产妇有充足的营养和休息，医疗护理活动应不打扰产妇休息。

2. 监测生命体征 严密观察产妇的体温、血压、脉搏、呼吸情况。若产妇体温超过 38℃，应通知医生，加强观察，积极寻找原因。产妇产后立即测量血压和脉搏，并在产后 2h 内密切关注，每 15min 测量 1 次并做好记录，直至产妇出产房前。若出现血压下降、脉搏加快，应结合产妇出血情况加强关注，寻找原因。对于妊娠期高血压疾病产妇若出现血压升高应立即通知医生，遵医嘱给予积极处理，预防子痫的发生。对于妊娠合并心脏病的产妇应密切注意心功能情况。

3. 预防产后出血 产后 2h 内极易出现产后出血，故应严密观察产妇子宫收缩情况和阴道出血量。在胎盘娩出后仔细检查胎盘和胎膜是否完整，有无副胎盘以及子宫收缩情况。可以使用弯盘或集血器放于产妇臀下，收集子宫和会阴、阴道伤口的出血，尽量准确计算失血量，才能有效处理产后出血。每 15min 评估子宫收缩情况及宫底高度 1 次（如有异常，应缩短评估间隔时间），嘱产妇取仰卧位，两腿屈曲放松，腹部放松，先按摩子宫使之收缩，然后评估宫底位置及阴道出血量。正常子宫圆而硬，位于腹部中央，产后当日，宫底一般平脐或位于脐下一横指。若子宫质地软应考虑是否存在宫缩乏力，若子宫收缩不佳，但阴道出血不多，宫底上升，则可能提示大量的血块积聚在子宫腔内，宫腔积血影响子宫的进一步收缩会导致更多的出血。如发现子宫收缩不佳，可按摩子宫，并压出积在子宫内的血块，同时注射促子宫收缩的药物，如缩宫素 10U 肌内注射，之后 10~20U 加入 500ml 晶体溶液中静脉滴注。若子宫收缩好，但有鲜红色血持续流出，多提示有软产道损伤，应予以仔细检查缝合。若产妇在产后有肛门坠胀感，应注意检查有无阴道后壁血肿，或检查有无缝穿直肠壁。产后出血多的产妇应延长在产房内的观察时间，并严密观察，及时针对原因处理。

4. 饮食和营养　正常分娩后，若无麻醉禁忌，产后 1~2h 即可进食。产后由于胃肠功能较差，开始最好吃半流质、清淡饮食，以后逐渐改为普通饮食，多吃水果、蔬菜等高纤维素食品，可少量多餐。产妇的食物应富于营养和足够的水分，尤其是哺乳的产妇，除了保证产后的恢复，还要使母亲有充足的乳汁，保证婴儿生长发育的需要，故较不哺乳的产妇对营养的需要更高。衡量母乳摄入量是否充足，应以泌乳量和新生儿的体重为依据。哺乳后婴儿能安静入睡，而且生长发育良好，表示乳汁的质与量均充足。

5. 排尿与排便　由于分娩过程中胎儿对膀胱，特别是对膀胱三角区的压迫，造成黏膜水肿；同时产后膀胱肌、腹肌和盆底肌肉松弛，麻醉，阴道及会阴的伤口疼痛，均可导致排尿困难，容易发生尿潴留。而增大的膀胱会影响产妇子宫收缩，可能导致产后出血，因此产后尽早督促产妇排尿。排除产妇对排尿疼痛的顾虑，鼓励产妇在产后 4h 内排尿，记录产妇首次排尿时间及尿量，若尿少应再次评估膀胱的充盈程度，预防尿潴留。对产后不能自解小便者，可先用温开水冲洗会阴、按摩膀胱、热敷下腹部、针灸刺激等方法诱导排尿。若保守治疗方法无效，必要时可导尿。另外，产妇在产后活动较少，肠蠕动较弱，加之产褥早期腹肌和盆底肌肉的张力也较低，故常发生便秘。产后应鼓励产妇早下床活动，多进食易消化、高纤维素的食物，预防产后便秘。

6. 伤口管理　产后帮助产妇更换会阴垫，保持伤口清洁。指导产妇大小便之后使用清水冲洗会阴，也可定时用 1∶5 000 高锰酸钾溶液冲洗外阴，每天 2~3 次。有会阴伤口者，冲洗次数还应增加，冲洗时注意观察会阴伤口有无红肿、出血、硬结和异常的分泌物等。

7. 心理支持　由于分娩后产妇非常劳累且心情复杂，医护人员要了解产妇的需求，给予必要的心理疏导，帮助产妇解除思想顾虑。告知产妇分娩已顺利结束，新生儿健康状况良好，使产妇有安全感及成就感。分娩结束后，可以播放一些舒缓的音乐以缓解产妇的紧张与焦虑情绪。指导产妇的家属陪伴产妇，给予产妇心理支持。医护人员对产妇及其家属提出的问题或不适要仔细观察，认真分析并及时反馈，帮助产妇及其家属度过身份转换阶段。

三、新生儿的管理

1. 生命体征监测　定时监测新生儿体温，体温过低者加强保暖，可使用辐射台或袋鼠式护理帮助新生儿维持体温适宜；对于体温过高者应及时降温。注意观察新生儿呼吸道通畅情况，口唇面部有无青紫等缺氧症状，预防窒息。对于妊娠期糖尿病高危儿、巨大儿、早产儿等还应加强对其血糖的监测，关注新生儿低血糖症状，严密预防新生儿低血糖的发生。

2. 皮肤接触　在新生儿出生后即刻与产妇进行裸体皮肤接触，并且持续时间不少于90min。母婴的皮肤接触能够为新生儿保暖，促进母子关系的建立，刺激新生儿免疫系统，有助于母亲皮肤菌群移植（家庭友善菌群），同时有益于成功母乳喂养，促进早吸吮、早开奶，防止新生儿血糖过低。在母婴皮肤接触期间，严密监测新生儿是否呼吸通畅，并且在新生儿出现觅乳征象（如流口水、张大嘴、舔舌 / 嘴唇、寻找 / 爬行动作、咬手指）时，指导母亲开始母乳喂养。让新生儿吸吮乳头，可以促进母亲腺垂体释放泌乳素，为泌乳做准备，并可刺激神经垂体释放缩宫素，促进乳腺导管收缩，起到排乳作用。皮肤接触不仅有利于母亲早泌乳和使母亲乳量充足，而且有利于新生儿及早建立觅食、吸吮和吞咽反射，并在此后能及早开始哺乳，以获得营养和初乳中丰富的免疫物质。

3. 母乳喂养　母乳是婴儿最佳的天然食品，母乳喂养是最经济安全的喂养方式，母乳中含有各种需要的营养素且比例适宜，利于新生儿与婴儿的吸收利用。同时母乳中含有丰富的免疫物质，包括 SIgA、IgG、IgM、溶菌酶、吞噬细胞等，这些免疫物质可以增加婴儿对消化道和呼吸道感染的抵抗能力。母乳喂养也有利于产后母亲的子宫复旧，调整生育间隔，减少乳腺癌和卵巢癌的发病率。因此产后早期要尽早帮助新生儿实现早吸吮、早开奶。

对产妇进行健康教育，使其对母乳喂养的重要性和优点有足够的认识，建立母乳喂养的信心。指导产妇正确的哺乳和含接姿势，对于有乳头平坦、凹陷及难于哺乳的产妇，可用乳头罩放在乳头上，新生儿经乳头罩上的乳头吸吮。同时，严格落实母婴同室，从新生儿出生后即刻起，24h 做到母婴不分开，以便于实施按需哺乳，保证充足的乳汁，加强母子感情，减少婴儿室所致的交叉感染。

按需哺乳，不限制母乳喂养的次数、间隔和持续时间，而是根据新生儿的需要决定。由于后半部分乳汁含脂肪量较多，有 50% 热量在后半部分的乳汁中，因此尽量将一侧乳房吸空再喂另一侧。观察新生儿吸吮状况，做好新生儿喂养记录。

知识拓展

促进母乳喂养成功的十条措施

1. 有书面的母乳喂养政策，常规地传达所有保健人员。
2. 对所有保健人员进行必要的技术培训，使其能实施这一政策。
3. 要把母乳喂养的好处及处理方法告诉所有孕妇。
4. 帮助妈妈在产后 1h 内开始母乳喂养。
5. 指导妈妈如何喂养，以及在与其婴儿分开的情况下如何保持泌乳。
6. 除母乳外，禁止给新生儿吃任何食物或饮料，除非有医学指征。
7. 实行母婴同室——让妈妈与其新生儿一天 24h 在一起。
8. 鼓励按需哺乳。
9. 不要给母乳喂养的婴儿橡皮奶头或使用奶头做安慰物。
10. 促进母乳喂养支持组织的建立，并将出院的妈妈转给这些组织。

知识拓展

国际母乳代用品销售守则

1. 禁止对公众进行代乳品、奶瓶或橡皮奶头的广告宣传。
2. 禁止向母亲免费提供代乳品样品。
3. 禁止在卫生保健机构中使用这些产品。
4. 禁止公司向母亲推销这些产品。
5. 禁止向卫生保健工作者赠送礼品或样品。
6. 禁止以文字或图画等形式宣传人工喂养，包括在产品标签上印婴儿的图片。
7. 向卫生保健工作者提供的资料必须具有科学性和真实性。
8. 有关人工喂养的所有资料包括产品标签都应该说明母乳喂养的优点及人工喂养的代价与危害。
9. 不适当的产品，如加糖炼乳，不应推销给婴儿。
10. 所有的食品必须是高质量的，同时要考虑使用这些食品的国家的气候条件及储存条件。

（刘 军　包艾荣）

第四章

高危妊娠的分娩期管理

第一节　妊娠期特有疾病的诊治及管理

学习目标

完成本内容学习后，学生将能：

1. 复述妊娠期高血压、子痫前期、子痫的诊断标准。
2. 列出妊娠高血压疾病的临床表现。
3. 描述母胎的评估内容。
4. 应用护理措施对患者进行各阶段护理和用药护理。

一、高血压疾病的诊治与管理

（一）概述

妊娠期高血压疾病（hypertensive disorders of pregnancy，HDP）的发生率为5%~12%，是妊娠与血压升高并存的一组疾病，该疾病严重影响母婴健康，是造成孕产妇和围产儿死亡的主要原因之一。妊娠期高血压疾病分为妊娠期高血压（gestational hypertension）、子痫前期（preeclampsia）、子痫（eclampsia）以及慢性高血压并发子痫前期（chronic hypertension with superimposed preeclampsia）以及慢性高血压合并妊娠。

妊娠期高血压疾病为多因素发病，且存在明显的异质性和靶器官受累的不平衡性，可存在各种母体基础病理状况，也受妊娠期环境因素的影响。妊娠期间病情缓急不同，可呈现进展性变化并可迅速恶化。故加强妊娠高血压疾病患者的个体化评估和管理非常重要。

（二）病因与发病机制

妊娠期高血压疾病的病因至今不明，关于其病因主要有以下学说：

1. 子宫螺旋小动脉重铸不足　正常妊娠时，子宫螺旋小动脉管壁平滑肌细胞、内皮细胞凋亡，代之以绒毛外滋养细胞，且深达子宫壁的浅肌层。充分的螺旋小动脉重铸使血管管径扩大，形成子宫胎盘低阻力循环，以满足胎儿生长发育的需要。但妊娠期高血压患者的滋养细胞浸润过浅，只有蜕膜层血管重铸，也称为“浅着床”。螺旋小动脉重铸不足使胎盘血供减少、引发子痫前期系列表现。

2. 炎症免疫多度激活　胎儿是一个半移植物，成功的妊娠要求母体免疫系统对其充分耐受。子痫前期患者无论是母胎界面还是全身均存在着炎症免疫过度激活现象。

3. 血管内皮细胞受损　是子痫前期的基本病理变化，它使扩血管物质合成减少，而缩血管物质合成增加，从而使血管痉挛。血管内皮细胞损伤还可以激活血小板及凝血因子，加重子痫前期高凝状态。

4. 遗传因素　妊娠期高血压疾病具有家族倾向性，提示遗传因素与该病发生有关，但遗传的方式尚不清楚。

（三）临床评估与判断

1. 评估疾病的类型 妊娠期高血压疾病分为妊娠期高血压、子痫前期、子痫、慢性高血压并发子痫前期、慢性高血压合并妊娠。诊断标准如下。

（1）妊娠期高血压：妊娠20周后首次出现高血压，收缩压≥140mmHg和/或舒张压≥90mmHg，于产后12周内恢复正常；尿蛋白检测阴性。收缩压≥160mmHg和/或舒张压≥110mmHg为重度妊娠期高血压。

（2）子痫前期-子痫（preeclampsia-eclampsia）

1）子痫前期（preeclampsia）：妊娠20周后出现收缩压≥140mmHg和/或舒张压≥90mmHg，且伴有下列任一项：①尿蛋白≥0.3g/24h，或尿蛋白/肌酐比值≥0.3，或随机尿蛋白≥（+）（无法进行尿蛋白定量时的检查方法）。②无蛋白尿但伴有以下任何一种器官或系统受累：心、肺、肝、肾等重要器官，或血液系统、消化系统、神经系统的异常改变，胎盘-胎儿受到累及等。

血压和/或尿蛋白水平持续升高，发生母体器官功能受损或胎盘-胎儿并发症是子痫前期病情向重度发展的表现。子痫前期孕妇出现下述任一表现可诊断为重度子痫前期（severe preeclampsia）：①血压持续升高，收缩压≥160mmHg和/或舒张压≥110mmHg。②持续性头痛、视觉障碍或其他中枢神经系统异常表现。③持续性上腹部疼痛及肝包膜下血肿或肝破裂表现。④肝酶异常，血丙氨酸转氨酶（ALT）或天冬氨酸转氨酶（AST）水平升高。⑤肾功能受损，尿蛋白>2.0g/24h；少尿（24h尿量<400ml或每小时尿量<17ml）或血肌酐>106μmol/L。⑥低蛋白血症伴腹腔积液、胸腔积液或心包积液。⑦血液系统异常，血小板计数呈持续性下降并低于100×10^9/L；微血管内溶血，表现有贫血、黄疸或血乳酸脱氢酶（LDH）水平升高。⑧心功能衰竭。⑨肺水肿。⑩胎儿生长受限或羊水过少、胎死宫内、胎盘早剥等。

2）子痫：子痫前期基础上发生不能用其他原因解释的抽搐。

（3）妊娠合并慢性高血压：既往存在的高血压或在妊娠20周前发现收缩压≥140mmHg和/或舒张压≥90mmHg，妊娠期无明显加重；或妊娠20周后首次诊断高血压并持续到产后12周以后。

（4）慢性高血压并发子痫前期：慢性高血压孕妇，孕20周前无蛋白尿，孕20周后出现尿蛋白≥0.3g/24h或随机尿蛋白≥（+）；或孕20周前有蛋白尿，孕20周后尿蛋白定量明显增加；或出现血压进一步升高等上述重度子痫前期的任何一项表现。

2. 评估患者的一般情况

（1）评估患者生命体征：妊娠期高血压疾病的患者需要严密观察生命体征变化，尤其需要评估孕妇血压情况，包括孕妇妊娠前基础血压、此次妊娠期间血压变化以及目前的血压情况。由于一般情况下，右侧上肢血压高于左侧上肢，通常要求测量右上肢血压。如果首次发现血压>140/90mmHg，应间隔4h或以上复测血压，或者根据医嘱进行24h血压监测。如孕妇收缩压≥160mmHg，或者舒张压≥110mmHg，间隔数分钟即可重复测定。

（2）评估孕妇的水肿程度：下肢水肿根据水肿程度分4度。Ⅰ度水肿指足部及小腿有明显的可凹性水肿，休息后不缓解；Ⅱ度水肿指水肿延及大腿，因大腿部皮肤距离骨质部分较远，有时难以查出明显的可凹性水肿，但可以触及大腿部位的皮肤紧绷感；Ⅲ度水肿指水肿延及腹部及外阴，皮肤紧张发亮；Ⅳ度水肿指全身水肿，可伴有腹腔或胸腔积液。

（3）出入量和体重变化：每天记录患者出入量，并判断出入量是否平衡，成人每天不显性失水约 700ml，入量减去出量 >700ml 的患者可以判断为正平衡，长时间正平衡的患者需要严密观察有无急性左心衰的临床表现。体重变化可以更客观的反映孕妇出入量是否平衡，正常情况下妊娠中期每周体重增加不应超过 1kg，体重明显增加的患者同样需要高度关注有无急性左心衰的临床表现。

（4）伴随症状及胎儿情况：评估孕妇有无头痛、头晕以及视力变化。正常妊娠产检时每次均需要评估孕妇宫高、腹围及胎心胎动情况，但由于孕妇出现下肢水肿，有妊娠期高血压疾病的可能，还需要了解有无宫缩及子宫松弛情况，判断有无胎儿窘迫及胎盘早剥等表现。

3. 评估患者有无靶器官受累及严重程度 由于妊娠期高血压疾病可能发现多个器官受损，且不同患者之前存在明显的异质性和靶器官受累的不平衡性，故需要对每名患者进行细致的个体化评估。妊娠期高血压疾病的靶器官受累自上而下包括以下表现：

（1）颅内血管严重受累的表现：颅内血管受累可以出现高血压脑病、子痫甚至颅内出血等，因而应该评估患者有无意识改变、剧烈头痛、恶心、视物模糊等症状。颅内血管严重受累时可以出现颈抵抗或者病理征阳性，头面部水肿严重时可以出现严重的球结膜水肿，因而需要评估患者有无颈抵抗、病理征以及球结膜水肿。辅助检查需要评估眼底血管情况，必要时需要进行颅内 MRI 检查。

重度子痫前期的颅内病变不同患者可以有不同表现，一部分患者由于血管痉挛、血供减少而颅内为低灌注状态，一部分患者因为血压升高而造成灌注增加使颅内为高灌注状态，但两种情况均可表现为剧烈头痛，且有研究表明患者的头痛程度和颅内血管病变严重程度相关，因而临床上需要高度关注患者有无明显的头痛表现。脑血管意外是重度子痫前期造成孕产妇死亡的常见原因之一，而血压与脑血管意外有直接关系，因而临床中需要严格控制血压并观察血压波动趋势。

出现以下症状时往往提示患者颅内病变较严重，需要尽快终止妊娠：视力改变、意识变化、病理征阳性等。出现视力变化，提示患者眼底血管出现比较严重的病变，需要进行眼底检查，有无眼底渗出、出血甚至视网膜脱离等，当出现这些眼底改变时提示患者颅内血管病变程度严重，需要紧急处理。

（2）心脏和肺受累的表现：重度子痫前期患者外周血管阻力增加，容易出现急性左心衰，而由于妊娠期高血压疾病患者血液呈浓缩状态，因而其心衰特点为低排高阻性心衰，即外周阻力增加，心脏排出量减少，表现为血压升高，超声心动现实射血分数下降。同时，患者可能出现肺水肿。因而，需要评估患者有无早期心衰的表现，容易出现的症状有夜间阵发性呼吸困难、胸闷憋气、咳嗽咳痰、出入量正平衡、体重明显增加、不能平卧需要半坐卧位等。护理过程中需要进行生命体征、心电和血氧饱和度监护，观察患者是否出现心率增加、呼吸加快以及血氧饱和度下降等表现。必要时需要进一步检查血气、超声心动以及血 B 型尿肽钠（BNP）等。

（3）肝脏受累的表现：肝脏受累可以出现 HELLP 综合征，指血小板减少、肝酶升高、细胞内溶血的综合征，多由妊娠期高血压疾病进展而来。HELLP 综合征容易发生严重母儿并发症，常需要尽快终止妊娠。HELLP 综合征严重时可以出现肝脏包膜下破裂，表现为剑突下疼痛，有时可伴有肩背部疼痛，肝功能异常时可以出现恶心、食欲缺乏、厌油腻等症状。体征上可以出现肝区叩痛，血小板减少时可以出现皮肤自发性出血点甚至瘀斑，胆红素升高时可以出现皮肤和巩膜黄染。很多患者由于出现食欲缺乏、恶心等表现，容易将剑突下疼痛主诉成胃痛，因而临床评估时需要谨慎。辅助检查出现血小板降低、乳酸脱氢酶升高、肝酶升高。

（4）肾脏受累表现：肾功能受损，可以出现尿量减少。辅助检查出现血 Cre 升高。

（5）下肢血栓表现：妊娠期高血压患者血液高凝状态，容易出现下肢深静脉血栓，表现为双下肢不对称性水肿和腓肠肌压痛等。因而需要评估患者双下肢水肿程度以及颜色是否对称、双侧大腿和小腿腿围是否一致、腓肠肌有无压痛。

4. 子宫、胎盘受累的表现　表现为胎儿生长受限、胎动减少或消失，严重者出现胎盘早剥甚至胎死宫内。护理上需要评估患者有无腹痛及阴道出血以及胎动情况，并进行胎心监护，必要时评估腹部超声。妊娠期高血压疾病是胎盘早剥最常见的高危因素之一，而后置胎盘的患者在发生胎盘早剥时常常无明显的剧烈腹痛，临床评估时需要谨慎评估其他体征和辅助检查。

5. 心理社会状况　妊娠期高血压疾病影响母儿双方结局，容易出现孕妇多器官损伤，同时容易出现胎儿窘迫甚至胎盘早剥和胎死宫内。由于该病临床上缺乏对因治疗手段，在期待治疗的过程中如出现严重并发症常需要通过终止妊娠来缓解病情，因而医源性早产的发生率高。而在产妇救治，尤其早产儿救治过程中往往医疗花费也较大，故很多孕妇和家庭都面临较为突出的心理问题。护理上需要评估患者的心理状况、家庭经济情况以及对于胎儿预后的期望等。

（四）治疗与护理措施

1. 一般治疗和护理措施　妊娠期高血压孕妇可居家或住院治疗，重度妊娠期高血压、重度子痫前期及子痫孕妇均应住院监测和治疗。为孕妇安排安静的病室，并减少不必要的操作和打扰。宣教孕妇注意休息并保证充足睡眠，以侧卧位为宜，但并不建议孕妇绝对卧床，因为妊娠高血压疾病的患者容易出现下肢静脉血栓。

指导孕妇摄入足量的蛋白质和热量，尤其是优质蛋白质的摄入，适度限制食盐摄入，每天 5~6g。根据患者体重和活动状态对患者进行入量指导，合理控制患者的入量，并准确记录出入量。定期监测患者体重变化，对于水肿严重者或明显出入量正平衡的患者可以每天监测体重。

妊娠期高血压疾病的患者，容易有头晕、头痛等症状，同时降压药物也增加患者的跌倒风险，故须评估患者的跌倒风险并采取预防跌倒的措施。

妊娠期高血压患者出现下肢静脉血栓的风险增加，故应该加强下肢静脉血栓症状的评估，包括腿围测量以及有无腓肠肌压痛等。同时，指导患者适当活动，尤其在卧床期间指导患者进行主动和被动的下肢肌肉运动，必要时可以指导孕妇穿下肢弹力袜或使用梯度压力泵预防血栓的形成。

2. 用药和用药护理

（1）降压药物的使用及护理要点：收缩压 ≥160mmHg 和 / 或舒张压 ≥110mmHg 的高血压孕妇应遵医嘱进行降压治疗；收缩压 ≥140mmHg 和 / 或舒张压 ≥90mmHg 的高血压

患者也可应用降压药。常用降压药物有肾上腺素能受体拮抗剂、钙离子通道阻滞剂及中枢性肾上腺素能神经阻滞剂等药物。常用口服降压药物有拉贝洛尔、硝苯地平或硝苯地平缓释片等。如口服药物血压控制不理想，可使用静脉用药，常用有拉贝洛尔、酚妥拉明等。妊娠中晚期禁止使用血管紧张素转换酶抑制剂（ACEI）和血管紧张素Ⅱ受体拮抗剂（ARB）。硝普钠在孕期应用，仅适用于其他降压药物无效的高血压危象孕妇，产前应用时间不宜超过 4h。

目标血压：孕妇未并发器官功能损伤，收缩压应控制在 130~155mmHg 为宜，舒张压应控制在 80~105mmHg。孕妇并发器官功能损伤，则收缩压应控制在 130~139mmHg，舒张压应控制在 80~89mmHg。降压过程力求血压下降平稳，不可波动过大，且血压不可低于 130/80mmHg，以保证子宫 – 胎盘血流灌注。在出现严重高血压或发生器官损害如急性左心室功能衰竭时，需要紧急降压到目标血压范围，注意降压幅度不能太大，以平均动脉压 10%~25% 为宜，24~48h 达到稳定。

部分患者对于降压药物比较敏感，尽管在缓慢调整降压药物时，也可能出现血压急骤下降，此时容易出现急性胎儿窘迫甚至胎盘早剥。此时需要胎心监护评估胎心变化，评估孕妇胎动情况以及子宫松弛情况，同时立即下调降压药物。

（2）硫酸镁的使用及护理要点：硫酸镁是妊娠期高血压疾病患者预防和控制子痫的首选药物，对于重度子痫前期和子痫发作后的患者应使用硫酸镁预防子痫的发作。负荷剂量 2.5~5.0g，维持剂量与控制子痫抽搐相同。用药时间长短根据病情需要调整，一般每天静脉滴注 6~12h，24h 总量不超过 25g。产后继续使用 24~48h。若为产后新发现高血压合并头痛或视物模糊，也应遵医嘱使用硫酸镁治疗。有研究表明，长时间使用硫酸镁可能会对胎儿（婴儿）的钙水平和骨质发育有影响，故病情稳定者在使用 5~7d 后停用硫酸镁；在重度子痫前期期待治疗中，可在必要时间歇性应用。

由于血清镁离子有效治疗量和中毒量非常接近，且硫酸镁中毒可以导致严重的母儿并发症，镁离子有效治疗浓度为 1.8~3.0mmol/L，超过 3.5mmol/L 即可出现中毒症状，因而临床需要严格控制硫酸镁用药的条件和剂量，24h 用量不超过 25g。同时要求使用硫酸镁的前提条件为：①膝跳反射正常存在。②呼吸≥16 次 /min。③尿量≥25ml/h，每天尿量 > 600ml。因而需要严密评估有无膝腱反射、呼吸和尿量，必要时需要复查血清镁离子浓度。如患者合并肾功能不全或心肌病等，硫酸镁需要慎用或减量使用。镁中毒时最常见的首要表现为膝跳反射减弱或消失。镁中毒时使用 10% 葡萄糖酸钙缓慢静脉推注，要求时间在 5~10min。

（3）其他药物使用及护理：妊娠期高血压疾病的孕妇可以根据医嘱使用镇静药，合并严重低蛋白血症的患者可以根据医嘱输注清蛋白。孕周 <34 周并预计在 1 周内分娩的子痫前期孕妇，遵医嘱使用糖皮质激素促胎肺成熟。

使用镇静药物的患者尤其需要评估跌倒风险并采取必要的预防措施。对于使用清蛋白的患者，清蛋白输入后提高组织胶体渗透压，输入过快会造成大量液体从组织间隙进入血液循环，容易造成患者急性左心衰竭。因此，输入清蛋白时需严格控制输液速度，同时严密观察血压、脉搏、呼吸和氧饱和度，以及尿量变化。输入清蛋白时如患者出现心率增加和呼吸急促的表现，甚至出现氧饱和度下降时，需警惕急性左心衰，必要时根据医嘱适当给予利尿剂。对于合并糖尿病的妊娠期高血压疾病患者，使用糖皮质激素期间需严密观察血糖变化。

3. 观察有无严重的母儿并发症，适时终止妊娠 妊娠期高血压疾病的患者在无严重靶器官损伤时常常采取期待治疗。治疗期间需要严密观察有无严重的靶器官损害。期待治疗期间需要综合评估母体因素和胎儿因素，决定是否需要终止妊娠。

严重的母体情况包括：重度高血压不可控制、高血压脑病和脑血管意外、子痫、心功能衰竭、肺水肿、完全性和部分性 HELLP 综合征、DIC 等情况。严重的胎儿－胎盘受损表现为严重的胎儿生长受限、舒张期血流消失、胎盘早剥甚至胎死宫内等。期待治疗过程中，护理上严密关注有无以上情况的临床表现。出现以上情况时，需要通知医生，并根据医嘱做好终止妊娠的准备。

（1）终止妊娠的时机

1）妊娠期高血压、病情未达重度的子痫前期孕妇可期待至孕 37 周以后。

2）重度子痫前期孕妇：妊娠不足 26 周孕妇经治疗病情危重者建议终止妊娠。孕 26 周至不满 28 周患者根据母胎情况及当地母儿诊治能力决定是否可以行期待治疗。孕 28~34 周，如病情不稳定，经积极治疗病情仍加重，应终止妊娠；如病情稳定，可以考虑期待治疗，并建议转至具备早产儿救治能力的医疗机构。>34 周孕妇，可考虑终止妊娠。

3）子痫：控制病情后即可考虑终止妊娠。

（2）终止妊娠的指征：母体因素和胎盘－胎儿因素的整体评估是终止妊娠的决定性因素。重度子痫前期发生母儿严重并发症者，需要稳定母体状况后尽早在 24h 或 48h 内终止妊娠，不考虑是否完成促胎肺成熟。严重并发症包括重度高血压不可控制、高血压脑病和脑血管意外、子痫、心功能衰竭、肺水肿、完全性和部分性 HELLP 综合征、DIC、胎盘早剥和胎死宫内。当存在母体器官系统受累时，评定母体器官系统累及程度和发生严重并发症的紧迫性以及胎儿安危情况综合考虑终止妊娠时机：例如血小板计数 $<100\times10^9/L$、肝酶水平轻度升高、肌酐水平轻度升高、羊水过少、脐血流反向、胎儿生长受限等，可同时在稳定病情和严密监护之下尽量争取给予促胎肺成熟后终止妊娠；对已经发生胎死宫内者，可在稳定病情后终止妊娠。

4. 妊娠期高血压疾病产程中的护理 妊娠期高血压疾病的患者产程中更应该严密观察病情变化，尤其是生命体征和患者的自觉症状，做好胎心监护。血压 >160/110mmHg 时，需要遵医嘱控制血压。合理控制产程中的入量，每小时在 60~80ml，不超过 80~100ml/h，以减少心脏负担。产程中可以放宽使用镇痛药物。积极预防产后出血。

5. 产后观察和护理 产后由于产程中的消耗或剖宫产疼痛等，产妇常常休息不好，应为产妇提供安静的环境，必要时遵医嘱使用镇静药物。产后 24~48h 尤其容易发生急性左心衰，更应该指导并合理控制入量。产后由于卧床增多，应注意指导下肢运动，并且每天评估有无下肢静脉血栓的表现。注意观察产后出血量，预防产后出血。

重度子痫前期孕妇产后应继续使用硫酸镁至少 24~48h。子痫前期产妇产后 3~6d 是产褥期血压高峰期，高血压、蛋白尿等症状仍可能反复出现甚至加重，应每天监测血压。如产后血压升高 ≥150/100mmHg 应继续给予降压治疗。哺乳期可继续应用产前使用的降压药物，禁用 ACEI 和 ARB 类降压药。

（卢 契）

二、妊娠期糖尿病的诊治与管理

学习目标

完成本内容学习后，学生将能：

1. 复述妊娠期糖尿病的病因、诊断标准。
2. 列出妊娠期糖尿病的治疗方法。
3. 描述血糖监测方法。
4. 应用孕期体重管理指导，孕期饮食及运动指导。

（一）概述

妊娠期间的糖尿病包括两种情况，一种是妊娠前已有糖尿病或妊娠期首次发现且血糖升高已经达到糖尿病标准，称为孕前糖尿病（pre-gestational diabetes mellitus，PGDM）；另一种是妊娠后首次发生的糖代谢异常，称为妊娠期糖尿病（gestational diabetes mellitus，GDM）。妊娠期的高血糖有 90% 为 GDM。随着 GDM 诊断标准的变更，GDM 的发病率达到 15% 以上。大多数 GDM 孕妇产后糖代谢可以恢复正常，但将来发生糖尿病的风险是孕期血糖正常妇女的 7 倍以上。

（二）病因与发病机制

1. 发病机制 妊娠期糖代谢的主要特点是葡萄糖需求量增加、胰岛素抵抗增加和胰岛素分泌相对不足，导致部分孕妇发生 GDM。妊娠期母体发生适应性改变，母体对葡萄糖的利用增加、肾血流量及肾小球滤过率增加，胰岛素清除葡萄糖能力增加，夜间母体葡萄糖不断转运到胎儿体内，这些都会使孕妇空腹血糖比非孕期时偏低。胎盘合成的胎盘生乳素、雌激素、孕激素及肿瘤坏死因子、瘦素等细胞因子均具有拮抗胰岛素的功能，使孕妇组织对胰岛素敏感性下降。妊娠期胰腺 B 细胞功能代偿性增加，以促进胰岛素分泌，这种作用随孕周增加而增加。胎盘娩出后，胎盘所分泌的抗胰岛素物质迅速消失，孕期胰岛素抵抗状态逐渐恢复。

2. GDM 对孕妇及胎儿都存在影响 对孕妇来说，孕早期自然流产概率增加，易并发妊娠期高血压疾病，易合并感染，羊水过多，肩难产、产伤、剖宫产概率增加，糖尿病酮症酸中毒风险；对胎儿来说，易发生胎儿畸形、巨大儿、胎儿生长受限；对新生儿来说，新生儿呼吸窘迫综合征、新生儿低血糖、新生儿红细胞增多症、新生儿高胆红素血症风险增加。

3. 妊娠期糖尿病的高危因素 ①孕妇因素：年龄≥35 岁、妊娠前超重或肥胖、糖耐量异常史、多囊卵巢综合征。②家族史：糖尿病家族史。③妊娠分娩史：不明原因的死胎、死产、流产史、巨大儿分娩史、胎儿畸形和羊水过多史、GDM 史。④本次妊娠因素：妊娠期发现胎儿大于孕周、羊水过多；反复外阴阴道假丝酵母菌病者。

（三）临床评估与判断

1. 诊断标准 推荐医疗机构对所有尚未被诊断为 PGDM 或 GDM 的孕妇，在妊娠 24~28 周以及 28 周后首次就诊时行 OGTT 实验进行筛查。

75g 口服葡萄糖耐量试验（oral glucose tolerance test，OGTT）OGTT 实验方法：进行 OGTT

实验前，孕妇禁食至少 8h，试验前连续 3d 正常饮食，即每天进食碳水化合物不少于 150g，检查期间静坐、禁烟。检查时，5min 内口服含 75g 葡萄糖的液体 300ml。分别抽取孕妇空腹及服糖后 1h、2h 的静脉血（从开始饮用葡萄糖水计算时间），放入含有氟化钠的试管中，采用葡萄糖氧化酶法测定血糖水平。诊断标准：服糖前及服糖后 1h、2h，3 项血糖值应分别低于 5.1mmol/L、10.0mmol/L、8.5mmol/L，任何一项血糖值达到或超过上述标准即诊断为 GDM。

孕妇具有 GDM 高危因素，首次 OGTT 结果正常，必要时可在妊娠晚期重复 OGTT。妊娠早、中期随孕周增加空腹血糖（fasting plasma glucose，FPG）水平逐渐下降，尤以妊娠早期 FPG 下降明显，因而妊娠早期水平不能作为 GDM 的诊断依据。未定期检查者，如果首次就诊时间在妊娠 28 周以后，建议首次就诊时或就诊后尽早行 OGTT 或 FPG 检查。

2. 妊娠期监测 血糖监测方法包括自我血糖监测和连续动态血糖监测。自我血糖监测应每天监测 7 次，包括三餐前 30min、三餐后 2h 和夜间血糖，血糖控制稳定者每周应至少行血糖轮廓试验 1 次。连续动态血糖监测可用于血糖控制不理想的 PGDM 孕妇或者需要加用胰岛素的 GDM 孕妇，大多数 GDM 孕妇并不需要连续动态血糖监测。GDM 的血糖控制目标是，餐前血糖≤5.3mmol/L，餐后 2h 血糖≤6.7mmol/L，夜间血糖不低于 3.3mmol/L，妊娠期糖化血红蛋白（HbA1c）应 $<$5.5%。PGDM 患者应达到目标为，餐前、夜间及空腹血糖 3.3~5.6mmol/L，餐后血糖峰值 5.6~7.1mmol/L，HbA1c 应 $<$6.0%。除血糖监测外，还应注意尿酮体监测，保证热量摄入充足。

孕妇相关并发症需注意监测妊娠期高血压、羊水过多、糖尿病酮症酸中毒、感染、甲状腺功能、肾功能、眼底检查等。

胎儿相关的监测应注意胎儿发育问题，妊娠早期血糖较高的孕妇应注意检查胎儿中枢神经系统和心脏的发育。妊娠晚期注意评估胎儿生长速度，注意胎儿腹围及羊水量变化。妊娠晚期孕妇应注意监测胎动，妊娠期血糖控制不满意需要提前终止妊娠者，应提前促胎儿肺成熟。

3. 分娩时机及方式 无需胰岛素治疗的 GDM 孕妇，如孕期无母儿并发症，可严密监测至预产期。孕前糖尿病及胰岛素治疗的 GDM 孕妇，如血糖控制良好且无母儿并发症，39 周后可终止妊娠。血糖控制不满意、出现母儿并发症、糖尿病伴发微血管病变或既往有不良产史者，需严密监护，根据病情决定终止妊娠时机。糖尿病本身不是剖宫产指征，如伴有严重微血管病变、胎儿体重 $>$4 250g、既往不良产史者，可适当放宽剖宫产指征。

（四）治疗与护理措施

1. 治疗

（1）胰岛素治疗

1）胰岛素分类：主要分为超短效人胰岛素类似物、短效胰岛素、中效胰岛素和长效胰岛素类似物 4 类。超短效人胰岛素类似物包括门冬胰岛素，特点是起效迅速，药效维持时间短，可在餐前即刻注射。短效胰岛素可用于皮下、肌肉和静脉注射，餐前半小时皮下注射。中效胰岛素只能皮下注射，起效慢，药效持续时间长。长效胰岛素类似物包括门冬胰岛素，可用于控制夜间血糖和餐前血糖。

2）胰岛素治疗时机：GDM 孕妇经过饮食及运动调整 3~5d 后，测定末梢血糖轮廓，如空腹超过 5.3mmol/L，餐后超过 6.7mmol/L，应及时加用胰岛素治疗。

3）胰岛素治疗方案：最符合生理需求的胰岛素治疗方案是，基础胰岛素联合餐前超短效或短效胰岛素。应根据血糖检测结果，选择个体化的胰岛素治疗方案。妊娠期一般不推荐使用预混胰岛素。

4）注意事项：胰岛素治疗初始从小剂量开始，0.3~0.8U/（kg·d），每天计划应用的胰岛素总量应分配到三餐前使用，早餐前最多，中餐前最少，晚餐前居中。每次调整后观察2~3d判断疗效，每次增减2~4U或不超过每天总量的20%为宜。妊娠中、晚期对胰岛素需要量有不同程度的增加，32~36周胰岛素需要量达高峰，36周后稍下降，应根据血糖监测结果不断调整胰岛素用量。

（2）口服降糖药物：孕期胰岛素用量较大或拒绝使用胰岛素的孕妇，可以考虑口服降糖药物，如二甲双胍和格列本脲。这两种药物在GDM孕妇中应用的安全性和有效性不断被证实，但目前还未列入我国妊娠期治疗糖尿病的说明书适应证。因此在知情同意的基础上，部分GDM孕妇可以慎用口服降糖药。

（3）分娩期及围术期处理

1）胰岛素使用原则：手术前后、产程中、产后非正常饮食期间，应停用所有皮下注射胰岛素，改用胰岛素静脉滴注。引产前1d睡前正常使用中效胰岛素，引产当日停用早餐前胰岛素，并给予生理盐水静脉滴注；正式临产或血糖水平<3.9mmol/L，改为5%葡萄糖或乳酸林格液，以100~150ml/h速度滴注，维持血糖水平在5.6mmol/L。如血糖水平>5.6mmol/L，需要添加短效胰岛素并更改静脉输液种类，每1~2h监测末梢血糖，调整输液种类及胰岛素用量。

2）妊娠合并糖尿病酮症酸中毒（DKA）处理：患者出现恶心、呕吐、乏力、口渴、多饮、多尿的症状，皮肤黏膜干燥、眼球下陷，血糖>13.9mmol/L、尿酮体阳性、血pH<7.35、二氧化碳结合力<13.8mmol/L、血酮体>5mmol/L、电解质紊乱，要考虑发生DKA。血糖过高者给予静脉胰岛素，监测血糖，纠正代谢和电解质紊乱，改善循环。

3）产后处理：产后血糖控制目标参考非妊娠期标准。孕期应用胰岛素的产妇在剖宫产后未能恢复正常饮食期间，给予静脉输液，胰岛素与葡萄糖比例为1：（4~6），监测血糖及尿酮体。恢复正常饮食后根据血糖水平调整胰岛素用量，一般较妊娠期会明显减少。产后鼓励母乳喂养，产后6~12周随访，进行OGTT检查，根据非孕期标准判断血糖状态。

2. 护理措施

（1）妊娠期糖尿病健康宣教形式：个体化“一对一”健康教育、群体化“一日门诊”健康教育、网络平台宣传、“317护”、微群随访群等多种形式相结合。北京大学第一医院妇产科于2011年5月，在全国范围内率先开展了“糖尿病一日门诊”，患者通过参加“一日门诊”进行学习，在“一日门诊”群体教育中学会妊娠期糖尿病理论知识、快速血糖测量的方法、孕期运动的适应证、禁忌证及运动种类的选择。

（2）妊娠期血糖控制标准

1）妊娠期糖尿病血糖控制标准见表4-1；孕期HbAlc<5.5%。

表4-1　妊娠期糖尿病血糖控制标准

时间	血糖/（$mmol \cdot L^{-1}$）
空腹及餐前30min	3.3~5.3
餐后2h及睡前	4.4~6.7

2）糖尿病合并妊娠应适当调整血糖范围见表 4–2；HbAlc 尽量控制 <6%。

表 4–2　糖尿病合并妊娠应适当调整血糖范围

时间	血糖 /mmol·L^{-1}
空腹及餐前 30min	3.3~5.4
餐后 2h 及睡前	5.4~7.1

（3）体重管理指导：见表 4–3。

表 4–3　基于妊娠前体重指数推荐的能量摄入及孕期增重标准

妊娠前体重指数（kg/m^2）	标准	平均能量 *（kcal/d）	妊娠期体重增长值（kg）	早孕期	妊娠期每周体重增长值（kg）
<18.5	低体重	2 000~2 300	12.7~18.2	0.5~2	0.45~0.59
18.5~24.9	正常	1 800~2 100	11.4~15.9	0.5~2	0.36~0.45
≥25.0	超重	1 500~1 800	6.8~11.4	0.5~2	0.23~0.32
≥30.0	肥胖	1 500~1 600	5.1~9.1	0.5~2	0.18~0.27

* 对于我国常见身高的患者（150~175cm）可以参考：理想体质量（kg）= 身高（cm）–105。身材过低或过高孕妇需要根据患者的状况调整膳食能量推荐。妊娠中晚期在上述基础上平均一次再增加约 200kcal/d；多胎妊娠者，应在单胎基础上每天适当增加 200~300kcal 能量摄入。

（4）孕期营养

1）主要原则：可依据《中国居民膳食指南（2016）》推荐的孕妇参考摄入量为基础，粗细合理搭配，每次粗粮占全天碳水化合物的 1/5~1/3；少量多餐，一日保证 5~6 餐（3 次正餐、2~3 次加餐）。

杨慧霞教授在《妊娠合并糖尿病实用手册》第 2 版中指出：每天能量摄入量应根据妊娠前体重和妊娠期体重增长情况而定。虽然需要控制糖尿病患者每天摄入的总能量，但应避免能量限制过度，妊娠早期应保证不低于 1 600kcal/d，妊娠晚期不低于 1 800kcal/d。碳水化合物摄入不足可能导致酮症酸中毒的发生，对患者和胎儿都会产生不利影响。

2）食物交换份：食物交换份是将常见的食物按照来源和性质划分，同一类食物在一定重量内所含的蛋白质、脂肪、碳水化合物的比例相似，能够提供能量相似。一个食物交换份指能够提供 90kcal 能量的食物。

3）食物分类：见表 4–4。

表 4–4　食物分类

分类	包含类别		
油脂组	坚果类	油脂类	/
果蔬组	水果类	蔬菜类	/
优质蛋白组	肉、蛋类	奶类	大豆类
谷薯组	谷薯类	/	/

在妊娠期糖尿病医学营养治疗的过程中，同类食物等量交换份可以相互替换，保证饮食多样化。例如：50g 豆腐干可以和 100g 的北豆腐或 150g 的南豆腐交换；25g 生米可以和 25g 的面粉交换。在运用食物交换份的基础上，还需关注升糖指数（GI）和血糖负荷值（GL）。GI 反映了定量食物与葡萄糖相比升高血糖的速度和能力。GL=GI× 碳水化合物含量 /100，原则上，在其他条件相同的情况下，应首选低 GL 复合型碳水化合物食物。

（5）孕期运动

1）运动的益处：孕期进行适量、规律的运动可以改善身体健康，有利于体重管理。运动在一定程度上增加胰岛素的敏感性，有效降低超重及肥胖女性群体患妊娠期糖尿病（GDM）的风险。适量运动也可以调节心情，促进心理健康。

2）孕期运动的禁忌：孕期运动虽然很多益处，但是不是每一位孕妇都适合孕期运动，在孕期运动类型上也需要进行选择。孕期运动应在专业医生评估后进行，孕期运动尽量有人陪同，随身携带 3 块方糖，防止过量运动发生低血糖。根据《ACOG 委员会第 650 号文件》建议，孕期运动禁忌证包括以下几点：①孕期有氧运动的绝对禁忌，血流动力学明显改变的心脏病、限制性肺部疾病、宫颈功能不全或环扎术后、有早产风险的多胎妊娠、中孕或晚孕期持续出血、前置胎盘、先兆早产、胎膜早破、子痫前期或妊娠高血压、严重的贫血。②孕期有氧运动的相对禁忌，贫血、孕妇心律失常未经评估、慢性支气管炎、1 型糖尿病控制不良、极度病态肥胖、极低体重（BMI<12）、极度久坐生活方式病史者、本次妊娠胎儿宫内生长受限、高血压控制不良、矫形外科手术受限、抽搐疾病控制不良、甲状腺功能亢进控制不良、重度吸烟。

3）孕期运动的注意事项：①应根据孕前个人运动习惯由低强度、低频次循序渐进增加运动量，运动时间应从进餐后 30min 开始，每次运动不超过 1h。②运动前、后需进行血压、心率、胎动情况监测，运动时心率要低于最大心率（最大心率 =170– 年龄）。简单判定标准：运动时可与他人进行交流，但不能唱歌。③按照 ACOG 委员会意见，可对孕期运动具体项目进行筛选（表 4–5）。④运动终止信号，阴道出血、规律性宫缩、羊水流出、运动前呼吸困难、头晕、头痛、胸痛、影响平衡的肌肉无力、小腿疼痛或肿胀。

表 4–5　孕期运动项目选择

孕期运动项目	
推荐运动 *	避免运动
走路	接触性运动（如冰球、拳击、足球和篮球）
游泳	跌倒高风险运动（如下坡滑雪运动、滑冰、冲浪、越野自行车
静止自行车	潜水
低强度有氧运动	跳伞
孕妇瑜伽 +	热瑜伽高温平板运动
调整后平板运动	
跑步或慢跑 ++	
球拍运动 ++*	
力量训练 ++	

* 无妊娠合并症孕妇需向产科保健人员咨询。

+ 瑜伽姿势会导致静脉回流减少和低血压，应尽量避免。

++ 跑步或慢跑、球拍运动和力量训练对妊娠前规律参与这些运动的孕妇应该是安全的，需向产科保健人员咨询。

（6）规律产检的GDM患者在落实饮食与运动方案的基础上，若血糖控制仍不理想，则需遵医嘱使用胰岛素治疗。

（7）血糖自主监测方法

1）血糖自主监测物品：使用正规厂家血糖仪、配套血糖试纸、采血针、酒精、棉签、洗手液、纸巾。

2）血糖自主监测时间：根据医生要求的时间进行血糖自主监测。血糖控制较平稳者1周内至少监测1d血糖，至少需要监测4次血糖值，包括空腹、早餐后2h、午餐后2h、晚餐后2h。血糖波动较大者应1周内至少监测2d血糖或佩戴动态血糖仪，需要监测7次血糖值，包括早餐前、早餐后2h、午餐前、午餐后2h、晚餐前、晚餐后2h、零点。

空腹血糖要求患者禁食8h（饮用白开水除外），餐后血糖要求患者记录进餐第一口时间，并于2h后监测餐后血糖。如：第一口进餐时间为7：00，9：00应测量餐后2h血糖，依此类推。

3）自主监测部位：①需要频繁监测血糖数值时，推荐使用动态血糖仪，未使用动态血糖仪者应避免选择同一部位多次穿刺取血。②取血时尽量选指腹两侧，指腹两侧末梢神经较少，痛感较低。

4）血糖自主监测注意事项：①血糖仪第1次使用前需要校准，使用3个月需要再次校准。②糖试纸在有效期内、无潮湿，与血糖仪型号匹配。③规定时间进行血糖监测。④测血糖前避免剧烈运动，防止影响血糖结果。⑤自我监测血糖前应用洗手液或肥皂水洗净并擦干双手，避免手部残留物影响血糖结果。⑥酒精消毒手指后需要自然待干，避免反复擦拭及甩干。⑦避免用力挤压手指，用力挤压会造成组织液混入血液，从而造成血糖偏差。⑧准确记录血糖数值，发生血糖异常及时就诊。

（五）一日门诊

“糖尿病一日门诊”是妊娠期糖尿病日间综合管理门诊。“一日门诊”由产科糖尿病专家、临床营养师、糖尿病专科护士组成专业团队，为患者提供针对孕期营养、孕期运动的全方位、全周期健康教育。通过个体化饮食方案与运动方案的建立，提供多元化的健康教育指导。在该健康教育途径中，患者在“一日门诊”期间进行全天学习，配合后续医护人员随访，逐渐改变患者孕期、产后至远期生活理念，改善患者健康状态。

1.“一日门诊”流程（表4-6）。

表4-6 妊娠糖尿病一日门诊工作流程

时间	内容
7：00	在妇产科门诊由护士测量空腹体重，末梢血或静脉采血（空腹血糖、血脂、糖化血红蛋白和胰岛素）
7：30	所有参加一日门诊患者统一至营养食堂进早餐，并准确记录第一口进餐时间。就餐后休息
8：00	返回至门诊健康教育室，由营养师讲授妊娠期糖尿病营养的知识，监测早餐后2h血糖，记录血糖值
9：40	进行早加餐，进行体质测评并分析，测量宫高、腹围，评估患者基本情况是否有妊娠期合并症、并发症

续表

时间	内容
10:30	由专科护士讲妊娠期糖尿病体重管理、食物交换份等知识
11:20	测量午餐前血糖,记录血糖值
11:30	营养食堂为患者提供标准体验餐,并准确记录第一口进餐时间。午餐半小时后活动 30min,午间休息
13:00	返回门诊健康教育室。13:30 监测午餐后 2h 血糖,记录血糖值
14:00	由专科医生进行结果点评,资深专科护士讲解孕期运动知识
15:00~16:30	由护士带领患者进行运动体验
16:30	测量晚餐前血糖,记录血糖值
17:00	营养食堂为患者提供标准体验餐,并准确记录第一口进餐时间。晚餐后半小时活动 30min,休息
19:00	监测晚餐后 2h 血糖,记录血糖值,结束一日门诊

2. 一日门诊注意事项

(1)参加一日门诊当日零点后不要进食,清晨可空腹饮半杯温开水。

(2)一日门诊结束后,由家属陪伴回家。

(3)参加一日门诊后需要患者记录 1~3d 饮食日记,1 周后复诊,需要由营养师进行营养分析。

(4)关注有其他合并症需要治疗的患者,如使用优甲乐、胰岛素等。

(5)一日门诊过程中随时关注患者不适及主诉,有不适及时就医。

3. 分娩期管理

(1)进入产房后,遵医嘱进行三餐前、后及零点快速血糖监测。

(2)进入产程后,建议增加监测血糖的频次,每 2h 进行快速血糖监测。按照国际妇产科联盟(FIGO)建议,待产和分娩期血糖控制目标为 4~7mmol/L。

(3)按照血糖控制情况,遵医嘱使用胰岛素。

4. 产后管理

(1)鼓励 GDM 的产妇进行母乳喂养。

(2)产后哺乳期建议每天增加摄入量 500kcal。

(3)产后要进行规律随访,6~12 周内复查 75g 葡萄糖 OGTT,确诊糖尿病患者应至内分泌科就诊。建议所有 GDM 患者产后维持健康生活方式,平衡膳食,控制摄入量,保持规律运动,逐步接近正常体重。

(4)第 1 次怀孕为 GDM 的患者,再次妊娠发生 GDM 的风险增高,建议计划再次妊娠前做好孕前咨询。

(宋 耕　林秀峰)

第二节　妊娠期合并症的诊治及管理

一、妊娠合并血液系统疾病

学习目标

完成本内容学习后，学生将能：

1. 复述妊娠期血液疾病的生理变化。
2. 列出妊娠期合并贫血的临床表现。
3. 描述妊娠合并血液疾病的产科处理。
4. 应用适宜的护理措施对孕产妇和新生儿进行护理。

作为机体的重要组成部分，血液系统在这一过程中也会出现相应的变化，无论是妊娠继发血液病，还是血液病合并妊娠，血液系统的病理生理改变都可能直接影响到母儿的安全，需要临床医生高度重视。

（一）妊娠期血液系统生理变化

1. 血容量增加　自妊娠第6周起，血容量开始增加，20周后迅速增加，在32~34周达高峰，平均可增加30%~45%，并保持到产后1~3周，其后迅速恢复。其原因可能和下列因素有关：醛固酮和糖皮质激素分泌增多，雌激素增加血容量，胎盘类似动静脉瘘所造成的影响等。

2. 红细胞容量增加　妊娠期由于红细胞生成素分泌增多，胎盘分泌的泌乳素及红细胞生成素有协同作用，这些激素水平的变化导致红细胞容量增加，孕妇的网织红细胞在妊娠第4个月开始上升，第6个月达高峰（约6%），分娩时轻度下降，产后6周恢复正常。由于孕妇的红细胞容量增加量（约25%）和血浆容量的增多不成比例，因此造成血细胞比容降低，形成"妊娠期生理性贫血"，血红蛋白浓度可较妊娠前下降10g/L左右。

3. 白细胞改变　妊娠期中性粒细胞增多，一般自妊娠45d开始上升，至妊娠第30周达到高峰，一般在（5~12）$\times 10^9$/L，高的可达16×10^9/L，分娩后数日恢复正常，外周血涂片可见少量中幼及晚幼粒细胞，淋巴细胞相对比例下降，体液免疫和细胞免疫有一定抑制。

4. 血小板改变　妊娠期妇女的血小板生成量增加，但是由于血液稀释，所以浓度轻度下降。

5. 凝血因子改变　普遍增高，纤维蛋白原、因子Ⅶ、Ⅴ、Ⅷ增高尤为明显；抗凝血酶Ⅲ减少；纤溶酶活性下降，机体处于高凝、低纤溶状态。

（二）妊娠合并贫血

1. 缺铁性贫血（iron deficiency anemia，IDA）　根据世界卫生组织数据，缺铁性贫血（IDA）为妊娠期最为常见的贫血类型，约占妊娠期贫血的 95%。主要原因有成年妇女体内铁储备不足、妊娠期需求量上升和妊娠反应导致的摄入减少，以及妊娠前、妊娠后的疾病导致铁的储存、利用和代谢发生障碍。

（1）临床表现隐性缺铁时，可无明显临床症状。随诊缺铁的加重，可出现皮肤、口唇黏膜和睑结膜苍白。在重度缺铁时，可出现全身无力、面色苍白、头晕、眼花、重度水肿、心慌、气短甚至贫血性心脏病及充血性心力衰竭等。对胎儿来说，孕妇以单向性方式通过胎盘向胎儿输送铁元素，因此以往认为轻度 IDA 不影响胎儿生长，但是今年研究显示即使轻度 IDA 也容易导致新生儿窒息、产后出血以及低体重儿的发生，而且新生儿在今后也更加容易发生贫血，而 3 岁以内小儿发生 IDA 可对智力产生轻微损害。

（2）实验室检查：血红蛋白 <110g/L，血涂片呈典型小细胞低色素贫血，MCV<80fl，白细胞和血小板常无明显变化。骨髓象红系增生活跃。血清铁 <6 000μg/L，总铁结合力 > 54μmol/L。

（3）治疗与护理：美国妇产科学会指南指出：孕期补充铁剂可减少分娩时产妇贫血。缺铁性贫血可增加胎儿低体重、早产和围产儿死亡的风险。因此缺铁性贫血治疗的关键在于预防。孕前纠正营养不良，积极治疗孕前失血性疾病，如月经过多。孕期加强营养，鼓励孕妇进高蛋白及含铁丰富的食物。妊娠 4 个月常规补铁，每天口服硫酸亚铁 0.3g。孕期一旦发生缺铁性贫血，则首选口服铁剂，如硫酸亚铁、富马酸亚铁、螯合铁剂等，安全有效、简单易行。口服铁剂，应在餐后服用，减轻胃肠道的刺激。如果效果不理想，可选择静脉输注铁剂，但需要警惕变态反应的发生。经过铁剂治疗后，3 周内血红蛋白水平应明显回升，通常在 2 个月左右恢复正常，如果连续治疗 3 周仍不见疗效，需要重新考虑诊断及治疗。对于重度贫血、短期内已妊娠足月面临分娩、需尽快提高血红蛋白者，可以采用少量多次输血方案。

2. 巨幼细胞贫血（megaloblastic anemia） 妊娠合并巨幼细胞贫血临床较少见，占所有贫血的 7%~8%，一般多在妊娠最后 3 个月发病或病情加重。发病原因多为叶酸来源不足或消化不良，妊娠期对叶酸的需要量可增加 5~10 倍，尤其在妊娠晚期，胎儿进入造血后期时，母体对胎儿的叶酸供应呈现逆浓度的主动运输，这样更为加重母亲的叶酸缺乏，引起巨幼细胞贫血。

1）临床表现：①贫血。常为中重度贫血，表现为无力、头晕、眼花、表情淡漠、皮肤黏膜苍白、水肿、活动后心慌，甚至发生心力衰竭。②消化道症状。食欲缺乏、恶心、呕吐、腹泻、腹胀等消化不良的症状，出现牛肉样舌或镜面舌。③周围神经炎症状。乏力、手足麻木、感觉障碍、行走困难及精神症状。

2）实验室检查：血涂片中红细胞呈大细胞性贫血，网织红细胞减少，白细胞及血小板减少。骨髓象呈巨幼红细胞增生，可见各期巨幼红细胞，贫血越严重，巨幼红细胞越多。血清叶酸 <6.8nmol/L，红细胞叶酸 <227nmol/L。

3）治疗与护理：改变不良饮食习惯，增加富含叶酸、维生素 B_{12} 及含铁丰富的饮食，早期预防。补充缺乏的叶酸和 B_{12}，常给予口服叶酸片剂，如消化道吸收不良可给予肌内注射叶酸和维生素 B_{12} 针剂。

3. 妊娠合并再生障碍性贫血 再生障碍性贫血是由于多种原因引起的骨髓造血干细胞或造血微环境受损，以全血细胞减少为主要表现的一组综合征。妊娠合并再生障碍性贫血较为少见，但在妊娠和分娩过程中可因贫血、出血和感染对母儿造成不利的影响。在妊娠期经及时治疗，可使症状有效缓解，孕产妇病死率也可明显减少。妊娠不是再生障碍性贫血的病因，不会诱发或促进再生障碍性贫血的发生。但再生障碍性贫血会对妊娠产生种种不利影响：可致妊娠高血压疾病高发且发病早、病情重，易发生心力衰竭、胎盘早剥、流产、早产、胎死宫内等。因此，再生障碍性贫血患者妊娠风险远大于非妊娠时，应给予足够重视。

（1）临床表现：①贫血。一般为进行性贫血，主要是骨髓造血功能衰竭所致。②出血。主要因血小板生成障碍所致，可发生在皮肤、牙龈、鼻、胎盘和消化道等内脏器官及颅脑部位。③感染。产后的出血和创伤很容易发生产道和全身性感染，主因粒细胞减少，机体的防御功能下降。产后感染是既往再生障碍性贫血孕产妇死亡的主要原因。

（2）治疗与护理：①一般治疗。增加营养，改善一般情况，提高免疫功能，应积极预防出血和感染，如发生外出血，如鼻出血，以局部压迫为主。②输血治疗。通过少量多次输血，使孕期的血红蛋白维持在 60g/L 以上，临产后维持在 80g/L 以上，以增加对产后出血的耐受力。输血以成分输血为主，避免加重心脏负担。③激素疗法。孕期根据情况可给予泼尼松治疗，抑制免疫反应；睾酮可促进肾脏释放 EPO，部分恢复骨髓造血功能，可酌情运用。④细胞因子的应用。如红细胞生成素（EPO）、粒细胞集落刺激因子（G-CSF）、促血小板生成素（TPO）等，可以促进再生障碍性贫血患者的骨髓恢复部分造血功能，提高相应的血细胞数量。

（三）妊娠合并血栓性血小板减少

血小板减少是因血小板的功能与数量发生异常而引起的，妊娠期合并血小板减少可能出现出血、贫血和感染，严重威胁母儿的生命和健康安全。血小板减少可分为免疫性血小板减少和血栓性血小板减少症。近年来对血栓性血小板减少研究日渐重视，本节主要介绍血栓性微血管病的诊治进展。血栓性微血管病（TMA）是一组具有共同病理特征的急性临床病理综合征，主要表现为血管内皮细胞肿胀脱落、内皮下绒毛状物质沉积和血管腔内血小板聚集形成微血栓、血管腔内栓塞及红细胞碎裂等微血管系统异常。

1. 分类 TMA 在疾病分类上主要分为原发性 TMA 疾病和其他病理生理过程伴发的 TMA 疾病两类。前者主要包括溶血性尿毒症综合征（HUS）、血栓性血小板减少性紫癜（TTP）、补体介导的 TMA、药物诱导的 TMA 等，后者包括恶性高血压或妊娠相关、造血干细胞或器官移植相关、自身免疫病性或人类获得性免疫缺陷病毒（HIV）相关以及肿瘤 / 化疗相关的 TMA 疾病等，各种不同的 TMA 疾病涉及的临床科室非常广泛，病情重，病死率高，需要多科协同合作，亟需国内广大临床医师关注。

2. 临床表现 临床上主要表现为血小板减少、溶血性贫血和微循环中血小板血栓造成的器官受累，其临床表现与 TMA 的病变范围和累及不同器官造成的功能障碍有关。产妇可以出现贫血、紫癜、精神神经症状、发热、肾脏损害等。贫血多为中重度，可伴有黄疸和酱油色尿。出血可以表现为皮下出血点、瘀斑、内脏出血和脑出血。神经系统损害表现为头痛、呕吐、意识障碍、共济失调、抽搐等，多为一过性、反复发作。肾脏损害可出现肉眼血尿，临床还可以有心肌损害、呼吸窘迫、视力视野受损等。

3. 检查项目

（1）各项检查指标中血常规、血涂片、乳酸脱氢酶、Coombs 试验可以判断患者是否存在微血管病性溶血性贫血、血小板减少的情况，有助于妊娠合并 TMA 疾病的诊断。

（2）肝肾功能、电解质以及 24h 尿蛋白定量、尿电解质、尿肌酐、尿红细胞位相、尿白细胞分类、尿渗透压或自由水清除率有助于明确肾功能的恶化情况，确定有无近期开展透析治疗的指征。

（3）凝血功能的检查有助于鉴别 DIC 及 TMA 疾病。

（4）免疫指标（ANA 谱、ANCA、抗 GBM 抗体、免疫球蛋白、补体、CRP、ASO、RF、ESR、iPTH）的检查有助于明确有无常见的自身免疫性疾病，部分 TMA 疾病往往是由于自身免疫病（以 SLE 为常见）所诱导的。

（5）血型、感染性疾病筛查（乙型、丙型、HIV、梅毒等）是为了针对后续进行的血浆置换或血浆输注进行准备。

（6）ADAMTS13、抗 ADAMTS13 抗体、H 因子、抗 H 因子抗体的测定较为困难，但 ADAMTS13 的活性以及抑制因子的活性是鉴别先天性或获得性 TMA 的重要特征性检查，决定了后续治疗方案的选择。

4. 诊断　妊娠相关的 TMA 的诊断须符合以下标准：

（1）微血管病性溶血性贫血；血红蛋白 Hb<100g/L。

（2）外周血涂片显微镜下有红细胞碎片。

（3）Coombs 试验阴性。

（4）乳酸脱氢酶 LDH 升高 >460U/L。

（5）血小板计数 $<150 \times 10^9/L$。

（6）急性肾损伤：临床考虑存在血管性微血管病时需要从实验室检查的角度判断患者存在微血管病性溶血性贫血以及血小板减少的情况。因为微血管病性贫血指的是由血管内红细胞破裂导致的非免疫性溶血性贫血，该病常涉及微脉管系统（包括较小的微动脉和毛细血管）异常，特征性的实验室检查结果是在外周血涂片上可观察到裂体细胞；直接抗球蛋白试验（direct antiglobulin test，DAT）；Coombs 试验阴性、乳酸脱氢酶（lactate dehydrogenase，LDH）升高、间接胆红素升高以及结合珠蛋白降低等。然而，血管内的人工装置（如人工心脏瓣膜或滤网等辅助装置）也可能导致上述微血管病性改变，临床上应注意鉴别。各种血栓性微血管病多合并有急性或亚急性肾损伤，不同的 TMA 类型导致的肾损伤的严重程度和病情缓急不同，妊娠相关性血管性微血管病病程中出现肾功能的损伤往往较重且起病急骤。

妊娠期出现的血栓性微血管病包括先天性血栓性血小板减少性紫癜（特指 Upshaw-Schulman 综合征，由 ADAMTS13 基因突变引起）、获得性 TTP-HUS（由抗 ADAMTS13 的自身抗体引起的 TMA，这些自身抗体导致 ADAMTS13 的严重缺乏），以及先天性补体介导的 HUS。先天性 TTP 在妊娠期 TTP 中所占比例较其在普通人群 TTP 中所占比例要高得多（24%~66%）。妊娠期间的妇女疑似 TTP-HUS 的情况下首先评估应包括详细的病史，包括可能使用的药物或非处方治疗物，尤其是奎宁等；还需要进行全血细胞计数（complete blood count，CBC）和外周血涂片检查以确定是否存在微血管病性溶血性贫血和血小板减少；还应进行凝血检查以排除 DIC 的可能性。测定 ADAMTS13 活性的降低（<10%）以及自身抑制因子的活性测定对于诊断先天性 TTP 有重要的鉴别意义。

5. 鉴别诊断　包括 DIC 及子痫前期 / 子痫 /HELLP 综合征。DIC 存在相应的临床诱因，且有特征性的凝血功能异常，子痫前期、子痫和 HELLP 综合征与血栓性微血管病都存在以下一项或多项体征和症状：高血压、神经系统症状、溶血性贫血、血小板减少及肾功能受损，相互鉴别往往比较困难，其中先天性 TMA 往往神经系统的表现较重，有特征性的

ADAMTS13 活性降低（通常 <10%），且从病程上看 TMA 往往不会随着妊娠的结束而得到缓解，甚至在产后持续加重。

6. 治疗与护理 目前缺乏有效的针对病因的治疗方案，以对症治疗为主，同时终止妊娠并不能缓解 TMA 的病情。分娩方式以引导分娩为主。

（1）血浆疗法：血浆置换及定期血浆输注治疗。血栓性微血管病的治疗方案取决于患者为先天性还是获得性 TMA 疾病。然而，临床上对于妊娠期间首次出现 TMA 的患者，不太可能短期判断其为先天性还是获得性，因为判断先天性综合征所需要进行的 ADAMTS13 蛋白活性检测或基因检测可能需要几周才能得到结果。因此在未证实前临床往往先按照获得性 TMA 疾病进行治疗。妊娠期间获得性 TMA 疾病的主要治疗方案为血浆置换，治疗方式与非妊娠患者相同。通过血浆置换治疗能够得以康复的患者超过 80%，而在此之前，该病的死亡率是 90%。

先天性 TTP 患者应在确定妊娠后立即开始血浆输注治疗。一般初始治疗时的输注血浆量为 10ml/kg，每 2 周 1 次。如果血小板计数降至 150 000/μl 以下，则应将血浆输注频率增加至 1 周 1 次。随着晚期妊娠的进展，常需要将血浆输注频率增至 1 周 1 次。如果 1 周 1 次的血浆输注治疗期间血小板计数降至 150 000/μl 以下，则血浆的输注剂量可增加至 15ml/kg。

对于获得性 TMA 的治疗，血浆输注并不足以替代血浆置换治疗，并且不应该为了进行血浆输注或因为已经进行了血浆输注而延迟给予血浆置换。血浆输注并不能清除 ADAMTS13 的抑制物（自身抗体），并且血浆输注可给予的血浆量显著低于血浆置换。

（2）免疫抑制治疗：如因抗补体调节蛋白抗体引起的 HUS，可选择血浆置换、糖皮质激素和免疫抑制剂。近来，将糖皮质激素加入血浆置换的方案和在特定患者中使用利妥昔单抗进一步改善了 TMA 患者的生存情况，同时也减少了血浆置换所需要的持续治疗时间。

对于已知存在先天性 TTP 或先天性补体介导的 HUS 的个体，可能不需要进血浆置换。对于存在微血管病性溶血性贫血、血小板减少和肾衰竭的产后女性，必须考虑到补体介导的 TMA 的可能性。这种情况下发生终末期肾病的风险很高，因此应尽快开始抗补体治疗。

（3）透析治疗：对于内科保守治疗无效或经评估预计无效的严重水、电解质、酸碱紊乱，出现氮质血症的 TMA 病例推荐透析治疗。透析治疗仅适用于患者存在肾功能严重障碍，符合透析指征的情况下进行，属于对症支持治疗的措施之一。

（4）终止妊娠：如果病情严重、胎儿能够存活而诊断又不明确，则应提前终止妊娠，因为分娩可缓解子痫前期的严重程度。然而，如果患者对血浆置换等治疗有缓解反应，则可继续妊娠至足月。妊娠的终止不会使 TMA 缓解，同时妊娠相关获得性 TMA 在产后可能更常见。因此，主动结束妊娠应更多地考虑用于产科指征，如存在严重的子痫前期等。

（5）其他：抗 C5 单抗（依库利单抗，Eculizumab）治疗产后 HUS 有成功的报道，但因费用极为昂贵，在特殊人群中使用的安全性还有待于进一步证实。

（6）新生儿护理：产后应立即检测新生儿脐血血小板，并动态观察新生儿血小板是否减少。注意新生儿黄疸的发生，注意有无出血倾向，如头皮血肿、颅内出血等，必要时转入儿科治疗。

（四）妊娠合并血液系统肿瘤

1. 妊娠合并白血病 白血病是一种原因不明的造血组织常见的恶性疾病，是某一类型白细胞在骨髓或其他造血组织中呈肿瘤性增生，浸润体内各器官、组织，可产生相应的症状和体征。根据病程和骨髓中原始细胞的多少可分为：①急性白血病：骨髓中原始细胞在30% 以上，病程 <6 个月。②慢性白血病：骨髓中原始细胞在 2% 以内，病程在 1 年以上。也可根据细胞形态学分类，将急性白血病分为急性淋巴细胞白血病和急性非淋巴细胞白血病。目前白血病的治疗取得了很大的进展，患者的缓解率增高，生存期延长，合并妊娠的机会增多，临床上处理妊娠合并白血病的机会越来越多了。

妊娠合并白血病的发病率约为 1/75 000，以慢性白血病为主，尤以慢性粒细胞性白血病多见。国内外文献报道，目前尚无证据证明妊娠能改变白血病预后，也无证据证明妊娠可以导致白血病，但有报道认为白血病在妊娠终止后能缓解。妊娠合并白血病对新生儿结局有不良影响，早产儿、低出生体重儿比率升高。

（1）临床表现：①最常见的、最初的表现为易疲劳、出血和反复高热。②皮肤黏膜苍白，可见出血点或瘀斑，肝大，淋巴结肿大，以及感染的各种症状。③贫血常是正常细胞正常色素型的，伴有轻度的血小板减少，偶见白细胞低，急性白血病外周血涂片中可见各种原始血细胞。④骨髓象可见原始细胞增生 >30%，在急性期骨髓象增生极度活跃，粒：红可高达50∶1，原始＋早幼粒可高达 30%~50%，嗜酸性粒细胞、嗜碱性粒细胞明显增多。因此，在妊娠各期，出现高热、贫血、出现倾向时，应及时查血象，必要时行骨穿明确诊断。

（2）治疗与护理：①支持疗法。进行保护性隔离；寻找发热原因，给予广谱抗生素；必要时成分输血；防止病毒、真菌、细菌再次感染。②化疗。急性白血病患者在化疗期间应避免妊娠，如果早期发现妊娠，应人工流产。如果发现妊娠已经至中晚期，而急性白血病处于缓解时，可给予维持治疗的化疗方案。若急性白血病未缓解，与一般白血病患者类似，需要进行诱导缓解的常规化疗，此时应选择对胎儿毒性较小的药物，VCR、Ara-C、DNR、ADM 等尚未发现对胎儿的损害，而 MTX、6-MP 和烷化剂应避免使用。妊娠中晚期进行联合化疗对胎儿无显著影响，但是可少许增加早产和围产期的死亡，减少新生儿体重，以及新生儿一过性血细胞减少。分娩前两周应避免化疗，防止生产时发生骨髓抑制。

（3）产科分娩处理：视病情严重程度配血，配新鲜全血、血小板、悬浮红细胞，配备纤维蛋白原和凝血酶原复合物；白血病合并妊娠患者，多数可自然分娩，尽量避免不必要的手术操作，剖宫产按产科指征决定；防止产后出血，尤其是软产道出血或血肿；防止感染，术中无菌操作，预防性使用抗生素，对于有高热的患者，查找感染源同时应用广谱抗生素控制感染。

（4）新生儿处理：出生后查血象及染色体核型；建议人工喂养，因为终止妊娠后，产妇将尽快进行化疗，不宜母乳喂养。

2. 妊娠合并霍奇金淋巴瘤　霍奇金淋巴瘤（hodgkin lymphoma，HL）是原发于淋巴结或淋巴组织的恶性肿瘤，好发年龄为 20~30 岁的青年妇女，临床以进行性淋巴组织增生伴有肝脾大为特点。因其多在育龄期发病，所以合并妊娠并不少见，妊娠期 HL 的发病率为1/6 000~1/1 000。

HL 的病因至今未明。可能与引起传染性单核细胞增多的 EB 病毒有关。也可能与免疫缺陷状态、辐射、药物及遗传等多种因素相关。

（1）临床表现：①淋巴结肿大。常为无痛性、进行性淋巴结肿大，质硬，常粘连融合为一块。②肝脾大。病变晚期常见肝脾大与深部淋巴结肿大，局部压迫周围器官和组织。③全身表现。不明原因的发热及消瘦，可伴发急性非淋巴细胞白血病。

（2）诊断：霍奇金淋巴瘤的诊断基于受累组织的病理学评估，通常采用淋巴结活检。首选方式为在局部或全身麻醉下进行淋巴结切除活检，麻醉和活检的风险与健康妊娠女性的风险相似。依据是：正常淋巴结结构消失，代之以多形性炎症性细胞浸润并混有R-S细胞。

（3）治疗与护理

1）放疗：放疗可控制局部病灶，但与畸形发生有关，且儿童期恶性肿瘤风险的增加。放疗应遵循的原则包括：①应推迟放疗到中期或晚期妊娠期间。②胎儿全身辐射剂量应限制到0.10Gy或更少。③放疗的目的是在分娩以前获得局部缓解和疾病控制。

2）化疗：联合化疗是HL的潜在治愈性治疗，可明显改善晚期患者的预后。对于大多数在早期妊娠诊断出HL的女性，推荐将治疗推迟到中期或晚期妊娠阶段。首选的方案是：ABVD联合化疗方案（多柔比星、博来霉素、长春碱和达卡巴嗪），该方案是HL患者的标准治疗方法，且用于妊娠晚期时，所导致的胎儿毒性不明显。

（4）产科处理：妊娠早期发现的HL孕妇，如果分期较早，可以严密随诊，在妊娠中期或晚期先试行低度或中度剂量的化疗或放疗，待妊娠结束后再做正规的治疗。妊娠对HL的病程并无明显影响，但是在妊娠期间进行放化疗可增加母体感染和出血的风险，并可能引起胎儿畸形和死亡。建议应在不损害母亲和婴儿健康的情况下，足月分娩；如果不能足月分娩，应当在证实胎肺成熟后并且孕龄≥34周时分娩；除非有产科指征，否则不必要进行剖宫产。

（钟逸锋）

二、妊娠合并心脏病的治疗和管理

学习目标

完成本内容学习后，学生将能：

1. 复述妊娠与心脏病的相互影响。
2. 列出心力衰竭的临床表现。
3. 描述心脏功能分级。
4. 应用适宜的护理措施对妊娠合并心脏病的妇女进行护理。

（一）概述

妊娠合并心脏病是产科严重的合并症。常见的有风湿性心脏病、先天性心脏病、妊娠高血压疾病性心脏病及围产期心肌病等。由于妊娠和分娩加重了心脏的负担，促使心脏功能进一步减退而导致心力衰竭，严重威胁母婴生命安全，是孕产妇死亡的原因之一。

（二）妊娠与心脏病的相互影响

1. 妊娠对心脏病的影响

（1）妊娠期：母体血容量一般从妊娠第6周开始逐渐增加，至妊娠32~34周达到高峰。总血容量比未妊娠时增加30%~45%。妊娠早期主要引起心排血量的增加，而妊娠中、晚期需增加心率以适应血容量的增加。由于心排血量增加和心率加快，导致心肌轻度肥大、心脏容量增大。另外，在妊娠晚期，随着子宫增大，膈肌上升，心脏向左向上移位，大血管扭曲等改变，机械性地增加了心脏负担，容易使患心脏病的孕妇发生心力衰竭。

（2）分娩期：分娩期为心脏负担最重的时期。在第一产程中，每次子宫收缩有250~500ml血液被挤入体循环，回心血量增加，心排血量也增加20%左右。每次子宫收缩使右心房压力增高，致使平均动脉压增高10%左右，使原来已经加重负担的左心室进一步增加负荷。进入第二产程后，除子宫收缩外，腹肌和骨骼肌也参与活动，致使周围阻力更为加重。分娩时产妇屏气用力，动、静脉压力同时增加，尤其是肺循环压力极度增高，导致左心室负荷进一步加重。故第二产程心脏负担最重。第三产程胎儿娩出后，子宫迅速缩小，腹腔内压力骤减，血液淤滞于内脏，引起回心血量急剧减少。同时，产后胎盘循环停止，排空的子宫收缩，大量血液从子宫突然进入体循环，使回心血量又迅速增多。这些因素均引起血流动力学的改变，导致心脏负担增加，心脏病产妇极易发生心力衰竭。

（3）产褥期：产后子宫缩复使大量血液进入体循环，妊娠期组织间隙潴留的大量液体也开始回到体循环，故血容量显著增加，心脏负担仍未减轻。因而产后，尤其是产后3d内仍是心脏负担较重的时期，容易发生心力衰竭。

综上所述，妊娠32~34周、分娩期及产褥期的最初3d内，因心脏负担加重，是患心脏病孕产妇最危险的时期，务必引起重视，警惕心力衰竭的发生。

2. 心脏病对妊娠的影响　以往风湿性心脏病是最常见的心脏病类型，占90%左右，其次为先天性心脏病。随着抗生素的广泛应用，风湿热得到积极有效的治疗，发病率明显下降，妊娠合并风湿性心脏病已退居第2位。近年来，由于心血管外科的迅速发展以及手术技术的不断提高，使许多患先天性心脏病的女性通过手术获得矫治，并存活至生育年龄。因此，妊娠合并先天性心脏病已跃居首位。

心脏病不影响受孕。心脏病病情较轻、心脏功能Ⅰ~Ⅱ级、既往无心力衰竭史也无并发症者，能较好地耐受妊娠和分娩，可以妊娠。若心脏病变较重、心功能Ⅲ级以上者、既往有心力衰竭史、有肺动脉高压、右向左分流型先天性心脏病、严重心律失常、风湿热活动期、心脏病并发细菌性心内膜炎、急性心肌炎等不宜妊娠。不宜妊娠的心脏病患者一旦妊娠，均可给母儿带来不同程度的危害。胎儿因为长期宫内缺氧，造成胎儿生长受限甚至导致死胎、死产、早产等严重后果。孕产妇可发生心力衰竭甚至危及生命。

（三）临床评估与判断

1. 评估临床表现　评估患者有无劳力性呼吸困难、经常性夜间端坐呼吸、胸闷咳嗽等症状。尤其注意评估有无早期心力衰竭和心功能衰竭的临床表现。

（1）早期心力衰竭的临床表现：早期心力衰竭者常表现为轻微活动后即有胸闷、气促及心慌；休息时心率超过110次/min，呼吸超过20次/min；夜间常因胸闷而坐起呼吸，或需要到窗口呼吸新鲜空气；肺底部出现少量持续性湿啰音，咳嗽后不消失。

（2）心力衰竭的临床表现

1）左心衰竭：①症状。表现为夜间阵发性呼吸困难、端坐呼吸、急性肺水肿；咳嗽、咳痰、咯血；疲劳、乏力、心悸；少尿、肾功能损害症状。②体征。心率加快，初期肺内可闻及哮鸣音，后出现肺部湿性啰音；发绀，有心脏病体征（除心脏病固有体征外，有心肌肥厚、心腔扩大、肺动脉瓣区第二心音亢进及舒张期奔马律等）。

2）右心衰竭：①症状。表现为食欲缺乏、上腹部胀痛、恶心等消化道症状；劳力性呼吸困难；尿少，尿中出现少量蛋白等。②体征。颈静脉征阳性，肝大，下肢水肿；唇、指端可有不同程度的发绀；心脏体征主要为原有心脏病表现。

3）全心衰竭：可同时兼有左、右心力衰竭的临床表现。

（3）评估胎儿情况：宫高、腹围、孕期体重增加、胎动等。

2. 评估心脏功能分级　根据纽约心脏病协会（NYHA）心功能分级方法，依据患者的主观感受，按其所能耐受的日常体力活动分为4级。

（1）心功能Ⅰ级：进行一般体力活动不受限制，运动后也不产生心慌、气短、胸痛等不适。

（2）心功能Ⅱ级：进行一般体力活动略受限制，休息时无不适，运动后感乏力、心悸、轻度气短或心绞痛。

（3）心功能Ⅲ级：一般体力活动显著受限制，休息时无不适，轻微活动即感乏力、心悸、轻度气短或心绞痛。还包括目前虽无心力衰竭症状，但过去有心力衰竭病史者。

（4）心功能Ⅳ级：不能进行任何体力活动，休息时仍有心慌、气短等不适。

这种心功能分级的优点是简单易行，不依赖任何器械检查，多年一直用于临床。其不足是主观症状和客观检查不一定一致，体力活动的能力水平受平时训练、体力强弱、感觉敏感性的影响，个体差异较大。《威廉姆斯产科学》第24版中介绍了世界卫生组织妊娠合并心血管疾病风险分度方法，该风险分度更强调了病变的类型及程度的客观检查情况（表4–7）。

3. 评估辅助检查

（1）超声心动图检查：检查显示心腔扩大、心肌肥厚、瓣膜运动异常、心脏结构畸形等。左室射血分数（LVEF）正常值≥U 50%，<30% 提示风险大。

（2）心电图：心电图提示各种心律失常，心房颤动、心房扑动、Ⅲ度房室传导阻滞、ST段及T波异常改变等。

（3）X线检查：X线检查显示心脏明显扩大，尤其心腔扩大。必须行X线检查者需做好胎儿防护。

（4）胎儿评估：腹部超声、胎心监护等，评估有无胎儿窘迫及胎儿生长受限等。

4. 评估健康史

（1）孕妇初诊时，应详细询问有无心脏病史，特别是风湿性心脏病及风湿热病史，曾接受的治疗经过及心功能状况；既往有无心力衰竭史、心脏手术史等。

（2）评估有无诱发心力衰竭的潜在因素，如上呼吸道感染、妊娠期高血压疾病、重度贫血等。

5. 评估心理社会状况　重点评估孕妇对自己的心功能状况是否了解，以及孕妇和家庭对于妊娠结局的预期等。妊娠合并先天性心脏病孕妇的胎儿合并胎儿心脏畸形的风险较正常孕妇增加，如何使孕妇及家属正确面对疾病又能积极配合非常重要。同时，使孕妇家人能够给孕妇提供更多心理支持，提高孕妇的应对能力。

（四）治疗与护理措施

1. 妊娠合并心脏病的治疗要点　妊娠合并心脏病的治疗原则：加强孕期保健，积极预防和控制感染，防止心力衰竭的发生，适时终止妊娠。

表 4-7 世界卫生组织妊娠合并心血管疾病风险分度

世界卫生组织将妊娠合并心脏病风险程度分成 4 级，用来指导产前咨询和妊娠期处理	
风险分级	病情描述
世界卫生组织 1 级 – 风险与普通人群相当	轻到中等非复杂病变： 肺动脉狭窄 室间隔缺损 动脉导管未闭 二尖瓣脱垂不伴有三尖瓣反流 成功修复的简单缺损： 房间隔缺损 室间隔缺损 动脉导管未闭 全肺静脉异位引流 孤立的室性期前收缩和房性期前收缩
世界卫生组织 2 级 – 孕产妇风险较小	以下情况，但病情不复杂： 未手术治疗的房间隔缺损 法洛斯心脏病术后 大多数的心律失常
世界卫生组织 2 或 3 级 – 依据病情个体化判断	中等程度的左心室受损 肥厚型心肌病 未达到世界卫生组织 4 级的先天性心脏瓣膜病变 不伴有主动脉扩张的马方综合征 心脏移植
世界卫生组织 3 级 – 显著增加孕产妇风险或需要心脏和产科专家共同决定	机械瓣 完全性大动脉转位 mustard 术后或 Senning 术后 Fontan 手术后 发绀性心脏病 其他复杂先天性心脏病
世界卫生组织 4 级 – 极高风险，需严格避孕或终止妊娠	肺动脉高压 严重左心室功能障碍（心功能Ⅲ ~ Ⅳ级或 LVEF<30%） 围产期心肌伴有未愈的左心室功能障碍 严重左心室流出道梗阻性疾病 马方综合征伴有主动脉扩张 >40mm

（威廉姆斯产科学，第 24 版，977）

（1）非妊娠期：明确心脏病类型及心功能状况，确定是否适宜妊娠。不宜妊娠者，应采取严格避孕措施或实行绝育手术。

（2）妊娠期

1）不适宜妊娠者一旦受孕，应于妊娠12周以前行治疗性人工流产。若妊娠已超过12周，应在与产科医生和心内科医生共同管理下，选择适宜的终止妊娠方法。

2）适宜妊娠者，应在妊娠早期开始定期产前检查。动态观察心脏功能，预防及治疗各种引起心力衰竭的诱因和各种并发症，适时终止妊娠。

（3）分娩期：根据心功能情况、心脏病类型以及有无并发症等，在产科医生和心内科医生共同管理下，选择适宜的分娩方式，实施计划分娩。对于心脏病变较轻、心功能Ⅰ～Ⅱ级、既往无心力衰竭病史和其他并发症，且符合产科阴道试产指征者，可在严密监护下阴道分娩。心功能Ⅲ～Ⅳ级或符合产科剖宫产指征者应选择剖宫产分娩。有严重肺动脉高压、严重左心室流出道梗阻如风湿性心脏病二尖瓣狭窄以及主动脉瓣狭窄、发绀型心脏病等，由于风险较高，即使心功能Ⅰ～Ⅱ级，也应放松剖宫产指征。

（4）产褥期：产妇需要充分休息并给予密切监护。遵医嘱放宽预防性使用抗生素。心功能在Ⅲ级以上者，则不宜哺乳。

2. 妊娠合并心脏病的护理措施

（1）一般护理：详细评估患者所患心脏病的类型、病变程度以及心功能的状况。为患者及家属讲解有关疾病知识，促进她们对疾病的理解，减轻焦虑心理；同时与患者和家属讨论其对自身健康状况的认识，使其理解并配合诊治和护理。

1）非妊娠期：①积极治疗原发病，如外科矫形术等；避免加重病情的因素，如减少出入人群密集之处，预防上呼吸道感染等。妊娠期血流动力学改变使心脏储备能力下降，影响心脏手术后的恢复，加之术中用药及体外循环对胎儿的影响，一般不主张在妊娠期进行外科矫形手术，尽可能在幼年、妊娠前或延至分娩后行手术治疗。②不宜妊娠的育龄妇女采取适宜的避孕措施。心脏病患者需要严格避孕，而一些避孕方法增加心脏病患者并发症的风险，如含有雌激素的避孕药增加患者高凝的风险，因而应该建议心脏病患者在专业人员指导下采取适宜的避孕措施。③有遗传倾向的先天性心脏病妇女孕前进行遗传咨询。

2）妊娠及产褥期：①活动和休息。心功能良好的孕妇尽管不需要绝对卧床，但仍须保证充分休息，每天至少睡眠10h，有条件者可以安排午间休息。保持良好心情，避免过劳和情绪激动。避免长时间平卧位，宜采用侧卧位。②饮食。避免过度增加营养及过多体重增加，每月体重增加不超过0.5kg，整个孕期体重增加不超过12kg。高蛋白、高纤维素、富含铁的食物，积极预防缺铁性贫血和便秘，必要时给予铁剂和缓泻剂。适当控制食盐摄入，每天食盐量4~5g。合理控制入量，避免暴饮暴食，由于夜间更易发生心衰，尤其须避免晚餐和夜间过度饮食饮水。③加强产前检查。适宜继续妊娠者，应从确定妊娠开始即做产前检查，检查间隔时间和次数依据心功能状况而定。在妊娠20周以前，应每2周进行产前检查1次；妊娠20周以后，尤其32周以后，发生心力衰竭的概率增加，产前检查应每周1次。妊娠合并先天性心脏病的孕妇应重视产前胎儿心脏结构畸形的筛查和诊断。孕期经过顺利者，应在妊娠36~38周提前住院待产。出现早期心衰表现的患者应立即住院控制病情。

（2）预防并发症

1）妊娠期：护士应严密观察并记录生命体征及血氧饱和度变化，尤其对于发绀型心脏病及右向左分流型心脏病患者，血氧饱和度变化是评估缺氧程度的重要方法。注意有无呼吸困难，咳嗽及肺部啰音及卧位变化，及时发现早期心功能不全征象。控制入量，尤其静脉补液量和补液速度，保持出入量平衡。监测体重和水肿情况，体重和水肿增加明显者需警惕体液潴留及心功能不全。长期缺氧者可给予持续低流量吸氧，急性心功能不全时给予高浓度面罩吸氧。静脉血栓性疾病是妊娠合并心脏病患者常见的并发症，尤其对于长期卧床的患者需注意指导患者下肢运动，预防下肢静脉血栓。

2）分娩期：对于妊娠合并心脏病产妇产程中可放宽使用抗生素预防感染，尤其既往有过感染性心内膜炎的产妇或换瓣术后的产妇应在产程开始即应按医嘱给予抗生素，积极预防感染。剖宫产的产妇需要预防性使用抗生素。产程中适当给予地西泮或派替啶镇痛剂缓解疼痛，有条件者可进行硬膜外麻醉。有研究表明，硬膜外麻醉可以减少产程中宫缩时回心血量的增加。宫口开全后，应行会阴侧切术、胎头吸引术或产钳助产术缩短第二产程，避免产妇屏气用力。行剖宫产者，术中加强出入量管理及病情监测，不宜再次妊娠者，充分知情告知后可同时行输卵管结扎术。胎儿娩出后，应在产妇腹部放置 1~2kg 重的砂袋并持续 24h，以防腹压骤降而诱发心力衰竭。准确评估出血量，按医嘱给予缩宫素，但禁止使用麦角新碱，以防静脉压升高。如果产妇产后出血过多需要输血、补液时，应注意控制输液、输血的速度。

3）产褥期：产后 3d 内，尤其是产后 24h 内仍是发生心力衰竭的危险时期，应严密观察产妇生命体征、血氧饱和度及心功能变化，适当控制入量，预防心力衰竭和感染。保证产妇安静休息，疼痛明显者可遵医嘱适当使用镇静剂。加强会阴伤口或腹部伤口的护理，预防感染。产后出血、感染和血栓栓塞是严重并发症，极易诱发心力衰竭。尤其对于剖宫产术后的产妇，由于卧床时间较长，应密切观察产妇有无咳嗽、咳痰、发热等肺部感染征象，遵医嘱使用抗生素预防。卧床期间指导下肢运动，并可穿着弹力袜或使用下肢血运仪以预防下肢静脉血栓。对于有异常流出道以及瓣膜置换术后的产妇，围术期易出现心腔内血栓的形成，需遵医嘱使用抗凝剂。心功能Ⅰ~Ⅱ级的产妇可以母乳喂养，但应避免劳累。心功能Ⅲ级以上不宜母乳喂养者，应及时给予回奶，妊娠合并心脏病的产妇不宜使用大剂量雌激素进行回奶。做好乳房护理，出现乳胀者，可采用芒硝外敷等方法帮助缓解。

（3）健康教育：护士应向孕妇及家属讲解妊娠、分娩与心脏病之间的相互影响，早期心力衰竭的识别并教给孕妇自我监测的技术。指导孕妇选择高蛋白、高纤维、富含铁的食物，预防和治疗贫血。指导孕妇控制食盐摄入及合理控制入量的方法和重要性。指导孕妇选择合理的卧位，避免长时间平卧。指导孕妇保持充分的睡眠时间和睡眠习惯，避免情绪激动和劳累；告诉孕妇妊娠期尽量避免出入人群聚集之处，预防上呼吸道感染和感冒。对产后不宜哺乳的产妇，指导选择适宜的退奶及应对乳胀的方法。指导产妇选择适宜的避孕措施，建议不宜再次妊娠的产妇应严格避孕。

（卢　契）

三、妊娠合并甲状腺疾病的诊治与管理

（一）概述

妊娠合并甲状腺疾病是妊娠期孕妇常见疾病，包括妊娠期甲状腺功能减退症、亚临床甲状腺功能减退症、甲状腺功能亢进症等。其中最常见的疾病为妊娠期甲状腺功能减退症。

1. 妊娠期甲状腺功能减退症（hypothyroidism）

（1）病因与发病机制：妊娠对甲状腺和甲状腺功能具有明显影响。妊娠期间甲状腺腺体体积增加。妊娠期母体下丘脑－垂体－甲状腺轴出现适应性变化，甲状腺生理功能发生一系列变化：①妊娠后，在雌激素作用下，肝脏合成甲状腺结合球蛋白（TGB）水平升高，TGB 代谢清除率减慢，半衰期延长，故循环中 TGB 水平升高。这种变化从妊娠 6~8 周开始，妊娠 20 周时达高峰值，并持续妊娠的全过程。由于 TGB 水平增加，血清总 T_4 浓度增加，出现高甲状腺素血症，故总 T_4 的指标在孕期不能反映循环甲状腺素的确切水平。②绒毛膜促性腺激素具有与血清促甲状腺激素相似的结构，有微弱的促甲状腺素作用，可反馈抑制 TSH 分泌，因此，妊娠期女性血清 TSH 下限较妊娠前低。③妊娠期相对碘缺乏。妊娠期甲状腺素（T_4）和三碘甲状腺原氨酸（T_3）产生增加，碘需求量增加，且妊娠期肾小管对碘的重吸收降低，而妊娠中晚期胎儿发育是母体向胎盘转运碘的能力增强。这些生理改变可能导致妊娠早期甲状腺功能正常的孕妇在妊娠后期发生甲状腺功能减退症。

由于妊娠期的生理变化，10%~20% 妊娠早期甲状腺正常的孕妇，若碘摄入不足可导致妊娠晚期甲状腺功能减退。由于孕妇和胎儿甲状腺激素合成不足，低甲状腺素水平可促进垂体，使 TSH 合成增加，过高的 TSH 刺激甲状腺生长，可导致孕妇和胎儿甲状腺肿。妊娠期严重碘缺乏使流产、死产、围产期死亡率增加以及出生后婴儿死亡率增加。正常水平的甲状腺激素对胎儿神经迁移及大脑髓鞘的形成至关重要，尤其在妊娠第 3~5 个月。妊娠期碘缺乏对后代的认知功能有不利影响，严重碘缺乏其后代可表现为呆小症。碘缺乏已被认为是世界范围内可预防的智力障碍的首要因素。与妊娠期临床甲状腺功能减退相关的不良结局还包括早产、低出生体重儿、胎盘早剥、妊娠期高血压疾病等。

（2）临床评估与判断

1）评估孕妇甲状腺功能：早孕期监测促甲状腺素（TSH）、血清游离甲状腺素（FT_4）、甲状腺过氧化物酶抗体（TROAb）。妊娠期临床甲状腺功能减退的诊断标准是 TSH> 妊娠期特异正常参考值上限，FT_4< 妊娠期特异正常参考值下限。2011 年美国甲状腺学会（ATA）的指南建议妊娠早期 TSH 的上限值为 2.5mIU/L，我国 2012 年中华医学会内分泌学分会在《妊娠和产后甲状腺疾病诊治指南》中建议各地区和医院建立自己的妊娠期妇女参考值，但由于很多医院并无自己的参考值范围，故多仍采纳 ATA 的妊娠早期 TSH 的上限值为 2.5mIU/L。但 2017 年 ATA《2017 年妊娠及产后甲状腺疾病诊治指南》中推荐建立不同人群不同妊娠时期 TSH 的参考值范围；建立参考值范围纳入的人群必须符合无甲状腺疾病史、碘摄入充足及甲状腺过氧化物酶抗体（TROAb）阴性等条件。如果无法建立 TSH 特异性参考值范围，建议将妊娠早期 TSH 的参考值上限定为 4.0mIU/L。FT_4 低于本地区或本医院 2.5% 以下时诊断为低于妊娠期特异正常参考值下限。当 TSH> 妊娠期特异正常参考值上限，而 FT_4 在正常范围时，定义为亚临床甲状腺功能减退。当 TSH 正常，FT4 低于正常参考值范围第

2.5~5 百分位时,定义为单纯低甲状腺素血症。

2)评估孕妇碘摄入情况:世界卫生组织推荐妊娠女性和哺乳期女性的碘摄入总量为250μg/d。

(3)治疗与护理措施

1)甲状腺功能减退症育龄女性与妊娠:服用左甲状腺素的甲状腺功能减退症育龄女性,如正在备孕,孕期应评估 TSH 水平,并随之调整左甲状腺素的剂量,以保证 TSH 在参考范围下限与 2.5mIU/L 之间。一旦确认妊娠,应将左甲状腺素剂量增加 20%~30%,即在原有服药基础上,每周额外增加 2d 的剂量,并尽快就医以进行进一步评估。

2)妊娠期临床甲状腺功能减退症:临床甲状腺功能减退症会对母体和胎儿造成不良影响,应该积极治疗。对于亚临床甲减,研究表明,当 TSH 轻度升高且 TROAb 阳性时,容易出现不良妊娠结局,ATA2017 年指南推荐对其使用左甲状腺素治疗。当 TROAb 阴性,TSH 值 > 10mlU/L 时,推荐使用左甲状腺素治疗。对于 TSH 介于 2.5mIU/L 和参考值范围上限的妊娠妇女,既往有不良妊娠史或甲状腺自身抗体阳性,考虑使用左甲状腺素治疗;如不治疗,需监测甲状腺功能。不推荐对妊娠期单纯低甲状腺素血症进行常规治疗。

2. 妊娠合并甲状腺功能亢进(hyperthyroidism) 妊娠期甲状腺功能亢进的患病率为 1%,其中临床甲状腺功能亢进占 0.4%,亚临床甲状腺功能亢进占 0.6%。

(1)病因与发病机制:Graves 病是妊娠期间自身免疫性甲状腺功能亢进的常见原因,约占所有妊娠期甲状腺功能亢进的 85%,在所有妊娠妇女的发生率为 0.1%~1%。它可于妊娠中首发,也可为既往有甲状腺功能亢进病史而在妊娠期复发。比 Graves 病更常见的,可导致妊娠甲状腺毒症的原因是妊娠甲状腺功能亢进综合征(也称妊娠一过性甲状腺功能亢进,GH),它的特点为:妊娠前半期发生的暂时性甲状腺功能亢进,FT_4 升高,TT_4 正常或降低,血清 TSH 降低或测不到,血清甲状腺自身免疫标记物阴性。其发病可能与 hCG 水平升高、妊娠剧吐有关。

其他与 hCG 诱导的甲状腺毒症相关的因素包括多次妊娠、葡萄胎或绒毛膜癌,大部分病历中伴有明显的血清 hCG 升高。

(2)临床评估与判断

1)评估疾病类型:妊娠前 3 个月出现血清 TSH 降低(TSH<0.1mIU/L)时,要询问病史及进行体格检查。所有患者都应检测 FT_4,总 T_3 和 TSH 受体抗体检测有助于甲状腺功能亢进的诊断。GH 需与 Graves 病甲状腺功能亢进相鉴别。其共同的临床症状包括心悸、焦虑、手颤及怕热。GH 发生在妊娠前半期,与 hCG 过度产生、刺激甲状腺素产生有关。临床特点包括:妊娠 8~10 周发病,心悸、焦虑、多汗等高代谢症状,血清 FT_4 和 TT_4 升高,血清 TSH 降低或者不能测出,甲状腺抗体阴性。既往无甲状腺疾病史、无 Graves 病临床特征(结节、内分泌眼病等)者更倾向于诊断 GH。

2)评估患者用药类型及不良反应:甲巯咪唑可导致胎儿畸形,故临床中主要使用丙硫氧嘧啶。但丙硫氧嘧啶有肝脏毒性,应定期监测肝功能。

3)动态评估患者甲状腺功能:治疗后每 2~4 周检测 FT4、TSH,治疗达到目标值后每 4~6 周检测 1 次。

4)孕期使用抗甲状腺药物的孕妇所分娩的新生儿出生后应筛查甲状腺功能。哺乳期服用抗甲状腺药物的孕妇,其婴儿应定期筛查甲状腺功能。

（3）治疗与护理措施

1）妊娠一过性甲状腺功能亢进治疗原则：对妊娠一过性甲状腺功能亢进的孕妇主要根据其妊娠剧吐的严重程度进行对症、支持治疗，一般不需要抗甲状腺药物治疗。

2）妊娠期 Graves 甲状腺功能亢进的治疗：一般采用丙硫氧嘧啶治疗，但丙硫氧嘧啶可通过胎盘，为了避免对胚胎的不良影响，应使用最小剂量的抗甲状腺药物使 FT_4 保持在正常上限或略微超出正常上限为治疗目标。妊娠中后期 Graves 病症状可能逐渐改善，应注意减少药物剂量。对于需要手术治疗的 Graves 病患者，妊娠第 4~6 个月是最佳手术时机。

3）哺乳期 Graves 病的治疗：哺乳期可适量使用抗甲状腺药物，丙硫氧嘧啶每天 < 300mg 是安全的。但对于乳母服用抗甲状腺药物的新生儿应定期筛查甲状腺功能，并建议抗甲状腺药物分次服用。在哺乳后立即服用药物。

（卢 婺）

第三节 产科监测方法的应用

一、超声检查在产科中的应用

学习目标

完成本内容学习后，学生将能：

1. 复述产前超声的目的。
2. 列出目前我国相关部门规定产前应该超声筛查出的致命性畸形。
3. 描述妊娠不同时期超声检查的项目。
4. 应用超声胎儿生长参数表评估胎儿生长发育状态。

超声检测在围产保健、产前诊断、胎儿风险以及产程监测中起到非常重要的作用。作为助产人员，需要了解动态超声评估的必要性、超声测量径线的意义，以及对于胎儿结构描述的理解。

（一）超声的安全性

超声波进入人体，除了能满足我们的医学需求外，还会产生一定的非医学希望的效应，即包括物理效应和生物学效应。前者主要是在体内产生热能、空化作用等，后者有研究发现可导致蛋白质变性、酶活性改变、膜通透性改变等。所以从 20 世纪 80 年代美国食品和药品管理委员会（FDA）规定了多普勒用于胎儿检查时其发射功率的空间峰值，时间平均强度必须 <94mW/cm^2。美国医学超声学会（AIUM）、美国电器工程制造学会（NEMA）、美国食品和药物管理委员会（FDA）分别于 1992 年、1993 年、1994 年指定了超声诊断设备的关于热

指数和机械指数的声输出指数的实时显示标准，并提出了超声检查中的ALARA（as low as reasonable achievable）原则，即用尽可能小的功率，在尽可能少的时间内完成。目前认为尽管常规超声检查属于非创伤性检查手段，但在妊娠前3个月如无必需临床指征，不建议进行彩色多普勒检查。

（二）围产保健期间超声检查的目的及扫描途径

主要是胎儿生长发育的评价、胎儿畸形的筛查（器官系统发育异常及多普勒超声的应用）等。在妊娠的不同时期，超声检查的侧重点不同。早期妊娠时期检查的目的包括：确定宫内孕，胎儿数目并了解胚胎发育；评估胎龄；了解出血和腹痛的原因；除外异位妊娠、子宫畸形、滋养叶细胞疾患、盆腔包块等。中期妊娠期间是孕期检查尤其是筛查胎儿畸形的最主要时期，最佳时间为妊娠18~24周。按照我国产前诊断要求应该诊断出的致命畸形：无脑儿、严重脑膨出、严重开放性脊柱裂、严重胸腹壁缺损内脏外翻、单腔心、致命性软骨发育不全。但禁止做非医学指征的胎儿性别诊断。晚期妊娠超声检查仍需要进一步评判胎儿生长发育指标；除外畸形；并了解胎盘分级、羊水量；以及对胎儿血流进行监测。

产科超声扫描途径主要分为经阴道超声检查、经腹部超声检查和经会阴超声检查。目前在妊娠中晚期检查时，最常用的以经腹探头使用最多。但在妊娠的早期，一般以阴道探头为宜。当然有明显阴道出血或严重阴道感染等情况不适宜阴道超声检查。此外，预测早产风险、宫颈长度测量也需要使用阴道探头。对于前置胎盘、明显阴道出血、胎膜破裂、严重阴道炎症等，需了解胎先露及宫颈情况时也可以使用经外阴途径探查。

（三）胎儿生长发育指标及结构评估

胎儿生长发育指标的评价首先要紧密与孕周相联系，也就是说，只有核对孕周准确，才能对胎儿生长的速度加以评说。一般情况下，生育年龄的女性月经周期准确，平均28~30d。如停经后及时查妊娠试验对确定妊娠非常容易也非常准确。但如果月经周期不规律、月经周期长或记忆不准确，就要结合月经周期、性生活时间、首次妊娠试验阳性时间、出现妊娠反应时间、早期超声提示以及首次胎动出现时间等加以确定。这里要强调的是，用于评价胎龄的超声检查尽管在妊娠20周内胎儿指标（如双顶径、股骨长度、头臀长度等）与停经周数有很好的相关性，但仍希望尽早做阴道超声检查，通过对胚芽长度、头臀长度以及出现胎心搏动的时间来准确判断孕周，以更准确地推算预产期。

在妊娠中期以后，可以通过对胎儿双顶径、头围、胸围、腹围、股骨长度、肱骨长度、胫骨长度、腓骨长度、尺骨长度及桡骨长度等的测量，并通过各种正常孕周相关指标正常参考值进行查阅，可以判断胎儿生长发育情况，并估算胎儿体重。在妊娠晚期，或临近分娩期以及产程中，胎儿骨性指标（比如双顶径、头围、股骨长度等）固然在胎儿体重估算中占有较大的权重，但胎儿内脏重量、脂肪重量等因素也要考虑，要注重胎儿软组织的指标，比如腹围，当腹围≥35cm时，巨大胎儿发生概率增加。此外，也可以通过小脑横径、肺容积、肝容积等内脏器官指标来评价。由于胎儿作为一个生命的整体，故强调要多指标、多参数加以评价。

胎儿各个器官系统随着孕周的增加而逐步发育成熟，在胎儿期，结构性扫查是非常必要的，关乎对于严重出生缺陷的排查。发现异常时，应该进行产前超声诊断，以及必要的有创性产前遗传学诊断，对结构异常的严重程度和预后进行评估。对于助产人员来讲，胎龄足月或接近足月且结构发育正常，对于判断胎儿耐受产程以及新生儿生命体征有一定的预测价值。但如果胎龄远离足月，伴有（或不伴有）结构异常，则相关风险较大。尤其是循环系统、呼吸系统有明显异常时，要加强产程监护、新生儿复苏团队及设备的准备。

国内一般在整个妊娠期间常规建议孕妇做超声检查 2~3 次，以妊娠 18~24 周为第 1 次胎儿畸形筛查的最佳时期。目前绝大多数产检机构已经开展了妊娠 $11\sim13^{+6}$ 周针对胎儿颈后透明带（NT）的测量。以后可以在妊娠 30 周左右及 36~37 周后再进行检查。妊娠晚期的超声可以帮助明确胎产式、胎方位、估算胎儿体重、羊水量、胎盘位置、胎儿血流等情况，对分娩有较大的帮助。

（四）胎儿附属物的超声评估

胎盘、羊水、脐带和胎膜构成胎儿的附属物，胎盘是母胎之间代谢交换的重要器官，羊水起到促进胎儿发育、缓解压力、滑润产道等作用，脐带是胎盘和胎儿之间的传输纽带，而胎膜起到包裹胎儿的作用。正常胎盘位置位于宫底部，远离宫颈内口，如果胎盘前置或低置，会造成胎位异常、产前出血、难产以及产后出血等风险增加。超声对于前置胎盘的判断准确度接近 100%，严重的胎盘早剥时，超声检查会发现胎盘后方与宫壁之间的“出血”。脐带内有三根血管，包括两根脐动脉和一根脐静脉，超声检查可以最大程度地了解脐带血管数目、是否有脐带绕颈、缠身等，但对于脐带的长度以及螺旋程度等判断度非常有限。此外，妊娠晚期超声检查应注意排除胎盘血管前置。超声检查可以推测羊水量，有两种方法，一种是最大平面的最大深度，如果≥8cm，为羊水多；如果≤2cm，则推测羊水少。另一种是羊水指数，如果≥25cm，为羊水多；如果≤5cm，则推测羊水少。

（五）彩色多普勒超声在产科中的应用

胎儿循环系统与成人不同。胎儿的心脏由 4 个心腔、两根大血管（主动脉和肺动脉）组成。心腔分为左心房、左心室、右心房和右心室。与成人一样，左心房的血液流向左心室，再流向主动脉；右心房的血液流向右心室，再流向肺动脉。但胎儿期明显不同的是存在卵圆孔和动脉导管。此外，经含氧量高的脐静脉血液一部分流入门静脉，经肝静脉入下腔静脉；一部分（大约 53% 血液）经静脉导管直接流入下腔静脉。静脉导管管腔狭小，血流流速快，快速通过下腔静脉进入右心房，经卵圆孔自右向左流入左心房，再经二尖瓣、左心室和主动脉，从主动脉弓上分出的三个分支直接供应胎儿的头部和上肢部分。来自胎儿上腔静脉和下肢、躯干的血液与经肝脏回流至下腔静脉的流速相对较慢的血液汇入右心房经三尖瓣流向右心室，再流向肺动脉。由于胎儿期肺部无功能，左右肺动脉分支直径较细、阻力高；所以大部分右心室的血液就通过动脉导管进入降主动脉，供应胎儿内脏和下肢部分。

当胎儿发生缺血缺氧时，胎儿体内存在自身调节功能，也就是说血液集中供给胎儿脑部、心脏和肾上腺，该部位血管扩张；内脏和下肢的血管收缩，称之为“脑保护效应”。同时流经静脉导管的血流增加，以保证胎儿头部获取含氧量较高的血液。如果缺氧时间延长，胎儿始终处于“脑保护效应”状态，继而进入失代偿状态，导致重要脏器发生不可逆的损伤。

彩色多普勒超声检查在产科中主要有两方面的应用。一方面它可以在二维灰阶超声检查的基础上，对胎儿及/或母体内的血流分布加以判别。二维灰阶超声只能依据组织器官对超声波吸收反射程度来分辨正常器官形态以及回声是否正常，在产前诊断中主要是完成对胎儿畸形的筛查和诊断。但对畸形或异常器官的诊断时，有必要了解供给器官的血流是否正常。尤其是在胎儿先天性心脏病筛查和诊断中尤其重要。由于胎儿心脏较小，胎心搏动频数，对这一多腔室、多管道的脏器，如添加多普勒超声检查可以更清晰地了解房室间连接、心室与大血管间连接，以及异常血流通道及血流方向等。另一方面是对主要血管血流的监测，包括动脉血流和静脉血流的监测。

目前在对胎儿血流监测方面主要是监测胎儿脐动脉血流和大脑中动脉血流。应用彩色超声可以更加准确地判断脐带血管的数目、脐带缠绕等情况。脐动脉的血流在产科是最常用的。正常情况下其波形呈锯齿状，位于基线的同一方向。正常在妊娠12~14周前无舒张末期血流，此后才出现舒张末期血流，并随着妊娠周数的增加而流速增高。在正常妊娠期间脐动脉血流的RI、PI和S/D与妊娠周数有密切的相关性。通常认为在妊娠24周前S/D值≥4，随着妊娠进展，则S/D值应当<3，妊娠33周时，S/D值降至2.6，妊娠40周时降至2.2。S/D值下降，反映胎盘血管阻力逐渐下降。S/D值如果超过2个标准差提示为异常。S/D值的获得受到有关因素的干扰，例如脐带取材部位、胎儿呼吸运动和胎儿心率。母体方面的因素如妊娠期高血压疾病、先兆子痫、糖尿病、慢性高血压等；胎儿方面如胎儿畸形、胎儿窘迫、胎儿宫内发育迟缓等，该值将发生改变。在判断胎儿在宫内是否缺氧时，脐带动脉的血流波形也具有重要的意义。脐带动脉血流舒张末期血流消失进而出现舒张期血流的逆流，提示胎儿处于濒危状态。

大脑中动脉是用来判断胎儿脑血流的常用血管。取材方法是先寻找双顶径平面，略微向下方平行移动探头，显示大脑脚。再用彩超显示基底动脉环，呈五边形，尖端向前。取大脑中动脉中段。妊娠11~12周前无舒张末期血流，此后才出现舒张末期血流。胎儿大脑中动脉的舒张期流速随孕周而增加，S/D值随孕周而递减，提示脑血管阻力随孕周而减低，血流量随之增加。当出现胎儿宫内缺氧时，为保证胎儿重要器官的血液供应，胎儿体内血流将进行重新分布，也就是说大脑中动脉S/D值比脐带动脉该值为低，即脑保护效应。

血流的监测值只能代表测量时被测血流的状态，由于人体内血流不是静息不动的，也不是一成不变的，所以要有动态观察的意识。另外，不同妊娠周数所测血流正常参考值不同，应严格查阅相应参考值。同时要超过或低于2SD才有意义。

（六）超声在产程中的应用

由于超声检查的无创性和舒适性，近年来超声对于产程检查的研究越来越多。近年来研究发现产程中超声能对胎方位及胎头下降程度进行快速准确的评估，有利于指导下一步临床决策。

经会阴超声是确定胎头位置的可选方法之一。近年来一些超声测量方法被提出，但迄今未对任一测量方法达成一致。最常用的是矢状面测量指标：经会阴超声是测定胎头方位的选择之一，最常用的为矢状面超声指标，如：胎头下降距离（head progression distance，HPD）、产程进展角度（angle of progression，AOP）以及胎头位置（head station），均为胎头位置与耻骨联合相关指标。此外还包括胎头到会阴距离（head perineum distance，hpd）、胎头到耻骨联合距离（head-symphysis distance，HSD）等。当比较各种方法评估胎头下降情况时，超声测量各指标间有高度的相关性，而其与阴道指诊测量仅有中度相关。有研究表明产程进展角度（AOP）能预测枕前位胎儿手术性阴道分娩成功率。对于枕后位而言，测量HPD、HSD可能优于测量产程进展角度。第二产程胎头下降程度的超声评估指标有很好的可重复性，其中胎头下降距离（HPD）及产程进展角度（AOP）可重复性最好。上述评估指标尚未在临床中常规使用，但应该有一定的应用前景，对判断产程以及阴道助产前的评估，具有非常重要的意义。

（陈 倩）

二、胎心监护的应用与异常图形的识别

学习目标

完成本内容学习后，学生将能：

1. 复述电子胎心监护的基础知识。
2. 列出电子胎心监护的分类及判读标准。
3. 描述临床上电子胎心监护的应用范围及要点。
4. 应用所学知识与技能解读胎监图纸，对胎儿宫内状况做出正确评估及处理。

（一）电子胎心监护的基础知识

电子胎心监护（electric fetal monitoring，EFM）是进入围产期后监护胎儿是否缺氧的常用手段。自从电子胎心监护发明以来，其应用价值一直存在争议，支持者认为该技术改善了妊娠结局，而反对者则认为该技术假阳性率高、并没有降低围产儿死亡率及围产儿患病率，反而增加了临床上不必要的干预，并推高了剖宫产率。2017 年 Alfirevic 等认为对于正常妊娠产时持续电子胎心监护与间断胎心听诊相比仅减少了新生儿抽搐的发生，并没有降低围产儿死亡率及新生儿脑瘫率、而且增加了阴道助产率及剖宫产率。造成上述结果的诸多原因包括电子胎心监护假阳性率高、结果判读存在个体内及个体间的差异，为此近些年来欧美国家相继出版了有关电子胎心监护的指南，规范基本术语的解析、结果判读及临床运用。2015 年中华医学会围产医学分会发表了《电子胎心监护应用专家共识》，这是国内首个关于电子胎心监护的规范，该共识重点采纳 ACOG 关于胎儿监护的相关指南，旨在规范和指导全国妇产科医护人员对电子胎心监护的理解和应用。

电子胎心监护也被称为胎心宫缩描记图（cardiotocography，CTG）。按照监护的时间电子胎心监护分为产前监护及产时监护两类。产前监护即没有规律宫缩所做的电子胎心监护，也称为无应激试验（non-stress test，NST），产时监护即临产后所做的电子胎心监护，也称为宫缩应激试验（contraction stress test，CST）。值得注意的是临床常用的缩宫素激惹试验（oxytocin challenge test，OCT）是运用缩宫素诱发规律宫缩观察胎心与宫缩的关系，属于一种特殊的 CST，2015 年我国专家共识中采用 ACOG 指南意见，摒弃了 OCT 这一称谓，统一为 CST，容易让基层妇产科医护人员产生混淆。

电子胎心监护图纸包括两条曲线，即胎心率（fetal heart rate，FHR）曲线及宫腔内压力曲线，胎心率以次 /min（beats per minute，bpm）表示，宫腔内压力以毫米汞柱（mmHg）表示。电子胎心监护的两条曲线包含了 5 个基本要素（表 4-8）即胎心率基线、基线变异、加速、减速及宫缩，其解读混乱往往与产科工作者对 5 个基本要素的解析不清有密切关系。2009 年 ACOG 明确定义了电子胎心监护的 5 个要素，2015 年我国发布的《电子胎心监护应用专家共识》完全采用了该标准，明确定义了胎心监护的 5 大要素，详见表 4-8。5 个要素的具体标准与传统概念略有不同，主要体现在：①正常胎心率基线为 110~160bpm，有别于传统的 120~160bpm。②胎心率基线变异按照振幅不同分为 4 类。③对于胎心加速按照孕周不同提出了不同标准，更加符合临床实际。④详细定义了早期减速、晚期减速、变异减速及延长

减速的特征，包括胎心率减速的幅度、持续时间、从基线到最低点的时间，并且明确了反复性减速及间歇性减速的概念，有助于胎心监护图纸的判读。⑤首次定义了临床少见的正弦波。⑥明确定义了正常宫缩及宫缩过频，为临床处理提供了可靠的依据。

表 4-8 电子胎心监护（EFM）的 5 个基本要素的定义

名称	定义
胎心率基线	指 10min 内除外胎心周期性或者一过性变化及显著胎心变异的胎心率平均水平，至少观察 2min 正常胎心率基线：110~160bpm；胎心过速：胎心率基线 >160bpm，持续≥10min；胎心过缓：胎心率基线 <110bpm，持续≥10min
基线变异	指每分钟胎心率自波峰到波谷的振幅改变 按照胎心率基线的振幅波动分为：①变异缺失：振幅波动消失。②微小变异：振幅波动≤ 5bpm。③中等变异（正常变异）：振幅波动 6~25bpm。④显著变异：振幅波动 >25bpm
加速	指胎心率基线突然显著增加，开始到波峰时间 <30s，从胎心率开始加速至恢复到胎心率基线水平的时间为加速时间 如果妊娠 <32 周前，要求加速幅度≥10bpm，持续时间≥10s，但 <2min 如果妊娠≥32 周，要求加速幅度≥15bpm，持续时间≥15s，但 <2min 延长加速：指胎心率加速持续≥2min，但 <10min 如果加速持续≥10min，则考虑胎心率基线变化
减速	早期减速指伴随宫缩出现的减速，通常是对称地、缓慢地下降到最低点再恢复到基线，开始到最低点的时间≥30s，减速的最低点常与宫缩的峰值同时出现。一般来说，减速的开始、最低点、恢复和宫缩的起始、峰值和结束同步 晚期减速指伴随宫缩出现的减速，通常是对称地、缓慢地下降到最低点再恢复到基线，开始到最低点的时间≥30s，减速的最低点通常延迟于宫缩峰值。一般来说，减速的开始、最低点和恢复分别落后于宫缩的起始、峰值及结束 变异减速指突然显著的胎心率下降，开始到最低点时间 <30s，胎心率下降≥15bpm，持续时间≥15s，但 <2min。当变异减速伴随宫缩，减速的起始、深度和持续时间与宫缩之间无规律 延长减速指胎心减速持续时间≥2min 但 <10min，并且减速幅度≥15bpm，如果减速持续时间超过 10min，考虑胎心率基线发生改变 复发性减速指 20min 观察时间内≥50% 宫缩均伴发减速 间歇性减速指 20min 观察时间内 <50% 宫缩伴发减速
正弦波	胎心基线呈现平滑的正弦波样摆动，频率固定，3~5 次 /min，持续≥20min
宫缩	正常宫缩：观察 30min，10min 内有 5 次或者 5 次以下宫缩 宫缩过频：观察 30min，10min 内有 5 次以上宫缩。当宫缩过频时应记录有无伴随胎心率变化

（二）电子胎心监护的分类

按照我国 2015 年专家共识，NST 分为反应型和无反应型。

1. NST 反应型 是指 20~40min 监护时间内出现 2 次或以上的胎心加速。在 NST 图形基线正常、变异正常且不存在减速的情况下，NST 监护达到反应型标准即可停止，不需持续监护至满 20min。

2. NST 无反应型 是指超过 40min 没有足够的胎心加速。对 NST 无反应型图形的处理应该根据监护图形的基线、变异、有无减速、是否存在宫缩以及是否应用可能对监护图形产生影响的药物（如硫酸镁、地西泮等），并结合孕周、胎动及临床情况等决定复查监护，或者采用宫缩应激试验或超声等方法对胎儿宫内状态进行进一步评估。

根据我国专家共识，产时 EFM 也称为 CST，CST 结果按照三级评价系统分类（表 4-9）。Ⅰ类 CST 为正常 CST，对于胎儿正常血氧状态的预测价值高，意味着胎儿宫内状况正常，不需特殊处理；Ⅲ类 CST 为异常 CST，表明胎儿处于缺氧状态，对于预测生后窒息、神经系统损伤、胎死宫内有较高价值，应该立即采取宫内复苏措施，紧急结束分娩，让胎儿脱离不良宫内环境。介于Ⅰ类及Ⅲ类 CST 之间的胎监图形为Ⅱ类 CST，也即可疑 CST，对于这一类胎监需要进一步评估、监测，必要时尽快终止妊娠。

表 4-9 产时电子胎心监护（CST）的分类及处理

分类	特征	临床意义	处理
Ⅰ类 CST	必须同时满足以下条件： ①胎心率基线 110~160bpm。 ②基线变异为中等变异。 ③没有晚期减速及变异减速。 ④存在或者缺乏早期减速。 ⑤存在或者缺乏加速	正常 CST 胎儿宫内状况良好	常规监护
Ⅱ类 CST	除了Ⅰ类和Ⅲ类胎心监护的其他情况	可疑 CST 可疑胎儿缺氧	严密监护 综合判断 宫内复苏 尽快终止妊娠
Ⅲ类 CST	有两种情况： 1. 胎心率基线无变异并且存在下面之一： 复发性晚期减速； 复发性变异减速； 胎心过缓 2. 正弦波型	异常 CST 胎儿缺氧	宫内复苏 紧急终止妊娠

如果通过静脉滴注缩宫素诱发孕妇产生宫缩后所做的电子胎心监护称为 OCT，主要观察宫缩与胎心率的关系，这是特殊类型的 CST，其图形判读主要基于是否出现晚期减速。其结果可以分为 5 种。

（1）阴性：无晚期减速或明显的变异减速。

（2）阳性：50% 以上的宫缩后出现晚期减速，即使宫缩频率 <3 次 /10min。

（3）可疑阳性：间断出现晚期减速或明显的变异减速。

（4）可疑过度刺激：宫缩过频时（>5 次 /10min）或每次宫缩时间 >90s 时出现胎心减速。

（5）不满意的 CST：宫缩频率 <3 次 /10min 或出现无法解释的图形。

（三）电子胎心监护应用范围

电子胎心监护临床应用广泛，能够连续观察并记录胎心率的动态变化，也可了解胎心与胎动及宫缩之间的关系，从而评估胎儿宫内安危情况。通常电子胎心监护可在妊娠 34 周开始，但是针对妊娠期高血压疾病、妊娠合并糖尿病、妊娠期肝内胆汁淤积症、死胎死产等不良孕产史、双胎妊娠、胎儿生长受限等高危孕妇可以从妊娠 32 周开始，电子胎心监护具体开始时间和频率应根据孕妇病情进行个体化处理，最早可从妊娠 28 周左右开始，通常每周做 1 次。如果孕妇妊娠晚期胎动减少或者存在其他导致胎儿缺氧的危险因素应该及时做电子胎心监护协助临床诊治。

进入产程后应该评估产妇是否具有高危因素，如果为高危妊娠，建议持续行胎心监护，并且每 30min 由专人评判胎心监护结果，根据胎心监护结果进一步处理。如果为正常妊娠，可以间断胎心听诊，如果出现羊水粪染、阴道流血等异常情况，建议持续胎心监护。产程中胎儿状况的评估是助产士的重要工作。每一位助产士都应该掌握临产后间断胎心听诊及电子胎心监护的流程，并且能够及时根据电子胎心监护图纸做出正确判断及处理，杜绝不良围产儿结局。产时胎心监护流程见图 4-1。

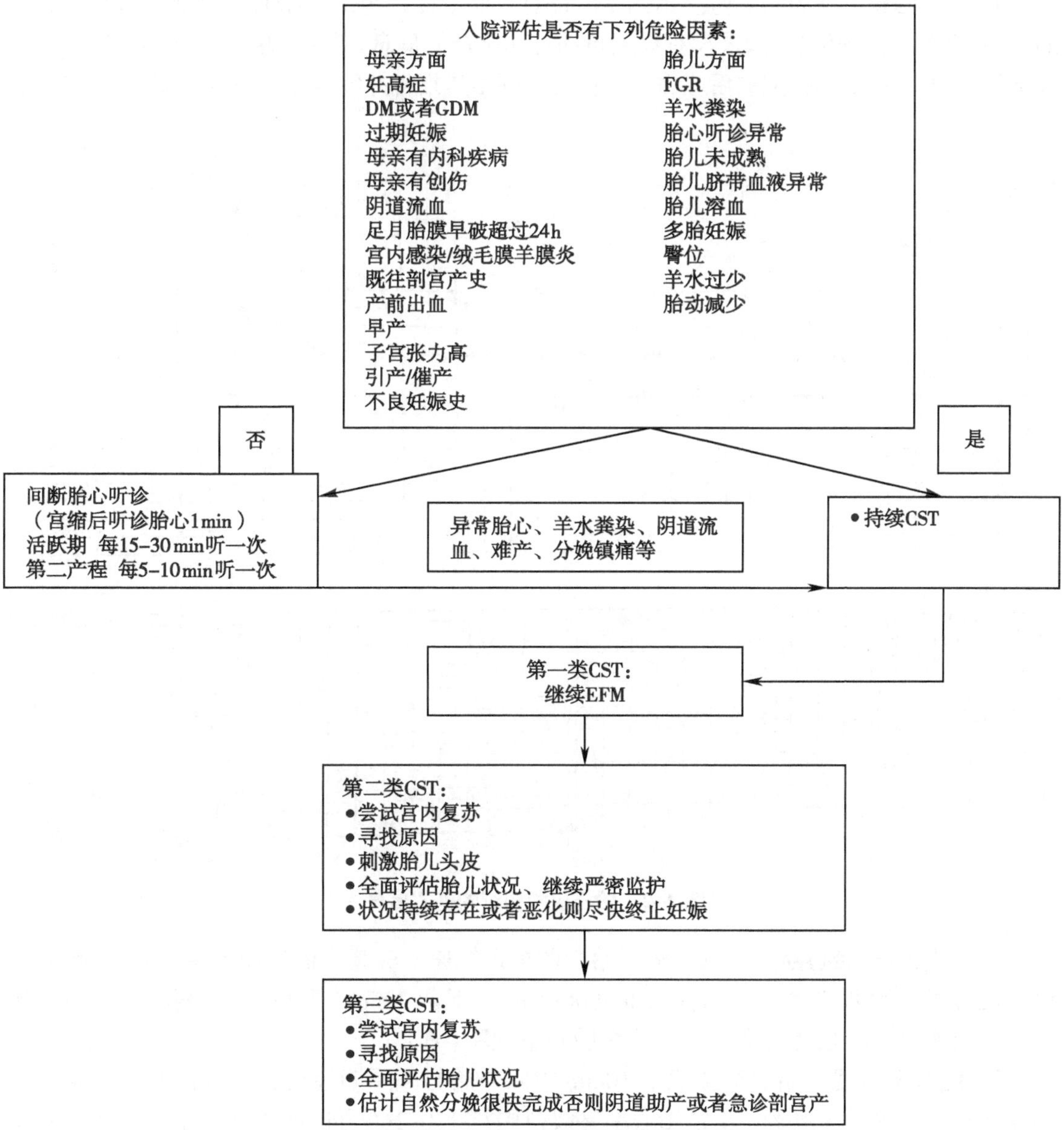
入院评估是否有下列危险因素：
母亲方面
妊高症
DM或者GDM
过期妊娠
母亲有内科疾病
母亲有创伤
阴道流血
足月胎膜早破超过24h
宫内感染/绒毛膜羊膜炎
既往剖宫产史
产前出血
早产
子宫张力高
引产/催产
不良妊娠史
胎儿方面
FGR
羊水粪染
胎心听诊异常
胎儿未成熟
胎儿脐带血液异常
胎儿溶血
多胎妊娠
臀位
羊水过少
胎动减少
否
是
间断胎心听诊
（宫缩后听诊胎心1min）
活跃期　每15-30min听一次
第二产程　每5-10min听一次
异常胎心、羊水粪染、阴道流血、难产、分娩镇痛等
•持续CST
第一类CST：
继续EFM
第二类CST：
•尝试宫内复苏
•寻找原因
•刺激胎儿头皮
•全面评估胎儿状况、继续严密监护
•状况持续存在或者恶化则尽快终止妊娠
第三类CST：
•尝试宫内复苏
•寻找原因
•全面评估胎儿状况
•估计自然分娩很快完成否则阴道助产或者急诊剖宫产

图 4-1　产时电子胎心监护流程

（四）电子胎心监护图纸判读

胎心监护图纸的判读需要遵循一定方法及流程才能得出可靠结论。首先应该核对孕产妇基本信息、胎心监护时间、走纸速度，然后分析可能影响胎心监护的母胎因素，逐一分析胎心监护图纸的5个要素，最后得出胎心监护结果，并根据孕产妇临床状况做出相应处理。2009年美国家庭医师协会发起的ALSO培训提出了解析电子胎心监护图纸的“DR C BRAVADO”方法，即DR（determine risk，确定风险）、C（contractions，宫缩）、BRA（baseline rate，基线）、V（variability，变异）、A（accelerations，加速）、D（decelerations，减速）及O（overall assessment，总体评估），可供妇产科医护人员记忆运用。下面就以真实图纸为例说明电子胎心监护图纸的解析。

1. 基本信息　下图胎心监护示例基本信息。胎心监护走纸开始时会自动打印胎心监护的时间、走纸速度等信息，如果没有设置自动打印孕产妇信息，需手动填写孕产妇床号、姓名、登记号等信息，胎心监护完成后应由有资质的医师出具报告并签名注明报告日期（图4–2）。

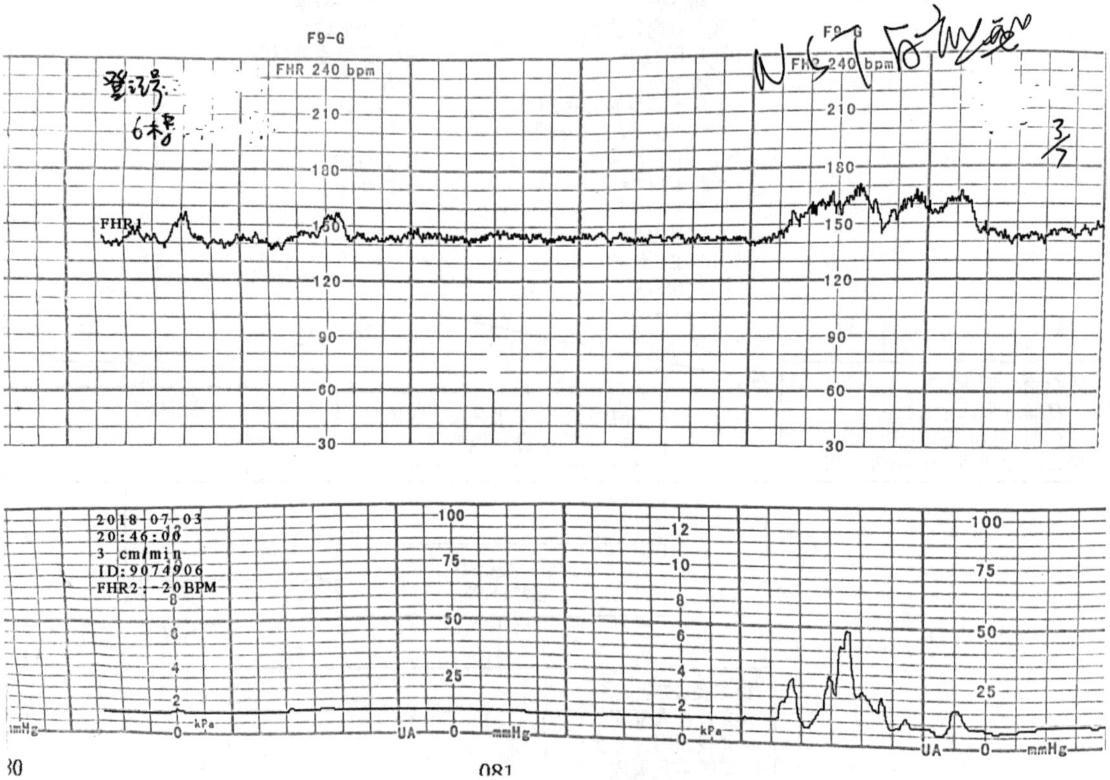

图4–2　胎心监护图纸的基本信息

2. 双胎电子胎心监护　双胎电子胎心监护走纸速度等基本信息和单胎相同，但是为了更好区分两个胎儿的胎心率，胎儿2的胎心率基线下调20bpm，所以阅读胎儿2胎监时，其胎心率应加20bpm后才是真正的胎儿2胎心率（图4–3）。

3. 胎心率基线　胎心率基线指10min内除外胎心率周期性或者一过性变化及显著胎心变异的胎心率平均水平。正常胎心率基线范围是110~160bpm，图4–4显示胎心率基线为145次/min。

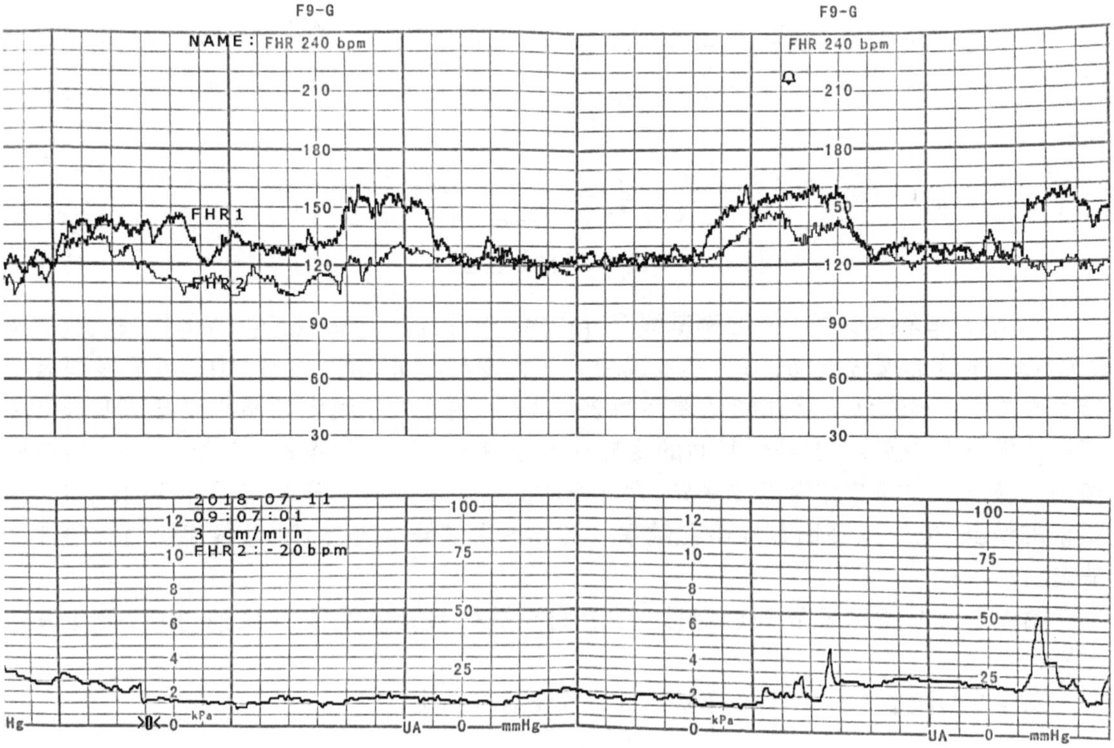

图 4-3　双胎电子胎心监护图

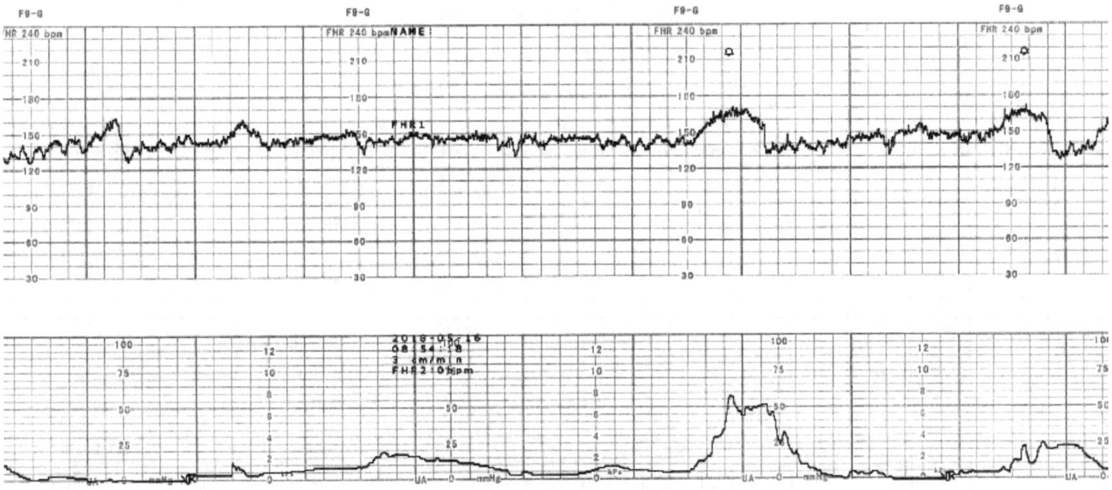

图 4-4　胎心率基线

胎心过速是指胎心率基线 >160bpm，持续≥10min，常见于孕妇发热、急性绒毛膜羊膜炎、胎儿快速性心律失常、急性胎儿缺氧、孕妇使用盐酸利托君等情况。图 4-5 显示胎心过速，胎心率基线为 170 次 /min。

胎心过缓是指胎心率基线 <110bpm，持续≥10min，常见于急性胎儿缺氧、胎儿缓慢性心律失常等情况。

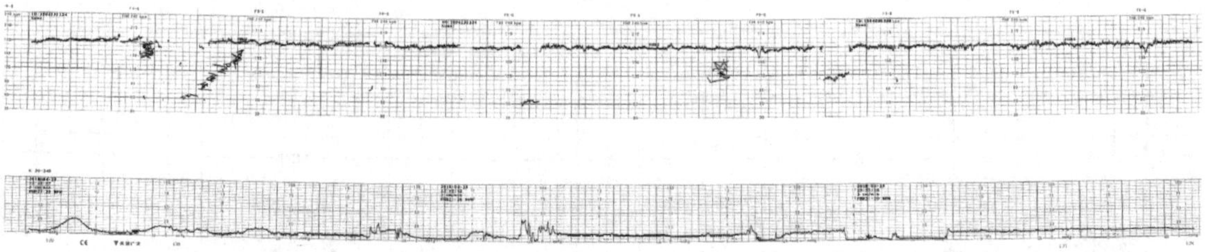

图 4–5 胎心过速

4. 胎心率基线变异 胎心率基线变异指每分钟胎心率自波峰到波谷的振幅改变。按照胎心率基线的振幅波动，胎心率基线变异分为变异缺失、微小变异、中等变异及显著变异 4 种类型。通常认为胎儿醒睡周期为 20~40min，胎儿处于睡眠期胎心率基线变异常为变异缺失及微小变异，但是长时间的变异缺失或者微小变异（>40min 甚至 80min）也应警惕胎儿缺氧。中等变异为正常变异，为健康胎儿常见的变异。显著变异往往出现在胎动频繁的情况，也应该警惕急性胎儿缺氧。图 4–6 为变异缺失，即胎心率基线的振幅波动缺失。

图 4–7 为上述患者复查后胎监，提示变异缺失且伴有自发性减速，提示胎儿窘迫可能。

图 4–8 为微小变异，即胎心率基线的振幅波动≤5bpm。

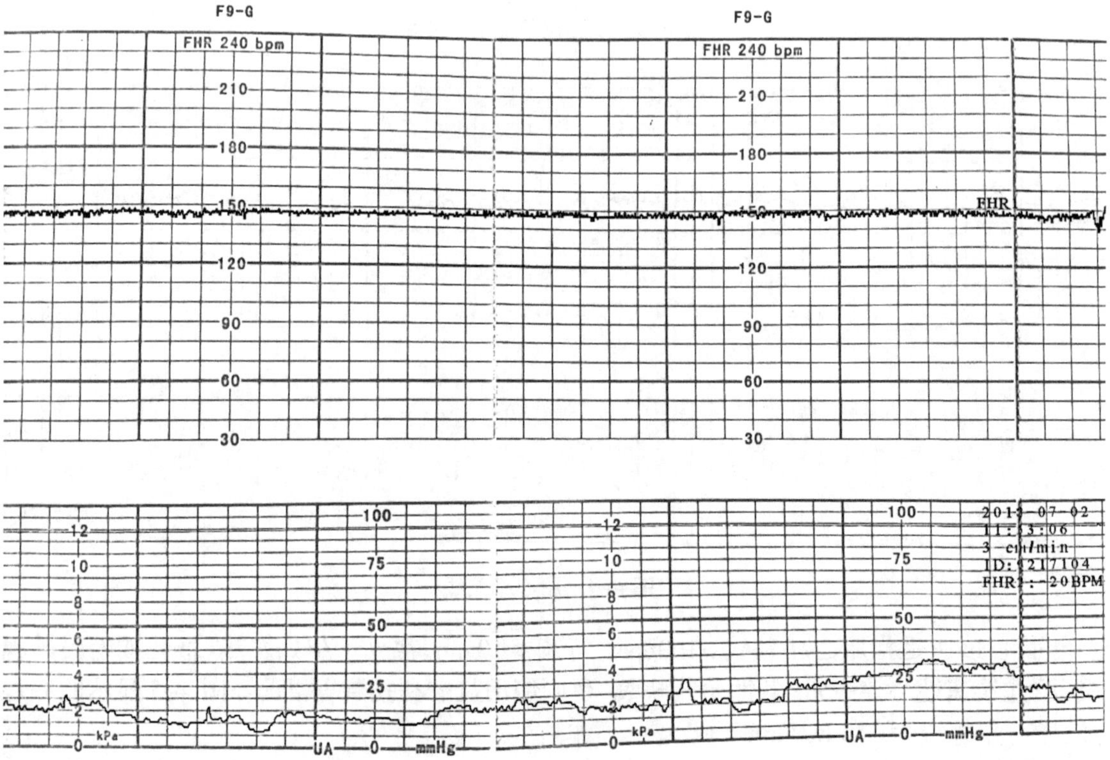

图 4–6 胎心率基线变异缺失

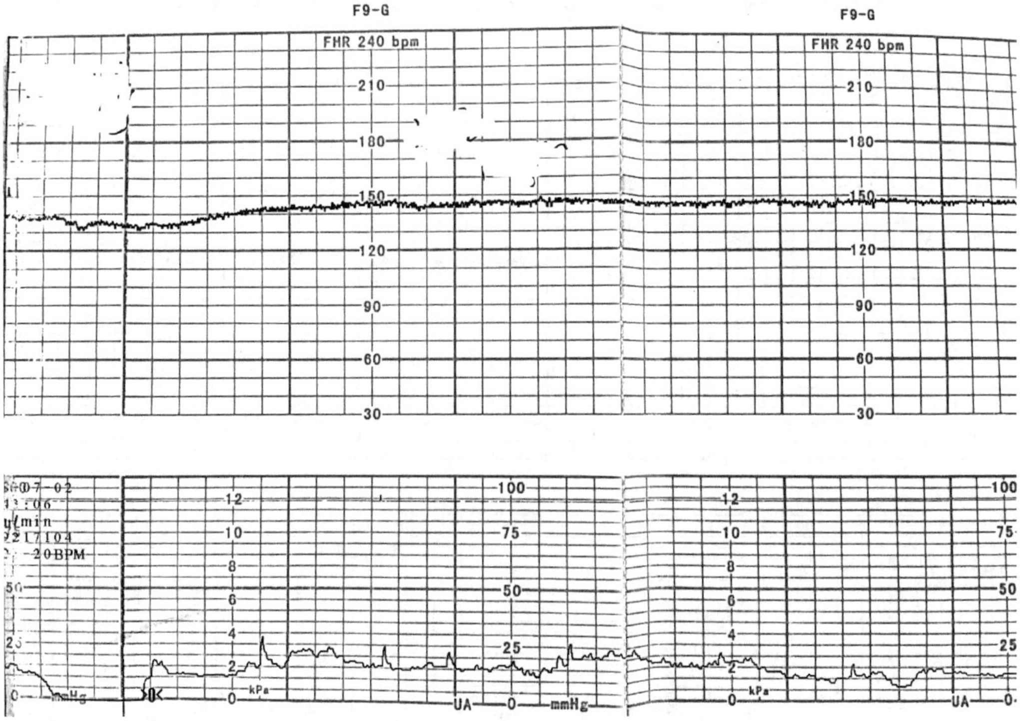

图 4-7　胎心基线变异消失伴自发性减速

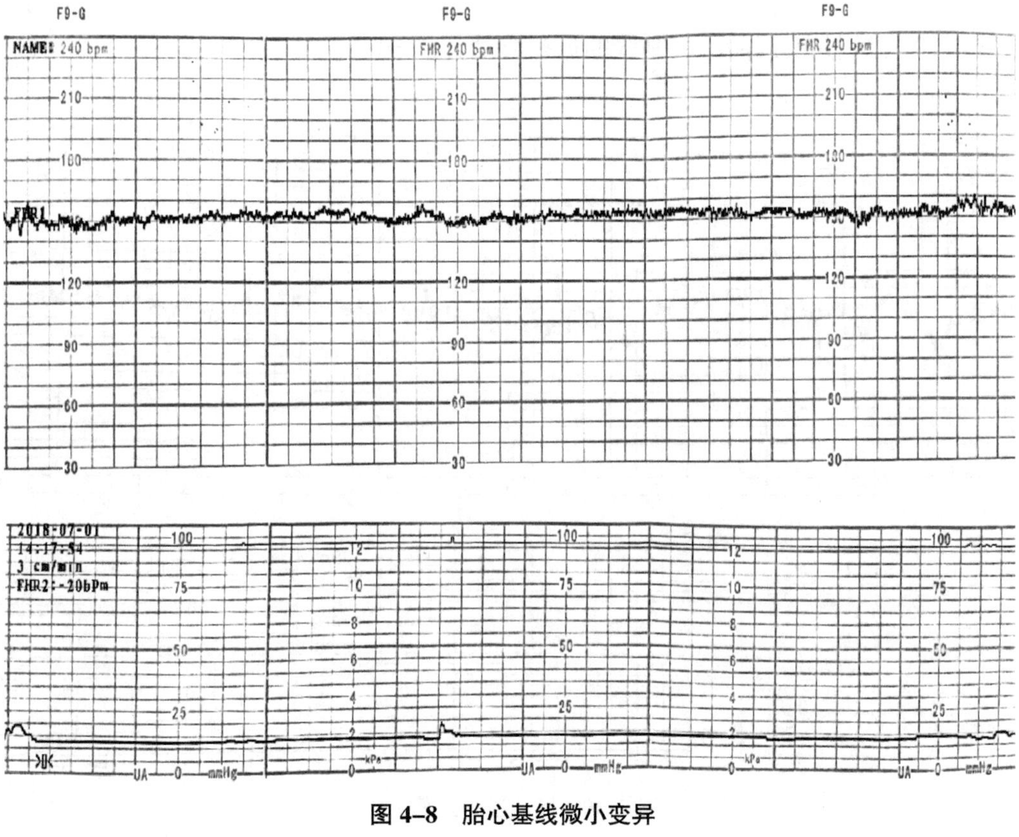

图 4-8　胎心基线微小变异

图 4–9 为中等变异，即正常变异，指胎心率基线的振幅波动 6~25bpm。

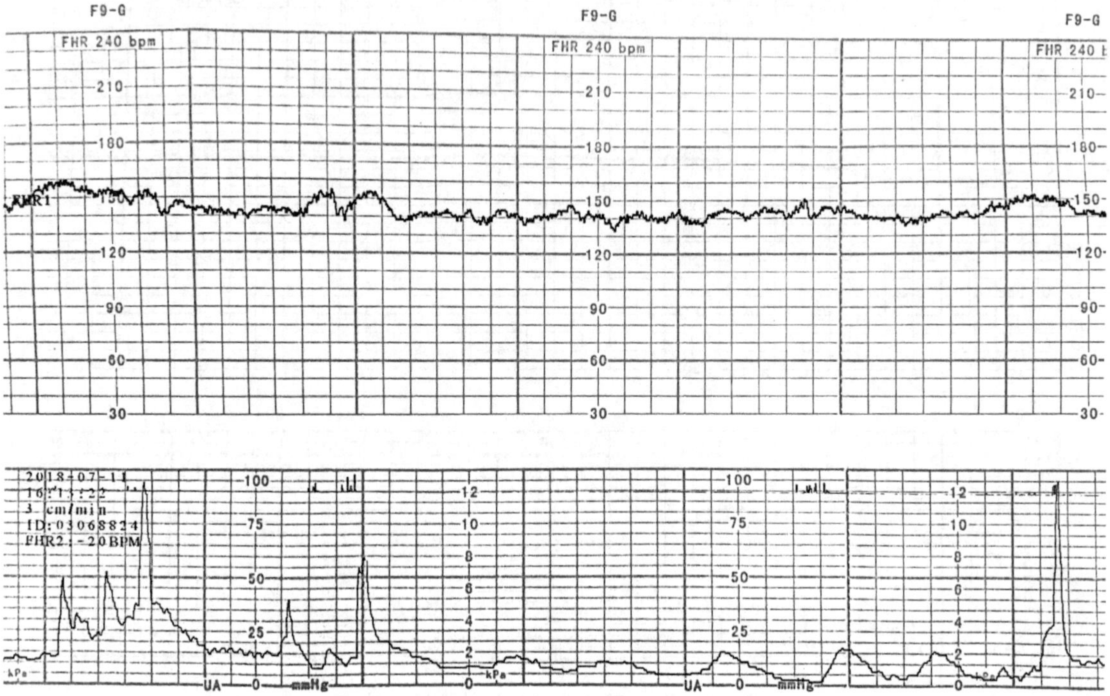

图 4–9 胎心基线中等变异

图 4–10 为显著变异，胎心率基线的振幅波动 >25bpm。

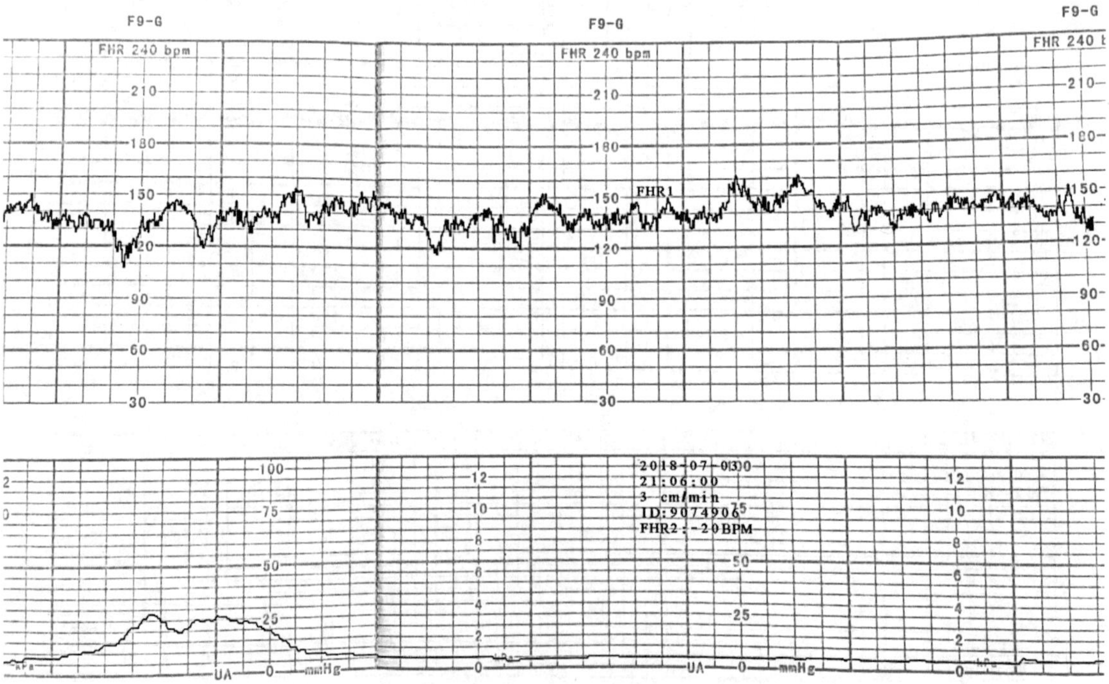

图 4–10 胎心监护显著变异

5. 胎心加速 胎心加速是指胎心率突然显著增加，开始到波峰时间 <30s，从胎心开始加速到恢复至基线水平的时间为加速时间。

孕 32 周及以后的胎心加速标准：胎心加速 >15bpm，持续时间 >15s，但不超过 2min。图 4-11 为妊娠 37 周孕妇的胎心监护，可见多次胎心加速。

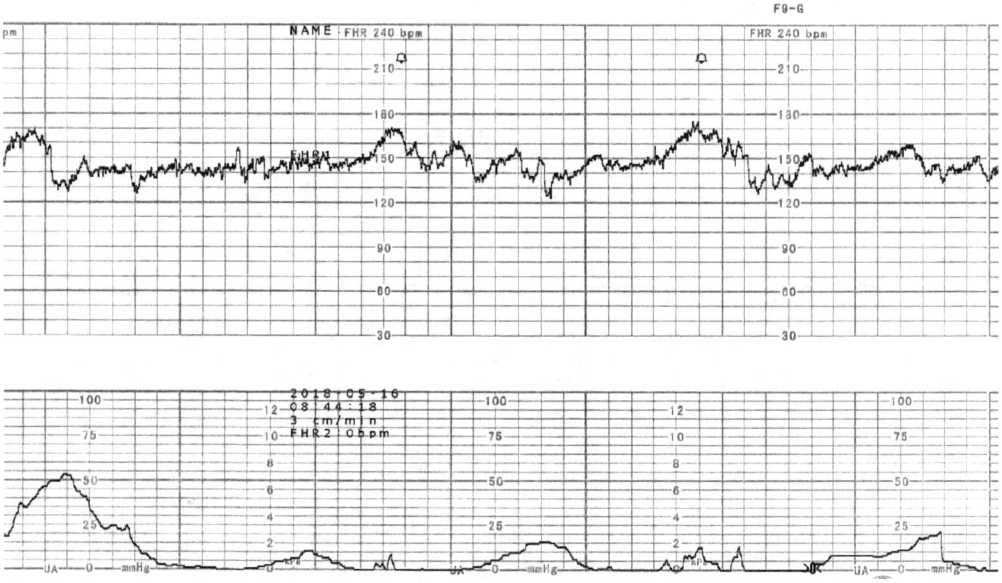

图 4-11 孕 37 周的胎心加速

孕周不足 32 周的胎心加速标准：胎心加速 >10bpm，持续时间 >10s，但不超过 2min。图 4-12 为妊娠 31 周孕妇的胎心监护，可见 3 次胎心加速。

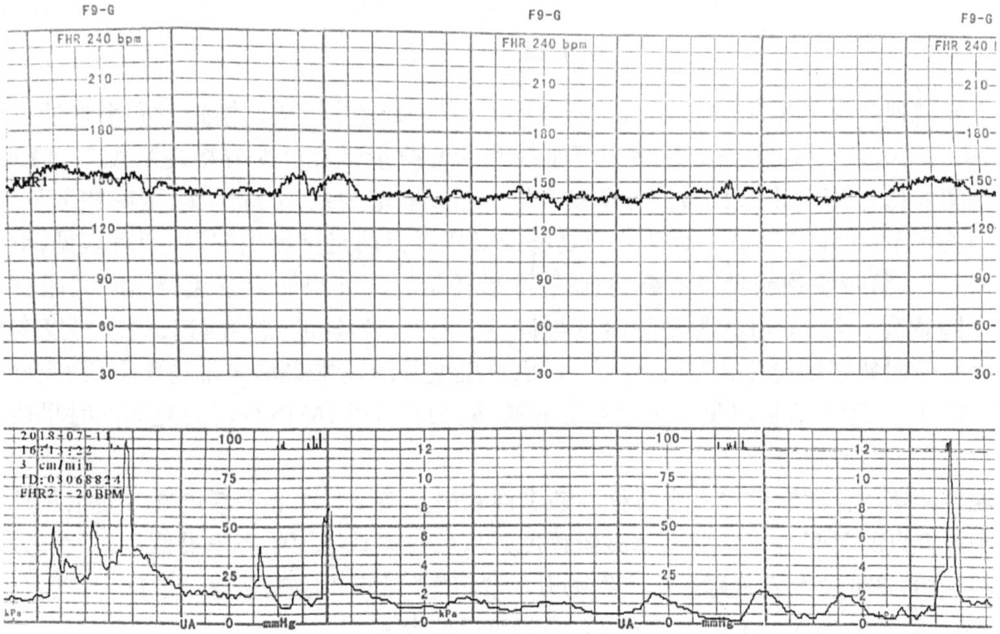

图 4-12 孕 31 周的胎心加速

6. 胎心减速 早期减速是指伴随宫缩胎心率的对称性渐进减慢及恢复。胎心率渐进性减慢指从开始到胎心率最低点的时间≥30s，胎心率减慢程度是从胎心率基线到胎心率最低点，大部分早期减速的开始、最低值及恢复与宫缩的开始、峰值及结束相一致，一般发生在活跃期晚期或者第二产程，为宫缩时胎头受压引起，不受孕妇体位或吸氧而改变，图 4-13 为正常的Ⅰ类 CST，可见早期减速。

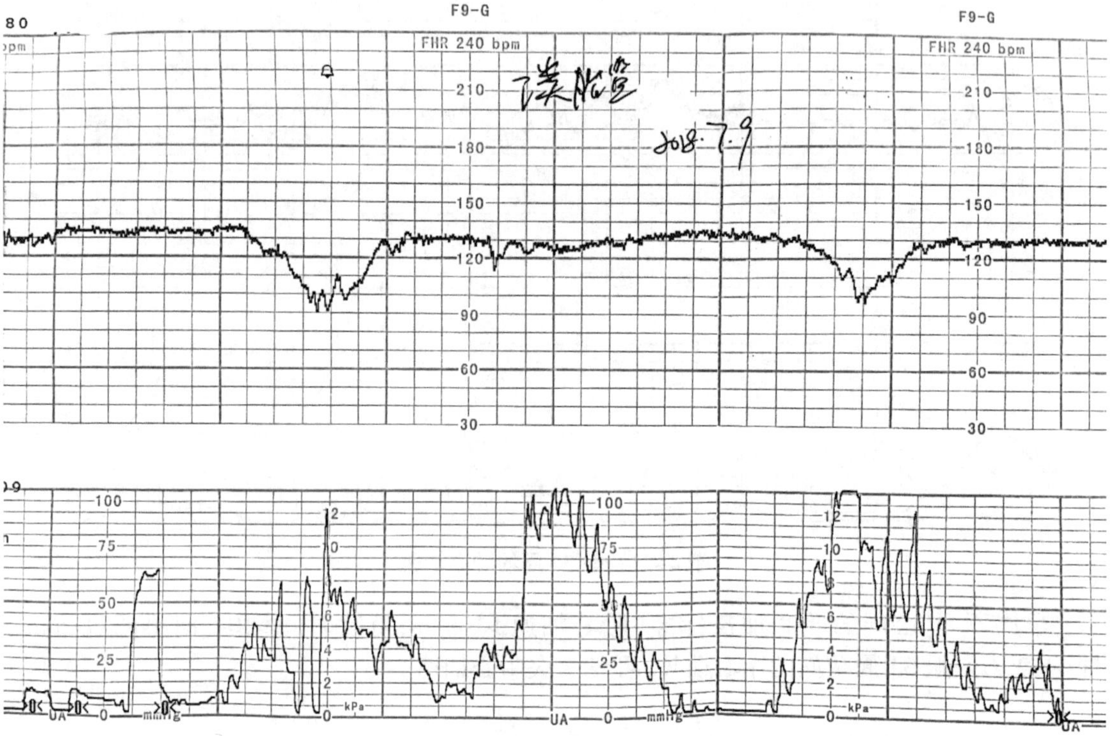

图 4-13 早期减速

变异减速指胎心率突然显著的减慢。胎心率突然减慢指从开始到胎心率最低点的时间 <30s，胎心率减慢程度是从开胎心率基线到胎心率最低点。变异减速程度应≥15bpm，持续时间≥15s，但不超过 2min。变异减速与宫缩无固定关系，下降迅速，下降幅度不等、持续时间长短不一，恢复迅速。通常认为是脐带受压兴奋迷走神经引起，临产后多见，也常见于羊水过少、脐带绕颈或者脐带缠绕、胎膜早破等情况。如果变异减速持续时间超过 60s，或者下降幅度 >70bpm 可认为是重度变异减速，反之则为轻度变异减速，偶发轻度变异减速提示脐带偶然轻度受压，不必过于恐慌，而重度变异减速常提示脐带重度受压，应该加以重视。图 4-14 胎心监护可见 3 次重度变异减速，为复发性，应该行宫内复苏同时尽快终止妊娠。

晚期减速指伴随宫缩胎心率对称性渐进性减慢及恢复。胎心率渐进性减慢指从开始到胎心率最低点的时间≥ 30s，胎心率减慢程度是从胎心率基线到胎心率最低点。大部分晚期减速的开始、最低值及恢复延后于宫缩的开始、峰值及结束。晚期减速一般认为是胎盘功能不良、胎儿缺氧的表现。图 4-15（1）~（3）均可见晚期减速。

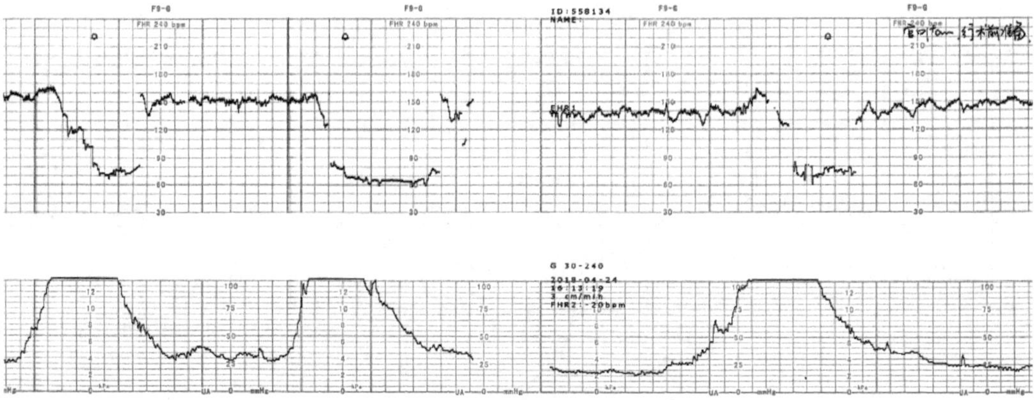

图 4-14　复发性重度变异减速

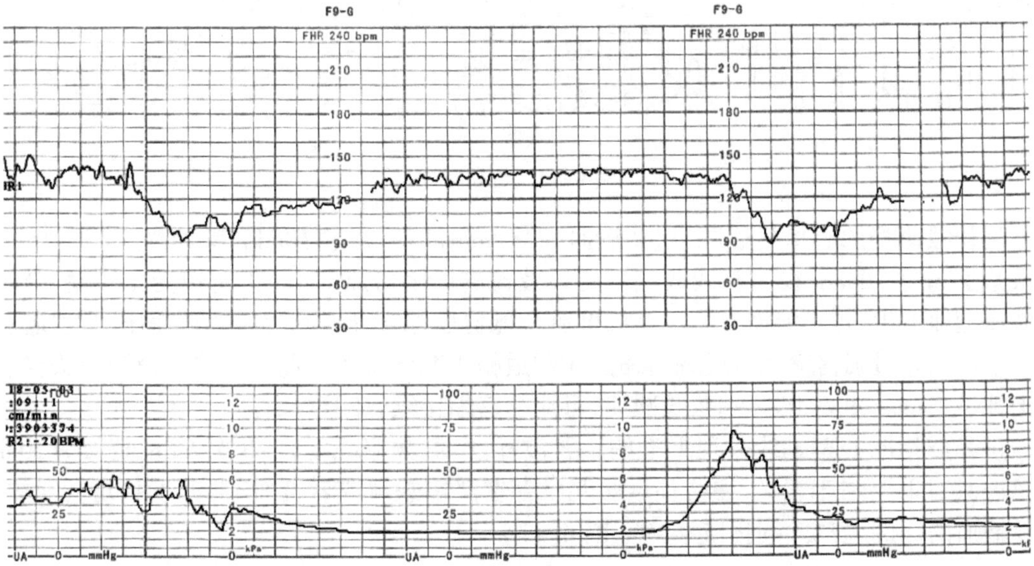

（1）

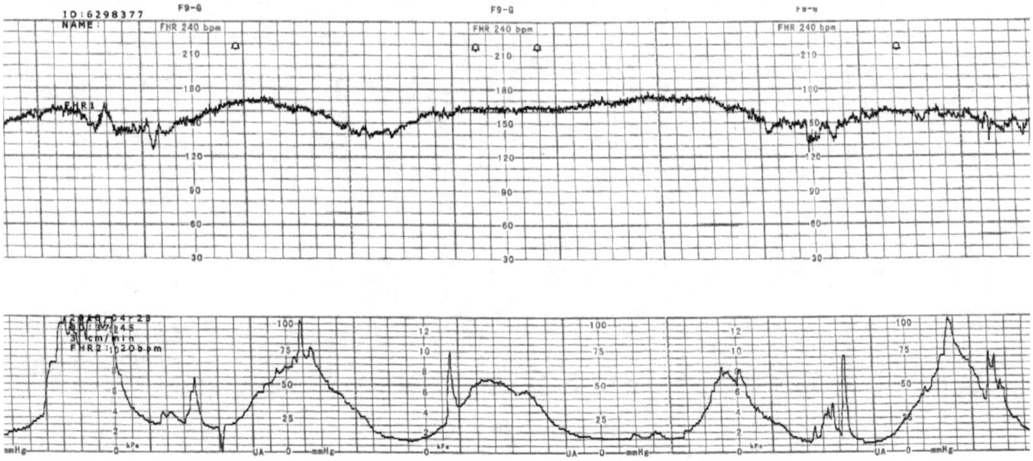

（2）

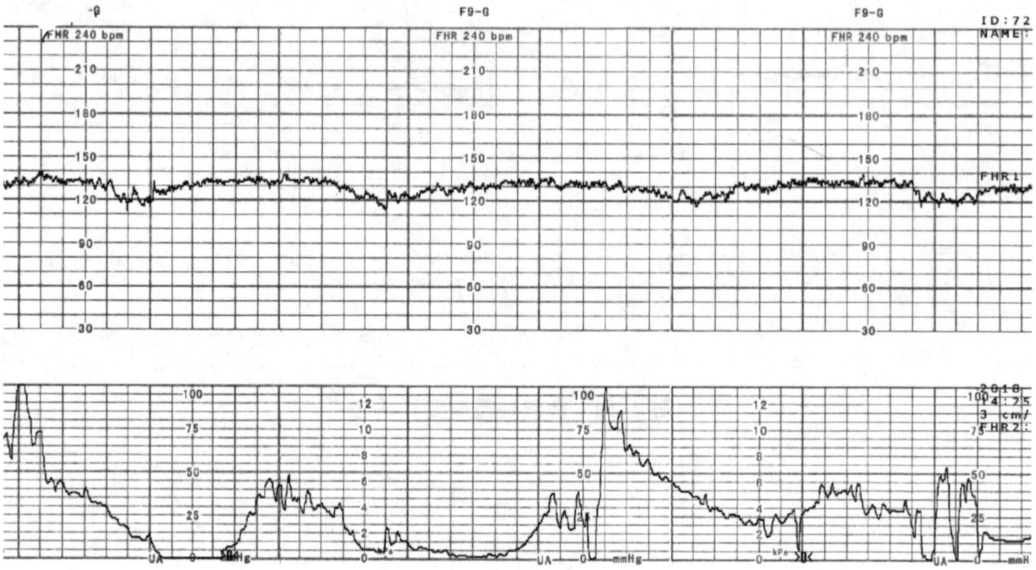

（3）

图 4–15　晚期减速

延长减速指胎心率显著减慢，持续时间≥2min，但不超过 10min，减速程度应≥15bpm。如果减速超过 10min，视为基线改变。延长减速的原因可能如下：①脐带受压，若脐带脱垂则减速随即发生，且不能恢复。②孕妇仰卧位低血压综合征或麻醉所致低血压，常引起胎盘供血不足。③过强宫缩或者过频宫缩。④阴道检查刺激胎头或胎头下降迅速致胎头受刺激迷走神经兴奋。图 4–16 显示延长减速，可能与宫缩持续时间过长有关。

正弦波指胎心率基线呈现平滑的正弦波样摆动，频率固定，3~5 次 /min，持续≥20min。正弦波具有重要临床意义，往往预示胎儿已存在严重缺氧或者贫血，常见于胎儿重度贫血、胎母输血的病例，需要特别引起重视（图 4–17）。

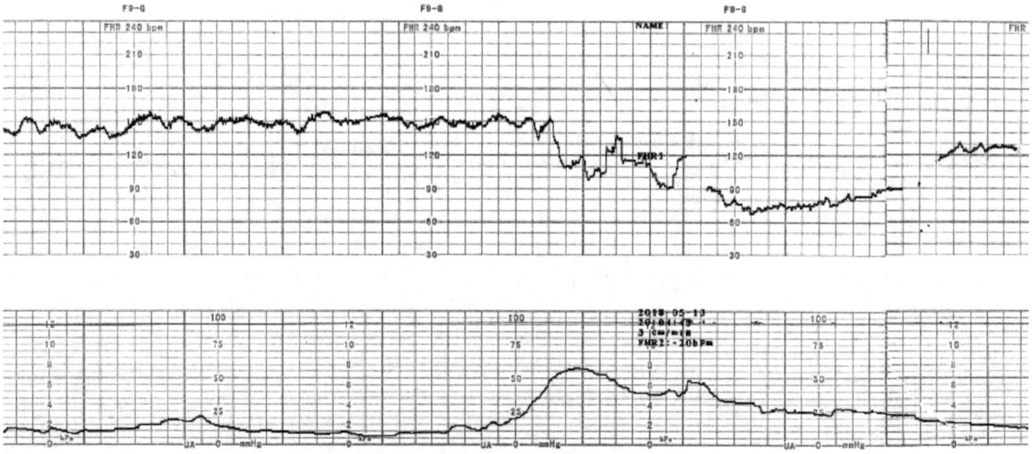

图 4–16　延长减速

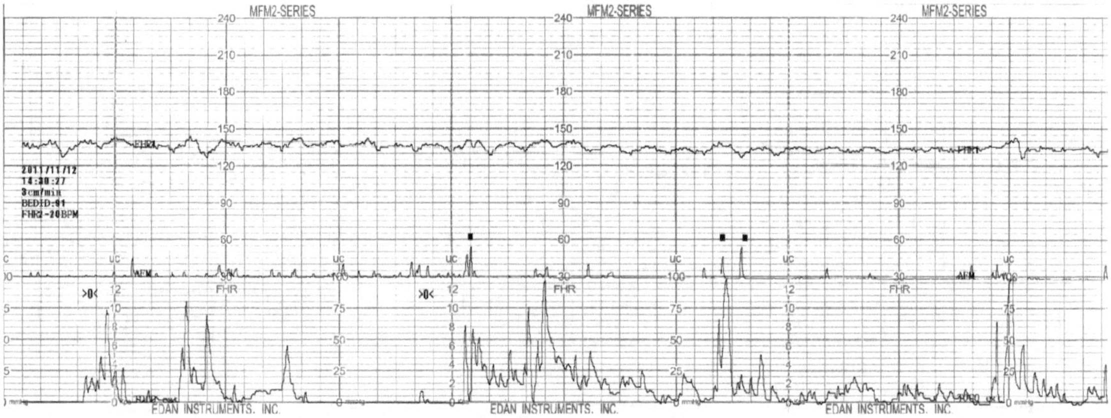

图 4-17 正弦波

7. 宫缩

（1）正常宫缩：观察 30min，10min 内有 5 次或者 5 次以下宫缩，图 4-18（1）显示第一产程的正常宫缩，图 4-18（2）为第二产程的正常宫缩。

（2）宫缩过频：观察 30min，10min 内有 5 次以上宫缩。当宫缩过频时应记录有无伴随胎心率变化。图 4-19 为缩宫素引产时发生宫缩过频的胎心监护，伴随过频宫缩可见早期减速，此时应暂停缩宫素滴注，并且采取左侧卧、吸氧等宫内复苏措施。

8. NST 结果 NST 指在无规律宫缩时对胎心率、胎动及宫缩的监测与记录，用于产前监护。

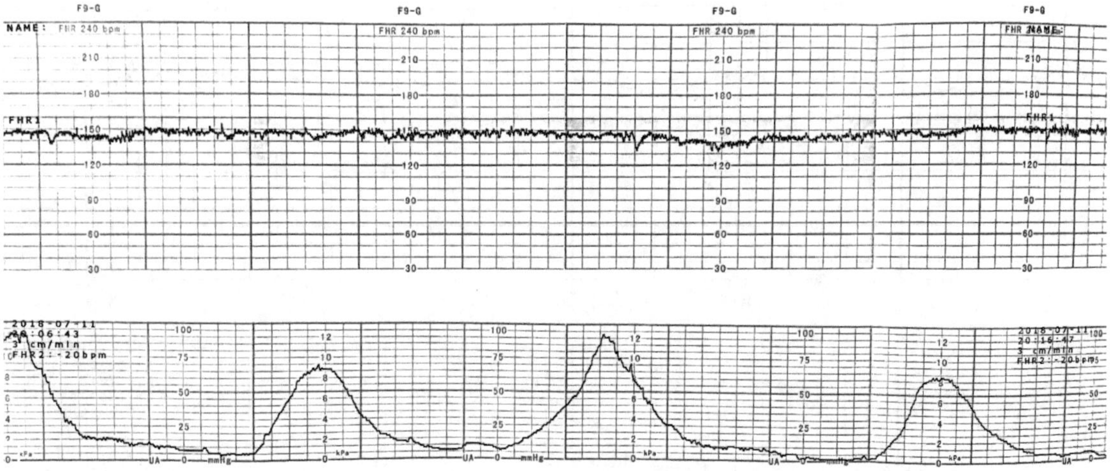

图 4-18（1） 第一产程的正常宫缩

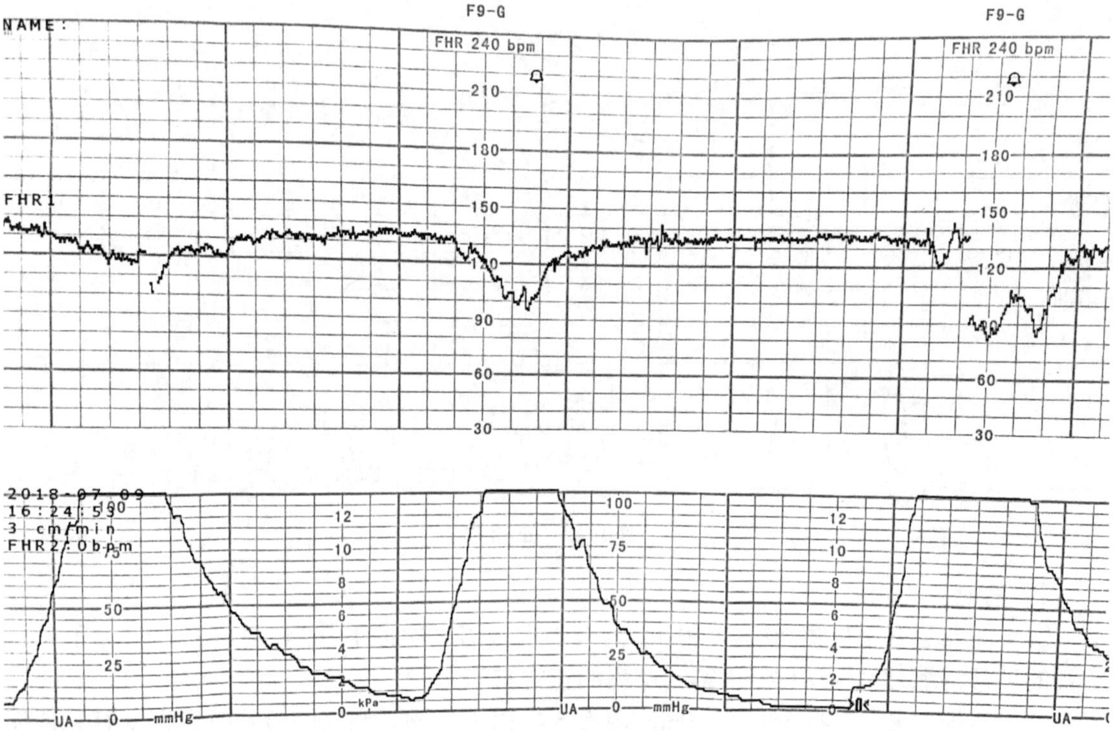

图 4-18（2） 第二产程的正常宫缩

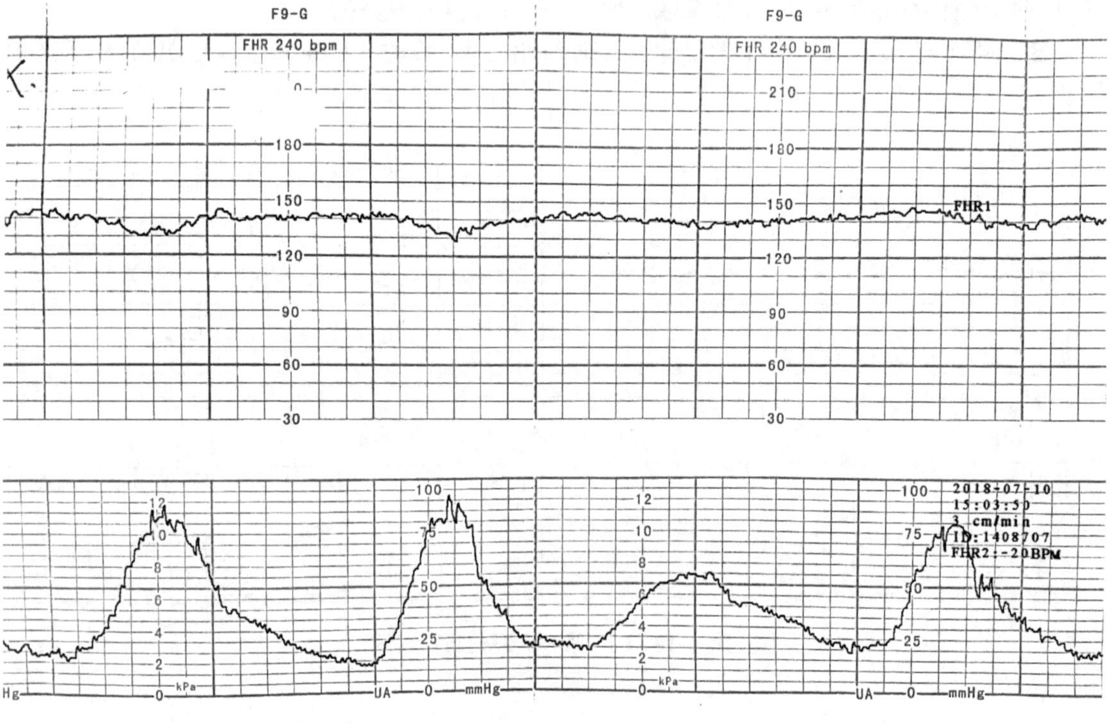

图 4-19 宫缩过频

NST 反应型：NST 反应型是指 20~40min 监护时间内出现 2 次或以上的胎心加速。图 4-20 为 NST 反应型，提示胎儿宫内状况良好。

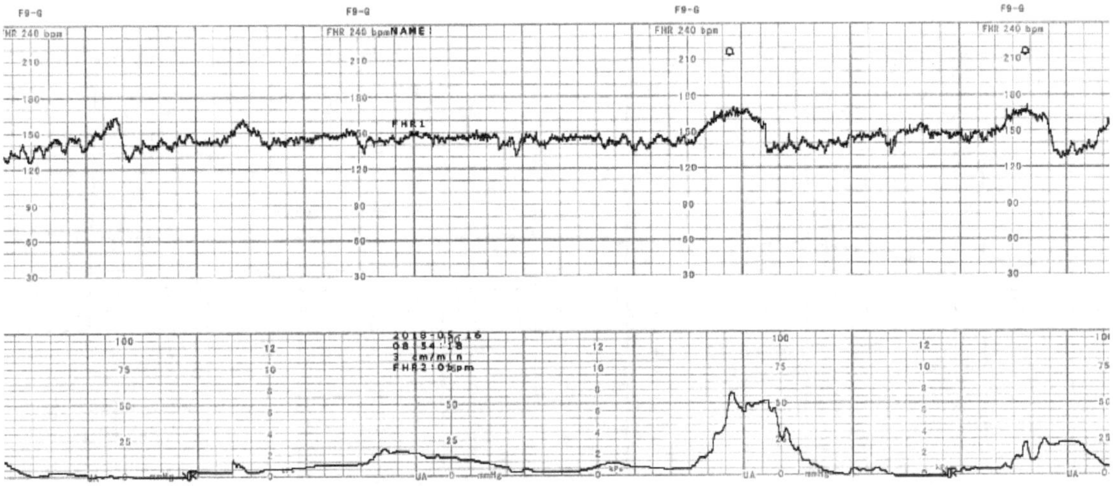

图 4-20　NST 反应型

NST 无反应型指超过 40min 没有足够的胎心加速。对 NST 无反应型图形的处理应该根据监护图形的基线、变异、有无减速、是否存在宫缩以及是否应用可能对监护图形产生影响的药物（如硫酸镁、地西泮等），并结合孕周、胎动及临床情况等决定复查监护，或者采用宫缩应激试验或超声等方法对胎儿宫内状态进行进一步评估。图 4-21（1）为胎心监护 NST 无反应型，因为胎心率基线变异好，所以可以复查胎心监护后再下结论。

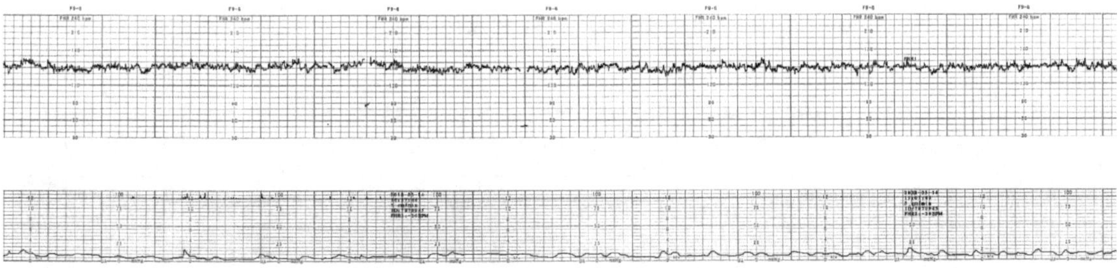

图 4-21（1）　NST 无反应型

图 4-21（2）也是 NST 无反应型，但是胎心基线变异缺失，且可见自发性减速，提示胎儿窘迫可能。

9. CST 结果　产时 EFM 即 CST，按照胎心率基线、基线变异、胎心加速、胎心减速及宫缩等五大要素可以分为Ⅰ类、Ⅱ类及Ⅲ类。Ⅰ类为正常 CST，对于胎儿正常血氧状态的预测价值高，不需特殊干预；Ⅲ类为异常 CST，对于预测胎儿正在或即将出现窒息、神经系统损伤、胎死宫内有较高预测价值，一旦出现，需要立即分娩。而在上述两种情况之间的图形被定义为Ⅱ类，属于可疑 CST，需要严密监测、临床干预并再评估，直至转为Ⅰ类 CST 图形。在各种Ⅱ类 CST 图形中，如果存在胎心加速或正常变异，对于胎儿正常酸碱平衡的预测价值较高，对于指导临床干预很重要。图 4-22、图 4-23 及图 4-24 分别为Ⅰ类、Ⅱ类及Ⅲ类 CST。

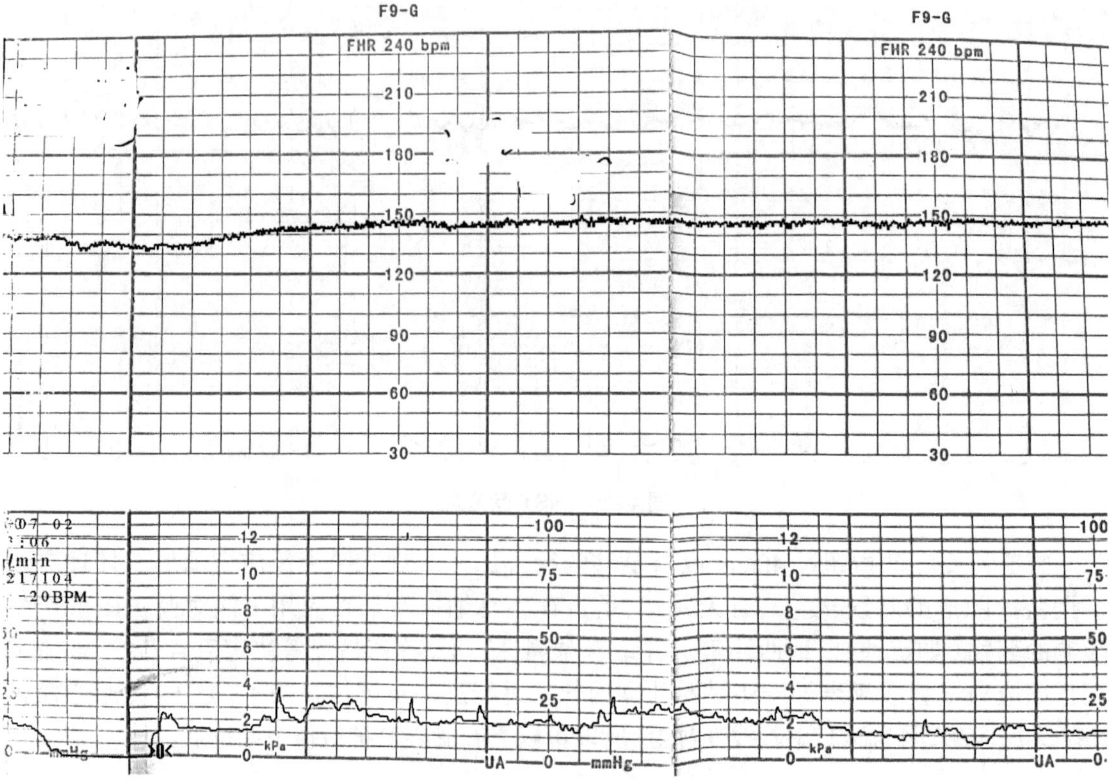

图 4-21（2） NST 无反应型

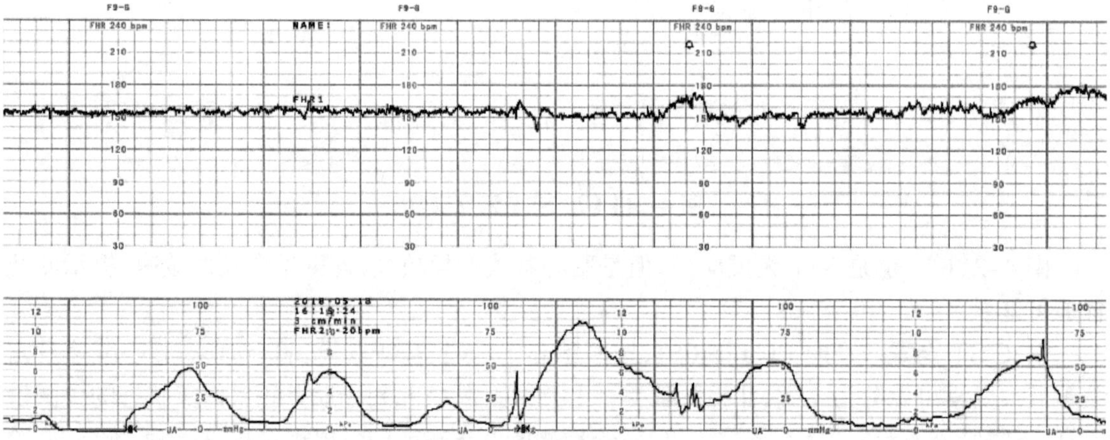

图 4-22 Ⅰ类 CST

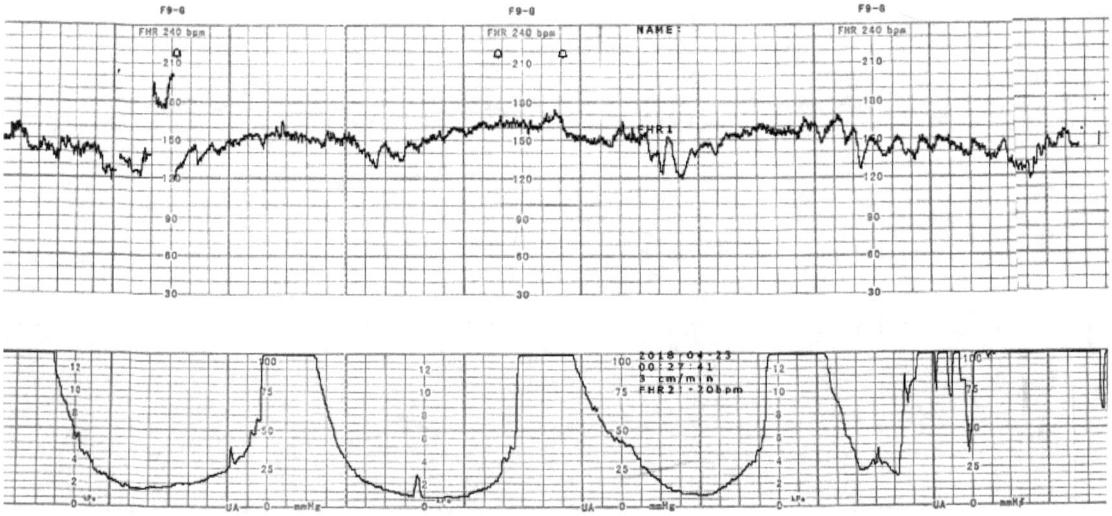

图 4-23　Ⅱ类 CST

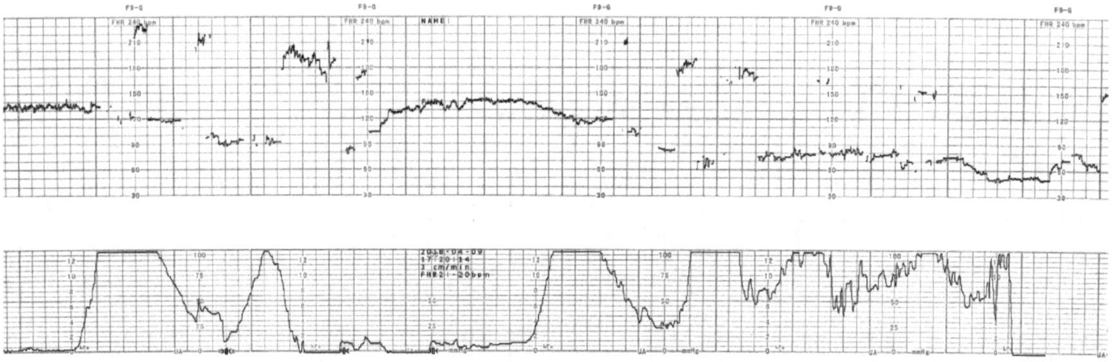

图 4-24　Ⅲ类 CST

10. OCT 结果　图 4-25 为 OCT 阳性，孕妇出现规律宫缩，每次宫缩后可见晚期减速。

图 4-26 为 OCT 阴性，宫缩规律，胎心率基线为正常变异，无晚期减速或明显的变异减速。

11. 宫内复苏措施　在电子胎心监护过程中可能出现异常胎心监护图形，其发生原因可能与胎盘功能减退、胎儿脐带受压、孕妇低血压等诸多因素有关，临床上可以采取一些措施力争改变胎儿宫内状况，称为宫内复苏，但是应该切记施行宫内复苏的同时应该积极准备必要的临床干预措施，如阴道助产、急诊剖宫产、新生儿复苏等，不能因为宫内复苏耽误其他临床干预。常见的宫内复苏措施见表 4-10。

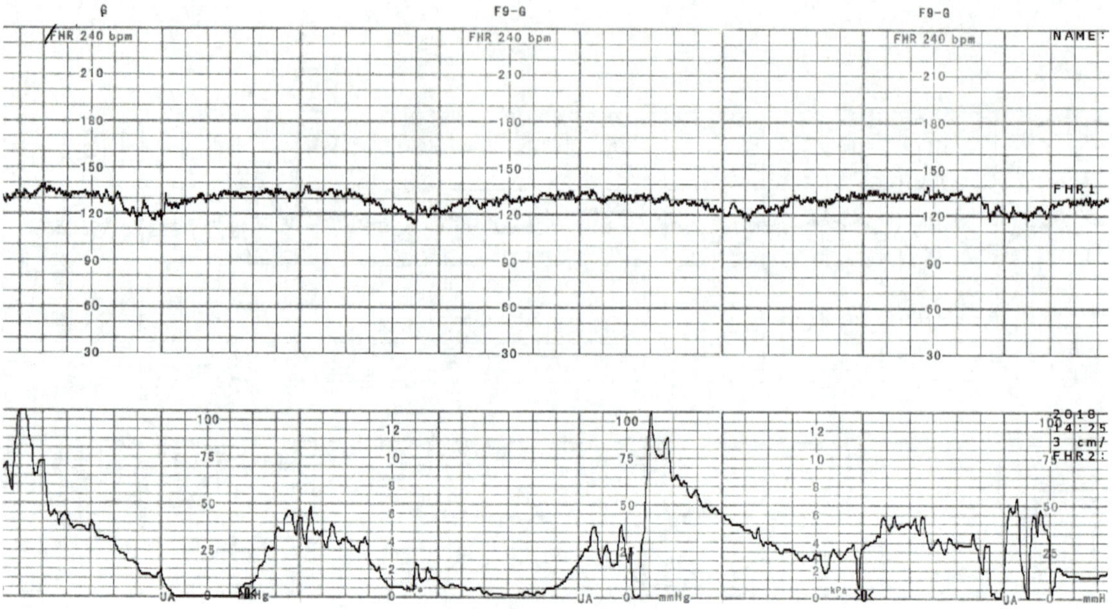

图 4-25　OCT 阳性

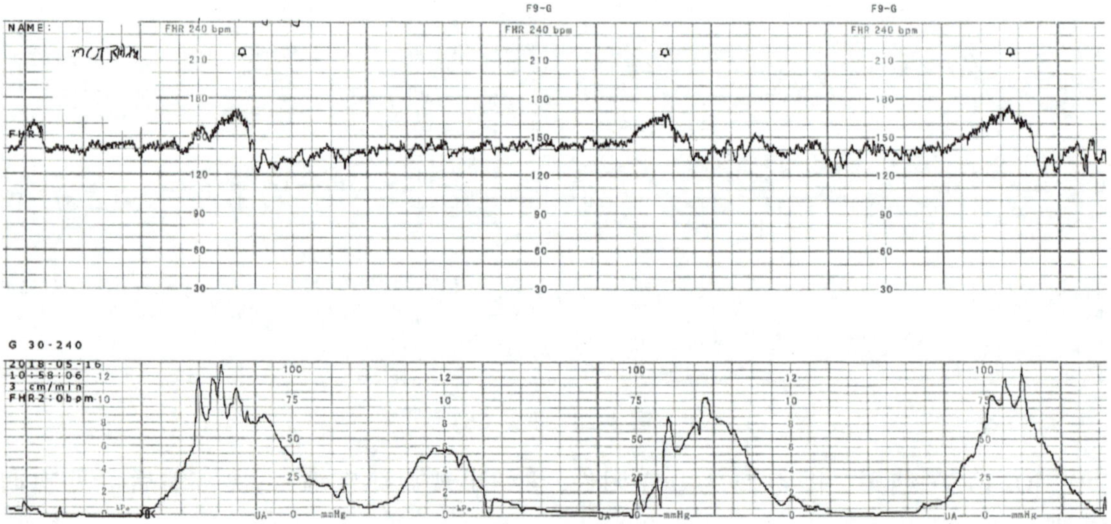

图 4-26　OCT 阴性

表 4-10　常见宫内复苏措施

具体措施	可能的作用机制
停止或减慢缩宫素滴速 / 停用前列腺素制剂必要时给予宫缩抑制剂	缓解宫缩过频及宫缩过强
加快输液滴速	增加孕妇血容量、改善孕妇低血压、改善子宫胎盘血供
改变产妇体位为侧卧位 / 膝胸卧位	消除脐带受压、改善子宫胎盘血供
行阴道检查解除先露对脐带的压迫	排除脐带脱垂

续表

具体措施	可能的作用机制
面罩给氧	纠正孕妇低氧血症,改善子宫胎盘血供
缓解产妇焦虑	减少孕妇体内儿茶酚胺的释放
训练产妇调整呼吸及屏气技术	缓解宫缩过频及宫缩过强
若存在变异减速可考虑羊膜腔灌注	缓解羊水减少导致的脐带受压,临床可操作性差

综上,电子胎心监护是胎儿监护的重要方面,对电子胎心监护的规范解读有助于对胎儿宫内状况做出正确评估,并做出相应处理。NST 反应型、CST Ⅰ类及 OCT 阴性提示做电子胎心监护时胎儿状况良好、胎盘功能正常,不需特殊处理,但是对于 NST 无反应型、CST Ⅱ类或Ⅲ类及 OCT 阳性等胎心监护应该加以重视,特别应该注意重度变异减速、晚期减速、延长减速、复发性减速、胎心率基线长时间出现变异缺失或最小变异、正弦波等特征图形,需要结合患者自身情况、是否存在高危因素、产程进展等因素进行综合分析。

(姚 强)

第四节 催引产的管理

学习目标

完成本内容学习后,学生将能:

1. 复述催引产的定义及作用机制。
2. 列出催引产的适应证及禁忌证。
3. 描述催引产的注意事项。
4. 应用 Bishop 评分法评价宫颈成熟度。

一、概述

(一)定义

1. 催产 是指正式临产后因宫缩乏力需用人工及药物等方法,加强宫缩促进产程进展,以减少由于产程延长而导致母儿并发症。催产常用方法包括人工破膜、催产素应用、刺激乳头、自然催产法(如活动、变换体位、进食饮水、放松等)。

2. 引产(labor induction) 是指在自然临产之前通过药物等手段使产程发动,达到分娩的目的,是产科处理高危妊娠常用的手段之一。引产是否成功主要取决于子宫颈成熟程度。但如果应用不得当,将危害母儿健康,因此,应严格掌握引产的指征、规范操作,以减少并发症的发生。促子宫颈成熟的目的是促进宫颈变软、变薄并扩张,降低引产失败率、缩短从引产到分娩的时间。若引产指征明确但宫颈条件不成熟，应采取促宫颈成熟（cervical ripening）的方法。

（二）主要作用机制

1. 催产 通过输入人工合成催产素和/或刺激内源性催产素的分泌，增加催产素与体内催产素受体的结合，达到诱发和增强子宫收缩的目的。

2. 引产 通过在子宫颈口放置前列腺素制剂，改变宫颈状态，宫颈变软、变薄并扩张；或通过人工破膜、机械性扩张等，刺激内源性前列腺素释放，诱发宫缩，从而促使产程发动，达到分娩的目的。

（三）原则

严格掌握催产引产的指征、规范操作，以减少并发症的发生。

（四）方法

方法包括：①促宫颈成熟。前列腺素（PGE1、PGE2）的应用。②引产。球囊、水囊、利凡诺注射等。③催产。人工破膜、缩宫素静脉滴注。

二、催引产的临床操作

（一）护理评估

1. 健康史 既往病史、孕产史、分娩史、月经周期及末次月经、本次妊娠经过，查看历次产前检查记录，核对孕周。

2. 生理状况

（1）临床表现：①评价宫颈成熟度。目前公认的评价宫颈成熟度的方法是 Bishop 评分法，包括宫口开大、宫颈管消退、先露位置、宫颈硬度、宫口位置 5 项指标，满分 13 分，评分 ≥6 分提示宫颈成熟；评分越高，引产成功率越高；评分 <6 分提示宫颈不成熟，需要促宫颈成熟。②产科检查，判断是否临产及产程进展（有规律宫缩及每小时 1cm 的宫口开大）、母儿头盆关系。③辅助检查。行胎心监护，了解胎儿宫内状况；行超声检查，了解胎盘功能及胎儿成熟度。

（2）适应证和禁忌证

1）引产的主要指征（适应证）：①延期妊娠（妊娠已达 41 周仍未临产者）或过期妊娠。②妊娠期高血压疾病，达到一定孕周并具有阴道分娩条件者。③母体合并严重疾病需提前终止妊娠，如严重的糖尿病、高血压、肾病等。④足月妊娠胎膜早破，2h 以上未临产者。⑤胎儿及其附属物因素，如严重胎儿生长受限（FGR）、死胎及胎儿严重畸形；附属物因素如羊水过少、生化或生物物理监测指标提示胎盘功能不良，但胎儿尚能耐受宫缩者。

2）引产绝对禁忌证：①孕妇严重合并症及并发症，不能耐受阴道分娩者或不能阴道分娩者（如心功能衰竭、重型肝肾疾病、重度子痫前期并发器官功能损害者等）。②子宫手术史，主要是指古典式剖宫产术、未知子宫切口的剖宫产术、穿透子宫内膜的肌瘤剔除术、子宫破裂史等。③完全性及部分性前置胎盘和前置血管。④明显头盆不称，不能经阴道分娩者。⑤胎位异常，如横位、初产臀位估计经阴道分娩困难者。⑥宫颈浸润癌。⑦某些生殖道感染性疾病，如疱疹感染活动期。⑧未经治疗的获得性免疫缺陷病毒（HIV）感染者。⑨对引产药物过敏者。⑩其他，包括生殖道畸形或有手术史、软产道异常、产道阻塞、估计经阴道分娩困难者；严重胎盘功能不良，胎儿不能耐受阴道分娩；脐带先露或脐带隐性脱垂。

3）引产相对禁忌证：①臀位（符合阴道分娩条件者）。②羊水过多。③双胎或多胎妊娠。④分娩次数≥5次者。

（3）催产主要适应证：①宫颈成熟的引产。②协调性子宫收缩乏力。③死胎，无明显头盆不称者。

（4）催产素应用禁忌证：①胎位异常或子宫张力过大如羊水过多、巨大儿或多胎时避免使用。②多次分娩史（6次以上）避免使用。③瘢痕子宫（既往有古典式剖宫产术史）且胎儿存活者禁用。

（5）前列腺素制剂应用禁忌证：①孕妇有下列疾病，包括哮喘、青光眼、严重肝肾功能不全、急性盆腔炎、前置胎盘或不明原因阴道流血等。②有急产史或有3次以上足月产史的经产妇。③瘢痕子宫妊娠。④有子宫颈手术史或子宫颈裂伤史。⑤已临产。⑥Bishop评分≥6分。⑦胎先露异常。⑧可疑胎儿窘迫。⑨正在使用缩宫素。⑩对地诺前列酮或任何赋形剂成分过敏者。

3. 影响因素 宫颈功能、胎儿耐受能力、母体并发症、药物不良反应。

4. 心理社会因素

（1）渴望完成分娩，难以忍受缓慢的产程进展。

（2）担心胎儿在子宫内的情况，又担心催产、引产方法及药物对胎儿不好。

（3）害怕疼痛，自感无力应对，担心强烈的子宫收缩会导致子宫破裂。

（4）担心引产不成功，要做剖宫产。

（二）护理措施

1. 促宫颈成熟及引产的护理

（1）核对预产期，确定孕周。

（2）查看医生查房记录和辅助检查结果，了解宫颈成熟度、胎儿成熟度、头盆关系、妊娠合并症及并发症的防治方案。

（3）协助完成胎心监护和超声检查，了解胎儿宫内状况。

（4）若胎肺未成熟，遵医嘱，先完成促胎肺成熟治疗后引产。

（5）根据医嘱准备药物：①可控释地诺前列酮栓（普贝生）：是一种可控制释放的前列腺素E2（PGE2）栓剂，含有10mg地诺前列酮，以0.3mg/h的速度缓慢释放，需低温保存。②米索前列醇：是一种人工合成的前列腺素E1（PGE1）制剂，有100μg和200μg两种片剂。

（6）做好预防并发症的准备，包括阴道助产及剖宫产的人员和设备准备。

2. 用药护理 协助医师完成药物置入，并记录上药时间。

（1）可控释地诺前列酮栓（普贝生）促宫颈成熟：①外阴消毒后将可控释地诺前列酮栓置于阴道后穹窿深处，并旋转90°，使栓剂横置于阴道后穹窿，在阴道口外保留2~3cm终止带以便于取出。②置入普贝生后，嘱孕妇平卧20~30min以利栓剂吸水膨胀；2h后经复查，栓剂仍在原位，孕妇可下地活动。

（2）米索前列醇促宫颈成熟：①外阴消毒后将置米索前列醇于阴道后穹窿深处，每次阴道内放药剂量为25μg，放药时不要将药物压成碎片。②用药后，密切监测宫缩、胎心率及母儿状况。

（3）药物取出指征：出现下列情况，应通知医师评估后取出药物：①规律宫缩，Bishop 评分，≥6 分。②自然破膜或行人工破膜术。③子宫收缩过频（每 10min5 次及以上的宫缩）。④置药 24h。⑤有胎儿出现不良状况的证据：胎动减少或消失、胎动过频、电子胎心监护结果分级为Ⅱ类或Ⅲ类。⑥出现不能用其他原因解释的母体不良反应，如恶心、呕吐、腹泻、发热、低血压、心动过速或者阴道流血增多。

3. 球囊、水囊引产的护理 包括低位水囊、Foley 导管、海藻棒等，主要是通过机械刺激宫颈管，促进宫颈局部内源性前列腺素合成与释放从而促进宫颈软化、成熟。需要在阴道无感染及胎膜完整时才可使用。

（1）熟知球囊、水囊引产的适应证。

（2）因为有潜在的感染、胎膜早破、子宫颈损伤的可能，应密切观察上述情况，发现问题及时报告并做好相应的处理。

（3）密切观察宫缩及胎心变化，防范宫缩过频和胎儿窘迫的发生。

（4）保持产妇会阴部清洁，预防感染发生。

4. 利凡诺注射引产的护理 利凡诺引产术适用于妊娠 14~27 周要求终止妊娠而无禁忌证者，以及妊娠 27 周后产前诊断发现胎儿具有致死性畸形者。

（1）熟知利凡诺注射引产的禁忌证：①有急慢性肝、肾疾病，及肝肾功能不全者。②各种急性感染性疾病。③全身状态不佳，如严重贫血、心功能衰竭或凝血功能障碍。④术前有两次体温在 37.5℃以上者。⑤子宫壁有手术瘢痕、宫颈有陈旧性裂伤、子宫发育不良者慎用。

（2）在引产过程中应密切观察患者有无不良反应、体温及宫缩等情况，10%~20% 孕妇在应用利凡诺后 24~48h 体温一过性上升达 37.5℃，1% 超过 38℃，偶有达到 39℃以上者。大多数不需处理，胎儿娩出后即可恢复正常；超过 38℃可对症降温治疗。

（3）注射药物 12h 尚未发动宫缩者，为引产失败，应报告医师，改用其他方法终止妊娠。

5. 催产护理 根据产程评估情况，选择催产方法，并准备相应设备、用具和药品。

（1）选择人工破膜者，按人工破膜操作准备。

（2）选择自然催产法者，提供活动放松、变换体位、进食饮水的支持和指导。

（3）选择应用催产素者，则遵医嘱准备药物及溶酶、胎心监护仪，安排专人守护。

6. 催产素应用

（1）开放静脉通道。先接入乳酸钠林格液 500ml（不加催产素），行静脉穿刺，按 8 滴 /min 调节好滴速。

（2）遵医嘱，配制催产素。方法：将 2.5U 缩宫素加入 500ml 林格液或生理盐水中，充分摇匀，配成 0.5% 浓度的缩宫素溶液，相当于每毫升液体含 5mU 缩宫素，以每毫升 15 滴计算相当于每滴含催产素 0.33mU。从每分钟 8 滴开始。若使用输液泵，起始剂量为 0.5ml/min。

（3）根据宫缩、胎心情况调整滴速，一般每隔 20min 调整 1 次。应用等差法，即从每分钟 8 滴（2.7mU/min）调整至 16 滴（5.4mU/min），再增至 24 滴（8.4mU/min）；为安全起见也可从每分钟 8 滴开始，每次增加 4 滴，直至出现有效宫缩（10min 内出现 3 次宫缩，每次宫缩持续 30~60s）。最大滴速不得超过 40 滴 /min 即 13.2mU/min，如达到最大滴速仍不出现有效宫缩,可增加催产素的浓度,但缩宫素的应用量不变。增加浓度的方法是以乳酸钠林格注射液500ml中加5U缩宫素变成1%缩宫素浓度,先将滴速减半,再根据宫缩情况进行调整,增加浓度后,最大增至每分钟40滴(26.4mU),原则上不再增加滴数和缩宫素浓度。

(4)专人守护,密切监测宫缩情况、产程进展及胎心率变化,有条件者建议使用电子胎心监护仪连续监护。

7. 心理护理

(1)关注孕妇焦虑、紧张程度并分析原因;营造安全舒适的环境,缓解紧张情绪,降低焦虑水平。

(2)向孕妇及家人讲解催产引产相关知识,做到知情选择。

(3)专人守护,增加信任度和安全感,降低发生风险的可能。

(4)允许家人陪伴,可降低孕妇焦虑水平。

8. 危急状况处理 若出现宫缩过强/过频(连续两个10min内都有6次或以上宫缩,或者宫缩持续时间超过120s)、胎心率变化(>160次/min或<110次/min,宫缩过后不恢复)、子宫病理性缩复环、孕产妇呼吸困难等,应进行下述处理。

(1)立即停止使用催产引产药物。

(2)立即改变体位呈左侧或右侧卧位;面罩吸氧10L/min;静脉输液(不含缩宫素)。

(3)报告责任医师,遵医嘱静脉给子宫松弛剂,如羟苄麻黄碱或25%硫酸镁等。

(4)立即行阴道检查,了解产程进展,未破膜者给予人工破膜术,观察羊水有无胎粪污染及其程度。

(5)如果胎心率不能恢复正常,进行可能剖宫产的准备。

(6)如母儿情况、时间及条件允许,可考虑转诊。

(三)健康指导

1. 向孕妇及家人讲解催产引产的目的、药物和方法选择,达到充分知情,理性选择。

2. 讲解催产引产的注意事项

(1)不得自行调整催产素滴注速度。

(2)未征得守护医护人员的允许,不得自行改变体位及下床活动。

3. 随时告知临产、产程及母儿状况的信息,增强催产、引产成功的信心。

4. 指导孕妇在催产引产期间须经守护的医护人员判断,符合如下条件才被允许活动、改变体位:①催产素剂量稳定。②孕产妇情况稳定,没有并发症。③胎儿情况稳定,没有窘迫的征象时。

5. 指导孕产妇利用呼吸的方法来放松及减轻宫缩痛。

(四)注意事项

1. 严格掌握适应证及禁忌证,杜绝无指征的引产。

2. 催产引产前,一定要认真阅读病历资料,仔细核对预产期,尽量避免被动、单纯执行医嘱,防止人为的早产和不必要的引产。

3. 严格遵循操作规范,正确选择催产方法,尽量应用自然催产法。

4. 遵医嘱准备和使用药物时,认真核对药物名称、用量、给药途径及方法,确保操作准确无误,不能随意更改和追加药物剂量、浓度及速度。

5. 密切观察母儿情况，包括宫缩强度、频率、持续时间、产程进展及胎心率变化，有条件的医院，应常规进行胎心监护并随时分析监护结果，及时记录。

6. 对于促宫颈成熟引产者，如需加用缩宫素，应该在米索前列醇最后一次放置后 4 h 以上，并阴道检查证实药物已经吸收；普贝生取出至少 30min 后方可。

7. 应用米索前列醇者应在产房观察，监测宫缩和胎心率，如放置后 6h 仍无宫缩，在重复使用米索前列醇前应做阴道检查，重新评估宫颈成熟度，了解原放置的药物是否溶化、吸收，如未溶化和吸收者则不宜再放。每天总量不得超过 50μg，以免药物吸收过多。一旦出现宫缩过频，应立即进行阴道检查，并取出残留药物。

8. 因缩宫素个体敏感性差异极大，应用时应特别注意：①要有专人观察宫缩强度、频率、持续时间及胎心率变化并及时记录，调好宫缩后行胎心监护；破膜后要观察羊水量及有无胎粪污染及其程度。②应从小剂量开始循序增量。③禁止肌内、皮下、穴位注射及鼻黏膜用药。④输液量不宜过大，以防止发生水中毒。⑤警惕变态反应。⑥宫缩过强应及时停用缩宫素，必要时使用宫缩抑制剂。

9. 因催产素的应用可能会影响体内激素的平衡和产后子宫收缩，而愉悦的心情会增加内源性催产素的分泌，故应创造条件，改变分娩环境，允许产妇家人陪伴，让产妇愉快、舒适、充满自信，保持内源性催产素的分泌，尽量少用或不用催产素。

知识拓展

引产操作相关总则

1. 只有在有明确的医学指征和预期益处大于潜在危害的情况下，才应该施行引产。在实施此项建议时，必须考虑到每位孕妇的实际情况、意愿和偏好，并应特别关注孕妇的宫颈状况、具体的引产方法及相关状况如经产数和破膜。

引产时应非常谨慎，因为该操作有引起子宫过度刺激、破裂和胎儿窘迫的危险。无论在哪施行引产，都应有评估产妇和胎儿安全的设施。接受催产素、米索前列醇或其他前列腺素的孕妇，应该有人监护。引产失败不一定表示必须施行剖宫产。只要有可能，引产应该在可以施行剖宫产的设施中进行。

2. 应用催产素的目的是影响子宫的活动度，从而足以产生宫颈改变和胎儿下降，并且避免子宫过度刺激。宫颈条件一旦成熟，那么催产素就总是最为有效，因此允许催产素点滴/人工破膜联合使用进行引产。(《缩宫素引产指南》，SOGC)

3. 妊娠晚期引产是指在自然临产前通过药物等手段使产程发动，达到分娩的目的。主要是为了使胎儿及早脱离不良的宫内环境，解除与缓解孕妇合并症或并发症所采取的一种措施。妊娠晚期引产是产科处理高危妊娠最常用的手段之一，引产是否成功主要取决于宫颈成熟度。但如果应用不得当，将危害母儿健康，对母儿都存在潜在的风险，如增加剖宫产率、胎儿窘迫发生率等，因此，应严格掌握引产的指征、规范操作，以减少并发症的发生。(《妊娠晚期促宫颈成熟与引产指南》，中华医学会妇产科学分会产科学组，2010/6/10)

WHO，2011.3.11. 原文链接：WHO recommendations for induction of labour)

（熊永芳）

第五节 感染疾病及职业防护

学习目标

完成本内容学习后，学生将能：

1. 复述梅毒、艾滋病、乙肝及TORCH综合征的传播途径、临床表现、筛查、预防措施。
2. 列出常见妊娠期感染性疾病母婴阻断措施。
3. 描述职业暴露原因及防护措施。
4. 应用妊娠期感染性疾病的预防措施以及母婴阻断措施进行健康指导。

一、孕期感染筛查与预防

妊娠期感染性疾病是由各种微生物引起的疾病，其范围广泛，包括病毒、支原体、衣原体、细菌、真菌、螺旋体、原虫及寄生虫8类，是孕产妇和胎儿发病与死亡的主要原因之一。由于妊娠期妇女机体内环境发生改变，免疫功能下降，容易受到各种病原体感染。近年来，我国妊娠期感染性疾病，尤其是性传播疾病发病率明显增加，如梅毒、淋病、尖锐湿疣、生殖器疱疹和艾滋病等。孕妇感染后大部分的病原体可通过胎盘、产道、哺乳等感染胚胎、胎儿或新生儿，导致流产、胎儿生长受限、死胎、早产、出生缺陷或新生儿感染等，严重影响母婴健康。因此，对高危群体进行健康教育、筛查、预防和治疗是妊娠期感染性疾病产前监护的重要组成部分。

性传播疾病（sexually transmitted diseases，STDs）是指主要通过性接触、类似性行为及间接接触传播的一组传染病。目前我国重点监测的性传播疾病有8种，包括梅毒、淋病、艾滋病、尖锐湿疣、软下疳、性病性淋巴肉芽肿、生殖器疱疹和非淋菌性尿道炎，其中梅毒、淋病和艾滋病列位乙类传染病。

（一）梅毒

梅毒（syphilis）是由苍白密螺旋体感染引起的慢性全身性的性传播疾病，妊娠合并梅毒发病率为0.2%~0.5%。

【分期】

根据病程分为早期梅毒和晚期梅毒。早期梅毒指病程在2年以内，包括一期梅毒（硬下疳）、二期梅毒（全身皮疹）、早期潜伏梅毒（感染1年内）。晚期梅毒指病程在2年以上，包括皮肤、黏膜、骨等梅毒，心血管梅毒，神经梅毒，内脏梅毒，晚期潜伏梅毒。

【传播途径】

性接触是梅毒的主要传播途径，占95%以上。未经治疗者在感染梅毒后1年内传染性最强，随着病程的延长，传染性逐渐减弱，病程超过4年以上者基本无传染性，偶尔可经接触污染的衣物等间接感染。少数患者通过输入传染性梅毒患者的血液而感染。

妊娠16~20周后梅毒螺旋体可通过胎盘感染胎儿的器官，引起肺、肝、脾、胰和骨骼等病变甚至死胎。梅毒孕妇病程越早，对胎儿感染的机会越大，即使孕妇为无症状的隐性梅毒或病程超过4年仍可通过胎盘感染胎儿。胎儿也可在分娩时通过软产道被传染。

【对胎婴儿影响】

梅毒孕妇可通过胎盘感染胎儿，引起晚期流产、死胎、早产或先天梅毒。若胎儿幸存，即先天梅毒儿（胎传梅毒儿），病情较重。早期表现为皮肤大疱、皮疹、鼻炎、肝脾大、淋巴结肿大等；晚期先天性梅毒多出现在2岁以后，表现为楔状齿、鞍鼻、间质性角膜炎、骨膜炎、神经性耳聋等，其病死率及致残率均明显升高。

【临床表现】

早期表现为硬下疳、硬化性淋巴结炎、全身皮肤黏膜损害（梅毒疹、扁平湿疣、口、舌、咽喉或生殖器黏膜红斑、水肿、糜烂等）；晚期表现永久性皮肤黏膜损害。可侵犯心血管、神经系统等重要脏器而危及生命。

【筛查】

对所有孕妇在妊娠后首次产前检查时进行梅毒血清学筛查，最好在妊娠3个月内进行首次检查。对梅毒高发地区的孕妇或梅毒高危孕妇，在妊娠末3个月及临产前重复检查。非螺旋体试验和螺旋体试验均可用于筛查梅毒，两者可以相互确诊。非螺旋体试验包括快速血浆反应素环状卡片试验（RPR）和性病研究实验室试验（VDRL）；梅毒螺旋体试验包括螺旋体明胶凝集试验（TPPA）、荧光螺旋体抗体吸附试验（FTA-ABS）。

【预防】

1. 健康教育 各级医疗卫生机构应当结合婚前保健、孕前保健、孕产期保健等常规医疗保健服务，开展预防梅毒传播的健康教育和咨询指导，提高孕产妇对预防梅毒母婴传播的认知，促进健康行为。

2. 孕产妇检测与咨询服务 医疗卫生机构应当根据相关检测技术规范，为所有孕产妇（包括流动人口）主动提供梅毒检测与咨询，尽早明确其感染状况。在孕早期或初次产前检查时，告知预防母婴传播及相关检测的信息，提供适宜、规范的检测，依据检测结果提供检测后咨询。对临产时才寻求助产服务的孕产妇，也要及时进行检测与咨询。

3. 感染孕产妇及所生婴儿的保健服务 除常规孕产期保健外，还要提供安全性行为指导、感染症状和体征监测、营养支持、心理支持、性伴告知与检测等服务。给予感染孕产妇安全助产服务，提倡自然分娩，不应将感染作为剖宫产指征。实施防护措施，减少分娩过程中疾病的传播。帮助产妇及其家人制订适宜的生育计划，落实避孕措施、提倡安全套使用，减少非意愿妊娠和疾病传播。为感染孕产妇所生婴儿提供常规保健与随访服务，强化生长发育监测、喂养指导、疾病综合管理、感染症状和体征监测等服务。

（二）获得性免疫缺陷综合征

获得性免疫缺陷综合征（acquired immunodeficiency syndrome，AIDS），又称艾滋病，是由人免疫缺陷病毒（human immunodeficiency virus，HIV）引起的一种性传播疾病。

【分型】

HIV属逆转录病毒科慢病毒属中的人类慢病毒组，分为HIV-1型和HIV-2型。目前世界范围内主要流行HIV-1。HIV-1是一种变异性很强的病毒，不规范的抗病毒治疗是导致病毒耐药的重要原因。HIV-2主要存在于西部非洲，目前在美国、欧洲、南非、印度等地均有发现。

【传播途径】

HIV 感染者和艾滋病患者是本病的唯一传染源。HIV 主要存在于感染者的血液、精液、阴道分泌物、泪液、尿液、乳汁和脑脊液中。主要通过经性接触传播，其次为血液传播，如与他人共用被感染者使用过的、未经消毒的注射工具，接受 HIV 感染者的血液及血制品等。握手、拥抱、礼节性亲吻、同吃同饮等日常生活接触不会传播 HIV。

感染 HIV 的孕妇可通过胎盘传播给胎儿或分娩时经产道感染，其中 20% 母婴传播发生在妊娠 36 周前，50% 发生在分娩前几日，30% 在产时传染给胎儿。出生后通过母乳喂养也可感染新生儿。

【对母儿影响】

宫内感染是 HIV 垂直传播的主要方式，可通过胎盘感染胎儿。无论剖宫产或经阴道分娩的新生儿，25%~33% 受 HIV 感染，感染 HIV 的婴儿有 85% 为垂直传播。母乳喂养具有传播 HIV 的风险，感染 HIV 的母亲应尽可能避免母乳喂养。如果坚持要母乳喂养，则整个哺乳期都应继续抗病毒治疗。

【临床表现】

HIV 感染的全过程可分为急性期、无症状期和艾滋病期。

1. 急性期 通常发生在初次感染 HIV 后 2~4 周。部分感染者出现 HIV 病毒血症和免疫系统急性损伤所产生的临床症状。大多数患者临床症状轻微，持续 1~3 周后缓解。临床表现以发热最为常见，可伴有咽痛、盗汗、恶心、呕吐、腹泻、皮疹、关节疼痛、淋巴结肿大及神经系统症状。

2. 无症状期 可从急性期进入此期或从无明显的急性期症状而直接进入此期。此期持续时间一般为 6~8 年。时间的长短与感染病毒的数量和型别、感染途径、机体免疫状况、营养条件及生活习惯等因素有关。在无症状期，由于 HIV 在感染者体内不断复制，免疫系统受损，$CD4^+$ T 淋巴细胞计数逐渐下降，同时具有传染性。

3. 艾滋病期 为感染 HIV 后的最终阶段。患者 $CD4^+$ T 淋巴细胞计数多 <200 个 /μL，HIV 血浆病毒载量明显升高。此期主要临床表现为 HIV 相关症状、各种机会性感染及肿瘤。HIV 相关症状：持续 1 个月以上的发热、盗汗、腹泻；体重减轻 10% 以上。部分患者表现为神经精神症状，如记忆力减退、精神淡漠、性格改变、头痛、癫痫及痴呆等，另外还可出现持续性全身性淋巴结肿大。由于妊娠期孕妇的免疫功能降低，妊娠期感染 HIV 后，病情发展较为迅速，症状较重。

【筛查】

HIV 的筛查实施自愿咨询和检测（voluntary counseling and testing，VCT）服务，即“选择进入（opt-in）”的方法。自愿咨询和检测是指个体在经过咨询后，在知情的情况下自愿选择是否进行 HIV 抗体检测的一个过程，该决定必须完全是由求询者做出的，并且确保检测过程的保密性。原则上对每一名孕前咨询或孕期首次就诊的孕妇均应详细询问病史，了解有无可能感染 HIV 的相关信息，并提供 VCT 服务。检测结果阳性者进行 HIV 抗体确认试验；拒绝检测者，应动员检测，强调孕期感染 HIV 可能导致母婴垂直传播，并强调避免 HIV 感染的危险行为；对于有高危行为而检测结果阴性者，应帮助其判断是否处于“窗口期”，如有可能建议 2~3 个月后再次检测，提供预防感染的信息及措施，并强调保持阴性结果的重要性。

对于每一名孕妇每次产前检查均应了解上次检查后有无可能感染 HIV 的相关信息，有高危行为者应再次提供自愿检测服务。

【预防】

世界卫生组织及联合国艾滋病署（Joint United Nations Programme on HIV/AIDS，UNIAIDS）提出了预防艾滋病母婴垂直传播的 4 个措施：①通过健康教育、避免危险行为、安全性行为等方法，预防育龄妇女感染 HIV。②预防感染 HIV 的育龄妇女非意愿妊娠。③预防感染 HIV 孕产妇的母婴垂直传播。④为感染 HIV 的妇女和家庭提供综合关怀和支持。

预防措施：树立健康的性观念，正确使用安全套，采取安全性行为；不吸毒，不共用针具；普及无偿献血，对献血员进行 HIV 筛查；加强医院管理，严格执行消毒制度，控制医院交叉感染，预防职业暴露；控制母婴传播。对 HIV/AIDS 患者的配偶、性接触者，与 HIV/AIDS 患者共用注射器的静脉药物依赖者以及 HIV/AIDS 患者所生的子女，进行医学检查和 HIV 检测，为其提供相应的咨询服务。

（三）乙型肝炎

病毒性肝炎是由肝炎病毒引起，以肝细胞变性坏死为主要病变的传染性疾病。根据病毒类型分为甲型、乙型、丙型、丁型、戊型等，其中以乙型肝炎最为常见。

【传播途径】

乙型肝炎病毒（hepatitis B virus，HBV）主要经血液传播，40%~50% 慢性乙肝是由母婴传播造成的，而 1 岁以内感染 HBV 的婴儿约 90% 发展成慢性 HBV 感染，母婴垂直传播成为导致 HBV 慢性感染的主要途径之一，即 HBV 阳性孕妇在妊娠期或分娩过程中将 HBV 传染给胎儿或新生儿，主要发生在分娩过程中和分娩后，而垂直传播（分娩前的宫内感染）感染率 <3%，多见于乙型肝炎 e 抗原（HBeAg）阳性的孕妇。HBV 母婴传播方式包括宫内感染、产时感染（HBV 母婴传播最主要的途径）和产后感染。如果对 HBV 阳性母亲所分娩的新生儿不采取任何免疫预防措施，70%~90% 新生儿会感染 HBV，而新生儿一旦感染 90% 以上会发展为慢性 HBV 感染。

【对母儿影响】

对母体的影响：孕早期妊娠反应加重，妊娠中晚期容易并发妊娠期高血压疾病；产后出血、重症肝炎、DIC 等的发生率明显增加，严重者危及孕妇生命。

对胎儿的影响：胎儿畸形、流产、死胎、早产及新生儿死亡率较正常妊娠高。

【临床表现】

表现为身体不适、全身酸痛、畏寒、发热等流感症状；乏力、食欲缺乏、尿色深黄、恶心呕吐、右上腹疼痛、腹胀等消化道症状。皮肤和巩膜黄染、肝区叩痛。肝脾肿大，因妊娠期受增大子宫的影响，常难以触及。

【筛查】

准备妊娠的女性应进行 HBV 血清学标志物的筛查，包括乙型肝炎表面抗原（HBsAg）、乙型肝炎表面抗体（HBsAb）、乙型肝炎 e 抗原（HBeAg）、乙型肝炎 e 抗体（HBeAb）和乙型肝炎核心抗体（HBcAb）。当 HBsAg 阳性，应进一步检查 HBV-DNA、肝功能和肝脏 B 型超声检查，确定乙肝是否活动期，并对疾病严重程度进行评估，决定是否需要进行抗病毒治疗。育龄女性无论是 HBV 携带者，还是慢性乙肝（CHB）患者，甚至代偿期肝硬化，均可以正常妊娠。

【预防】

1. 各级医疗卫生机构应当为乙肝感染孕妇提供必要的实验室检测和辅助检查，密切监测肝脏功能情况，给予专科指导，必要时给予转诊服务。

2. 接种乙型肝炎疫苗是预防 HBV 感染最有效的措施。育龄妇女孕前应常规检查乙型肝炎血清学标志物，无抗体者应常规接种乙型肝炎疫苗。若在接种期间妊娠，无需特别处理，且可完成全程接种，因为乙型肝炎疫苗对孕妇和胎儿均无明显的不良影响。对已经确定的 HBsAg 阳性者，建议其家庭成员进行血清学检查，易感者（五种标志物均阴性者）应接种乙型肝炎疫苗。

3. 感染 HBV 的育龄女性在孕前应常规检查肝功能、HBV-DNA、肝脏超声等，避免在活动期妊娠。

4. 孕期没有筛查 HBsAg 或无法确定孕妇 HBsAg 阳性或阴性时，对新生儿接种乙型肝炎疫苗外，最好再注射乙型肝炎免疫球蛋白（HBIG），如有乙型肝炎家族史，强烈建议对新生儿注射 HBIG。当产妇 HBsAg 阴性，但新生儿父亲 HBsAg 阳性时，通常因照料新生儿而与其密切接触，增加其感染的风险，因此，新生儿最好注射 HBIG。同样，其他家庭成员 HBsAg 阳性，如果与新生儿密切接触，新生儿最好注射 HBIG。

5. 注意个人卫生防护，HBsAg 阳性的孕妇，应尽量避免羊膜腔穿刺，尽量减少新生儿暴露于母血的机会。

6. 新生儿出生后接种乙肝疫苗，HBsAg 阳性的产妇分娩的新生儿还应注射乙型肝炎免疫球蛋白（HBIG）。

（四）TORCH 综合征

TORCH 综合征即 TORCH 感染，是指由一组病原微生物英文名称第一个字母组合而成，其中 T 指弓形虫（toxoplasma，TOX），O 指其他（others），主要指梅毒螺旋体（treponema pallidum）等，R 指风疹病毒（rubella virus，RV），C 指巨细胞病毒（cytomegalovirus，CMV），H 指单纯疱疹病毒（herpes simplex virus，HSV）。孕妇在妊娠期发生 TORCH 感染后多无明显临床症状，但胎儿感染后，可能引起胎儿或新生儿的肝、肾、心、脑等多个器官出现发育缺陷和功能障碍。

【传播途径】

孕妇感染：TOX 因摄食含有包囊的生肉或未熟肉类、蛋类及未洗涤的蔬菜水果等或接触带有虫卵的宠物的排泄物而感染。RV 主要通过直接接触或经呼吸道飞沫传播。CMV 主要通过飞沫、唾液、尿液和性接触感染，也可通过输血、人工透析和器官移植感染。

母儿传播：孕妇感染 TORCH 中任何一种病原体后，通过宫内感染、产道感染、母乳喂养、母亲的唾液或血液等途径感染胎儿或新生儿。

【对母儿影响】

孕妇感染后大部分无明显症状或症状轻微，部分孕妇可表现为不典型的感冒症状，如低热、乏力关节肌肉酸痛、局部淋巴结肿大等。部分 RV 感染孕妇可在颜面部、躯干和四肢出现特征性麻疹样红色斑丘疹，持续约 3d 后消失。

原发感染孕妇可通过胎盘或生殖道感染胎儿，感染时胎儿胎龄越小，胎儿畸形发生率越高，畸形越严重。TORCH 宫内感染除导致自然流产、死胎、死产等，存活胎儿、婴儿仍可能出现各种发育缺陷和功能障碍。

【临床表现】

1. 有反复流产和不明原因的出生缺陷或死胎史等。

2. 有哺乳类动物喂养史或接触史,有摄食生肉或未熟肉类等生活习惯。

3. 有上述感染症状,也可无任何临床症状。

【筛查】

孕前或孕期宠物接触史,风疹患者接触史,夫妻或单方曾患生殖器、口唇或其他部位皮肤疹或疱疹,孕期有发热和/或上呼吸道感染症状等,都是TORCH感染的高危因素。推荐对有感染症状者以及与感染者有密切接触史的人群进行TORCH感染筛查。

1. 血清IgM、IgG抗体定量检测 进行TORCH感染筛查,此方法简便、操作标准化、成本较低可适合用于筛查。

2. Ig抗体亲合力指数 高度亲合力提示为有过既往感染,再加上IgM阳性则可诊断复发感染;低度亲合力则提示为发生在近期(CMV为近3个月内)的原发性感染。

3. 以核酸检测为基础的TORCH感染诊断 在孕21周以后且距离孕妇首次发现感染5周以上,通过羊膜腔穿刺等介入性手段,取得羊水、脐血等胎儿样本检测病原体特异性DNA或RNA,具有高特异度、高敏感度的优点,是产前诊断胎儿宫内感染的首选方法。

4. 弓形虫-DNA检测 使用荧光定量PCR技术检测标本中的寄生虫载量可用于诊断活动性感染,评估胎儿预后,决定胎儿是否需要治疗。

5. 风疹病毒-RNA检测 使用逆转录PCR(RT-PCR)技术检测羊水标本RV-RNA,是快速、准确产前诊断RV宫内感染的方法。

6. 巨细胞病毒-DNA检测 可使用荧光定量PCR技术检测孕妇或产妇血液、宫颈分泌物、尿液、乳汁标本中的CMV-DNA,以诊断受检者的CMV活动性感染或持续排毒状态。

7. 单纯疱疹病毒-DNA检测 对临床怀疑有HSV感染的受检者,可采用荧光定量PCR检测HSV-DNA来诊断活动性感染。对孕期有HSV感染症状或者有外阴、阴道HSV感染史的孕妇,若无超声发现的胎儿畸形,一般不需要专门的介入性手术取材做宫内感染的产前诊断。

【预防】

1. 对易感人群应早期检查、早期诊断、及时治疗。

2. 孕妇应吃熟食、削皮或洗净蔬菜水果、避免与宠物接触。

3. 对RV抗体阴性的育龄妇女应接种RV疫苗,妊娠前1个月和妊娠期禁止接种。

4. 妊娠早期确诊为原发感染或发现有宫内感染时,应向孕妇及家属交代感染对胎儿及新生儿可能的影响,以决定胎儿的取舍。若在妊娠中晚期发生感染或再感染者,可在严密监测下继续妊娠。

二、经血液、性传播疾病的母婴阻断

母婴阻断是指通过各种手段阻断疾病通过母体传给胎儿和婴幼儿,不同的疾病所采取的母婴阻断措施不同。

(一)梅毒

1. 各级医疗卫生机构应当对孕早期发现的梅毒感染孕妇(包括既往感染者)在孕早期及孕晚期进行规范的青霉素治疗;对孕中、晚期以及临产发现的梅毒感染孕产妇,也要及时给予治疗。在治疗过程中要定期进行随访和疗效评价，对复发或再感染者应追加治疗。

2. 血清学阳性孕妇所分娩新生儿出生时即进行梅毒感染相关检测（如非梅毒螺旋体抗原血清学定量检测等），及时发现胎传梅毒患儿。若脐血或新生儿血中RPR或VDRL滴度高于母血的4倍，可诊断胎传梅毒。根据需要，为所生新生儿实施预防性青霉素治疗。对出生时明确诊断的先天梅毒儿，应及时给予规范治疗，并上报先天梅毒感染信息；对出生时不能明确诊断先天梅毒儿，应定期检测和随访，以及时诊断或排除先天梅毒；对随访过程中诊断的先天梅毒儿及时给予规范治疗，并上报先天梅毒感染信息。在没有条件或无法进行先天梅毒诊断、治疗的情况下应及时进行转诊。

3. 母乳喂养不是梅毒母婴传播的主要途径，在产妇及所分娩新生儿接受预防梅毒母婴传播干预治疗的同时，可以实施母乳喂养。非梅毒螺旋体抗原血清试验滴度为阴性者进行母乳喂养不会造成梅毒感染。若产妇发生乳头破溃出血或有梅毒螺旋体病灶时，应停止母乳喂养，指导人工喂养的方法，并给予回乳措施。

（二）获得性免疫缺陷综合征

1. 所有感染HIV的孕妇无论其$CD4^+$ T淋巴细胞计数水平、病毒载量情况以及临床分期如何，应当及时为其提供免费抗病毒治疗，不具备抗病毒治疗能力的各级医疗卫生机构都应当为其提供转诊服务，并做好转诊过程的信息交流。在用药前和用药过程中，特别在用药初期以及孕晚期，要进行$CD4^+$ T淋巴细胞计数、病毒载量和其他相关检测，以评估感染状况及监测用药。在用药前和用药期间要持续给予用药依从性的咨询指导。

艾滋病感染母亲所分娩的新生儿应在出生后尽早（6~12h内）开始服用抗病毒药物，至生后4~6周，对于孕期抗病毒治疗不满4周或产时发现感染的孕产妇所分娩的新生儿服用抗病毒药物延长至生后6~12周。

2. 对于已确定HIV感染的孕妇，主动提供预防艾滋病母婴传播咨询与评估，由孕妇及其家人在知情同意的基础上做出终止妊娠或继续妊娠的决定。对于选择终止妊娠的HIV感染孕妇，应给予安全的人工终止妊娠服务，尽早手术，以减少并发症的发生。对于选择继续妊娠的孕妇，应给予优质的孕期保健、产后母乳喂养等问题的咨询，并采取相应的干预措施。应当为HIV感染孕妇及其家人提供充分的咨询，告知住院分娩对保护母婴安全和实施预防HIV母婴传播措施的重要作用，帮助其及早确定分娩医院，尽早到医院待产。医疗保健机构应当为HIV感染孕产妇提供安全的助产服务，尽量避免可能增加HIV母婴传播危险的会阴侧切、人工破膜、使用胎头吸引器或产钳助产、宫内胎儿头皮监测等损伤性操作，减少在分娩过程中HIV传播的概率。

3. HIV感染产妇所分娩的新生儿提倡人工喂养，避免母乳喂养，杜绝混合喂养。医务人员应当与HIV感染产妇及其家人对人工喂养的接受性、知识和技能、负担的费用、是否能持续获得足量、营养和安全的代乳品、及时接受医务人员综合指导和支持等条件进行评估。对于具备人工喂养条件者尽量提供人工喂养，并给予指导和支持；对于因不具备人工喂养条件而选择母乳喂养的感染产妇及其家人，要做好充分的咨询，指导其坚持正确的纯母乳喂养，且在整个哺乳期间必须坚持抗病毒治疗，喂养时间最好不超过6个月。同时，应为HIV感染孕产妇所分娩的新生儿提供常规保健、生长发育监测、感染状况监测、预防营养不良指导、免疫接种及艾滋病检测服务（包括抗体检测和早期核酸检测）等。

4. 预防艾滋病母婴传播抗病毒药物管理由各级妇幼保健机构负责。省妇幼保健院负责每年的药物采购计划的申报，接收保管国家妇幼中心采购分发的药物，并根据需求分发各设区市妇幼保健机构；各设区市妇幼保健机构负责本辖区药物的管理，负责向辖区内医疗保健机构提供药物并指导用药按原省卫生厅印发的《关于预防艾滋病母婴传播抗病毒药物管理的有关规定》。

（三）乙型肝炎

1. 阻断 HBV 母婴垂直传播是控制 HBV 感染的关键措施。我国《慢性乙型病毒性肝炎防治指南》指出，在所有治疗中抗病毒治疗是关键。孕晚期应用替比夫定、拉米夫定、替诺福韦等抗病毒药物治疗，所分娩的新生儿给予主被动免疫干预等措施，可以从产前和产后两条途径上阻断 HBV 母婴传播。

2. 我国在《慢性乙型肝炎防治指南（2015 年更新版）》中明确指出：HBV 母婴阻断最有效的方案是新生儿在出生后 24h 内（最好在 12h 内）同时在不同部位接种 10μg 重组酵母乙型肝炎疫苗以及 100IU 以上的 HBIG。接种第 1 针疫苗后，在出生 1 个月、6 个月时注射第 2、3 针乙型肝炎疫苗（0、1、6 方案接种）。

3. HBsAg 阳性产妇所分娩的新生儿经主动、被动联合免疫后，可接受母乳喂养。

（四）TORCH 综合征

1. 弓形虫感染　对 IgM 抗体阴性而 IgG 抗体阳性的受检者，已经自然获得免疫力，若无临床症状不需要再检测和治疗。对孕前检测到 IgM 抗体阳性、IgG 抗体阴性或阳性的受检者，则应择期复查和结合其他检查指标观察，并排除假阳性。对确诊的 TOX 急性感染者，应避孕并接受治疗后再计划妊娠。若在妊娠 18 周后检查到羊水 TOX-DNA 阴性，则胎儿不需要治疗，但需要孕期超声监测胎儿生长发育，出生后及时做新生儿血清学筛查。TOX 宫内感染的胎儿出生后，建议联合应用磺胺嘧啶、乙胺嘧啶和甲酰四氢叶酸治疗 1 年。

2. 风疹病毒和巨细胞病毒感染　对妊娠期间发现的 RV 及 CMV 宫内感染病例，缺少治疗改善胎儿结局的观察证据，不推荐对 RV 及 CMV 宫内感染的胎儿使用抗病毒药物，但需要综合评估胎儿预后。

3. 单纯疱疹病毒感染　对 HSV 感染孕妇应告知可能对胎儿造成宫内感染、产道感染的风险。建议在孕 35~36 周对此类孕妇定量检测血清 IgM、IgG 抗体，同时检测生殖道皮损病灶的 HSV-DNA 拷贝数，对有前驱症状或活动性感染的孕妇，在孕 36 周给予口服阿昔洛韦或伐昔洛韦治疗，抑制病毒复制，降低病毒垂直传播风险，可降低剖宫产率。是否剖宫产需要医师权衡手术风险、新生儿感染风险以及产道情况或病灶部位 HSV-DNA 检测结果决定。

三、产房职业防护

职业暴露是指从业人员由于职业的原因而暴露在危险因素中，从而有可能损害健康或危及生命的一种状态。产房作为护理人员及助产士重要的工作场所，因产房工作需接触产妇体液、血液及分泌物较多，从而导致职业暴露的风险明显增加。助产士职业暴露包括接触产妇的血液、羊水或其他体液；在不知情的状况下接触高危人群（梅毒 / 乙肝 / 艾滋病等孕妇）；接触化学物质（如消毒剂、药物等）。

（一）职业暴露原因

1. 生物性因素　生物性因素是影响职业安全最常见的职业性有害因素。助产士在面对产妇和新生儿护理过程会不同程度的接触到其血液、体液、分泌物等。这些血液、羊水、分泌物、排泄物、脐带血液、乳汁等都可能成为传染性疾病的传播途径，从而增加感染的概率。例如遇产妇难产、抢救等紧急状况，助产士可能因情况危急或时间紧急在未采取防护措施的情况下，直接接触产妇或新生儿体液及分泌物，增加职业暴露的危险。

2. 物理性因素 医务人员锐器伤害是指在工作中被针头、手术器械、玻璃制品、医疗仪器设备、医疗废弃物及其他锐利物品刺伤和割伤皮肤而导致病原微生物感染风险的意外事件。助产士在采血、人工破膜、阴部神经阻滞麻醉、缝合会阴伤口、术后清洗器械等操作时常接触针头、刀片、缝合针或其他锐利器械，易发生刺伤等职业伤害，可导致职业暴露，工作中的针刺伤所引发的血源性感染危险最为严重。此外，产房存在多种噪声，包括电子胎心监护仪、推车声、产妇疼痛不适等发出的叫喊声等。这些噪声可分散人的注意力，使人心情烦躁；强的噪声（80dB 以上）可引起耳部不适，使听觉敏感度降低，甚至可导致听力损伤等伤害。

3. 化学性因素 产房无菌要求高，助产士在工作中常使用各种化学消毒剂，存在着对人体有潜在危害的化学因素，如使用甲醛、戊二醛、过氧乙酸、含氯消毒剂等，这些化学消毒剂具有强烈的刺激性、腐蚀性和挥发性等特点，对人的皮肤、眼、呼吸道及神经系统均有一定程度的损害，长期接触可引起接触性皮炎、鼻炎、哮喘等。如环氧乙烷对人体的肝肾器官具有损害作用，甲烷在高达 $20mg/m^3$ 时，接触者可有食欲缺乏、头痛、心悸等不适。另外，产房中的臭氧会破坏呼吸道黏膜和组织，紫外线可使皮肤灼伤、皮肤过敏、眼角膜发炎等。

4. 社会心理性因素 心理性危害主要为疲惫感、职业偏见和工作风险的压力。助产士担负着母婴安危的重责，其在工作中长期处于高度紧张状态，且经常遇到紧急情况如急诊入院、抢救等，也会产生不良的心理情绪。随着产科服务模式的改变，社会对助产服务要求的提高，使得助产士需要更高的技术和服务而产生紧迫感。同时随着我国生育政策的调整，高龄、高危孕产妇的增加，助产士人力资源的匮乏，使助产士常处于超负荷工作状态，这些社会心理性因素易导致助产士产生倦怠感、焦虑感等不良的情绪，间接增加职业暴露的风险。

5. 管理因素 包括产房助产士的人力资源配备，助产士的年龄分布、职称构成比、助产士的在职培训情况等；医疗设施设备的提供：包括抢救设备是否完好、防护用具是否可使用、警示标识是否清晰等；组织管理与关怀，包括：有无建立助产士职业暴露上报及处理制度、有无组织针对性的岗前培训以及在职教育等。

6. 职业安全防护意识淡薄 部分助产士缺乏消毒隔离方面知识，对医院感染严重性认识不足，职业安全防护意识缺乏，对疾病的传播途径、危害认识不清、自我保护意识差、不执行有关的规章制度，导致感染隐患发生。例如接产时未按照规范穿戴防护装置、在缝合过程中不按常规操作以及低年资助产士由于缺乏工作经验而操作不规范等均可导致职业暴露。

（二）防护措施

职业防护是指针对可能造成机体损伤的各种职业性有害因素，采取有效措施，以避免职业性危害的发生或将危害降低至最低程度。为了维护助产士的职业安全，应规范助产士的职业防护工作，预防助产士在工作中发生职业暴露或在发生暴露后及时处理。

1. 建立健全规章制度 建立和完善各项规章制度，如职业防护管理制度、消毒隔离制度等，并严格遵守和执行。制定和完善各种预防职业暴露的工作指南和操作规程，使助产士在工作中有章可循、有法可依。

2. 加强助产士的职业防护教育 对助产士实施职业安全教育和规范化培训是减少职

业暴露的主要措施。对新上岗的助产士要组织学习《医院感染管理规范》《消毒技术规范》等法规；定期对在职助产士进行培训，增强健康防护意识，加强预防、控制医院感染知识培训，使其了解职业暴露的危险性。督促助产士严格遵守操作规程，认真执行消毒隔离制度和防护措施，改变助产士的不安全防护行为，使其危害降到最低程度。

3. 强化和推进标准预防措施 提高助产士的标准性预防认识，遵循“标准预防”原则，将患者的血液、体液、分泌物和排泄物均视为具有传染性，在接触上述物质、黏膜与非完整皮肤时必须采取相应的隔离措施。助产士必须正确掌握各级防护标准、防护措施及各种防护用具的使用。规范助产士的技术操作标准，根据具体操作项目风险，实施适宜有效的个人防护措施。倡导助产士在接触疑似传染性的血液、体液、分泌物、排泄物等物质时，须戴手套操作，手上有伤口时应戴双层手套；接产前对双手、双前臂皮肤进行检查，如有破损或皮肤感染时，应避免刷手上台接产；接产时应穿戴防护目镜或防护面罩、防水鞋等防护用具；操作过程中手套破损应立即更换，脱手套后应彻底洗手；接触污染物后，应脱手套，洗手和/或手消毒。

4. 改善助产士工作环境 改善产房分娩室和待产室的工作条件，提供良好的工作环境，确保产房空气清新、温湿度适宜；产房布局合理，按照消毒技术规范的要求严格划分无菌区、清洁区和污染区；仪器设备、抢救仪器定期专人检查、保养；有良好的排水系统，被血液、羊水污染时便于清洗和消毒等。

5. 社会心理防护 医院管理部门应定期举办心理学知识讲座，使助产士掌握自我心理疏导技巧，缓解自身压力的方法，提高对压力源的承受能力；同时倡导家庭和社会对助产士提供工作和生活上的支持。助产士可通过培养业余爱好，积极参加各种有益活动，提高自身心理素质，保持良好的心态和体质，以降低因不良的心理因素造成的职业暴露。

6. 正确处理锐器伤 被锐器损伤后，助产士应保持镇静，戴手套者按规范迅速脱去手套。立即从近心端向远心端挤出少量血液，并用肥皂液和流动水清洗污染的皮肤，用生理盐水冲洗黏膜，注意应始终压迫伤口近心端使伤口周围污染的血液流出，禁止进行伤口局部挤压，冲洗后应用75%酒精或者碘伏液消毒，并包扎伤口；暴露的黏膜，应反复用生理盐水冲洗干净。及时向医院有关部门报告，进行暴露等级评估，根据情况采集感染源患者的血清进行检查，对被损伤的助产士进行相应病原学检查，必要时尽早进行预防性治疗，并进行定期随访和观察。

7. 完善应急预案，建立职业暴露上报制度 职业暴露发生后应立即启动应急预案，同时上报医院感染管理科，填写《医务人员职业暴露调查和处置表》并通过网络逐级上报。医疗机构应当对其暴露的级别进行评估和确定，暴露后应做好治疗并追踪助产士的健康情况。同时应积极关心发生职业暴露的助产士，做好心理疏导，以减轻其心理负担。

知识拓展

HIV职业暴露的分级和处理

《艾滋病诊疗指南》第3版（2015版）指出了HIV职业暴露后的处理措施。

1. 暴露程度分级

（1）一级暴露：暴露源为体液或含体液、血液的医疗器械、物品；暴露类型为暴露源沾染了不完整的皮肤或黏膜，但暴露量小且时间较短。

（2）二级暴露：暴露源为体液或含体液、血液的医疗器械、物品；暴露类型为暴露源沾染了不完整的皮肤或黏膜，但暴露量大且时间较长；或是暴露源刺伤或割伤皮肤，但损伤程度较轻，为表皮肤擦伤或针刺伤（非大型空心针或深部穿刺针）。

（3）三级暴露：暴露源为体液或含有体液、血液的医疗器械、物品；暴露类型为暴露源刺伤或割伤皮肤，但损伤程度较重，为深部伤口或割伤物有明显可视的血液。

2. HIV 职业暴露后的处理原则

（1）用肥皂液和流动水清洗被污染局部。

（2）污染眼部等黏膜时，应用大量等渗氯化钠溶液反复冲洗。

（3）存在伤口时，应轻柔挤压伤处，尽可能挤出损伤处的血液，再用肥皂液和流动水冲洗伤口。

（4）用 75% 的乙醇或 0.5% 碘伏对伤口局部进行消毒、包扎处理。

（江秀敏）

第六节　孕产妇及新生儿急救

一、产后出血的预防与管理

学习目标

完成本内容学习后，学生将能：

1. 复述产后出血的原因。
2. 描述不同原因产后出血的临床特点。
3. 列举常用宫缩剂及用药护理。
4. 对不同原因的产后出血给予针对性抢救措施。

（一）概述

产后出血是指胎儿娩出后 24h 内出血量 >500ml，是我国目前孕产妇死亡的首要原因。产后出血的关键在于预防、早期识别和正确处理。对于产后出血的定义，目前有几种不同定义方法，谢幸等主编的《妇产科学》第 9 版教科书中产后出血的概念为胎儿娩出后 24h 内，阴道分娩者出血量达到或超过 500ml，剖宫产者出血达到或超过 1 000ml。严重产后出血定义为胎儿娩出后 24h 内出血量达到或超过 1 000ml。难治性产后出血指经过宫缩剂、持续性子宫按摩或者按压等保守措施无法止血，需要外科手术、介入治疗甚至切除子宫的严重产后出血。2017 年美国 ACOG 产后出血指南定义则无论何种分娩方式，产后出血均定义为胎儿娩出 24h 内出血量达到或超过 1 000ml。但是在 ACOG 的指南中也强调，尽管阴道分娩 24h 内出血量超过 500ml 不再定义为产后出血，但是并不能说明产后出血

>500ml 是正常的，依然要注意产妇有无继续出血的风险。国内外报道产后出血的发生率为 5%~10%。

根据产后出血的时间可以分为原发性产后出血，也就是我们一般意义上而言的 24h 内发生的产后出血，另外一种为继发性产后出血，指产后 24h 至产后 12 周内发生的产后出血，也称晚期产后出血。

在本章节，主要阐述原发性产后出血，即一般意义上说的胎儿娩出后 24h 内发生的产后出血。

（二）病因与发病机制

产后出血的原因被归纳为“4T”。第一个 T，英文全称 Tone，指宫缩乏力，宫缩乏力是产后出血的最常见原因。影响子宫收缩的常见原因包括全身因素，如精神过度紧张、体质虚弱、高龄、肥胖、全身慢性疾病等；产程延长、宫腔感染、妊娠期高血压疾病，以及双胎、羊水过多、子宫肌瘤等。第二个 T，英文全称为 Trauma，指软产道裂伤，造成软产道裂伤的常见原因有巨大儿、急产、阴道手术助产等。第三个 T，英文全称为 Tissue，指胎盘因素，常见的有前置胎盘、胎盘植入、胎盘残留等原因。第四个 T，英文全称为 Thrombin，指凝血功能障碍，常见各种凝血因子缺乏等原因造成的全身凝血功能障碍，产科原因如胎盘早剥和羊水栓塞、难治性产后出血继发 DIC 等也是凝血功能障碍的常见原因。

（三）临床评估与判断

1. 评估有无产后出血危险因素 尽管产后出血可以发生在无任何高危因素的产妇身上，但对于有危险因素的孕产妇无论在孕期还是在产时，积极动态评估产妇有无已知和新出现的产后出血的高危因素，依然可以使助产人员提高警惕，从而进行更严密的病情观察以及做好预防产后出血的措施。

很多文献研究产后出血危险因素评估表对于减少产后出血有意义，表明在有已知危险因素的产妇中进行动态评估尤其有积极意义。研究表明，危险因素评估表可以识别 60%~85% 严重产后出血的患者。但使用危险因素评估表时特别强调需要对孕产妇在产前、产时进行动态评估，因为随着疾病和产程的进展，孕产妇可能会出现新增的危险因素。

另外，仍有很多的产后出血发生在无高危因素的产妇身上，因而临床上不能忽略无高危因素孕产妇的产程管理。以下列举一种产后出血危险因素评估表（表 4-11）。

表 4-11 产后出血危险因素评估表

低风险	中等风险	高风险
单胎	CS 史或子宫手术史	前置胎盘、胎盘植入
产次 <4 次	产次≥4 次	HCT<30%
无子宫瘢痕	多胎妊娠	住院时出血
无产后出血病史	大的子宫肌瘤	已知的凝血功能障碍
	绒毛膜羊膜炎	产后出血病史
	硫酸镁使用	异常生命体征（低血压、心动过速）
	长时间使用缩宫素	

2018年昆士兰原发性产后出血的指南中则详细列出了产前、产时不同危险因素的风险程度（表4-12）。

表4-12 昆士兰原发性产后出血的指南中产前、产时不同危险因素的风险评估表

产前因素	具体描述	OR	影响结果	产程因素	具体描述	OR	影响结果
年龄	≥35岁	2.0		引产		1.17	宫缩
人种	亚洲	1.3	宫缩 产伤	第二产程延长		1.9	宫缩
	非洲	1.5		第三产程延长	≥30min	3.59	宫缩
	太平洋岛屿	1.8		胎盘残留		4.1	胎盘因素
产次	>3	1.47	宫缩	器械助产		1.8	产伤
子宫手术史		3.38	产伤	产程中CS		1.7	产伤
PPH史	>1 000ml	3.3	宫缩	选剖宫产		1.3	产伤
	>1 500ml	6.4	宫缩	巨大儿>4.5kg		1.77	宫缩
子宫肌瘤		2.43	宫缩	巨大儿>4kg		2.51	宫缩
SPE/hellp		3.58	凝血功能	会阴损伤	Ⅰ度裂伤	1.7	产伤
HB<90g/L		4.11			会阴侧切	2.07	
IVF/ICSI		2.92			Ⅱ度以上裂伤	1.84	
GDM		1.56	宫缩	全麻		2.9	宫缩
羊水过多		1.9	宫缩	感染因素	胎膜早破	1.51	宫缩/凝血
产前出血	前置胎盘/ 胎盘早剥	3.8			产程>38℃	2.53	
药物使用	硫酸镁 硝苯地平	不详	不详	非头先露		1.6	宫缩/产伤
BMI>30		1.38	宫缩乏力				
使用抗凝		4.66	凝血功能				

2. 评估出血量 常用的估测出血量的方法包括称重法、容积法、面积法、休克指数法和血红蛋白测定的方法。但产后出血时，由于羊水的存在甚至内出血因素等，很多时候精确测量出血量并不容易。仍然需要通过其他指标来判断出血量，如休克指数和血红蛋白测定。有研究表明，由于孕期血容量增加，孕产妇对于失血的反应常常不明显，往往到了出血>1 500ml左右，血压才出现明显变化。因而使用休克指数比单纯使用血压或者脉搏一个指标来判断出血量更有意义。休克指数（SI）= 脉率/收缩压，当SI=0.5，血容量正常；SI=1.0，失血量为血容量的10%~30%（估计失血量500~1 000ml）；SI=1.5，失血量为血容量的30%~50%（1 500~2 500ml）；SI=2.0，失血量为50%~70%（2 500~3 500ml）。使用休克指数判断出血量时，需要注意对于已经使用液体复苏的产妇，需要考虑输入的液体容量的影响。血

红蛋白每下降10g/L，失血量400~500ml，但需注意产后出血的初始阶段，由于血液浓缩，血红蛋白往往高于实际值。

同时要评估出血量占原血容量的比例，妊娠晚期血容量约相当于孕前体重的10%。对于身材矮小的孕产妇，尤其要注意，即使没有出现大量产后出血，也可能会发生严重的器官损伤。

3. 评估出血原因和出血性质 评估出血原因时，仍然按照4T进行逐一分析和排查。首先是子宫收缩情况，宫缩乏力是产后出血的最常见原因，子宫收缩乏力时宫底升高、子宫质软，轮廓不清，按压宫底可以看到较多阴道出血，松手后子宫可再次变软，失去应有的轮廓。但对于前置胎盘的患者等，可以出现宫底收缩良好，宫底质硬，但阴道检查时发现子宫下段收缩不佳的情况，这种情况需要有经验的助产士仔细评估。第二排查胎盘因素，胎儿娩出后胎盘未娩出，阴道大量流血，排除软产道裂伤的原因（软产道裂伤为鲜红色出血）后，首先应该考虑胎盘因素，如胎盘部分剥离、嵌顿胎盘部分粘连或植入、胎盘残留等。如为胎盘因素，阴道出血>200ml以上时，应尽快呼叫医生手取胎盘。胎盘娩出后应常规检查胎盘及胎膜是否完整，胎儿面有无断裂血管等。第三排查有无软产道裂伤，怀疑有软产道裂伤时，应仔细检查宫颈、阴道及会阴处是否有裂伤。巨大儿、急产、手术助产和臀牵引等操作时，更容易发生软产道裂伤，应常规检查宫颈。宫颈裂伤常发生在宫颈3点和9点处，有时可上延至子宫下段、阴道穹窿，严重者甚至可出现阔韧带血肿。出现较深的裂伤时，需要彻底进行阴道检查，必要时可以去手术室在麻醉下进行充分的检查。检查有无阴道裂伤，仔细检查会阴切口及两端有无损伤，有无活动性出血。同时检查阴道能否触及张力大、压痛明显有波动感的肿物，及时发现有无阴道黏膜完整但存在于阴道壁下的阴道壁血肿。软产道损伤的出血一般为活动性鲜红色出血。同时评估产妇有无会阴皮肤或者阴道黏膜发紫等颜色改变，以及产妇有无肛门坠胀感。第四排查凝血功障碍，出现凝血功能障碍时，表现为持续阴道流血、血液不凝、无凝血块，甚至出现多部位出血或者瘀斑等。孕期凝血功能正常的产妇，出现少量阴道出血时一般不会很快表现出凝血功能障碍，大量出血时，产妇可以继发凝血功能障碍。但是，当患者出现胎盘早剥或者羊水栓塞时，可在出血量不甚大时即很快出现凝血功能障碍。因而，当凝血功能障碍与出血量不符时，应该警惕羊水栓塞的可能性。而发现胎盘早剥征象时，也应警惕产妇是否出现凝血功能障碍。

需要注意的是，产后出血时产妇可以仅为4T中的单一因素，也可以是同时出现多种因素造成的产后出血。如各种不同原因造成大量产后出血未及时纠正时，均可出现继发子宫收缩乏力和凝血功能障碍。

4. 全身状况的评估 出现产后出血时，需要尽快进行全身状况的评估，进行心电、血氧饱和度监护，动态评估体温、血压、脉搏、呼吸和氧饱和度变化。同时记录出入量，观察尿量变化。实验室检查包括血常规、凝血功能、肝功能、肾功能、心肌酶、电解质等。大量出血时，尽快开放中心静脉，一方面利于纠正休克，同时可以监测中心静脉压以指导液体复苏。

（四）急救与护理措施

处理原则：针对出血原因迅速止血，补充血容量，纠正失血性休克，预防感染，避免出现严重器官损伤。

1. 一般护理措施 出现产后出血时，强调人员协作，台上助产士在积极寻找产后出血原因的同时，其他医护人员积极进行一般处理。建立不同出血量的预警机制，当出血量

>1 500ml 时，积极联系多学科人员进行救治。出血 500~1 000ml 时，立即开放至少 1 条以上的静脉通路，给予保暖，并给予加温的液体复苏并配血、复查血常规和凝血功能。当出血量 >1 000ml 时，应该给予面罩吸氧，氧流量 10~15L/min，开放 2 条以上静脉通路，遵照医嘱给予加温后的晶体溶液复苏，并尽快配血，导尿排空膀胱并准确记录出入量。

2. 针对产后出血原因的处理

（1）子宫收缩乏力：出现子宫收缩乏力时，应导尿，并采取以下措施：①首先，台上助产士尽快实施按摩子宫的手法，可以单手腹部子宫按摩，或者双手阴道 – 腹部压迫子宫手法。②同时，台下助产士尽快遵照医嘱给予宫缩剂，常用的宫缩剂包括缩宫素、麦角新碱、前列腺素药物等。助产人员需要掌握每种宫缩剂的特点及禁忌证等。缩宫素为宫缩乏力的一线药物，起效快，24h 总量不超过 60U，但缩宫素对于子宫下段收缩能力欠佳，对于前置胎盘产后出血的患者需要联合使用其他前列腺素类宫缩剂。卡贝缩宫素为长效缩宫素，100μg 缓慢静推或肌内注射，2min 起效，半衰期 1h，可以减少缩宫素的用量。目前认为临床新上市的甲基麦角新碱对循环系统的影响小于麦角新碱，并且可以与缩宫素联合应用，但使用时依然要注意对于高血压和其他心血管疾病的患者慎重使用并且严密观察心率和血压情况。对于单用缩宫素效果不好的产妇，前列腺素制剂可以与缩宫素联合使用，但前列腺素制剂不能用在青光眼或者哮喘的产妇，使用前需仔细询问病史。同时卡前列素氨丁三醇因对子宫体和子宫下段均有良好的收缩作用，临床上常常被作为二线药物与缩宫素同时使用治疗单纯缩宫素效果不好的产妇，但该药物也会有升高血压的作用，对于妊娠期高血压疾病的患者或者心脏病患者需要严密观察血压变化。③以上措施无效时，协助医生进行宫腔填塞。现在临床经常使用的填塞物为水囊宫腔填塞。填塞时助产士注意台下协助医生固定宫底，填塞后观察宫底高度、阴道出血量、生命体征等。填塞后 24~48h 取出，遵医嘱预防感染。④其他止血措施：以上措施无效时，应尽快配合医生根据医院条件采取其他止血措施，如子宫动脉栓塞术或进入手术室进行子宫次全切或者全子宫切除术。

（2）胎盘因素：胎儿娩出后，胎盘滞留阴道出血 >200ml 时，应尽快通知医生宫腔检查，并行手取胎盘术。如怀疑胎盘粘连，应该配合医生尽快做好进一步处理准备，如联系介入治疗或手术治疗等。

（3）软产道损伤：应尽快彻底止血，缝合裂伤。

（4）凝血功能障碍：尽快纠正凝血功能。常用的血制品包括新鲜冷冻血浆、冷沉淀、血小板、纤维蛋白原及凝血酶原复合物等。

3. 失血性休克的抢救要点 保持患者休克体位、严密观察生命体征、保暖、面罩吸氧 10~15L/min，呼救，做好记录。遵医嘱尽快使用温晶体溶液进行液体复苏，晶体溶液 1~2L，最多不超过 2L。保证尿量每小时 >30ml。如果血制品尚未到位，可以使用胶体溶液，最多不超过 1.5L。但是，不推荐使用羟乙基淀粉，可以使用琥珀酸明胶。当血制品到位时，尽快给予血制品，包括悬浮红细胞、新鲜冷冻血浆、血小板和纤维蛋白原等。最常用的大量输血方案为红细胞：血浆：血小板以 1:1:1 的比例输入（10IU 悬浮红细胞：1 000ml 新鲜冷冻血浆：1U 机采血小板），从而维持血红蛋白在 80g/L，APTT/PT 小于正常值 1.5 倍以内，INR<1.5，纤维蛋白原 >2g/L。血压低时给予升压药物等。当患者出现胎盘早剥等凝血功能障碍时，输入血制品时可以首先考虑输入新鲜冷冻血浆和纤维蛋白原等，以尽快纠正凝血功能障碍。

知识拓展

产后出血失血性休克时的液体复苏

大量产后出血时，进行有效的液体复苏对于维持产妇器官功能尤其肾脏功能的保护尤其重要。失血性休克液体复苏时，应该先晶体溶液后胶体液进行复苏。由于产后出血未控制时，过量给予晶体溶液不仅可以导致稀释性凝血功能障碍，同时可以加重出血，因而各指南均推荐限制性液体复苏。进行晶体溶液复苏时首选等张的生理盐水或者乳酸钠林格等液体，因葡萄糖进入体内后葡萄糖代谢成为二氧化碳和水从而变成低渗液，因而不推荐在液体复苏时使用葡萄糖液。2016 年英国皇家妇产科协会《产后出血指南》和 2018 年昆士兰《原发性产后出血》指南中均强调在大量产后出血时，首先给予晶体溶液 1~2L，最多不超过 2L 进行液体复苏，从而实现每小时尿量 >30ml。如果血制品尚未到位，可以继续给予最多不超过 1.5L 的胶体溶液维持灌注。但因为目前国内常用的人工胶体羟乙基淀粉可以导致肾损伤和凝血功能障碍，不推荐用在失血性休克，可以使用琥珀酸明胶。

（卢 契）

二、瘢痕子宫经阴道分娩的管理和处理要点

学习目标

完成本内容学习后，学生将能：

1. 掌握瘢痕子宫的概念。
2. 基本掌握瘢痕子宫经阴道试产的适应证和禁忌证。
3. 基本掌握 VBAC 试产分娩期的处理。
4. 了解 VBAC 试产中瘢痕子宫破裂的诊断，掌握瘢痕子宫破裂的早期诊断；了解瘢痕子宫破裂的急救与护理措施。

（一）概述

广义瘢痕子宫的诊断标准是指剖宫产术后或肌壁间肌瘤剥除术后的子宫。本文中瘢痕子宫特指的是剖宫产术后瘢痕子宫。剖宫产术后瘢痕子宫经阴道分娩是指既往有剖宫产史者，再次妊娠时以阴道分娩的方式终止妊娠。

2010 年世界卫生组织对亚洲 9 个国家的分娩方式调查显示，我国剖宫产率高居首位，达 46.2%。随着世界范围内剖宫产率的迅速上升，剖宫产后瘢痕子宫的数量和比例明显增加。剖宫产术后瘢痕子宫经阴道分娩可避免再次手术导致的产后出血、腹腔脏器损伤、下肢静脉栓塞等及术后的盆腔脏器粘连、前置胎盘等风险的发生，同时降低新生儿呼吸系统并发症的发生。一次剖宫产后再次妊娠阴道分娩（vaginal birth after cesarean，VBAC）成功率已达 60%~80%，是相对安全的。但 Guise 等分析 203 种文献资料，对选择性重复剖宫产（elective repeat cesarean section，ERCS）与 VBAC 患者结局进行比较，结果显示，虽然两组患者的子宫切除率、输血发生率、入住 ICU 发生率没有差异，但两者孕产妇死亡率分别

为 0.004% 与 0.013%，子宫破裂发生率分别为 0.03% 与 0.47%，围生儿死亡率分别为 0.05% 与 0.13%，两组资料比较差异有统计学意义，提示 VBAC 患者发生子宫破裂，可能引发严重并发症。由此，瘢痕子宫经阴道分娩的管理和处理问题，受到国内外产科医学界的高度关注。

（二）VBAC 适应证与禁忌证

剖宫产后经阴道试产相对安全，但 VBAC 选择必须严格掌握适应证，加强监测，尽可能避免不良结局的发生。2017 年美国妇产科学院（American college of obstetricians and gynecologists，ACOG）发布新的 VBAC 的临床治疗指南：①有 1 次子宫下段横切剖宫产术，伤口愈合良好，无感染。②临床显示骨产道正常，无头盆不称。③前次剖宫产指征不复存在，又未发现新的剖宫产指征。④无严重的妊娠合并症及并发症，无其他不适于阴道分娩的内外科合并症存在。⑤无再次子宫损伤史，如子宫穿孔、子宫肌瘤剔除、子宫破裂等。⑥本次妊娠距前次剖宫产 19 个月以上。⑦产前超声检查孕妇子宫下段无瘢痕缺陷。⑧孕妇愿意接受试产并了解阴道分娩和再次剖宫产的利弊。⑨具有较好的医疗监护设备以及随时手术、输血、抢救的条件。

以下情况的孕妇不适合剖宫产后阴道试产（trial of labor after cesarean，TOLAC）：①前次剖宫产为古典式、T 形子宫切口或曾行广泛子宫透壁手术。②曾有子宫破裂病史。③有严重内科合并症或产科并发症（如前置胎盘、胎位异常等）。④不具备抢救和急诊剖宫产手术条件。

影响剖宫产后孕妇 VBAC 分娩因素很多，总结如下，见表 4-13。

表 4-13　影响 VBAC 的相关因素

影响因素	有利因素	不利因素
孕妇年龄	<40 岁	≥40 岁
阴道分娩史	有	没有
前次剖宫产史	≤1 次	≥2 次
前次剖宫产指征	胎儿窘迫或胎位异常	产程停滞
两次分娩时间间隔	≥19 个月	<19 个月
子宫颈扩张	>4cm	<1cm
子宫颈消退	>75%	<25%
胎头位置	低于 S-1	未衔接
胎龄	≤40 周	>40 周
预测新生儿体重	<4 000g	≥4 000g
使用药物诱导宫缩	没有	有

（三）剖宫产后孕妇选择 VBAC 时妊娠期和分娩期的处理

剖宫产后经阴道试产的产前准备和评估。子宫破裂是剖宫产后瘢痕子宫经阴道试产最严重的并发症之一。各地报道的子宫破裂发生率不同，有报道子宫破裂的发生风险为

（22~74）/10 000；另有文献报道子宫破裂的风险为778/10万。但目前临床上尚无明确的预测和避免子宫破裂发生的方法。所以在决定TOLAC前应充分了解孕妇的各方面情况，尤其要详细了解前次剖宫产的情况，如切口的位置和类型、手术是否顺利、手术中有无子宫切口裂伤、手术后伤口愈合情况等。回顾前次剖宫产手术记录，除剖宫产手术史外，有无其他手术史，比如子宫肌瘤剔除病史等，以充分评估此次有无阴道试产的指征。

Jastrow等用超声检查子宫瘢痕愈合情况，分为子宫瘢痕良好（Ⅰ级瘢痕）和子宫瘢痕愈合不良（Ⅱ级瘢痕及Ⅲ级瘢痕）。具体诊断标准：Ⅰ级瘢痕：子宫前壁下段厚度≥3mm，子宫下段各层次回声连续、均匀。Ⅱ级瘢痕：子宫前壁下段厚度<3mm，其回声层次失去连续性，追踪扫描见局部肌层缺失，加压时羊膜囊无膨出。Ⅲ级瘢痕：子宫前壁下段厚度<3mm，可见局部羊膜囊或胎儿隆起，或见到子宫前壁间羊水中的胎脂强光点或强光斑。但由于子宫下段的测量部位无法统一，测量还受膀胱充盈程度等因素影响，子宫下段厚度的测量无法标准化，现常以子宫下段肌层的连续性作为监测指标。ACOG等亦未将子宫下段厚度作为阴道试产的标准之一。

（四）VBAC孕妇促进宫颈成熟及引产

国外研究报道对剖宫产后阴道试产的孕妇可以在充分沟通的情况下引产，Eran Ashwal回顾性分析了259例剖宫产后阴道试产中引产的病例，研究结果显示与自然临产组相比，引产并不增加子宫破裂的风险，也不增加严重新生儿不良结局的风险，两组的阴道助产率无统计学差异。ACOG诊治指南指出，有剖宫产史的孕妇可以引产，但不推荐使用前列腺素制剂用于改善宫颈条件和引产。加拿大妇产科学会诊治指南中指出，引产可以应用缩宫素。我国2014年的《妊娠晚期促宫颈成熟与引产指南》指出，对于有剖宫产史者禁用前列腺素类药物改善宫颈条件和引产。因此，对于剖宫产后阴道试产的孕妇尽量等待自然临产，如需要引产，在充分知情同意的条件下尽量使用小剂量缩宫素或者物理方法如Foley尿管、水囊引产。多于1次以上剖宫产孕妇在促子宫颈成熟时，有增加子宫破裂风险。剖宫产术后18~24个月之内引产可增加子宫破裂风险。由于剖宫产后TOLAC使用缩宫素或前列腺素引产可能增加子宫破裂的风险，故产科医师需向孕妇及其家属告知其对母儿结局的影响。

（五）VBAC与分娩镇痛

VBAC并不是硬膜外麻醉的禁忌证，分娩镇痛不但能够缓解疼痛，而且对产妇的血压、宫口扩张的速度和运动神经阻滞各方面影响较小，同时又不增加剖宫产率，从而鼓励更多妊娠妇女选择TOLAC。在麻醉种类上，腰麻硬膜外联合阻滞（CSE）比硬膜外麻醉起效快（2~5min vs.15~20min），效果更好。

（六）分娩期的处理

TOLAC试产开始，应由有经验的医师现场实施监护，给予连续电子胎心监护。严密观察孕妇的腹部形态，子宫下段有无压痛，及时发现胎儿窘迫、先兆子宫破裂等征象并及时处理。必要时应用小剂量缩宫素以加强宫缩，但滴速要慢，一旦发现产程异常立即停用。产程中提倡家属陪伴，消除产妇的恐惧心理。开放静脉通道，配血备用，做好新生儿复苏的准备，手术麻醉人员随时待命；第二产程中禁加腹压，适当行阴道助产。

（七）VBAC子宫破裂急救与护理措施

1. TOLAC试产中瘢痕子宫破裂诊断。完全子宫破裂指子宫肌层及浆膜层全层裂开，子宫腔直接与腹腔相通，常迅速导致母婴严重的并发症。由于从子宫破裂到胎儿发生不可逆转的病理性损害的时间很短，临床上需要依据症状和体征迅速做出判断，并立即采取紧急剖宫产术。子宫破裂发生时，母婴的预后与子宫破裂程度、破裂口的大小、部位、是否损伤大血管，及胎儿脐带是否受压、胎儿是否进入腹腔等有关。子宫破裂的典型症状有：异常电子胎心监护；严重腹痛，尤其宫缩间隔出现；突然出现呼吸短促；产妇心率快、低血压或休克；急性瘢痕压痛；胸痛或肩部疼痛；异常阴道出血或血尿；宫缩消失；先露部分回缩等。一旦发生子宫破裂，会导致母婴严重并发症，属一级紧急手术范围，须尽快行剖宫产手术，要求尽可能快的娩出胎儿。所以，及早发现子宫破裂征象，做到子宫破裂的早期预警，建立产科快速反应团队，可避免母婴不良结局的发生。胎心监护异常即是TOLAC子宫破裂早期出现及最常见的异常表现，约占70%，常为子宫破裂后脐带受压或胎盘早剥所致。其表现往往复杂多变，可出现基线变异消失、轻度变异减速和重度变异减速，随着子宫破裂的进展可发展为重复晚期减速、持续胎心减缓的延长减速，最终胎心音消失，也可能多种胎心监护异常图形同时并存。因此，持续胎心监护对于早期发现子宫破裂至关重要。

2. 若发现先兆子宫破裂，应立即抑制子宫收缩。给予25%硫酸镁2.5~4g静脉推注，肌内注射哌替啶100mg；静脉全身麻醉，立即行剖宫产术。一旦发生子宫破裂，应即刻在输液、输血、吸氧和抢救休克的同时，尽快手术治疗，并做好抢救新生儿的准备。手术中探查子宫破裂切口整齐、无感染者，可行破口修补术；若破口大、不整齐、有明显感染者，无再次生育要求者，应行子宫次全切手术；若破口累及宫颈者，可考虑行子宫全切除术。术中评估出血量，及时输血；监测生命体征，避免多脏器功能衰竭的发生。手术后预防使用抗生素。术后加强护理。保留子宫的产妇，如果有生育要求，应严格避孕2年后，再考虑妊娠。向患者告知有较高的再次子宫破裂的风险。

（丁 新）

三、肩难产预防与处理

学习目标

完成本内容学习后，学生将能：

1. 了解肩难产的发生原因。
2. 掌握肩难产的处理流程。
3. 掌握肩难产助产操作的动作要领。
4. 对肩难产进行及时的识别并给予规范的抢救措施。

（一）概述

1. 定义 肩难产（shoulder dystocia）指的是胎头娩出后，胎儿前肩嵌顿在母体的耻骨联合处。当胎儿双肩径大于骨盆入口前后径时，可发生此种情况。为了使诊断标准化，有些人将它定义为胎头至胎体娩出时间间隔≥60s，或需使用任何辅助手法协助胎肩娩出。

2. 发生率 肩难产总的发生率因胎儿体重而异，胎儿体重 2 500~4 000g 时发生率 0.3%~1%，4 000~4 500g 时发生率 5%~7%。50% 以上的肩难产发生于体重在正常范围的新生儿，且事先不能预计。

3. 发生原因

（1）产前因素有：肩难产史、妊娠糖尿病、肥胖、过期妊娠、巨大儿、孕妇身材矮小及骨盆解剖异常。

（2）产时肩难产的警告体征包括：第一产程活跃期进展缓慢、第二产程延长伴“胎头原地拨露”，以及使用胎头吸引器或产钳助产。

（3）根据文献，只有两个是肩难产的独立危险因素：既往肩难产史（风险增加 10~20 倍），巨大儿（风险增加 6~20 倍）。糖尿病和肥胖也被认为会增加肩难产风险（增加 2~4 倍），但从某种角度上可以用它们会增加巨大儿风险来解释。

（4）肩难产仍然是产科无法预测的急症。但是，充分认识肩难产的危险因素是重要的，这有助于提高对高危情况的警惕。

（二）处理措施

1. 评估 如果产前或产时高危因素提示可能发生肩难产，可事先通知医务人员到场或随时到场；要与产妇及其家属谈话，告知可能发生肩难产，并告诉他们一旦情况发生他们该如何配合。

2. 接生前排空产妇膀胱。

3. 制订本机构的肩难产处理流程 要使处理肩难产的紧急措施做到准确无误，重要的一步是医院内所有可能参与该项抢救的人员都应熟悉他们在这种情况下的作用与职责。流程应明确每个医务人员的职责，并定期进行院内训练。

4. 一旦诊断为肩难产，产房里应增加一名助手，由其负责记录各种事项，准备应有的器械物品，以及通知操作者所用时间间隔。该助手还应记录每项处理所用的时间，以便敦促医师及时由一项操作转向另一项操作，而不滞留在无效的操作上。

5. 后备支援 事先制订方案指定一组人选，随时准备应对该类急诊。这组人员可包括一名产科医师、一名儿科医师、一或两名产房护士以协助操作。肩难产发生时，至少要有一名具备产科或新生儿科技术的医师可立即到现场。应通知麻醉人员到场，以备必要时用药。

6. 操作简则

（1）识别肩难产：胎头在会阴部暴露而又回缩（通常称为“乌龟征”）时，说明可能发生了肩难产。

（2）启动肩难产急救团队：如果用常规娩肩手法牵拉未能奏效，则应该转入下一步操作以求娩出胎儿。要将诊断告知家属、护士并通过护士召集其他有关人员。就像抢救心脏骤停一样，主管接生的医师应指挥产房中的其他工作人员，所有人员应服从他的指挥，这样才能使整个团队有条不紊地进行抢救。负责记录者要注意时间进展，通知所消耗的时间对抢救是很关键的，以便当一项操作无效时及时转试其他措施。

（3）实施肩难产临床操作规范：肩难产操作口诀为 HELPERR，实际操作中，操作顺序并不一定要按口诀次序，有效而合理地使用每项操作比严格依据顺序进行操作更为重要。每项操作所花的时间以 30~60s 之间为合适。这些操作的设计要满足下列三条之一：

①增大骨性骨盆的功能尺寸。②减小胎儿的双肩径。③改变双肩径与骨性骨盆的相对位置。

（4）H—通知后援：启动既定方案，通知有关人员携带必要器械到达产房。

（5）E—评估是否做会阴切开：肩难产时要考虑会阴切开。肩难产是骨性嵌顿，单靠会阴切开不能松解肩膀。切开的目的是为了增加操作空间，以供操作者的手伸进阴道进行阴道内操作。由于大多数肩难产病例使用 McRobert 操作法及耻骨上加压之后可获松脱，许多产妇可免于会阴切开。然而当胎头紧压会阴时，切开十分困难，如果肩难产可能性大，接生前应考虑先行会阴切开术。

（6）L—双腿（McRobert 操作）：McRobert 操作由于简单而有效，被视为肩难产的理想选择。此操作是让产妇大腿屈曲并压向其腹部，相当于蹲位姿势。（图 4-27）该操作使产妇腰骶部脊柱前凸拉直，使原阻塞产道的骶岬变平。它还使胎儿脊柱弯曲，通常能将后肩越过骶岬，进一步降到骶骨窝内，在此体位分娩需用 30~60s。超过 40% 的肩难产单用 McRobert 操作即可解决，加上耻骨上加压和会阴切开后，50% 以上的肩难产都可以娩出。

（7）P—耻骨上加压：当接生医师持续、轻轻地向外牵拉胎儿时，助手在耻骨上加压 30~60s。放在耻骨联合上方加压的手必须置于胎儿前肩上，按心肺复苏手法使胎肩内收或向前压下通过耻骨联合（图 4-28）。压力应从产妇的侧方，使助手手掌向下、向侧方施力，作用于胎肩的后部。接生者应指导助手，保证方向正确、措施有效。开始时这种压力可以是持续的，如果无法娩出胎儿，则改用间断式加压，使胎肩由耻骨联合后解脱出来。

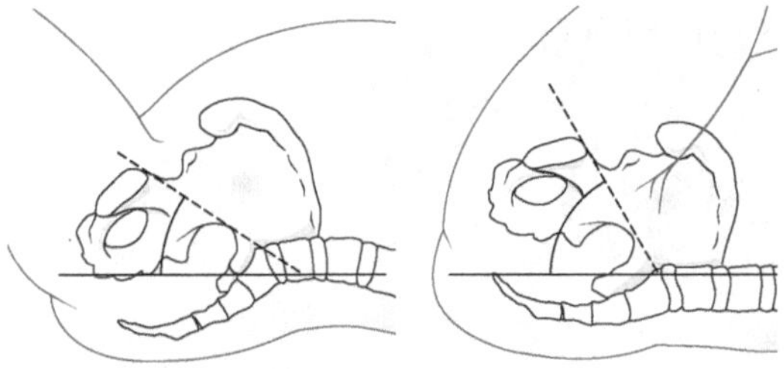

图 4-27　Mcroberts 手法

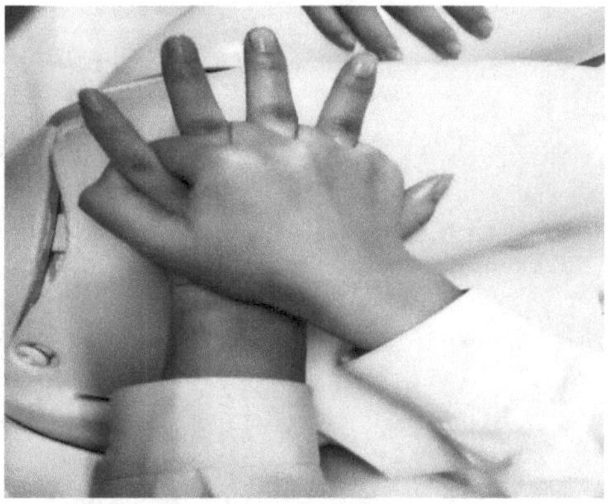

图 4-28　耻骨上加压手法

（8）E—阴道内操作：目的是将胎儿前肩转到斜径上，使其转入耻骨下。可以用 Rubin 或 Woods 旋转手法完成。

1）Rubin 旋转手法：将一只手的手指伸入阴道内，放在胎儿前肩的背侧将肩膀向胸侧推动，使胎肩内收压缩双肩径（图 4-29）。

2）Woods 旋转手法：一只手从胎儿的前方进到胎儿后肩处，与 Rubin 手法协同令胎肩在耻骨联合下转动，使后肩外展或伸直（图 4-30）。联合应用两个手法比单用 Woods 旋转手法成功率要高。

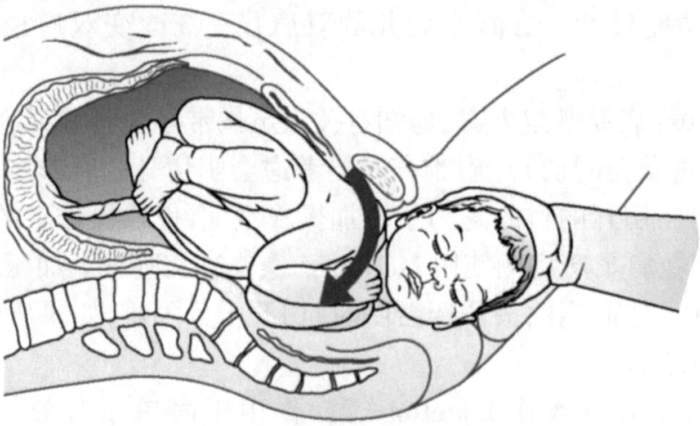

图 4-29 Rubin 旋转手法
箭头指示胎肩旋转方向

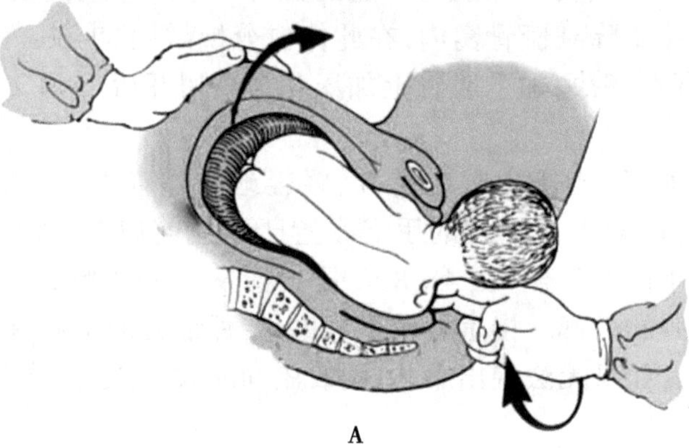

A

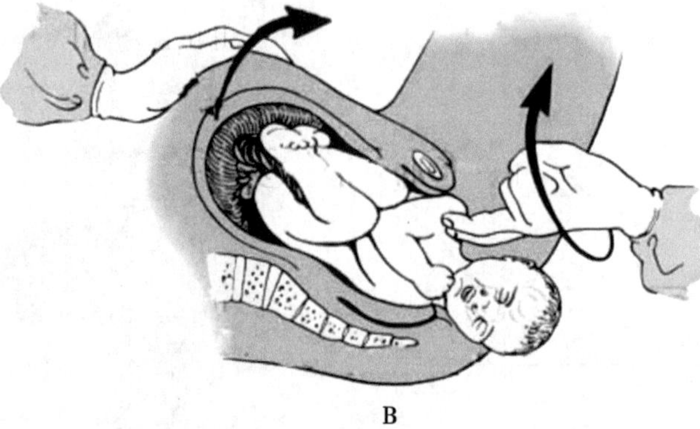

B

图 4-30 Woods 旋转手法
A. 压后肩前面的锁骨，旋转后肩，箭头示用力旋转方向。
B. 前肩从耻骨下解除嵌顿，在母体腹部旋转胎体，以配合胎肩的旋转。

3）如果 Rubin 或 Woods 旋转手法失败，则应尝试反向 Woods 旋转手法。进入阴道的手指放在后肩的后方，试图以 Woods 旋转手法的反方向旋转胎儿。反向 Woods 旋转手法作力于后肩后方，将胎肩转动，解脱嵌顿，令其进入斜径，从而娩出胎儿。

（9）R—娩出后臂：目的是将后臂拉出产道以缩短双肩径，同时使胎儿降入骨盆内，而使前肩内收从前方解脱嵌顿。将手深深插入阴道内，试图找到后臂，弄清位置后，使其肘关节屈曲于胸前，以"洗脸"的方式从胸前娩出（图 4-31）。

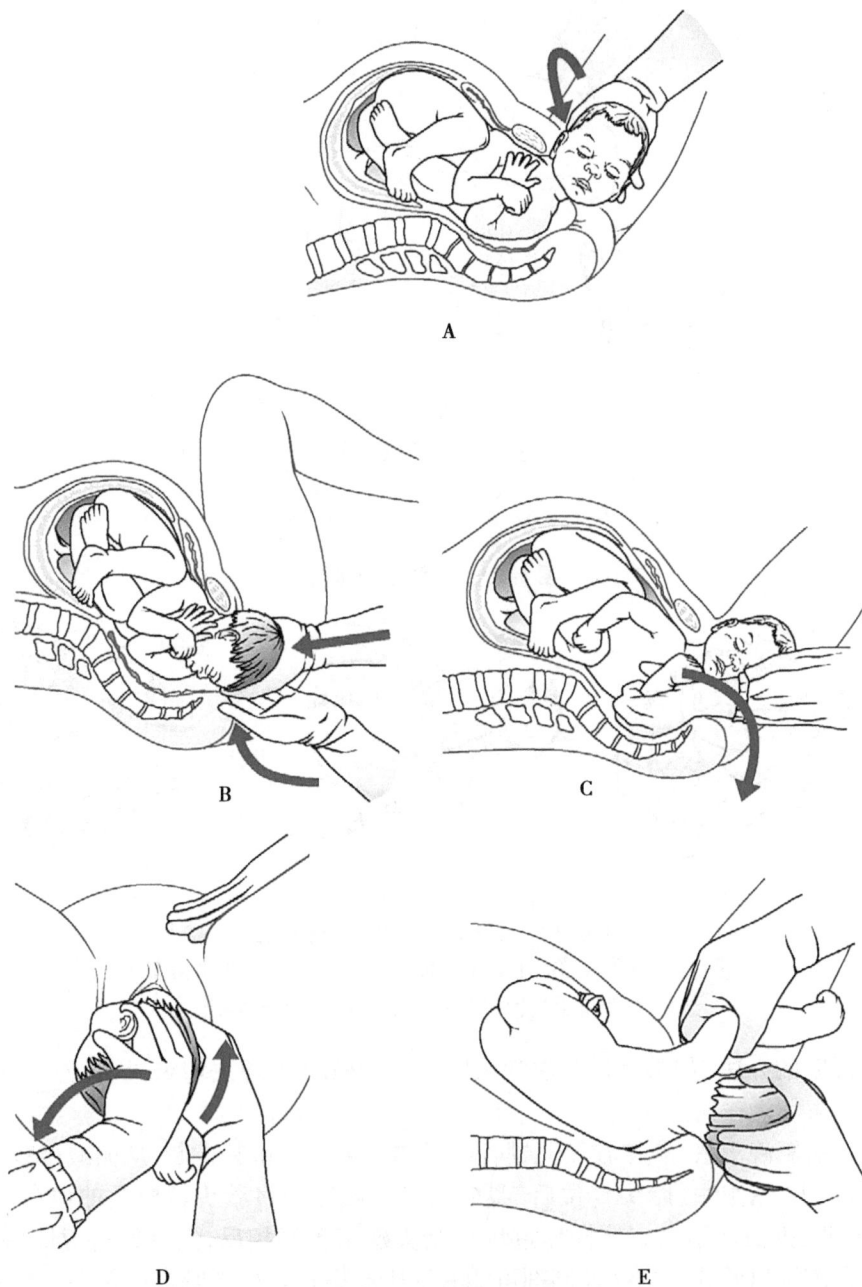

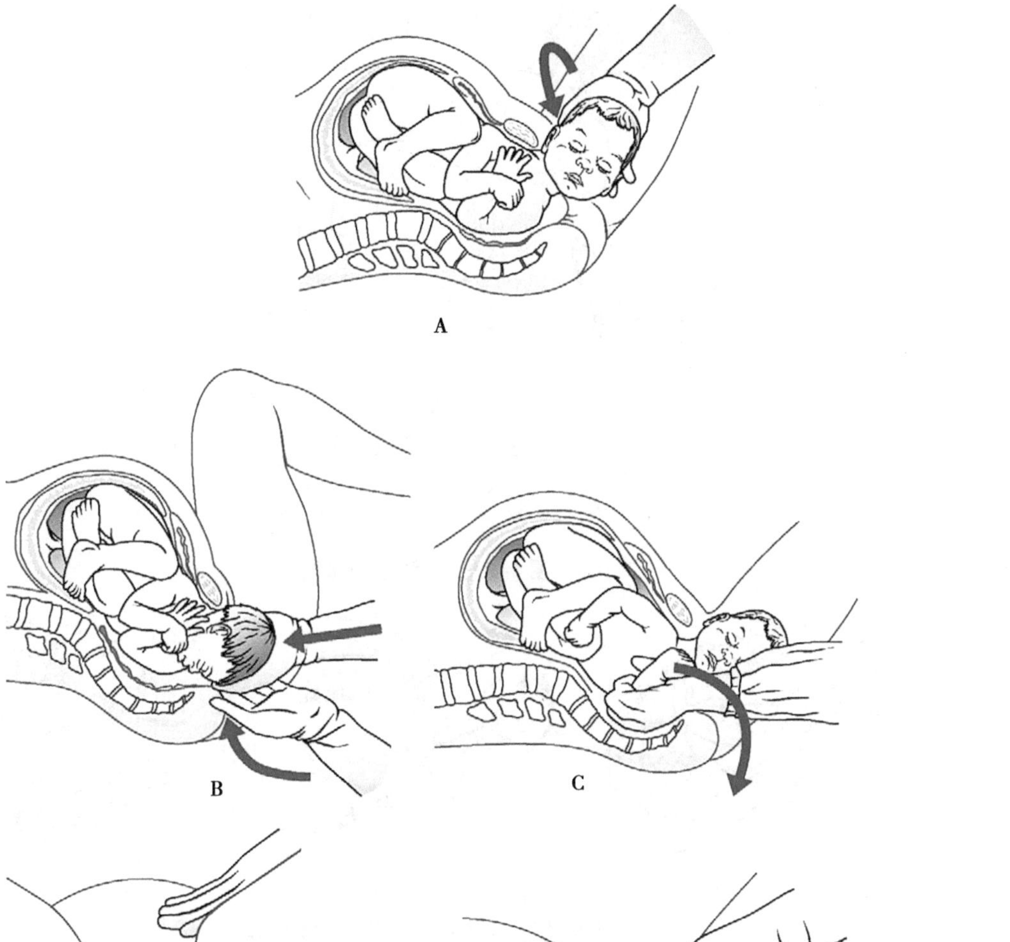

图 4–31　娩出后臂

A. 操作者手能进入阴道；B. 一只手托住胎头，另一只手滑向后方；C. 屈胎儿肘窝，抓住胎儿后臂；D. 娩后臂，使胎儿旋转，松解嵌顿前肩；E. 旋转、娩出胎儿。

（10）R—将产妇转成“四肢着床”（趴位）的姿势：这种“四肢着床”或“Gaskin”操作法，是处理肩难产的一种安全、快速而又有效的操作法。产妇需从原有的体位转为“四肢着床”位（图 4–32），此时骨盆径线增大，产科真结合径可增加达 10mm，同时骨盆出口的矢状径增加可达 20mm。术者借助重力轻轻下拉，首先娩出后肩。除了不做耻骨上加压外，该操作法可以与肩难产的所有阴道操作相结合施行，包括阴道内旋转胎肩及牵后臂法（图 4–33）。

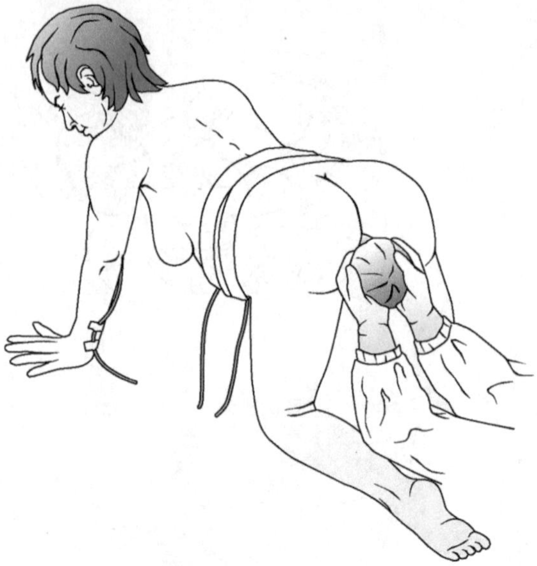

图 4-32 四肢着床体位

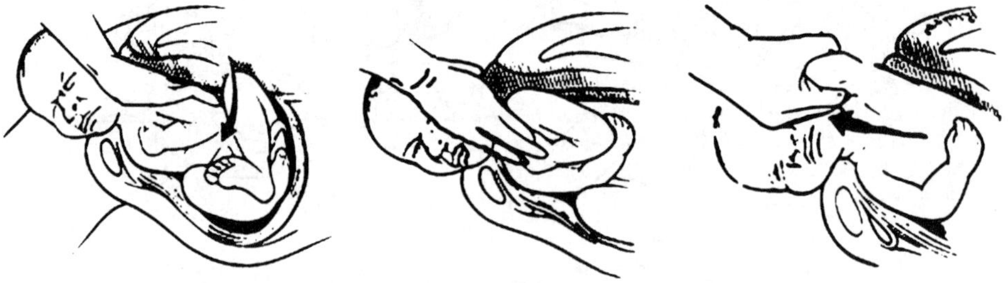

图 4-33 四肢着床体位 + 牵后臂法

A. 手从阴道一侧进入；B. 术者手与骶尾关节下方胎儿的手呈左右配对；C. 术者将手指置于胎儿腋下，将一侧胎肩娩出。

（11）最后的方法：如果经过几次尝试后，HELPERR 处理法均未成功，还有下述几种所谓的“最后一招”操作法。

1）锁骨折断娩出法：直接在胎儿锁骨中段向上施压可将其折断，从而减小双肩径。

2）Zavanelli 操作法：胎头复位后剖宫产方法，做法为将胎头转成枕前位（如果它能复位），令其俯曲，推回产道内。该操作过程与胎头娩出正好相反，然后维持对胎头的向上压力，直到剖宫产娩出胎儿。宫缩抑制剂可能有助于此操作。如果脐带已钳夹并切断，不可尝试这一操作。

3）肌肉松弛：可以使用卤烷或其他全身麻醉剂使骨骼肌及子宫松弛。也可用口服或静脉滴注硝酸甘油令子宫放松。

4）经腹子宫切开：全身麻醉后行剖宫产术，术者经腹部在子宫切口内以类似于 Woods 旋转手法转动胎肩，另一位医师经阴道牵拉娩出胎儿。

5）耻骨联合切开术：产妇应处于过度外展的膀胱截石位，放置尿管，局部麻醉后切开耻骨联合的纤维软骨。由于耻骨联合切开术与膀胱颈损伤、感染等产妇并发症明显相关，因此只能在尝试挽救胎儿生命时才能使用。

（12）做好记录：肩难产的记录重点在于所使用的操作及其所花的时间。还应包括在场的其他小组人员名单，如果可能，还要记录脐静脉及动脉血 pH。如果继发了神经瘫痪，有必要记录哪只手臂卡在耻骨下，操作着力于哪只手臂以解脱嵌顿。

（三）注意事项

1. 肩难产时，产妇最常见的并发症是软组织损伤，使会阴三度及四度裂伤的发生率增加，并可继发阴道直肠瘘。其他较常见的并发症，还有继发于子宫收缩乏力或阴道裂伤的产后大出血。

2. 肩难产最常见的胎儿并发症是臂丛神经麻痹，发生率为 7%~20%。几乎所有患儿在 6~12 个月内痊愈，只有 1~2% 会导致永久性损伤。常见并发症还包括锁骨或肱骨骨折，锁骨骨折通常可愈合，没有长期不良后果，但可伴肺部或锁骨下血管结构损伤，肱骨骨折的特点是可愈合而无畸形。

3. 如果胎肩的嵌顿使娩出胎儿的时间明显延长，则出现严重的并发症——胎儿缺氧，它可以导致胎儿永久性的神经系统损伤甚至死亡。

4. 一旦胎头娩出后，必须考虑到脐带可能被压于胎体和母体骨盆之间。这种情况下胎儿血的 pH 估计以每分钟 0.04 的速度下降，直到压迫解除。正常胎儿在无并发症的产程中缺氧 7min，脐带血 pH 由正常的 7.25 下降到 6.97 的危险水平。

5. 避免在儿头或儿颈上施力过多，不能在宫底加压。这种做法不能解脱嵌顿的胎肩，反会导致母儿损伤，同时浪费宝贵的时间。

6. 为防止肩难产，建议避免以下操作：过度牵拉胎头、腹部加压以及对胎头的反向旋转。

7. 肩难产模拟演练对减少母儿发病率的影响与视频教学相比，使用模拟人模拟教学能够更好地预防并发症发生。在专门的肩难产模拟演练场景中学习相关技能可以根本上提高医生，特别是实习医生的技术流程；交流对所有医务工作者都是有用的。

8. 为产房医护人员建立专门的模拟训练项目能明显降低臂丛神经损伤的发生率，但并不能减少肩难产对产妇的损伤。应鼓励全体产房工作人员进行肩难产模拟教学的初训和复训。

（四）国内外发展现状

1. 2017 年 5 月，美国妇产科医师学会（ACOG）发布了第 178 号临床实践指南，题为“肩难产”。肩难产是指胎头娩出后，胎儿前肩或后肩嵌顿于骨盆边缘，经正常牵引不能娩出，需用其他助产方法娩出。指南的 B 级推荐包括：

（1）肩难产尚不能被准确预测及预防。但为了识别潜在的肩难产病例，临床医生应熟知这些危险因素，并应准备随时处理。

（2）估计胎儿体重≥5 000g 的非糖尿病孕妇，及估计胎儿体重≥4 500g 的糖尿病孕妇，应考虑选择性剖宫产。

（3）当怀疑肩难产时，首先应尝试简单有效的 McRoberts 操作。

（4）发生肩难产时，应及时在病历中记录病情及处理等情况。

（5）医疗机构应制订肩难产的处理流程、组织团队、定期演练，以减少肩难产相关的臂丛神经损伤的发生。

C 级推荐包括：当 McRoberts 操作及耻骨上加压无效时，可尝试先娩后肩。

2. 2016 年法国妇产科医师协会（CNGOF）发布了“肩难产指南”。该指南对肩难产的定义是头位阴道分娩时，胎头娩出后经过轻柔的牵引仍无法将胎儿娩出，需要额外的产科干预来完成分娩。

（1）为防止肩难产，建议避免以下操作：过度牵拉胎头、腹部加压以及对胎头的反向旋转。

（2）首推的操作是伴或不伴耻骨上加压的 McRoberts 手法。如果该手法失败且后肩已嵌顿，则推荐使用 wood's 法；如果后肩尚未嵌顿，建议尝试娩后肩，如果 McRoberts 手法失败，医生应该需要知道至少两种方法进行处理。

（3）发生肩难产时应立即通知儿科医生。首先应检查是否存在臂丛神经损伤或锁骨骨折等并发症。

（4）肩难产仍然是产科无法预料的急症，所有的医生和助产士应该了解并能迅速而又沉着地进行必要的产科操作。

（郭翠梅）

四、羊水栓塞的救治

学习目标

完成本内容学习后，学生将能：

1. 复述羊水栓塞的病理生理特点。
2. 列出羊水栓塞的临床表现。
3. 描述孕妇胸外按压的要点。
4. 应用急救和护理措施对羊水栓塞的患者进行救治。

（一）概述

羊水栓塞（amniotic fluid embolism，AFE）发生率很低，但严重影响孕产妇生命，是孕产妇常见的死亡原因之一，常常被认为是一种产科灾难性事件。70% 羊水栓塞发生在分娩时，11% 羊水栓塞发生在阴道分娩后，19% 发生在剖宫产过程中。由此可见，羊水栓塞大多发生在阴道分娩过程中和产后，助产人员需掌握羊水栓塞的抢救要点。在早期或者中期妊娠终止妊娠过程或羊膜腔穿刺术中发生的羊水栓塞很罕见。

（二）病因与发病机制

羊水栓塞发病机制并不清楚，有研究认为羊水中含有大量的血管活性物质和促凝物质，这些物质进入母体，导致母体血管内皮细胞活化和炎性因子介导的炎症反应。高敏体质或母体对于胎儿特定抗原过敏是否是羊水栓塞的病因，也有争议。羊水栓塞的高危因素包括：高龄、经产妇、前置胎盘及羊水过多等。其病理生理表现特点为：肺血管的急剧收缩或血栓形成导致肺动脉阻力增加和肺动脉高压，导致气体交换障碍以及肺灌注减少，使机体出现呼吸衰竭和严重的低氧。右心室负荷增加导致急性右心功能衰竭、右心室扩张和严重的三尖瓣关闭不全。冠状动脉痉挛及组织缺血缺氧导致左心衰，出现心源性肺水肿、低血压。凝血功能障碍可以伴随着循环系统的表现同时出现，也可以在循环系统表现后出现，甚至有些患者可以无明显的循环系统症状而仅仅表现为凝血功能障碍。羊水栓塞的病理过程见图 4-34。

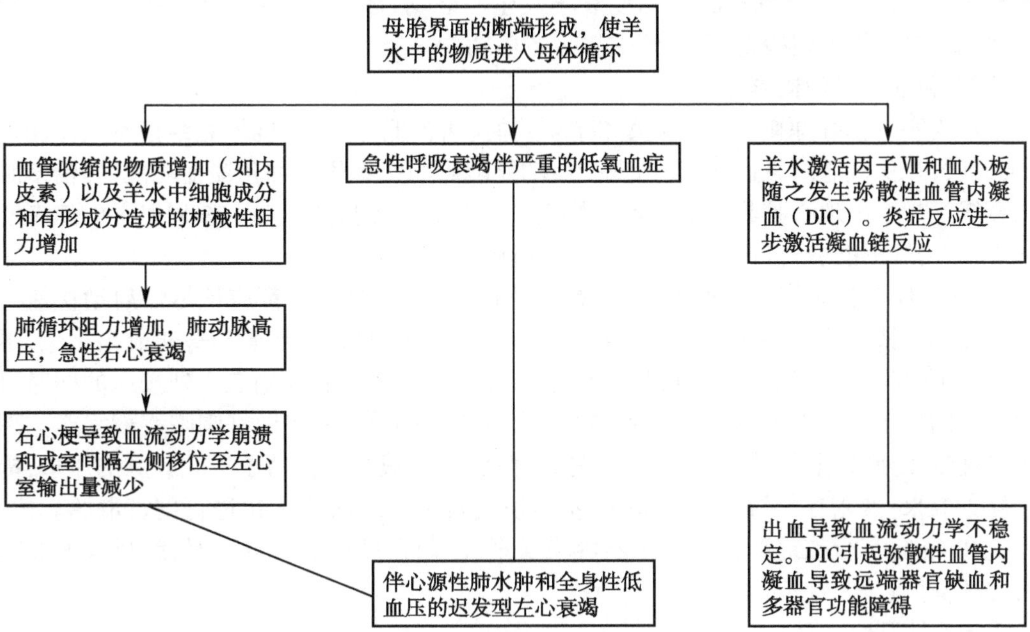

图 4–34　羊水栓塞的病理过程

（三）临床评估与判断

羊水栓塞的诊断依然以临床诊断为主，无任何特殊的实验室检查来证明羊水栓塞的诊断。

1. 产程中应重视产妇有无羊水栓塞的前驱表现　有研究表明羊水栓塞出现急性心肺症状前，孕产妇可能会出现一些前驱表现。可出现一些情绪或意识的表现，如烦躁、易激惹，或者有些患者有濒死感等。产程中胎心减速、基线变异消失、子宫张力的异常如子宫收缩过强或者子宫张力过低等，过去常常被认为是羊水栓塞的诱因。而现在观点认为子宫张力的异常可能是羊水栓塞时机体大量儿茶酚胺释放造成的结果，而并非诱因。提示我们在产程中发现子宫张力异常时，也需警惕羊水栓塞的发生。

2. 及时识别羊水栓塞的临床表现　大部分的羊水栓塞发生在产程中或者胎盘娩出30min 内的时间窗内。羊水栓塞常见的临床表现包括：急性的呼吸困难和发绀，有文献表明以上两种症状的发生率分别为 30%~40% 和 50%~80%，循环系统表现为突然发生的低血压（56%~100%）和心脏骤停（30%~87%），心电监护表现为无脉电活动、心脏停搏、心室颤动以及无脉室速。20%~36% 患者表现为难以解释的急剧的胎心减速。15%~50% 患者可以出现抽搐、急性意识障碍甚至昏迷和意识丧失。尽管只有 12% 患者以急性严重的出血作为羊水栓塞的首发症状，但是 83% 羊水栓塞患者会出现 DIC。凝血功能障碍可以与心肺表现协同出现，少数情况下仅出现凝血功能障碍而没有心肺表现。DIC 可以表现为静脉穿刺部位或手术部位的出血，也可以表现为血尿、阴道出血甚至胃肠出血。由于子宫血流灌注减少，子宫收缩乏力并不少见。

3. 评估辅助检查　羊水栓塞的初始阶段主要是右心衰竭，发生急性心肺症状时如有条件进行床旁超声心动，可以发现右心室明显扩张、三尖瓣严重关闭不全以及室间隔向左移位。83% 羊水栓塞患者会出现凝血功能障碍，所以可疑羊水栓塞时应尽快复查凝血功能。

羊水栓塞发生后很快出现多脏器功能衰竭及全心衰竭，故应该尽快评估患者肝功能、肾功能、心肌酶、生化等系列检查，全面评估患者各项功能。

（四）急救与护理措施

羊水栓塞的治疗原则：改善呼吸和循环功能、纠正低氧血症、抗休克维持有效体循环血压、抗过敏，并积极监测凝血功能，出现凝血功能障碍的患者积极纠正凝血功能，防治多脏器功能衰竭。对于出现心脏骤停的患者尽快实施有效的心外按压，妊娠 23 周以上的患者心脏按压 4min 仍然不能恢复自主循环的，积极进行围死亡期剖宫产。

1. 对于有心脏骤停的孕产妇，无论是否明确诊断羊水栓塞，都应该尽快启动快速有效的心肺复苏。快速启动有效的心外按压非常重要。孕产妇心肺复苏与普通成人类似，不同之处有：为了解除子宫对于下腔静脉的压迫，妊娠 20 周以上的孕妇在心外按压的同时可以让助手协助将子宫推向左侧。对于不能从阴道分娩的孕妇，尽快做好围临终剖宫产。理论上要求妊娠 23 周以上的孕妇，不管胎儿是否存活，为了减少子宫对于下腔静脉的压迫，提高孕妇复苏效果，要求在心肺复苏 4min 仍不能恢复自主循环时应尽快进行剖宫取胎。但是，实际上在 4min 实行临终剖宫取胎术不容易实现，因而在进行心肺复苏时，就尽快做好剖宫取胎的准备。

2. 一般护理

（1）维持氧合：羊水栓塞时由于肺动脉痉挛，患者严重缺氧，因而无论患者是否心脏骤停，都容易出现严重缺氧和呼吸困难，保证有效的氧合对于患者至关重要。如果出现心脏骤停，应尽快施行心肺复苏。未发生心脏骤停的患者应给予面罩吸氧或气囊正压给氧，同时应尽快呼叫麻醉医生给予气管插管。高氧状态会加重缺血再灌注损伤，因而应该避免 100% 纯氧，吸氧浓度以达到脉搏血氧饱和度维持在 94%~98% 为宜。

（2）意识丧失的患者给予冰帽物理降温。

（3）代谢性酸中毒、低体温、凝血功能障碍为失血性休克的“死亡三角”，低温还会加重凝血功能障碍，因而，羊水栓塞的患者应给予适当的保暖。

（4）开放 2 条以上静脉通路，如果开放静脉困难，尽快联系麻醉科医生插入中心静脉。

（5）羊水栓塞容易出现凝血功能障碍和多脏器损伤，故应该尽快抽取血标本，进行配血、血常规、凝血以及肝功能、肾功能、心肌酶和生化检查等。

3. 遵医嘱用药 羊水栓塞最初的病理改变主要特点为急性肺动脉高压、右心衰竭继而左心衰竭、休克，因而治疗上根据病理特点其药物选择如下。

（1）降低肺动脉压的药物：西地那非，该药物可以选择性的降低肺动脉压，但是目前国内的制剂主要以口服为主，意识丧失的患者需要鼻胃管给药，用法 20mg，每天 3 次，口服或者鼻胃管给药。罂粟碱，30~90mg 加入 5%~10% 葡萄糖液 20ml 缓慢静脉推注，每天用量不超过 300mg，罂粟碱可松弛平滑肌，扩张冠状动脉、肺动脉，减低小血管阻力，与阿托品同时应用效果更佳。阿托品，1mg 加入 5%~10% 葡萄糖液 10ml，每 15~30min 静脉推注 1 次，直至面色潮红、症状缓解为止。阿托品能阻止迷走神经反射所致的肺血管和支气管痉挛。氨茶碱，250mg 加入 5%~10% 葡萄糖液 20ml 缓慢推注，解除肺动脉痉挛，增加心搏出量，多在肺动脉高压、心力衰竭、心率较快和支气管痉挛时应用，必要时可重复使用。2016 年美国母胎医学会羊水栓塞的指南建议使用的降低肺动脉压的药物还有前列环素和吸入性一氧化氮。目前国内前列环素制剂较少，但目前国内很多医院配有前列地尔（前列腺素 E 制剂），该药物为静脉使用制剂，很多研究表明前列地尔有较好的降低肺动脉压的作用。

（2）纠正心力衰竭的药物：羊水栓塞时选用的强心药物包括多巴酚丁胺和米力农。强心苷类药物主要用于充血性左心衰竭，多巴酚丁胺主要用于非充血性心力衰竭，羊水栓塞患者心衰不同于常见的充血性心力衰竭，主要原因为低氧和低灌注导致的广泛心肌收缩力减低，故羊水栓塞纠正心衰时不建议使用强心苷类药物。多巴酚丁胺用量 2.5~5.0μg/（kg·min），米力农用量 0.25~0.75μg/（kg·min），这两种药物需要根据患者体重合理配置后使用注射泵泵入。多巴酚丁胺具有正性肌力、正性频率作用，并通过扩张外周血管、扩张冠状动脉，增加心排出量而轻度升高体循环血压，同时有轻度降低肺动脉压的作用。但大剂量的多巴酚丁胺有增加心率的作用，对梗阻性心肌病、肥厚性心肌病禁用。米力农有降低体循环血压的作用，需在使用升压药物维持有效体循环血压的情况下方可使用米力农。

（3）抗休克：早期限制性液体复苏，大量快速输液会加重右心室负荷，加重右心衰竭，尤其在肺动脉压尚未缓解之前，大量液体会加重右心室扩张，室间隔向左侧移位，不仅加重右心衰竭，还会使左室容积进一步减少。使用晶体溶液维持平均动脉压达到 65mmHg（相当于 85~90/55~60mmHg）左右，使用升压药物首选去甲肾上腺素，美国母胎医学会 2016 年指南提出去甲肾上腺素的剂量为 0.05~3.3μg/（kg·min），但国内常用剂量为 0.1~2μg/（kg·min）。多巴胺为次选药物，因为目前的研究表明多巴胺不管什么剂量，不仅没有肾脏保护作用，而且与去甲肾上腺素相比肾脏损伤作用更明显，且有致恶性心律失常发生的可能性。无论使用何种血管活性药物，都务必注意局部外渗的问题，并注意严禁在下肢静脉使用血管活性药物，避免在小血管进行穿刺，有条件的尽量选择中心静脉给药。

（4）抗过敏：常用地塞米松 20mg 静脉推注后，再用 20mg 加入液体中静脉滴注。

（5）输入血制品维持有效血红蛋白浓度、纠正凝血功能障碍。

4. 病情监护 强调多学科合作，尽快联系麻醉科、心内科、儿科、重症监护医生等多学科的医生尽快会诊；护理上需要多人同时合作，保证给药、病情监护和治疗均能有效完成。需要严密监护各种病情变化，准确记录各种出入量、出血量等。同时积极联系 ICU 和上级医院，将患者转入重症监护病房进行进一步的救治，但是助产士和产科护士需要注意转运过程中的安全，保证呼吸和循环功能的稳定。应激状态下血糖可能会升高，羊水栓塞的患者需要监测血糖，使血糖维持在 7.8~10mmol/L 之间，如果血糖过高，遵医嘱泵入胰岛素。

（卢 契）

五、产科快速反应团队（RRT）建设

学习目标

完成本内容学习后，学生将能：

1. 复述产科快速反应团队的定义及意义。
2. 列出产科快速反应团队的启动标准。
3. 描述产科快速反应团队的运作模式。
4. 应用 RRT 模拟演练加强应急能力。

（一）定义

快速反应团队（Rapid respond team，RRT）是指受过特殊训练、能够在医院其他护理人员发现患者出现病情变化征兆时迅速做出反应的医务人员所组成的团队。

（二）建立 RRT 的重要性

RRT 的理念始于 1952 年丹麦哥本哈根成立的全球第一家重症监护室（ICU）患者的应急管理团队模式，其核心内容是普通病房患者管理借鉴 ICU 管理模式，在患者病情出现变化初期就进行有效救治。RRT 由有经验护士、经验丰富的少数医师组成，以护士为主导，强调及时发现患者病情变化，及时呼叫相应医师进行有效处置，并及时处置或快速转运至 ICU 进行救治。其目的是：能够在患者出现病情发展最初征象时拯救或抢救患者，而不是在其病情恶化之后才对其进行复苏抢救，基本原则是：组织有力、快速反应。RRT 的建立使潜在危重症即将发生危急事件时就能预测出早期征兆并快速调动专家团队，防止心脏骤停、严重负性事件和无计划地入住 ICU 事件的发生。它是目前世界上众多医院开展的一种新的患者管理模式。

快速反应团队应对系统有 4 个不同的构成：①通过启动快速反应进行事件检测：识别患者临床病情恶化并启动反应，其中包括呼叫快速反应团队的准则、呼叫方法的评估、系统成员激活和激活机制等。②该团队对事件的反应：包括为患者提供的人员和设备。③通过回顾，进一步改善整个团队的质量和反馈通路。④执行上的监管：协调资源利用，以便于改善患者的监护、监督团队的人员、采购设备和协调医院工作人员对于快速反应过程的教育，从而保证系统的正常运行。

随着重症医学的发展，越来越多的医师认识到重症患者在发生急症事件前的几个小时通常会出现一些细微的或有时可能不太细微的生理预警征象。当患者情况危急时，传统的应急方式（逐级呼叫）不能满足临床工作的需要。产科是高危科室之一，突发情况多、病情变化快，高危妊娠是孕产妇死亡的主要原因，如果护理观察不及时、治疗不当，容易加重病情，危及母儿安全。随着中国二孩政策的全面放开，产科面临的高危孕产妇管理的形势更加严峻。快速反应团队的出现弥补了上述的不足和缺陷。它的目标是在管理患者的过程中快速识别患者病情变化，迅速处理，防止患者病情进一步恶化，有机会在出现首个问题或症状时挽救患者，而不是在出现严重问题后的被动施救。这将有利于产科对高危孕产妇的管理和产科医疗质量的持续改进，保障母儿安全。

（三）产科 RRT 的运作模式

目前，国内不同地区成立重症孕产妇救治中心或产科急救小组，组建形式上借鉴了 ICU 病房的管理模式，目的是保证产科危重症能在第一时间迅速组织有效的抢救。目前常用的产科 RRT 的运作模式通常采用不同颜色标志管理方案，将危重孕产妇按疾病严重程度予以不同颜色的预警（红色、黄色、蓝色），根据预警启用 RRT，提高对患者病情恶化的辨别和反应率，及时予以相应的处理和持续性评估，降低母儿伤残和病死率。①红色预警：病情危重，严重危及母儿生命，甚至需要高级生命支持，评估 6h 内病情可能有变化。②黄色预警：病情较危重，可能危及母儿生命，评估 12h 内病情可能有变化。③蓝色预警：病情较重，暂时不会危及母儿生命，评估 24h 内病情可能有变化。解除上一级预警后可进入病情较轻一级的预警，三色标志在护士站、医生工作室、患者床头等均有明显标志（表 4–14）。

表 4-14 启动 RRT 红色预警标准

项目	预警标准
意识改变	淡漠，谵妄，烦躁不安，意识不清，乱语
呼吸系统	血氧饱和度（SpO_2）≤90%，呼吸≤16 次 /min 或≥30 次 /min，氧合指数≤150mmHg，不能一口气完成一句话
循环系统	血压≤90/60mmHg 或≥180/120mmHg，心率≤50 次 /min 或≥120 次 /min，血压较基础血压下降或上升≥30%
泌尿系统	尿量≤5ml/h，24h 尿量≤100ml
运动系统	肢体活动受限，抽搐发作
血液系统	血小板≤20×10^9/L，血红蛋白≤60g/L，活化部分凝血酶时间（APTT）延长 2 倍以上，不明原因的一次阴道流血≥200ml，pH<7.3 或 >7.5，血钾 <2.5mmol/L 或 >6.0mmol/L，血钠 <125mmol/L 或 >155mmol/L，血镁 <0.4mmol/L 或 >3.0mmol/L，血糖 <3mmol/L 或 >12mmol/L，血肌酐 >445μmol/L
胎心	胎心≤100 次 /min 或≥180 次 /min，有刺激胎心监护（CST）阳性
腹痛	急腹症

一般来说，RRT 由下列 4 种成员组成：①发起者。②反应人员。③管理人员。④质控人员。发起者是可以激活整个团队的人员，包括护士、临床医生、专家或工作人员等。例如，产房 RRT 的发起者主要是为产妇接产的助产士，反应人员包括其他助产士、产科医师及麻醉科医师、输血科医师、介入室医师、外科医师（泌尿外科、血管外科）、ICU 医师及医务科（处）人员等。同时，发起者也可以作为反应人员来帮助患者稳定病情。

当反应人员来到时，发起者应该准备好交流信息，向其汇报病情。建议 RRT 成员之间采用“现状 - 背景 - 评估 - 建议”（SBAR）的标准化沟通方式，使得团队里面每一位成员以清楚简洁的方式交流信息，这将确保患者得到迅速的救治。在应急早期，RRT 团队成员应该进行讨论或者简单交流来明确各自的任务、建立目标、预期结果和可能的突发事件。交流预案的主要作用就是交流患者的关键信息从而建立治疗措施。一个团队的目的就是加强现有计划、并对计划进行评估，必要时检阅情况变化并根据情况来对计划进行调整。在应急事件之后，团队成员应进行汇报来评估和提高他们的应急水平。通过回顾快速反应团队在发起、反应和结果方面的种种表现，来提高团队质量，并且每一次的评估和建议应被记录在案，并被管理者实施。

（四）助产士在产科 RRT 中的作用

目前中国孕产妇死亡率仍处于比较高的水平，亟待进一步降低，除继续改进母婴救治技术外，借鉴内科、外科患者管理模式，在产房建立产房 RRT，对分娩过程中孕产妇加强管理显得尤为重要。产房 RRT 应由受过特殊训练的、能够在产房及时发现产妇病情恶化征兆并能迅速做出反应的医务人员组成团队。有经验的助产士是其中非常重要的组成部分，通常充当发起者的角色。产房 RRT 建立的目标并不是取代其他助产士或医师管理患者的责任，而是重点在管理患者的过程中快速识别患者病情变化并迅速处理，防止患者病情进一步恶化，挽救患者生命。

对于 RRT 的启动标准，现常采用英国改良的产科早期预警参数（表 4-15）作为 RRT 的启动指标。产妇的体温、血压、心率、呼吸频率、血氧饱和度、神经反应及意识评分等各项参数至少每 12h 被记录 1 次，当发现 1 项参数出现红色预警或 2 项参数出现黄色预警时，即可启动 RRT。但在产房，在产妇分娩过程中，这些前驱症状不易被发现。以产房常见的产后出血为例介绍产房 RRT 的启动。产房的产后出血主要是产妇阴道产后 2h 内发生的产后出血。基于《产后出血预防与处理指南（2014）》，目前首都医科大学附属北京妇产医院产后出血的 RRT 在产妇分娩后 2h 内出血 >400ml 时即启动，执行相应的一级预警模式；在产妇出血量 500~1 000ml 时，执行相应的二级预警模式；产妇出血量 1 000~2 000ml 时，执行相应的三级预警模式。当负责接产的助产士发现产妇出血量 >400ml 并有继续增加趋势时，立即启动 RRT。

表 4-15 改良的产科早期预警参数

类别	红色	黄色
体温（℃）	<35 或 >38	35~36
收缩压（mmHg）	<90 或 >160	150~160 或 90~100
舒张压（mmHg）	>100	90~100
心率（次 /min）	<40 或 >120	100~120 或 40~50
呼吸（次 /min）	<10 或 >30	21~30
氧饱和度（%）	<95	—
疼痛评分	—	2~3
神经反应	疼痛无反应	能表达

注：疼痛评分：0 分 = 无痛；1 分 = 活动时轻微疼痛；2 分 = 休息时间歇性疼痛或活动时中度疼痛；3 分 = 休息时持续疼痛或活动时剧烈疼痛。

由于 70% 产科不良事件的发生是由于无效的团队合作及团队沟通的失败，因此，为加强产科 RRT 的应急能力，应定期对其进行培训及模拟演练。首先可以针对产房发生率较高的几种急诊如产后出血、羊水栓塞、肩难产、胎儿窘迫、新生儿窒息的抢救预案、RRT 启动标准和处理措施制成海报张贴于墙上或制成手册发放，通过这种方式来提高 RRT 成员对应急预案的熟知度及执行力。其次模拟演练可进行全程录像，然后通过录像回放，来发现并纠正紧急情况下常见的临床错误，这样可以使问题更加清晰。再次可以应用 PDSA 循环，即“计划 – 执行 – 学习 – 反应”（PDSA）循环，对 RRT 整个实施流程进行探讨，并做出提升和改进，改进的意见需经实践进行验证，验证成功的方案才能加入下次培训内容中。通过应急模拟演练，RRT 成员可以练习在紧急情况下如何相互沟通，一些沟通障碍可以被克服。有效的模拟演练及 PDSA 循环的应用总结还可以使得应急方案逐步标准化及完善化，从而提高患者满意度、改善预后。

总之，近年来，RRT 患者管理模式已经在发达国家广泛采用。2014 年美国妇产科医师协会（ACOG）已经把 RRT 作为高危孕产妇管理模式，对在产房遭遇产后出血、羊水栓塞、肩难产等紧急情况处理已经取得较好效果。通过建立快速反应团队，标准化的沟通方式、快速反应步骤以及持续的教育和训练，可以降低孕产妇死亡率、围产儿死亡率，并减少严重负性事件的发生。中国为发展中国家，分娩人口基数较大、各地技术水平发展不一，各单位根据自身不同情况，可建立不同的快速反应团队，以改善患者安全并改善不良结局。

（刘晓巍）

六、新生儿复苏

学习目标

完成本内容学习后，学生将能：

1. 复述新生儿复苏流程。
2. 列出每一步的操作指征。
3. 描述新生儿复苏的每一步操作步骤。
4. 能应用新生儿复苏技术复苏新生儿。

（一）概述

新生儿窒息（neonatal asphyxia）是导致新生儿死亡、脑瘫和智力障碍的主要原因。据统计，每年全世界大约有400万新生儿死亡，其中23%死于出生时窒息。部分新生儿出生之前是否存在发生窒息的高危因素是可以被评估出来的，但少部分新生儿窒息是不能预测而突然发生的。2004年中国引进了新生儿复苏培训项目，主题为“自由呼吸，生命之源”。项目的目标是在每一个分娩现场至少有一名受过新生儿复苏培训、熟练掌握新生儿复苏技术的医务人员。目前，临床高危、高龄孕产妇增多，若要降低新生儿窒息的病死率和伤残率，提高助产士的新生儿复苏水平显得尤为重要。助产士作为产房分娩接产的主要人员，应该掌握新生儿复苏技术，保障新生儿出生安全。

（二）新生儿出生前准备

1. 复苏的人员准备 每次分娩现场至少有一名熟练掌握新生儿复苏技术的人员在场。因此，助产士熟练掌握复苏技术就容易达到该目标。新生儿出生前要充分评估是否有新生儿窒息的高危因素存在，如果有高危因素存在，预估可能出现复杂情况，应该提前通知儿科医生到场准备复苏。评估还应该包括胎儿数量、孕周，如果为多胎或早产，需要更多的熟悉复苏技术的人员在场。团队应有一名指挥（只要接受过培训新生儿复苏的医务人员都可作为新生儿复苏现场的指挥人员），胎儿娩出前组织讨论高危因素和可能出现的情况，并做任务分工和复苏物品的检测。

新生儿窒息的高危因素如下。

（1）产前因素：孕妇有妊娠合并症，如妊娠期高血压、慢性高血压、糖尿病、贫血、胎盘早剥、前置胎盘出血、妊娠中后期出血、感染、孕妇合并心、肾、甲状腺或神经疾病、羊水过多、羊水过少、胎膜早破、过期妊娠、多胎妊娠、无产前检查、年龄>35岁、孕妇吸毒和用药、既往死胎或新生儿死亡史、胎儿水肿、胎儿大小与孕周不符、胎儿畸形或异常、胎动减弱等。

（2）产时因素：急产、紧急剖宫产、产程延长、胎儿窘迫、羊水粪染、产时出血、先兆子宫破裂、宫缩异常（过频、过强）、脐带脱垂、羊水栓塞、胎心监护异常、胎儿枕位异常、早产、臀位、阴道手术产、羊膜炎、胎膜早破（超过 18h）、产程延长、Ⅱ类或Ⅲ类胎心监护图形、巨大儿、分娩前 4h 内用过麻醉药等。

2. 复苏团队 由产科医生、儿科医生、助产士、麻醉师等组成。

3. 物品和药物准备 建议制作物品和药品的准备清单，按照顺序分类和准备，避免遗漏，所有物品都应该提前检查好，处于备用状态（表 4-16）。

表 4-16 新生儿急救药品和物品准备清单

复苏措施	复苏器械和设备
保暖	预热的辐射台、毛巾或毛毯、温度传感器、帽子、塑料袋或保鲜膜（为胎龄 <32 周的早产儿准备）、预热的床垫（胎龄 <32 周的早产儿）
清理呼吸道	吸球、10 或 12 号吸痰管连接低压吸引器，压力 80~100mmHg、胎粪吸引管
听诊	听诊器
通气	调节氧源（氧流量 10L/min）、空氧混合仪，给氧浓度调节到 21%（胎龄 <35 周的早产儿氧浓度调节到 21%~30%）、湿化瓶、正压通气装置、足月儿和早产儿面罩（大、小）、8 号胃管和 20ml 空针
氧气装置	常压给氧的装置（氧源、吸氧管、吸氧面罩）、脉搏血氧饱和度仪及传感器、血氧饱和度目标值表格
气管插管	喉镜（电池）、0 号、1 号镜片（00 号，可选）、导管芯（铁丝或铜丝）、气管导管（2.0、2.5、3.0、3.5、4.0 等型号）、二氧化碳检查仪、卷尺和气管导管插入深度表、防水胶布、剪刀、喉罩气道（1 号）、各型号空针（1ml、2ml、5ml、10ml、20ml、50ml）
药物使用	1∶10 000（0.1mg/ml）肾上腺素、生理盐水、脐静脉插管和给药所需物品
其他	脐静脉置管用物（脐静脉导管、丝线、刀片、剪刀、2.5% 碘酊、75% 酒精等）、心电监护仪和电极片

新生儿出生前，关闭门窗，减少人员走动，避免空气对流，并打开辐射台提前预热。足月儿将辐射台温度调节到 32~34℃，早产儿温度需要的更高，或早产儿出生后，将皮肤温感器探头安置在早产儿腹部皮肤上，使早产儿皮肤温度能够维持在 36.5℃。在辐射台上铺无菌台布，做好肩垫备用，将使用的物品按使用顺序摆放好。

（三）新生儿复苏步骤

1. 初步评估 新生儿出生后，立即评估孕周、羊水性状（清或粪染）、哭声或呼吸、肌张力。如果上述评估内容都好，说明新生儿已经正常完成生理过渡；如果评估有问题，如早产、羊水有粪染、无哭声或喘息、肌张力差等，立即开始复苏。

2. 初步复苏 按照以下步骤操作。

（1）羊水清的情况：①将新生儿仰卧位放在辐射暖台上，肩下垫肩垫（使新生儿呈头部轻度仰伸，处于鼻吸气位）。②清理气道（不做常规吸引，如果新生儿口鼻腔有黏液或羊水才进行吸引，建议使用吸球，因为使用吸痰管容易吸引口腔深部黏液或羊水，刺激咽喉壁使新生儿迷走神经兴奋，造成心率下降），吸引时要先吸口后吸鼻。③彻底擦干。先擦眼，再擦脸、头部、躯体前侧、四肢、后背，撤掉湿毛巾，重新摆正新生儿体位。④观察新生儿是否有呼吸或哭声，如没有，给予触觉刺激。⑤轻拍或轻弹新生儿足底、快速摩擦新生儿背部或躯体两侧，给予触觉刺激 1~2 次，观察新生儿是否有哭声或呼吸，如果没有呼吸或哭声，立即听

6s 心率，开始正压通气。

（2）羊水有粪染的情况：立即评估新生儿是否有活力（有活力的新生儿：哭声好或有强有力的呼吸、心率≥100 次 /min、肌张力好；上述 3 项内容只要有 1 项不好就为新生儿无活力）。新生儿无活力按照下列操作进行：①将新生儿仰卧位放在辐射暖台上，肩下垫肩垫（使新生儿呈头部轻度仰伸，处于鼻吸气位）。②立即气管插管，连接胎粪吸引管和低压吸引器吸引胎粪。③彻底擦干。先擦眼，再擦脸、头部、躯体前侧、四肢、后背，撤掉湿毛巾，重新摆正新生儿体位。④观察新生儿是否有呼吸或哭声，如没有，给予触觉刺激。⑤轻拍或轻弹新生儿足底、快速摩擦新生儿背部或躯体两侧，给予触觉刺激 1~2 次，观察新生儿是否有哭声或呼吸，如果没有呼吸或哭声，立即听心率，开始正压通气。

3. 正压通气和矫正通气步骤

（1）正压通气：操作者使用复苏气囊和大小合适的面罩进行正压通气。助手负责听心率（为节约时间听 6s 心率，所得数值乘以 10，即为大约 1min 的心率），将心率情况告诉操作者，并将脉搏血氧饱和度仪探头安置在新生儿右侧上肢上（一般安置在新生儿右手腕上，监测新生儿动脉导管前血氧饱和度）。操作者大声计数，按照频率 40~60 次 /min 进行正压通气，持续正压通气 30s 后停下来评估心率。正压通气时使用的氧浓度：≥35 周的新生儿使用 21% 浓度的氧气；<35 周的新生儿使用 21%~30% 浓度的氧。开始正压通气时即连接脉搏血氧饱和度仪，并观察新生儿胸廓是否有起伏。有效的正压通气表现为胸廓起伏良好，心率迅速增快。正压通气也可以使用 T- 组合复苏器，是一种由气体控制、有压力限制的机械装置，能提供恒定的吸气峰压（PIP）及呼气末正压（PEEP），尤其是早产儿复苏能提高效率和安全性。

（2）矫正通气步骤：正压通气 30s 后，评估心率。助手听 6s 心率，报告给操作者。根据心率数值做如下复苏步骤：①如果心率≥100 次 /min，复苏成功，此时如果新生儿血氧饱和度没有达到目标值可以常压吸氧，常规护理新生儿（与母亲进行皮肤接触、延迟结扎脐带、继续保暖预防新生儿低体温）。②如果心率 <60 次 /min，立即气管插管进行正压通气和胸外按压。③如果心率 60~99 次 /min，说明没有达到有效通气效果，下面开始做矫正通气步骤，之后再进行 30s 的正压通气。矫正通气步骤包括：摆正体位、清理气道（必要时）、使新生儿嘴张开、重新将面罩在新生儿面部密闭好、适当调整压力。进行 30s 正压通气后，再评估心率，根据心率的情况决定下一步操作。如果心率≥100 次 /min，可逐步减少通气频率至停止正压通气，根据脉搏血氧饱和度值决定是否常压给氧；如果 <60 次 /min，立即气管插管，进行气管插管下的正压通气和胸外按压。另外，持续使用气囊面罩通气可使胃部充气，面罩通气超过 2min 时应常规经口插入 8F 胃管，使用注射器抽出胃中空气和黏液并保持胃管远端处于开放状态。

4. 气管插管下正压通气加胸外按压

（1）协助医生或麻醉师进行气管插管，如摆正新生儿体位、根据新生儿孕周选择合适的气管导管型号、将氧气浓度升高到 100%。气管导管安置完成后，助手将气囊连接在气管导管上，一人负责正压通气，另一个人负责胸外按压。

（2）正压通气和胸外按压：由负责胸外按压的人员大声计数，按照每 2s 3 次胸外按压和一次正压通气的频率进行。口令为“1、2、3，吸”。口令喊到“1、2、3”时给予 3 次胸外按压，喊到“吸”时，负责正压通气的人挤压 1 次气囊，正压通气和胸外按压持续 45~60s。评估心率或读取脉搏血氧饱和度仪显示的心率和血氧饱和度数值。心率≥100 次 /min，停止正压通气和胸外按压；心率 60~99 次 /min，停止胸外按压，继续正压通气；心率 <60 次 /min，继续正压通气和胸外按压，同时给予肾上腺素。

5. 药物使用

（1）1∶10 000 的肾上腺素配制：助手用 10ml 空针，抽取 1ml 肾上腺素和 9ml 生理盐水，配制好 1∶10 000 的肾上腺素。

（2）给药：根据给药途径不同而剂量不同。选择气管导管内给药，按照新生儿 0.5~1ml/kg 计算；选择脐静脉给药，按照新生儿 0.1~0.3ml/kg 计算。给药后，继续正压通气和胸外按压，直到心率 >60 次 /min。必要时 3~5min 后重复给药。

（3）扩容：如果经过上述复苏步骤，新生儿情况没有改善，呈现脉搏细弱、皮肤湿冷苍白、毛细血管充盈度差，再结合是否有失血的病史。如果有，考虑新生儿低血容量，应遵医嘱给予扩容。按照 10ml/kg 的剂量抽取生理盐水，脐静脉置管后，脐静脉推注，全部生理盐水需要 5~10min 推注完，继续正压通气和胸外按压。继续监测新生儿心率和血氧饱和度变化。根据心率数值和血氧饱和度数值决定下一步操作和是否继续给氧。

（四）复苏时用氧浓度

复苏时，氧流量调节到 10L/min，新生儿孕周≥35 周时，开始复苏的氧浓度为 21%，至胸外按压时，氧浓度升高到 100%。新生儿孕周 <35 周时，开始复苏的氧浓度为 21%~30%，至胸外按压时，氧浓度升高到 100%。通过复苏新生儿心率好转（≥60 次 /min）或根据脉搏血氧饱和度数值，适当降低正压通气的频率和给氧浓度，心率≥100 次 /min，血氧饱和度达到目标值可停止给氧。

（五）血氧饱和度目标值

正常新生儿从出生到血氧饱和度达到 85%~95% 需要大约 10min 时间，因此，我们在复苏时可以参考正常新生儿血氧饱和度目标值指导用氧。血氧饱和度目标值（表 4-17）。

表 4-17 新生儿血氧饱和度目标值

出生时间	血氧饱和度值
1min	60%~65%
2min	65%~70%
3min	70%~75%
4min	75%~80%
5min	80%~85%
10min	85%~95%

（六）复苏后护理

复苏后的新生儿可能有多器官损伤的危险，应继续监测和护理，内容如下：

1. 体温管理 注意保暖，避免新生儿体温过低。

2. 生命体征监测 复苏成功的新生儿还需继续监测生命体征，直至生命体征稳定。

3. 早期发现并发症 继续监测维持内环境稳定，包括血氧饱和度、心率、血压、血细胞比容、血糖、血气分析及血电解质等。

（七）新版复苏流程 2015 年国际新生儿复苏指南流程图（图 4-35）

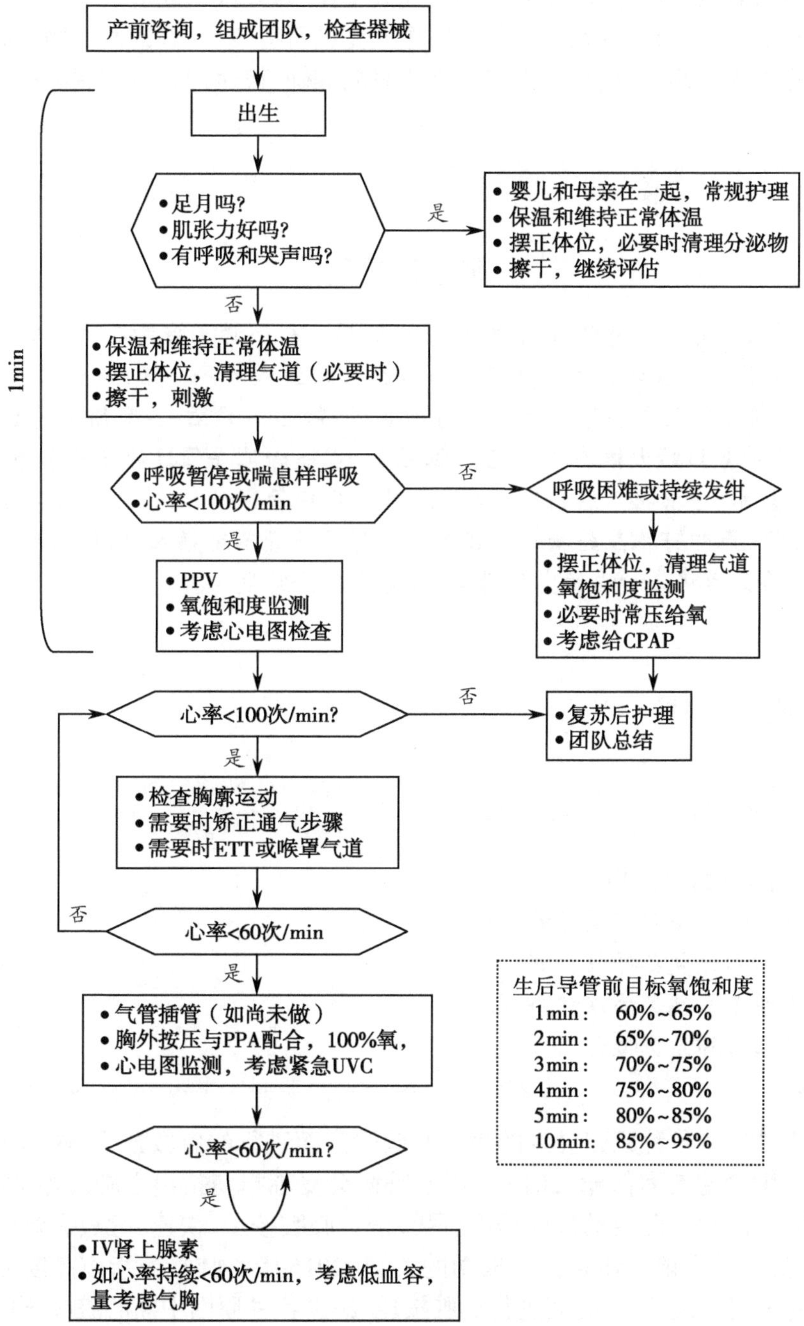

图 4-35　2015 年国际新生儿复苏指南流程图

（八）复苏时需要注意的问题

1. 新生儿出生前做好充分的评估，根据具体情况做好人员数量和物品量的准备。
2. 团队做到默契配合，在平时应进行团队的模拟演练；复苏时做好任务分工。
3. 按照复苏流程一步一步进行复苏，不能跳跃复苏步骤。

4. 每位助产士应该认真和熟练完成初步复苏步骤，为下一步复苏打好基础。
5. 正压通气时应大声计数，保证正压通气频率在40~60次/min。
6. 胸外按压时，应由负责胸外按压的操作人完成所有口令，保证两人操作能默契进行。
7. 肾上腺素配制剂量要熟练，以便在需要时能准确、快速地完成配制和给药。

知识拓展

脐静脉置管

在分娩现场，脐静脉是静脉注射的最佳途径，用于给予肾上腺素及扩容剂。脐静脉插管方法：①消毒脐带和脐根部皮肤。②沿着脐带根部用丝线打一个活结，如果在切（剪）断脐带后出血过多，可以将此结拉紧止血。③剪断脐带，留2cm左右，找到脐静脉（一个管腔大、壁薄的血管，脐带剪短后大概在11、12点位置）。④脐静脉导管连接三通和5ml注射器，导管内充满生理盐水，导管插入脐静脉2~4cm（早产儿插管深度稍浅，2cm即可），回抽观察是否有回血，看到回血即可推注药物或扩容剂。脐静脉导管不可插入过深，避免药物对肝脏的损伤。推药之前必须将导管内的空气排空，避免空气栓塞发生。

（姜 梅）

七、孕产妇心肺复苏

学习目标

完成本内容学习后，学生将能：
1. 复述对孕产妇实施心肺复苏的目标。
2. 列出孕产妇心肺复苏操作步骤。
3. 描述列出孕产妇复苏的注意事项。
4. 应用孕产妇心肺复苏操作。

心肺复苏是针对各种原因导致的患者心脏骤停而进行的急救技术，快速有效的心肺复苏是挽救患者生命的有力保障，2015美国心脏协会复苏指南指出心肺复苏的生命链包括：尽快识别心脏骤停并立即启动抢救程序、尽快进行心脏按压、快速除颤、有效的高级生命支持、复苏后救治。其中前三步是抢救成功的关键，2015版心肺复苏指南高度强调应减少识别心脏骤停的时间延误、第一时间进行心脏按压、减少各种原因中断心脏按压的时间以及快速除颤。由于孕产期特殊的生理改变，进行孕产妇心肺复苏时有其特殊要求。

（一）操作目的及意义

对发生心脏骤停的孕产妇进行紧急抢救，降低死亡率，改善预后。

（二）物品准备

口对面罩、球囊面罩（是否叫简易呼吸器）、氧气、自动体外除颤仪（AED）或除颤仪、按压板。

（三）操作步骤

1. 发现孕产妇无反应并且无呼吸或叹气样呼吸时，立即拍孕产妇双肩进行呼唤，确认其意识丧失，禁忌剧烈摇晃患者。立即呼救，计时、确认操作环境安全。第二人尽快准备抢救物品、药品，尽快取得 AED。评估环境是否安全（排除危险源，如电源、高空坠物等），遣散围观人群。

2. 即刻判断颈动脉搏动。示指和中指的指尖触及孕产妇气管正中部（相当于喉结），旁开两指至胸锁乳突肌前缘凹陷处；判断时间为 5~10s，同时眼观胸廓无起伏。

3. 患者无颈动脉搏动，置于硬板床上（或身下垫硬板），原则上尽量不搬动患者，去枕，松领口，解腰带。如果孕妇宫底高度超过肚脐水平，徒手将子宫向左侧移位，有助于在胸部按压时减轻主动脉下腔静脉压力。

4. 立即行胸外按压。由于孕产妇膈肌升高，因而按压部位应高于普通患者，为胸骨中上段。施救者将一手掌根部紧贴在按压部位，另一手掌根部重叠放于其手背上，双臂伸直，垂直其胸骨方向按压，使胸骨下陷 5~6cm。每次按压后使胸廓完全反弹。按压手法：一手掌根放在患者胸部的中央，胸骨下半部上，将另掌根置于第一只手上，伸直双臂，使双肩位于双手的正上方。按压深度 5~6cm，每次按压后应让胸廓完全回弹。按压频率：每分钟 100~120 次（30 次按压时间 15~18s）。每次按压后让胸廓完全回弹，尽可能减少按压中断（中断时间 <10s）。

5. 清除口鼻中异物和呕吐物（如有义齿应先取出），开放气道（举颏、抬颈、拉颌）。使用“E–C”方法将简易呼吸器面罩固定于患者的面部，一手固定（待 30 次按压结束）另一手挤压球体，潮气量 600ml 左右，规律按压，吸气和呼气 1∶1。靠近氧源者将简易呼吸器接氧气，调节流量至 10L/min 以上，使储氧袋充盈；远离氧源者可先在使用空气复苏的同时尽快寻找氧源。心外按压与通气比为 30∶2。

6. 再行 30 次胸外按压。按压和通气比 30∶2。5 个循环后再次判断颈动脉搏动及自主呼吸 5~10s，判断时要巡视口唇、指尖甲床情况，如已恢复，遵医嘱进行进一步生命支持。如孕产妇已建立高级人工气道，可以每 6s 给 1 次人工呼吸。

7. 如第二人进场，双方配合

（1）一人负责胸外按压，一人进行球囊面罩给氧，按压 / 通气比值 30/2，5 个循环或者 2min 后评估脉搏、呼吸，同时 2 人换位。

（2）如除颤仪到，出现室颤应尽早除颤。

（3）球囊面罩使用方法：操作者到患者头部正上方位置，仰头，以鼻梁做参照，把面罩放在患者脸上，将一只手的拇指和示指放在面罩两边形成“C”形，并将面罩边缘压向患者面部，使用剩下的手指提起下颌角（3 个手指形成“E”形），即 E–C 手法，开放气道，使面部紧贴面罩，给气 2 次（5s 内完成），每次给气持续 1s，使胸廓隆起。

8. 抢救成功　计时，安抚患者，整理床单位，洗手。遵医嘱给氧，记录抢救时间、生命体征、病情变化及抢救过程等并签字。

9. 抢救完毕，妥善处理简易呼吸器：

（1）简易呼吸器面罩用健之素 500mg/L 浸泡 30min。

（2）取出后使用清水冲洗所有配件，去除残留的消毒剂。

（3）简易呼吸器球体、储氧袋用 75% 酒精擦拭消毒。

（4）消毒后的部件干燥后检查有无破损，并将部件依顺序组装备用。

（5）氧气连接管放入医用垃圾桶内。

（四）注意事项

1. 心肺复苏抢救成功的关键包括：快速识别患者心脏骤停、迅速启动抢救系统、早期进行心外按压、尽早除颤、有效地进行进一步支持和复苏后管理。

2. 心肺复苏强调尽早心外按压的作用，有效地按压包括第一时间实施按压、按压深度>5~6cm、按压后胸廓完全回弹、频率100~120次/min、双人操作2min应更换1次以减少施救者疲劳影响按压效果。高质量CPR要求以足够的速率和幅度进行按压，保证每次按压后胸廓完全回弹，尽可能减少按压中断（中断时间<10s），避免过度通气。

3. 如患者有可导致休克的心律失常，如室颤、无脉性室速，能够尽早除颤对于患者预后至关重要，因而呼叫寻求帮助时要注意备好除颤仪。

4. 气囊加压给氧时注意潮气量600ml左右，过度给气影响复苏效果，给气频率为8~10次/min；如建立人工气道，使用呼吸机支持时呼吸频率为6~8次/min。

5. 当宫底达到或超过脐部时，增大的子宫影响下腔静脉回流，因而进行CPR时需将子宫推至左侧，或身体左倾30°。

6. 孕产妇膈肌升高，心脏按压的位置应高于普通患者，在胸骨中上段。

7. 孕产妇因气道黏液多、易胃食管反流等原因导致易发生误吸，但对孕产妇进行CPR时不再常规推荐环状软骨按压，有条件者应尽早进行气管插管或者使用插入喉罩建立高级人工气道。孕妇气道可能因水肿而狭窄，插管时需选择较同样体格未孕妇女小0.5~1.0mm的插管，尽量由有经验的人员施行气管插管。

8. 对妊娠>20周或宫底高度平脐或脐以上孕妇，尽快施行PMCS（Perimortem Cesarean Section）即心肺复苏后开始的剖宫产术，因为只有当子宫排空之后，自主循环才能够恢复，母体的血流动力学才能够改善，尽可能在心跳骤停4min内施行剖宫产。

9. 复苏有效指征　意识恢复，自主呼吸恢复，摸到大动脉搏动，散大的瞳孔较前缩小，皮肤黏膜由苍白或青紫转红润。

10. 在使用高级气道后医护人员可以每6s进行1次人工呼吸，同时进行持续胸部按压。

11. 标准预防措施　包括人工呼吸时使用防护装置，如面罩或球囊面罩装置。一有机会，施救者就应当将面罩换成口对面罩或球囊面罩装置。面罩通常有一个单向阀门，阻止患者呼出的气体、血液和体液进入施救者口腔。

（卢　契）

第五章
产褥期管理

第一节 正常产褥

学习目标

完成本章内容学习后，学生将能：

1. 复述正常产褥期母体的生理变化。
2. 列出根据产褥期不同的生理变化观察要点，提供支持的护理措施。
3. 描述产褥期不同时段临床表现，及时发现异常。
4. 应用 依据产褥期生殖系统生理变化，判断子宫收缩状况，指导产后盆底康复及产后避孕；依据乳房生理变化，指导母乳喂养及乳房护理；依据循环系统变化，防止心力衰竭的发生；依据血液系统的变化指导产后运动的方式，防止下肢静脉血栓发生；依据泌尿系统变化指导排尿护理，防止尿潴留发生；依据消化系统的变化指导产褥期饮食；依据内分泌系统的变化，指导心理调适及产后避孕。

一、定义

从胎盘娩出至产妇全身各器官形态和功能（除乳腺外）恢复至未孕状态，这一阶段称为产褥期（puerperium），一般为6周。

二、产褥期母体的生理变化

1. 生殖系统

（1）子宫：是产褥期生殖系统变化最大的器官。子宫在胎盘娩出后逐渐恢复至为未孕状态的过程，称为子宫复旧（involution of uterine），需时6~8周。主要表现为子宫体肌纤维的缩复、子宫内膜再生、子宫颈恢复及子宫下段变化。

1）宫体变化：肌细胞数量无明显变化，但肌细胞长度和体积却明显缩小，随着肌纤维的不断缩复，子宫体积逐渐缩小。胎盘娩出后子宫大小一般为17cm×12cm×8cm，重量约1 000g，产后1周时降为500g，产后2周时降为300g，产后6周一般恢复至孕前大小约50g。

2）子宫内膜再生：胎盘娩出时，胎盘附着部蜕膜海绵层随胎盘娩出。胎盘附着表面粗糙，分娩后2~3d，蜕膜浅层细胞发生退行性变，坏死脱落，形成恶露的一部分；深层保留的腺体和间质细胞迅速增生，成为新的子宫内膜。产后第3周除胎盘附着部位以外的子宫内膜基本修复，胎盘附着部位的内膜修复约至产后6周。

3）宫颈变化：胎儿娩出后，宫颈外口如袖口状，产后2~3d宫口可容2指，产后1周宫口关闭,宫颈管复原,产后4周宫颈恢复至孕前形态。常因产时宫颈左右两侧(3点及9点处)撕裂,愈合后宫颈外口呈“一”字型裂(已产型)。

4)子宫下段变化:产后几周内,被动扩张、拉长的子宫下段缩复,恢复至非孕时的子宫峡部。

(2)阴道、外阴的变化:阴道受胎先露部压迫,在产后最初几日内可出现水肿,阴道壁松软、平坦、弹性较差,阴道黏膜褶皱消失。产褥期阴道壁水肿逐渐消失,弹性恢复,阴道黏膜上皮恢复到正常孕前状态需等到排卵恢复。阴道分娩后外阴出现水肿,产后数日内消退。处女膜因分娩时撕裂而成为残缺不全的痕迹。

(3)盆底组织:分娩时可造成盆底组织(肌肉及筋膜)扩张过度,弹性减弱,一般产褥期内可恢复。但分娩次数过多,间隔时间过短,盆底组织松弛较难完全恢复正常,是导致子宫脱垂、阴道壁膨出的重要原因。

2. 乳房 乳房的主要变化是泌乳。由于分娩后雌、孕激素水平急剧下降,抑制了催乳素抑制因子的释放,在催乳素的作用下,乳房腺细胞开始分泌乳汁。婴儿每次吸吮刺激乳头时,催乳素成脉冲式释放,促进乳汁分泌。吸吮乳头还可反射性地引起神经垂体释放催产素,进而促进乳汁排出,此过程又称为喷乳反射。乳汁产生的数量和产妇足够睡眠、充足营养、愉悦情绪和健康状况密切相关。

3. 循环系统 子宫胎盘循环结束后,大量血液从子宫进入产妇的体循环,妊娠期潴留在组织中的液体也进入母体血液循环。产后72h内心脏负担明显加重,特别是最初24h,产妇血液循环量增加15%~25%,,应注意预防心衰的发生。一般产后2~3周,血液循环量恢复到孕前水平。

4. 血液系统 产褥早期仍处于高凝状态,有利于子宫创面止血、预防产后出血,此时需注意防止发生深静脉血栓、肺栓塞及化脓性盆腔血栓性静脉炎。白细胞总数于产褥早期仍较高,一般1~2周恢复正常。血小板亦逐渐上升恢复正常。产褥早期可继续贫血,一般产后10d血红蛋白上升,红细胞沉降率于分娩后逐渐恢复至正常。

5. 泌尿系统 孕期潴留在体内的大量液体在产褥早期主要通过肾排出,产后第1周为多尿期。分娩过程中由于膀胱受压,黏膜充血、水肿对尿液刺激敏感性下降以及外阴疼痛使产妇不愿用力排尿,产后最初12h内,易出现尿潴留。

6. 消化系统 产后1~2周内消化系统功能逐渐恢复正常。产褥早期胃肠肌张力仍较低,产妇食欲欠佳,肠蠕动减弱,容易发生便秘。

7. 内分泌系统 产后1周,产妇血清中雌、孕激素水平恢复到孕前水平。产后2周内血中hCG已测不出。胎盘分泌的胎盘生乳素,一般在产后6h内消失,血中不再能测出。排卵的恢复与是否哺乳及哺乳时间长短有关,哺乳产妇一般在哺乳阶段无月经来潮,但可以有排卵。不哺乳产妇一般产后6~10周恢复排卵。

8. 免疫系统 在产褥期,机体免疫功能逐渐恢复,在产褥早期,免疫力仍较低下,应预防感染。

三、产褥期临床表现

1. 生命体征 正常产妇产后生命体征在正常范围,产后24h内,体温略升高但不超过

38℃，与产程较长、过度疲劳有关。产后 3~4d，可能会出现“泌乳热”，乳房充血影响血液和淋巴回流，乳汁不能排出，一般体温不超过 38℃。产后心率在正常范围内。血压于产褥期恢复正常水平，妊娠期高血压疾病患者产后仍应监测血压，预防产后子痫的发生。产后呼吸恢复为胸式呼吸。

2. 子宫复旧和宫缩痛 胎盘娩出后，子宫收缩呈圆形，宫底即刻降至脐下一横指，产后 1d 略上升至脐平，以后每天下降 1~2cm，产后 10d 降至盆腔内。产后哺乳，新生儿吸吮乳头反射性地引起缩宫素分泌增加，故子宫下降速度较不哺乳者为快。产后子宫收缩引起的疼痛，称为宫缩痛。经产妇宫缩痛较初产妇明显，哺乳者较不哺乳者明显。宫缩痛一般不需特殊用药，必要时可酌情给予镇痛剂。

3. 褥汗 产后 1 周内，孕期潴留的水分通过皮肤排泄，在睡眠时明显，产妇醒来满头大汗，习称“褥汗”，不属病态。

4. 恶露 产后随着子宫蜕膜脱落，含有血液及坏死蜕膜等组织经阴道排出，称为恶露（lochia）。根据其颜色及内容物分为血性恶露、浆液性恶露、白色恶露。正常恶露有血腥味，但无臭味，一般持续 4~6 周，总量可达 500ml。若有胎盘、胎膜残留或感染，可使恶露时间延长，并有臭味（表 5-1）。恶露的持续时间受分娩方式是否哺乳等因素影响，个体差异较大。

表 5-1 正常恶露性状

	血性恶露	浆液性恶露	白色恶露
持续时间	产后最初 3d	产后 4~14d	产后 14d 以后
颜色	红色	淡红色	白色
内容物	大量血液、少量胎膜、坏死蜕膜	少量血液、坏死蜕膜、宫颈黏液、细菌	坏死退化蜕膜、表皮细胞、大量白细胞和细菌等

四、产褥期观察要点及处理

1. 一般情况 产后 1 周观察血压、心率、体温、呼吸，有内科合并症应注意对相应疾病的观察和处理，同时应预防晚期产后出血，鼓励产妇尽早下床适当活动防止血栓发生。

2. 营养与饮食 产妇胃肠功能恢复需要一定时间，产后少量多餐，以清淡、高蛋白质饮食为宜，同时注意补充水分。

3. 排尿与排便 产后应鼓励产妇尽早自行排尿，产后 4h 即应让产妇自行排尿。若排尿困难，可采用以下方法：温开水冲洗会阴，热敷下腹部刺激膀胱肌收缩；针刺两侧气海、关元、阴陵泉、三阴交穴位；肌内注射新斯的明 1mg 兴奋膀胱逼尿肌，促进排尿。上述处理无效时，可留置尿管。产妇活动少，肠蠕动减弱，易发生便秘，应多吃富含纤维素的食物。对便秘者可口服适量缓泻剂，如乳果糖。

4. 观察子宫复旧及恶露 产后 1 周内应每天大致相同时间手测宫底高度，以了解子宫复旧情况。测量前应嘱产妇排尿。每天观察恶露颜色、量及气味。若子宫复旧不全，恶露增多，红色恶露持续时间较长，应及早给予子宫收缩药物。若合并感染，恶露有臭味且有子宫压痛，应该给予广谱抗生素控制感染。

5. 会阴护理　保持外阴清洁，会阴水肿可以用硫酸镁湿敷，若会阴疼痛，局部红肿、硬结，考虑伤口感染，应提前拆线、充分引流或行扩创处理，并定时换药。

6. 乳房护理　提倡母乳喂养，母婴同室，早接触、早开奶、早吸吮，按需哺乳。

7. 产褥中暑　为产褥期间产妇在高温、高湿和通风不良的环境中体内余热不能及时散发，引起以中枢性体温调节功能障碍为特征的急性热病。表现为高热、水电解质代谢紊乱、循环衰竭和神经系统功能损害等。处理关键为降低患者的体温，及时纠正脱水、电解质紊乱及酸中毒，积极防治休克。

8. 产后随访及产后健康检查　产后 42d 应去分娩医院进行产后健康检查并进行计划生育指导，产褥期内不宜性生活，产妇产后 42d 以后可能开始排卵，注意避孕。

第二节　产褥期异常情况的观察及处理

学习目标

完成本章节内容学习后，学生将能：

1. 复述产褥感染、晚期产后出血、产后抑郁的定义。
2. 列出产褥异常观察要点及提供支持的护理措施。
3. 描述产褥异常临床表现。
4. 应用　依据产后感染的病因做好健康宣教，完善各项治疗及护理技术，及时发现病情并处理；依据晚期产后出血的病因完善不同方式接产技术，及时发现病情并处理；依据产后抑郁病因完善产妇及家属心理健康指导。

一、产褥感染

（一）定义

产褥感染（puerperal infection）是指产褥期内生殖道受病原体侵袭而引起局部或全身感染。产褥病率（puerperal morbidity）是指分娩结束 24h 以后的 10d 内，每天测 4 次体温，每次间隔 4h，其中有 2 次体温达到或超过 38℃。产褥病率多由产褥感染所引起，亦可由泌尿系统感染、呼吸系统感染及乳腺炎等引起。

（二）病因

女性生殖道对细菌的侵入有一定的防御功能，在机体免疫力、细菌毒力和细菌数量三者之间的平衡失调时，会增加产褥感染的机会，导致感染发生。

1. 产褥感染诱因　胎膜早破、产程延长、孕期生殖道感染、严重贫血、产科手术操作、产后出血等。

2. 常见病原体　包括需氧菌、厌氧菌、真菌及衣原体、支原体。

3. 感染途径　①内源性感染：寄生于产妇阴道和直肠内的细菌，在一定的条件下，细菌进入宫腔、产道裂伤的伤口、胎膜等，可转化为致病菌引起感染。②外源性感染：外界的病原菌进入产道所引起的感染，其细菌可以通过医务人员的手、消毒不严或被污染的医疗器械及产妇临产前性生活等途径侵入机体。

（三）临床表现及病理

1. 急性外阴、阴道、宫颈炎　会阴裂伤及侧切部位是会阴感染的最常见部位，可出现疼痛，局部伤口充血、水肿，并有触痛及波动感，严重者伤口边缘可裂开，产妇活动受限。阴道若有感染，可出现阴道部疼痛，严重者可有畏寒、发热，阴道黏膜充血、水肿，甚至出现溃疡坏死。宫颈裂伤引起的炎症，症状多不明显，若深度达穹窿部及阔韧带底部，又未及时缝合，则病原体可直接上行或通过淋巴播散引起盆腔结缔组织炎。

2. 子宫感染　产后子宫感染，包括急性子宫内膜炎、子宫肌炎。细菌经胎盘剥离而侵入，先扩散到子宫蜕膜层引起急性子宫内膜炎。炎症可继续侵犯浅肌层、深肌层乃至浆膜层，可导致子宫肌炎。

3. 急性盆腔结缔组织炎和急性附件炎　感染沿淋巴管播散引起盆腔结缔组织炎和腹膜炎，可波及输卵管、卵巢，形成附件炎。

4. 急性盆腔腹膜炎及弥漫性腹腔炎　炎症扩散至子宫浆膜，形成急性盆腔腹膜炎，继而发展为弥漫性腹膜炎，出现全身中毒症状，病情危重。

5. 血栓静脉炎　多由厌氧性链球菌引起。炎症向上蔓延可引起盆腔内血栓静脉炎。

6. 脓毒血症和败血症　感染血栓脱落进入血液循环，可引起脓毒血症。

（四）处理及观察要点

1. 病史　详细询问病史及分娩经过，对产后发热者，合并有贫血、营养不良、胎膜早破、产程延长、频繁阴道检查史、产伤、胎盘残留的产妇，应首先考虑为产褥感染。

2. 全身及局部检查　仔细检查腹部及会阴伤口，可基本确定感染的部位和严重程度。辅助检查如B型超声、CT、磁共振成像等。

3. 实验室检查　C-反应蛋白等异常有助于早期诊断。宫腔分泌物、脓肿穿刺物、后穹窿穿刺物做细菌培养和药敏试验，确定病原体。必要时需做血、尿培养和厌氧菌培养。

（五）治疗

1. 一般治疗　加强营养，给予足够的维生素，补液纠正水、电解质失衡。若有严重贫血可输血治疗。产妇宜取半卧位，有利于恶露引流和使炎症局限于盆腔内。

2. 抗生素治疗　未能明确病原体时，应根据临床表现及临床经验选用广谱抗生素，待细菌培养和药敏试验结果再做调整。中毒症状严重者，短期给予肾上腺皮质激素，提高机体应激能力。

3. 中医治疗　根据情况辨证选择活血化瘀的中药治疗。

4. 伤口引流　若经抗生素治疗48~72h，体温仍持续不退，腹部症状、体征无改善，应考虑感染扩散或脓肿形成。如疑盆腔脓肿，可经腹或后穹窿切开引流。会阴伤口或腹部切口感染，应行切开引流术。

5. 血栓静脉炎的治疗　可使用肝素、尿激酶等药物治疗，用药期间监测凝血功能。

6. 清除病灶　如有胎盘残留，在有效抗感染同时，清除宫腔内残留物。如子宫严重感染,炎症继续扩展,出现不能控制的败血症、DIC,应及时行子宫切除术。

（六）预防

1. 加强孕期保健及卫生宣传教育工作,临产前2个月内避免盆浴和性生活。

2. 严格无菌操作,减少不必要的阴道检查及手术操作,认真观察并处理好产程,产褥期应保持会阴清洁,每天擦洗2次。加强对孕产妇的管理,避免交叉感染。

3. 预防性应用抗生素　对于阴道助产及剖宫产者,产时或产后预防性应用抗生素,对于产程长、阴道操作次数多及胎膜早破、有贫血者,也应预防性应用抗生素。

二、晚期产后出血

（一）定义

晚期产后出血(late postpartum hemorrhage)是指分娩结束24h后,在产褥期内发生的子宫大量出血。多见于产后1~2周,亦可迟至产后2月左右发病。临床表现为持续或间断阴道流血,亦可表现为突然阴道大量流血,可引起失血性休克。晚期产后出血多伴有寒战、低热。

（二）病因

1. 胎盘、胎膜残留　是最常见的病因,多发生于产后10d左右。

2. 蜕膜残留　产后1周内正常蜕膜脱落并随恶露排出,若蜕膜剥离不全或剥离后长时间残留在宫腔内诱发子宫内膜炎症,影响子宫复旧,可引起晚期产后出血。

3. 子宫胎盘附着部位复旧不全　胎盘娩出后,子宫胎盘附着部位即刻缩小,可有血栓形成,随着血栓机化至内膜逐渐修复,此过程需6~8周。如果胎盘附着面复旧不全,可使血栓脱落,血窦重新开放,导致子宫大量出血。

4. 感染　以子宫内膜炎为多见,炎症可引起胎盘附着面复旧不全及子宫收缩不佳,导致子宫大量出血。

5. 剖宫产术后子宫切口裂开　多见于子宫下段剖宫产横切口两侧端,其主要原因有感染与切口愈合不良。

6. 肿瘤　产后滋养细胞肿瘤或子宫黏膜下肌瘤等均可引起晚期产后出血。

（三）处理及观察要点

1. 病史　产后恶露不净,有臭味,色由暗红变鲜红,反复或突然阴道流血。若为剖宫产术后,应注意剖宫产前或术中特殊情况及术后恢复情况,尤其应注意术后有无发热等情况,同时应排除全身出血性疾病。可伴有腹痛、发热和贫血。双合诊检查应在严密消毒、输液、备血等且有抢救条件下进行。

2. 辅助检查　血、尿常规,了解感染与贫血情况,宫腔分泌物培养或涂片检查,超声检查子宫大小,宫腔内有无残留物,剖宫产切口愈合情况,查血hCG排除胎盘残留和滋养细胞肿瘤。

（四）治疗

1. 少量或中等量阴道流血,应给予足量广谱抗生素及子宫收缩剂。

2. 疑有胎盘、胎膜、蜕膜残留或胎盘附着部位复旧不全者,应行刮宫术。术前做好备血、建立静脉通路及开腹手术准备,刮出物送病理检查,以明确诊断。刮宫后应继续给予抗生素及子宫收缩剂。

3. 疑有剖宫产后子宫切口裂开，仅少量阴道流血可先住院给予广谱抗生素及支持疗法，密切观察病情变化：若阴道流血量多，可行开腹探查。若切口周围组织坏死范围小，炎症反应轻微，可做清创缝合及髂内动脉、子宫动脉结扎止血或行髂内动脉栓塞术：若组织坏死范围大，酌情做子宫次全切除术或子宫全切术。

4. 若因肿瘤引起的阴道流血，应行相应处理。

（五）预防

1. 产后应仔细检查胎盘、胎膜，注意是否完整，若有残缺应及时取出。在不能排除胎盘残留时，应行宫腔探查。

2. 剖宫产时子宫下段横切口应注意切口位置的选择及缝合，避免子宫下段横切口两侧角部撕裂。

3. 严格按无菌操作　要求做好每项操作，术后应用抗生素预防感染。

（杨　捷）

第三节　产后盆底问题及康复

学习目标

完成本内容学习后，学生将能：

1. 复述盆底功能障碍的概念。
2. 列出盆底康复的 4 种方法 。
3. 描述盆底功能评估的常用方法。
4. 应用 POP-Q 分度法对盆腔脏器脱垂进行分度。

一、女性盆底功能障碍概念

女性盆底功能障碍（female pelvic floor dysfunction，FPFD）是指因损伤、衰老等病因造成盆底组织结构发生病理改变，最终导致相应器官功能障碍的系列疾病。其临床表现主要有尿失禁、盆腔器官脱垂、性功能障碍、粪失禁及盆腔疼痛等。随着女性寿命的延长，FPFD 已经成为影响女性生活质量的最常见慢性病之一。

二、妊娠、分娩与女性盆底功能障碍

女性盆底功能障碍性疾病发病原因主要有：遗传、种族、肥胖、不良生活习惯、损伤（生育、盆腔手术）以及绝经、衰老等。其中妊娠和分娩是 FPDF 最重要的因素。

妊娠和分娩对盆底神经、肌肉和筋膜的损伤会导致盆底支持组织松弛，特别是阴道助产时盆腔筋膜、韧带和肌肉被动地受到过分牵拉而受损，当盆底组织的变形和盆腔器官的移位超过一定限度时，即出现盆底功能障碍性疾病。常见的临床表现有尿失禁、阴道壁膨出、子宫脱垂、便秘、性功能障碍等。

三、产后盆底功能的评估

产后盆底功能的评估内容包括：询问病史、症状、专科检查（包括 POP-Q 评分）、盆底电生理及生物力学评估。通过综合评估，了解产妇盆底肌受损程度，以便制订个体化康复计划。

1. 病史采集 询问病史，注意关注与盆底功能障碍性疾病有关内容。包括年龄、体重（kg）、身高（cm）、体重指数（BMI）、职业、孕次、产次，注意询问分娩史，包括分娩方式、是否会阴侧切，有无难产和阴道助产史，每次分娩新生儿体重。询问有无尿失禁、便秘、性生活障碍。

2. 专科检查

（1）观察外阴情况：发育是否正常、会阴体的长度和阴裂长度。

（2）检查阴道口是否松弛，正常阴道横径能并列容纳 2 指以下，阴道横径能并列容纳 2 指以上为阴道口松弛。

（3）向下用力屏气时，观察阴道前后壁是否有膨出、脱垂，宫颈是否有脱垂。并按照 POP-Q 分度法（表 5-2、表 5-3）进行分度。同时观察有无尿液自尿道口排出，有无粪便和气体自肛门排出。

表 5-2 盆腔器官脱垂评估指示点（POP-Q 分级）

指示点	内容描述	范围
Aa	阴道前壁中线距处女膜 3cm 处，相当于尿道膀胱沟处	-3~+3cm 之间
Ba	阴道顶端或前穹窿到 Aa 点之间阴道前壁上段中的最远点	在无阴道脱垂时，此点位于 -3cm，在子宫切除术后阴道完全外翻时，此点将为 +TVL
C	宫颈或子宫切除后阴道顶端所处的最远端	-TVL~+TVL 之间
D	有宫颈时的后穹窿的位置，它提示了子宫骶骨韧带附着到近端宫颈后壁的水平	-TVL~+TVL 之间或空缺（子宫切除后）
Ap	阴道后壁中线距处女膜 3cm 处，Ap 与 Aa 点相对应	-3~+3cm 之间
Bp	阴道顶端或后穹窿到 Ap 点之间阴道后壁上段中的最远点，Bp 与 Ap 点相对应	在无阴道脱垂时，此点位于 -3cm，在子宫切除术后阴道完全外翻时，此点将为 +TVL

注：POP-Q 分度应在向下用力屏气时，以脱垂最大限度出现时的最远端部位距离处女膜的正负值计算；TVL 为阴道总长度。

表 5-3 盆腔器官脱垂分度（POP-Q 分度法）

分度	内容
0	无脱垂，Aa、Ap、Ba、Bp 均在 -3cm 处，C、D 两点在阴道总长度和阴道总长度 -2cm 之间，即 C 或 D 点量化值 <（TVL-2cm）
Ⅰ	脱垂最远端在处女膜平面上 >1cm，即量化值 <-1cm
Ⅱ	脱垂最远端在处女膜平面上 <1cm，即量化值 >-1cm，但 <+1cm
Ⅲ	脱垂最远端超过处女膜平面 >1cm，但 < 阴道总长度 -2cm，即量化值 >+1cm，但 <（TVL-2cm）
Ⅳ	下生殖道呈全长外翻，脱垂最远端即宫颈或阴道残端脱垂超过阴道总长度 -2cm，即量化值 >（TVL-2cm）

注：POP-Q 分度应在向下用力屏气时，以脱垂完全呈现出来时的最远端部位计算。应针对每个个体先用 3×3 表观量化描述，再进行分期。为了补偿阴道的伸展性及内在测量上的误差，在 0 和Ⅳ度中的 TVL 值允许有 2cm 的误差。

3. 盆底电生理及生物力学评估 盆底电生理及生物力学评估是对不同程度慢性盆底组织损伤产妇的功能状况及其水平进行定性和/或定量描述的过程。能够有效和准确地评定功能障碍的种类、性质、部位、范围、严重程度，从而制订康复治疗计划。

（1）盆底肌纤维的分类：盆底肌属于骨骼肌，受躯体神经支配，受人的意志控制，又称为随意肌。根据肌纤维的形态和代谢特点，分为Ⅰ类和Ⅱ类肌纤维。Ⅰ类肌纤维又称为慢肌纤维，收缩较慢、产生的张力较低，但持续时间长，不易疲劳，盆底肌中的深层肌大多为此类型肌纤维，对维持盆底的支撑功能起重要作用。Ⅱ类肌纤维又称为快肌纤维，收缩快，产生的张力高，但是易疲劳，是高强度运动时的主要动力，盆底肌的浅层肌中含此类纤维较多，在控尿、控便及性功能正常发挥中起重要作用。

（2）盆底电生理指标：盆底电诊断是指通过探测、记录和分析盆底神经及其肌肉生物电活动来诊断疾病的一种方法，包括肌电图参数、神经传导速度、诱发电位和生物反馈等。产后评估盆底电生理的指标目前常用的有：Ⅰ类肌纤维肌力、Ⅱ类肌纤维肌力、Ⅰ类肌纤维疲劳度、Ⅱ类肌纤维疲劳度以及阴道动态压力。

（3）盆底电生理正常范围：肌力：Ⅰ类肌纤维 5 级；Ⅱ类肌纤维 5 级。疲劳度：Ⅰ类肌纤维 0%；Ⅱ类肌纤维 0%。阴道动态压力：80~150cmH_2O。同时，盆底肌肉与腹部肌肉收缩协调性良好，生物场景反射良好。

四、产后盆底功能的康复

1. 盆底康复治疗适应证

（1）为预防盆底功能障碍性疾病的发生，产后妇女的常规性盆底康复，特别是妊娠及分娩过程对盆底组织有明显损伤的产妇。

（2）妊娠期及产后出现盆底功能障碍的有关症状。

（3）产后存在生殖道脱垂、膨出等临床症状。

（4）产后出现如慢性疼痛等与盆底功能相关异常。

2. 盆底康复治疗禁忌证

（1）产后恶露未净或月经期：禁止使用阴道内的器械进行相关康复治疗。

（2）产妇有精神及心理障碍：痴呆、癫痫等神经系统疾病。

（3）合并有恶性肿瘤的患者。

（4）泌尿生殖道活动性感染者。

（5）安装心脏起搏器的患者。

（6）伤口感染或有手术瘢痕裂开风险的产妇。

（7）合并其他病史产妇在选择康复前请相关专科会诊，并在审慎评估后再开始进行。

3. 盆底康复的时机 围产期是盆底功能障碍性疾病比较集中发病的高峰时间段，而产后是防治盆底功能障碍性疾病的重要阶段和理想时机。盆底组织及肌肉康复关键时期是产后 42d 开始到产后 3 个月。应注重康复后效果的评估与随访，以及康复效果的巩固；如有盆底功能相关问题应该尽可能在产后 3 个月至产后 1 年进行补充或强化性盆底康复。

4. 产后盆底康复的方案 在全面检查评估后为产妇制订个体化的康复方案。常用的康复措施包括手法按摩、盆底肌锻炼、盆底康复器辅助训练、生物反馈、电刺激以及综合技术的应用等。

（1）手法按摩：产妇取膀胱截石位，治疗师手涂润滑油，以大拇指指腹的力量按摩会阴中心腱外侧，示指与中指置于阴道内进行按摩，同样的方法来回按摩两侧大小阴唇，用大拇指指腹置于阴道内肛提肌，或示指和中指指腹置于阴道内肛提肌，沿骶骨至肛门处来回进行按摩。每次 30min，每个疗程 10~15 次。在手法按摩过程中指导产妇进行盆底肌收缩训练，帮助产妇学会盆底肌收缩训练。

（2）盆底肌锻炼：Kegel 训练是一系列收紧肛门及阴道盆底肌肉群的动作，是盆底肌肉锻炼的经典方法，可在站立、坐着、躺着时进行。建议在医生指导下学会正确收缩盆底肌群。每次缩紧 3~5s，然后放松，一般连续做 15~30min，每天 2~3 次。注意要循序渐进，过度锻炼会导致肌肉疼痛。

（3）盆底康复器辅助训练：目前常用的是阴道哑铃，是由一套 5 个形状和体积相同、重量不同的球体组成。训练方法是先放最轻球在阴道 1~10min，咳嗽、跑步不脱出可以加重 1 号，每次 15min，每天 2~3 次。此法具有简单、方便、安全、有效等特点，属初级的生物反馈。

（4）电刺激治疗：通过电刺激、生物反馈模式、场景反射的训练，唤醒被损伤的盆底神经、肌肉，增加盆底肌肉肌力和弹性，使盆底功能恢复正常，减少盆底功能障碍性疾病的发生，是目前盆底康复的重要方法。治疗师应根据患者的盆底电生理指标、临床表现、治疗需求、依从性等各综合因素制订个体化的治疗方案，包括治疗方法、设备参数、治疗时间、疗程以及注意事项等。

目前，相关专家提倡产后人人拥有基本的盆底康复措施的理念，增加产后康复的覆盖面，加强健康教育，提高产妇对于盆底康复重要意义的认识，逐步创造条件为更多产妇提供系统规范的盆底康复治疗，以防治盆底功能障碍性疾病，减少中老年妇女盆底功能障碍性疾病的发生。

（王 芩）

第四节　新生儿母亲床旁护理及管理

学习目标

完成本内容学习后，学生将能：
1. 复述母婴床旁护理的概念。
2. 列出母婴床旁护理的实践意义。
3. 描述母婴床旁护理的管理要点。
4. 应用《新生儿床旁护理观察及评估内容》《新生儿皮肤观察内容》《AWHONN 新生儿皮肤评估评分工具 NSCS》对新生儿进行评估。

一、概述

随着优质护理服务的不断深化，临床护理服务模式也在不断转变，发展中的产科护理以患者健康为导向，积极探索以回归家庭为目标护理模式。母婴床旁护理是在母婴同室内为分娩后的产妇及新生儿提供个性化的临床支持和服务，包括新生儿床旁沐浴、新生儿床旁抚触、新生儿床旁疾病筛查、新生儿床旁预防接种、皮肤护理、新生儿脐带护理和臀部护理及母婴健康宣教等。

新生儿母亲床旁护理最大限度地尊重产妇及整个家庭的参与、知情权，体现了产科为母婴服务、以回归家庭为目标的服务特色。母婴床旁护理的实施满足了产妇、婴儿和家庭的需求，减少了初为父母的不安和焦虑，减少了产妇产后抑郁症的发生；降低了产科因母婴分离核对的出错率；融洽了护患关系。母婴床旁护理是实现产科优质护理服务的核心内容。

二、新生儿母亲床旁护理意义

开展新生儿母亲床旁护理是护士在为母亲和新生儿提供安全、高质量监护的同时，为产妇及家属起到教育和示范作用的方法，是对母亲和新生儿的护理操作与健康教育的完美结合。新生儿母亲床旁护理的意义在于用床旁护理的形式，让产妇及家人向护士学习新生儿沐浴、抚触、脐部护理、臀部护理等相关知识和技能。增强母婴之间的亲情交流，增强产妇与护士间的情感交流，增加产妇对医院的信任，帮助新妈妈尽快掌握照顾新生儿的正确方法，使产妇顺利度过生理心理的转折期，缓解家庭成员的不安和焦虑，促进母婴健康。

母婴床旁护理重视知识的教育，强调各项护理技能的掌握，以满足新生儿产妇和家庭的需求，激发他们学习的热情和兴趣，保障母乳喂养的实施，使产妇及家属对新生儿护理树立信心。尊重家庭参与,在满足服务需求的同时促进母乳喂养成功,促进健康和谐,对医院探索产科母婴护理新模式,促进产科优质护理服务的开展起到良好示范。母婴床旁护理提升产妇及家属对医院的满意度,减少医疗纠纷,提高护理人员的自律性,提高新生儿的护理质量,提升医院品牌形象,适应社会市场需求。

三、新生儿母亲床旁护理的管理

(一)人员管理及培训

母婴床旁护理开展应配备一定数量的护理人员,护理人员应具备护士执业资格证书,经考核有新生儿常规护理、窒息复苏及危急处理能力。进行疫苗接种工作的护士应取得相应证书,掌握疫苗接种的操作规范、流程及应急预案等。

操作应选派具备责任心强、专业知识丰富、业务能力、沟通能力强的高素质护理人员,经过标准化培训后承担此项工作。培训内容包括:①护理标准与制度培训,床旁护理目的、物品准备、环境要求、操作布局、示教规范、标准口述内容、健康教育重点、操作步骤、注意事项提示等。②安全知识培训。③专业技能培训,新生儿预防接种技术、新生儿遗传病筛查及足跟采血技术培训,规范化的母婴护理操作技术培训,如乳房护理、会阴擦洗、婴儿抚触、新生儿沐浴、新生儿游泳等技术及健康教育内容。④护士礼仪及护患沟通技巧培训。护理人员进行新生儿护理操作时应技术规范、动作轻柔,对新生儿时刻充满爱心,语言交流要温和且面带笑容,做到良好的沟通。

专科护士在产后护理过程中充当知识的传播者、引导者、教育者的角色。实施新生儿床旁护理时,护士要根据护理内容进行操作布局,便于产妇观看学习。护理人员能够有效地、有针对性地对产妇进行各种指导、示范示教、讲解,使产妇能够应对分娩后随之而来的各种困扰,提高产妇的自我保健及新生儿护理知识及技能。

(二)制度完善健全

建立完善的管理制度,制订突发事件应急处理预案。护士除需要具备产科专科知识及能力外,还需具备新生儿护理知识及技能,能应对各种突发事件,保证母婴安全。注意安全风险管理如新生儿身份核查的管理等。

(三)新生儿的安全管理

新生儿住院期间实施床旁护理观察及评估。每天 1 次或根据需要,在沐浴、抚触或皮肤护理前对新生儿整体情况进行评估,并教会产妇如何观察新生儿健康状况。

新生儿入住母婴同室病房前应进行全面体格检查,有下列高危因素时需要密切观察新生儿,如发现高危或可疑征象,需转新生儿病房进一步观察与诊治。

(1)母亲因素:孕母年龄 >40 岁或 <16 岁,孕母有糖尿病、感染、慢性心肺疾病、吸烟、吸毒或酗酒史,母亲为 Rh 阴性血型,过去有死胎、死产或性传播疾病史,孕期接触放射线、有害化学物质或药物,孕期感染 TORCH 等。

(2)胎儿期因素:孕母早期先兆流产、孕母妊娠高血压疾病、贫血,胎儿宫内窘迫、胎儿宫内发育迟缓,胎盘发育不良、前置胎盘、胎盘早剥离、脐带异常(脐带过短、脐带扭曲成麻花状等)、羊水量过少、胎膜早破、羊水污染等。

(3)分娩因素:产时窒息、脐带绕颈、脐带脱垂、难产、手术产、急产、产程延长,分娩过程中使用镇静或止痛药物史。

（4）新生儿因素：多胎儿、早产或低出生体重、小于胎龄儿、巨大儿、新生儿发热、黄疸等。

新生儿评估《新生儿床旁护理观察及评估内容》（表 5-4）、《新生儿皮肤观察内容》（表 5-5）、《AWHONN 新生儿皮肤评估评分工具 NSCS》（表 5-6）。

表 5-4 新生儿床旁护理观察及评估内容

新生儿床旁护理观察及评估内容	
外观情况	新生儿胸部多呈圆柱形，腹部呈桶状稍隆起、张力正常，四肢多呈屈曲状 注意有无外形异常、腹部张力过大等
精神状态	新生儿安静或觉醒，哭声洪亮，注意有无烦躁或嗜睡，哭声尖锐、细弱、不畅等
生理反射	生理反射存在，如拥抱反射、握持反射、觅食反射等，肌张力良好 注意有无生理反射减弱、肌张力减弱等
呼吸情况	新生儿呼吸浅表，多呈膈肌型呼吸，有时可见潮式呼吸 注意有无异常呼吸节律、三凹征、呻吟、鼻翼扇动等
喂养情况	每天称重了解新生儿体重变化；观察新生儿大小便次数、性状，评估新生儿喂养情况并记录

表 5-5 新生儿皮肤观察内容

新生儿皮肤观察内容	
皮损情况	是否有产伤、干燥、脱皮 / 脱屑，是否有皮损，如红斑、丘疹、水疱、脓疱、风团、结节、肿物等，有无出血点或皮肤损伤如糜烂、溃疡等，皮肤弹性、厚度（尤其是皮下脂肪厚度）
皮肤温度	注意有无温度异常或四肢厥冷、体表出汗等
皮肤颜色	正常新生儿皮色红润，注意有无口周或全身皮肤青紫、苍白、黄疸等（黄疸出现的时间、范围、程度、持续时间等）
黏膜情况	主要包括眼结膜、鼻腔黏膜、口腔黏膜、外生殖器及肛周；有无充血、出血、分泌物及色素异常等
皱褶部位	耳后、颈部、腋窝、肘窝、腹股沟及腘窝，有无皮肤异常或糜烂
脐部情况	脐带残端有无脱落、有无皮肤红肿、出血、分泌物（是否有异味）、赘生物等
臀部情况	有无红臀、皮损等

表 5-6 AWHONN 新生儿皮肤评估评分工具 NSCS

AWHONN 新生儿皮肤评估评分工具 NSCS		
红斑	皮肤破损	干燥程度
1= 无红斑迹象	1= 无破损	1= 正常，皮肤无干燥迹象
2= 可见红斑，<50% 体表面积	2= 局部小部位（1 个体表部位）	2= 皮肤干燥，可见脱皮
3= 可见红斑，≥50% 体表面积	3= 大范围（≥2 个体表部位）	3= 皮肤非常干燥，开裂 / 皲裂

注：健康 =3 分，最差 =9 分。如评分 >3 分，则建议请专业医师给予指导建议。

使用 AWHONN 新生儿皮肤评估评分工具 NSCS（Neonatal Skin Condition Score）评估，使用该评分工具不得进行任何修改。

通过新生儿母亲床旁护理，使得新生儿护理质量提高，产妇对护理人员信任度提高，对护理满意度提高，也促使护理人员学习相关知识和护理技能的自觉性提高，护理技术更加娴熟规范，从而提高护理质量。

知识拓展

新生儿母亲床旁护理

母婴床旁护理理论基础是源自以家庭为中心的产科护理（family-centered maternity care,FCMC）是为产妇及其家庭提供医疗服务的一种方法，它将妊娠、分娩、产后和婴儿的监护整合在一个连续的家庭生活周期之中，作为一个正常的、健康的生命活动。所提供的服务是个体化的，重视家庭的支持、参与和选择的重要性。

FCMC母婴监护目标：促进母亲、新生儿和家庭的健康和幸福。观察母亲和新生儿的并发症，为家庭在重大调整时期提供专业性帮助。促进母乳喂养的建立与维持，帮助母亲感受到关怀、尊重和自信，并能做基本的自我监护和新生儿监护。将在医院开始形成的与新生儿较强的依附关系延伸回归至家庭。

知识拓展

新生儿皮肤特点

1. 皮肤体表面积　成人皮肤总面积约为1.5m^2，新生儿的体表面积约为0.21m^2，早产儿皮肤面积更少，因此新生儿和早产儿的体表面积与体重的比值较高，足月新生儿体表面积与体重的比值是成人比值的5倍，单位面积吸收率较成人明显升高，早产儿更显著。由于新生儿体温调节中枢不完善，皮下脂肪少，体表面积相对较大，所以保温不当时极易造成体温降低。

2. 皮肤屏障功能　①经表皮水分丢失（transepidermal water loss，TEWL）。新生儿出生前两周TEWL升高，2周后至3个月TEWL降低，1~2岁期间升至最高，此期间皮肤容易干燥，出现皮肤损害。②新生儿角质层含水量最低，此后至6个月逐渐升至最高，之后略有下降，逐渐接近成人水平。③皮肤pH。足月新生儿出生时皮肤表面偏碱性（pH>6.0），出生后1周pH下降到低于5.5，出生第1个月末时下降到5.1。沐浴和其他局部治疗会影响皮肤pH，因尿液的作用，接触尿布的皮肤处pH较高偏碱性。

3. 皮肤的微生物特点　新生儿皮肤表面的菌群与分娩方式有关，随月龄增长，不同分娩方式的婴儿皮肤菌群的差异消失。

（万　宾）

第六章

产房管理与科研

第一节 产房助产质量管理

学习目标

完成本内容学习后，学生将能：

1. 复述医疗安全（不良）事件定义及类型。
2. 列出助产士的资质标准。
3. 描述医疗安全（不良）事件发生的主要原因。
4. 应用质量管理工具，客观分析问题的成因，有效处理问题，达到质量安全持续改进。

一、产房管理制度

制度是安全的保障。健全产房管理制度，是产房工作的基础，也是质量安全的前提。制度的制订，应参照国家卫生健康委员会颁发的十八项核心制度，结合产房工作特点进行。各医院应结合本医院情况，制订产房相应管理制度。以下制度仅供参考。

（一）人员管理制度

1. 助产士资质要求

（1）应具有国家认可的专科及以上助产或护理专业学历，取得护士执业资格及母婴保健技术考核合格证书。

（2）经过 3~6 个月助产岗位培训，助产专业理论及助产技术操作考试合格。

（3）能独立完成助产士岗位及职责规定的工作。

（4）每年应接受不少于 24 学时的助产技术专业培训，以保证其具有持续胜任的能力。

2. 助产人员基本素质要求

（1）具有《医务人员道德规范》要求的思想道德素质。

（2）具有良好的职业态度和专业精神。

（3）具有正确的助产服务理念。

（4）具有慎独精神。

（5）良好的心理素质。

（6）身体健康，无精神性疾病，无传染性疾病。

3. 助产人员基本能力要求

（1）熟练掌握助产学理论知识及常用助产技术，并保持更新。

（2）具有良好的沟通交流能力。

（3）具有良好的综合分析能力。

（4）具有急救及应急能力。

（5）具有良好的学习能力。

（二）分娩室管理制度

1. 分娩室保持每周“24h × 7d”工作不间断。

2. 每例接产时必须有 2 名以上助产人员在场，其中至少有一名具备新生儿复苏能力的医护人员；高危妊娠分娩时还必须有产科医师和新生儿医师在场。

3. 有产程中所需物品、药品、抢救包、抢救流程图和急救设备，固定位置，定期检查维护，及时补充和更换。

4. 分娩室设置应符合《医院感染管理办法》和《医院隔离技术规范》要求，布局合理，有分娩室的管理制度，有监督部门检查执行记录。

二、助产质量控制

（一）助产质量管理制度

1. 有助产技术管理和分娩质量管理工作制度，专人负责并有执行记录。

2. 有培训和约束机制，让所有助产人员知晓本岗位管理制度的要求。

3. 根据相关法律法规、规章制度和标准，结合本院实际，制订分娩质量持续改进方案，并有执行记录。

4. 质量管理部门每季度应对持续改进方案执行和制度落实进行考核评价，有记录。

5. 及时对考核结果进行分析，并提出改进措施，达到持续改进。

（二）分娩过程中的质量安全管理

1. 提供全产程连续性支持照护，进入活跃期后实行由专业助产人员提供的一对一助产护理，不得让产妇一人单独在产房内。

2. 加强体位管理，鼓励选择自由体位分娩，并提供相应的支持工具保障安全使用。

3. 鼓励使用非药物方法减轻产痛，并进行应用指导；在需要其他方法镇痛时，在充分告知其利弊的前提下知情选择，并提供相应的技术服务与安全管理。

4. 应用缩宫素应严格掌握适应证与禁忌证，正确执行医嘱，专人负责观察并记录，保障孕产妇及胎儿安全。

5. 指导产妇在第二产程正确使用腹压。不主张让产妇过早用力，防止因过度疲劳增加难产；强调自主用力，禁止在腹部和宫底加压娩出胎儿。

6. 正确应用产程图，动态评估产程进展，及时识别高危因素及时处理，积极预防分娩期并发症。

7. 适度保护会阴，减轻盆底肌肉损伤，严格控制非指征会阴侧切术，减少分娩创伤。

8. 严密观察第三产程情况，积极预防产后出血。协助胎盘娩出后，检查胎盘胎膜是否完整；分娩结束后在产房内至少观察 2h，注意产后出血；密切观察产妇生命体征；及时修复产道损伤；关注产妇分娩感受，强化正性体验，引导分享成功的喜悦，帮助适应角色转变，降低情绪性产后出血的发生。

9. 在开展早吸吮，指导母乳喂养时，注意新生儿保暖，密切观察，发现异常情况及时报告、处理，必要时转 NICU。

（三）产程管理制度

1. 分娩前应进行母婴再评估 / 诊断。

2. 产程中严格执行各项诊疗常规及操作规范，并完整记录。

3. 减少孕产妇及新生儿并发症。

4. 遇有特殊治疗及处理，应及时与本人或委托人充分沟通，并获得同意，相关内容有记录。

5. 禁止无医学指征的产程干预，产程干预时须有明确的医学指征，并有干预效果评价制度及记录。

6. 有明确的阴道助产医学指征，阴道助产须经有资质的助产人员进行评估并实施。

7. 有明确的剖宫产知情告知制度。阴道分娩转行剖宫产应有明确的医学指征、术前评估和审批制度，须经有资质的主治医师以上人员进行评估和审批。

（四）风险管理和预警制度

1. 有分娩风险防范制度、预警机制、应急预案及流程。

2. 有新生儿窒息复苏、心肺复苏、肩难产、产后出血、子痫、羊水栓塞的抢救制度、处理流程与措施。

3. 定期举行产科急救预警演练，并做好记录。

4. 定期组织院内抽查及科内自查，及时发现安全隐患，制订防范措施，保持持续改进，并有相应记录。

5. 质量管理部门应定期召开产房质量与安全工作会议，分析质量检查结果及改进措施的落实，并有相应记录。

（五）助产质量指标

1. 控制无指征人工破膜，人工破膜率在 10% 以下。

2. 不常规会阴侧切，会阴侧切率在 30% 以下。

3. 抽查病历中各项产程干预的医学指征，合格率达 100%。

4. 阴道分娩中转剖宫产率控制在 5% 以下。

5. 新生儿窒息率在 3% 以下。

三、不良事件分析与预防

在传统的安全管理模式下，常将错误或意外的产生归咎于个人的责任心和不安全行为。事实上，医疗环节上的错误绝大多数来自结构和 / 或运行不良的系统设计、流程或条件，如果仅强调人员培训或加强防错机制，而忽略了系统失误因素，则难以避免错误的再次发生。因此，面对不良事件的发生，我们应改变观念，学会应用质量管理工具，客观分析问题的成因，有效处理问题，达到质量安全持续改进。

（一）相关概念

1. 医疗安全（不良）事件定义

（1）世界卫生组织定义：由医疗活动导致的伤害，而与疾病和并发症无关。

（2）JCI 定义：在疾病医疗过程中，是医疗活动而非疾病本身造成的患者机体与功能的伤害。

（3）中国医院管理协会定义：在医疗机构发生的，非预期或潜在的危险事件，包括警讯事件。

2. 医疗安全（不良）事件类型

（1）医疗不良事件：是指在诊疗活动中发生的、非疾病的自然进程和并发症造成的患者机体与功能的伤害。

（2）护理不良事件：是指在护理过程中发生的、不在计划中的、未预计到的或通常不希望发生的事件，包括患者在住院期间发生的跌倒、用药错误、走失、误吸或窒息、烫伤及其他与患者安全相关的、非正常的护理意外事件。

（3）药品不良事件：是指药物治疗过程中出现的不良临床事件，它不一定与该药有因果关系。药品不良事件和药品不良反应含义不同。一般来说，药品不良反应是指因果关系已确定的反应，而药品不良事件是指因果关系尚未确定的反应。主要成因包括：药品标准缺陷、药品质量问题、药品的不良反应、用药失误及药物滥用。

（4）输血不良事件：主要是指由于人为的因素，如抽血、配血、发血、输血等过程中出现错误而引起的输血反应等事件。

（5）器械不良事件：是获准上市的、合格的医疗器械在正常使用的情况下发生的，导致或可能导致人体伤害的任何与医疗器械预期使用效果无关的有害事件。

（6）医院内感染不良事件：包括院感病例聚集或疑似暴发、职业暴露、医疗废物泄漏、传染病的院内传播等。

（7）其他不良事件：除外上述类型的不良事件。

3. 医疗安全（不良）事件等级划分

（1）Ⅰ级事件（警讯事件）：非预期的死亡，或是非疾病自然进展过程中造成永久性功能丧失。

（2）Ⅱ级事件（不良后果事件）：在疾病医疗过程中是因诊疗活动而非疾病本身造成的患者机体与功能损害。

（3）Ⅲ级事件（未造成后果事件）：虽发生了错误事实，但未给患者机体与功能造成任何危害，或有轻微后果而不需要任何处理可完全康复。

（4）Ⅳ级事件（隐患事件）：由于及时发现错误，在对患者实施之前被发现并得到纠正。

（二）医疗安全（不良）事件发生的主要原因

1. 技术因素　主要指由于人员技术水平低、经验不足或协作能力不高等原因对患者安全构成的威胁。

2. 人员因素　主要指由于人员素质或数量方面的原因不能保证满足工作基本要求而给患者造成的不安全影响或隐患。

3. 医源性因素　主要指医务人员言语、行为不当或过失给患者造成不安全感或不安全结果。这方面因素常常是造成医疗纠纷的重要原因。

4. 用药与设备设施因素　主要指药物配伍不当、给药途径不当、设备设施使用不当等方面的原因给患者造成的不安全后果。

5. 环境与卫生学因素　这方面因素较复杂，有涉及一般安全管理中的防火、防爆、防盗、防毒、防自然灾害和重大意外事故等方面；对安全有直接影响的因素包括：医院内感染、环境污染和食品污染等。

6. 管理因素 主要指由于管理制度不健全、业务培训不到位、设备物资管理不善、职业道德教育薄弱、管理监督不得力等影响安全的组织管理因素。这不仅是发生纠纷和事故的主要原因，也是对患者安全的最大威胁。

7. 患者的违医行为 主要指治疗护理过程中，由于患者不遵医行为造成的安全问题。

（三）不良事件分析方法（管理工具的应用）

1. 根本原因分析 根本原因分析（root cause analysis，RCA）是一种回溯性失误分析工具。通过 RCA，可了解造成失误的过程及原因，进而检讨及改善程序以减少失误发生率。

（1）适用范围：①起因为系统问题事件。②排除犯罪、酒精、药物成瘾等不安全行为。③警讯事件或严重后果的异常事件，如患者死亡、严重伤害等。④具有特殊学习价值的事件。

（2）RCA 的主要步骤：①事件调查。组织 RCA 团队、定义问题、收集资料并探讨问题。定义问题时不应直接说明“问题为什么会发生”，而应具体呈现“做错了什么事情”以及“造成何种结果”。②找出近端原因。进一步确认“发生了什么事”以及“为何发生”，找出事件最直接的相关原因，并叙述所有与事件发生有关的因子，针对事件做出初步分析。③确认根本原因。深层探索与发掘，确认问题的根本原因。④设计及执行改善。在找到根本原因的基础上，设计具体规划及改善行动，并贯彻执行，防止相同事件再次发生。

（3）RCA 常用工具：①时间序列表。可呈现事件发生顺序，并呈现其他补充信息，容易了解存在问题。②鱼骨图。详细列出所有与事件相关的因素，可一一列出影响品质的诸多问题，适用于复杂问题的分析。③原因树。协助寻找根本原因的常用工具，适用于解决明确、简单、不复杂的问题。

2. 持续质量改进（PDCA） PDCA 循环，是由美国统计学家戴明博士（W.Edwards Deming）于 20 世纪 50 年代提出，主要为解决问题的过程提供一个简便易行的方法。它反映了质量管理活动的规律。PDCA 是服务质量管理和持续改进的基本方法，已成为新一轮等级医院评审的主要工具。

（1）PDCA 循环的 4 个阶段：①P（plan，计划），从问题的定义到行动计划。②D（do，实施），实施行动计划。③C（check，检查），监视、测量并评估结果。④A（action，处置），指新作业程序的实施及标准化。

（2）PDCA 循环的特点：①大环套小环，小环保大环，互相促进，推动大循环。②是上升式的循环，每转动一周，质量就提高一步。③是综合性循环，4 个阶段是相对的，它们之间 RCA 不是截然分开的；④推动循环的关键是 A，即处置阶段。

（3）PDCA 循环的 8 个步骤：①分析现状，找出存在的质量问题。②分析产生质量问题的各种原因或影响因素。③找出影响质量的主要因素。④针对质量问题的主要因素，制订措施，提出行动计划。⑤实施行动计划。⑥评估结果（分析数据）。⑦标准化和进一步推广。⑧总结，转到下一个 PDCA 循环。

（四）常见不良事件举例及分析

1. 坠床 包括产妇和新生儿。

（1）产妇坠床：常发生在上下产床、床上改变体位、产妇意识不清和行为失控时。

（2）新生儿坠床：可发生在将新生儿抱离母亲身边去完成称体重、沐浴等操作，也可发生在母婴同睡时关注不够时，偶尔发生在急产时。

2. 给药错误 给药差错是临床工作中发生频率最高的不良事件，可发生在用药过程中的任何一个环节，在护理差错中占有相当大的比例，其原因看似简单，实则难以防范，且已成为一个全球性问题。产房用药对象更为特殊，不仅关乎孕产妇，还可能影响胎婴儿，因此应高度关注。特别是缩宫素、麻醉药等常用又特殊的药品，应严格按规范应用并密切观察。

3. 缝针折断 偶尔会发生在会阴切口、特别是复杂撕裂伤缝合时，其发生原因除了缝针的质量问题，与助产人员技术不熟练有一定关系。

4. 纱布遗留阴道内 需要加强流程管理并进行问题分析。

上述问题只是简单陈述，有兴趣可以应用质量管理工具进行深度分析。

（五）不良事件管理

1. 建立不良事件的管理机制，鼓励非惩罚性上报，应用 PDCA 工具进行改善。

（1）事件评估：分析现状，找出存在的问题。包括风险确认、监控和事件报告。

（2）事件分析：分析事件发生的各种原因或影响因素及后果。

（3）找出导致事件的主要因素（应用 RCA）。

（4）针对事件发生的主要因素，制订措施，提出改善行动计划。

（5）实施改善行动计划。

（6）成效评价：分析数据，评价效果。

（7）标准化：健全制度，改善流程，修订常规。

（8）总结，转到下一个 PDCA 循环，达到持续改进。

2. 防范与对策

（1）加强风险意识培养和安全教育，使全体医务人员从被动接受检查转变为主动维护安全。认真执行病历书写规范，禁止漏记、错记、涂改和主观臆造、随意篡改等，重视产程及分娩记录的科学性、真实性、完整性，产程中的处理应与医疗文件保持同步一致。

（2）提高系统安全性和有效性，不断建立和完善制度，注重关键点管理，强化告知制度的落实，加强应急演练。

（3）强化责任，实行管理分工。医务人员的角色是第一报告者（当事人），出现安全（不良）事件及时按规定上报（鼓励非惩罚上报）；住院总医师、科护士长及质控员是降低风险的实施者，应迅速制订防范措施并督促落实；医疗组长、教学组长、护士长是参与管理的教育者，应有针对性地组织学习、讨论、演练；医疗部、护理部、科室管理层、服务对象是成效的评价者，应加强监督管理。

（4）加强关键点管理，包括高危人群、高难度的治疗护理、特殊时段等。

（5）规避医源性风险，加强助产士综合素质培训，包括道德素质：敬业与责任心；业务素质：理论、技能的掌握与规范程度；人文素质：沟通交流能力。

（6）规避患方因素的风险。加强与照护对象的交流，提供个性化教育，提高治疗依从性。

四、产房建设与管理

产房环境管理，从产房建设开始。产房建设，应从产房功能出发。一个好的产房环境，不仅可以通过温度、湿度、洁净度及容受度的调节，让产妇分娩更加舒适；通过基础设施、安全设施的配置来保障母婴的安全；通过内饰布局来彰显助产照护的人文理念；还可通过声、光、色彩来唤发分娩激素的活力，促进产程进展。总之，产房环境，是一个严格规整的物理空间。产房管理，则是一个超越物理空间的艺术呈现。

（一）产房的功能及设置要求

1. 产房是妇女分娩的地方，其设置应满足产妇分娩过程中生理需要、活动需要、安全需要及情感需要。

2. 产房是新生儿诞生的地方，其设置应满足新生儿出生前、出生即刻及出生后 2h 生命、生理、本能及安全的需要。

3. 产房是助产士工作的场所，其设置应满足守护待产、完成接产及产后观察的必备设施，并能应对随时可能出现的难产等各种母儿危急状态，既能保障母婴安全，又不构成视觉刺激。

4. 分娩的妇女，离不开支持与陪伴，世界卫生组织反复强调"永远不要让产妇独处一室"。因此，产房应有能容纳陪伴者和支持工具的空间，同时营造安静、平和、舒适、受人尊敬、保护隐私的环境氛围。

5. 分娩的妇女与新生儿均处于生命的特殊时期，属于脆弱的易感人群，产房应有严格的消毒隔离管理制度和措施。

（二）产房建设

1. 建设标准 《三级甲等妇幼保健院评审标准》明确规定，分娩室设置应符合《医院感染管理办法》和《医院隔离技术规范》要求，布局合理。

（1）产房相对独立，周围清洁，无污染源。

（2）分娩区总面积应大于 100m^2，应集中设在病区一端，远离污染源，应有污染区、缓冲区、清洁区、隔离产房与污物专用通道。

（3）缓冲区：面积不小于 20m^2。

（4）分娩间单人单间，每间面积不小于 25m^2，内设有独立的洗手间；若设置为两张产床的分娩室，每张产床使用面积不少于 20m^2。现代化产房建设不主张继续设置和保留"大产房"格局。

（5）推荐建设单独的可陪产的独立分娩室，亦称"小产房"或 LDR（产待一体）（labor, delivery and recovery）/LDRP（产待休一体）产房，房间的推荐面积为 28m^2。

（6）产房设有独立的产科手术室，或产房有到达手术室的快速通道。

2. 产房分区及功能

（1）缓冲区：分娩区与其他区域及外界之间的地带。内设更衣室、换鞋处。目的是保持产房的独立性及清洁、舒适与宁静的环境氛围。

（2）清洁区：设有规模及功能相当的待产室、预处理室、医护工作站和办公室、库房等。目的是完成分娩前的一系列评估、检查及处理，为分娩作准备。有条件的医院还应设独立治疗室，以完成药品配制、输液准备等工作。

（3）无菌区：根据规模大小，设无菌物品存放柜或无菌物品存放间。目的是用来存放灭菌产包、器械包等无菌物品。有条件的医院，还应设置与消毒供应中心相通的无菌物品专用传输通道。

（4）分娩区：是产房的主要功能区，内设分娩间、刷手间、沐浴间、卫生间。目的是满足孕产妇分娩过程的生理需要及助产工作需要，保证分娩舒适安全及助产工作顺利。有条件的医院应设有至少一间能完成急诊剖宫产手术的产房或具有与手术室之间的快速通道（保证 2min 内到达），以应对分娩过程中突发的母儿安全状况，快速、就近进行手术与抢救。

（5）污物区：污物处理间及污物专用通道。每间分娩室应有一扇通向污物通道的门，用来传输分娩过程中使用过的物品和产生的垃圾，在污物处理间集中处置，然后通过污物专用通道运送出去。

（三）产房格局变化的意义

1. 大产房 大产房曾是产科规模的象征，是助产士配备不足时的高效工作模式。随着助产照护模式的演进，大产房弊端已十分明显。

（1）一个房间内有两个以上产妇在分娩，相互影响，不能很好地保护隐私和维护尊严。

（2）一名助产士（或一组医务人员）同时照护两个以上产妇，增加了交叉感染的机会。

（3）为了便于管理，产妇被要求躺在产床上，不下床活动，甚至大小便也在产床上解决，严重影响产房洁净度。

（4）多名产妇在一个空间，家属陪产被视为不可能。

（5）“流水线”上的工作，难以承载人文情怀。

2. 小产房 小产房的设立是现代助产照护模式的进步。

（1）产妇拥有独立的空间，有利于保护隐私、维护尊严。

（2）责任制助产成为必须，交叉感染将被杜绝。

（3）可以自由活动，实现自由体位分娩。

（4）让丈夫陪伴成为可能，陪伴人的进入，使产妇获得了强有力的支持，不再孤独、紧张和害怕。

（5）内设独立卫生间、沐浴间，为分娩中的产妇解决了最基本的生理需要，获得了舒适感，也找回了尊严。

（6）责任助产士照护，让产妇有了专业的依靠，能充满信心和勇气应对分娩过程中的问题，从而获得良好的分娩结局。

（7）具有浓郁的人文情怀，让分娩的文化意义得以彰显。

（四）产房基本配置

1. 基础设施

（1）待产床：按产科规模及工作模式设置，以满足需要为原则。

（2）产床：按分娩量设置，参考产科规模及助产照护模式。

（3）新生儿远红外辐射保温复苏台：数量与产床一致。

（4）分娩辅助设施：包括助行车、分娩球等，根据需要配置。

（5）空调系统：冷暖空调、调温、控湿设备，温度保持在 26~28℃，湿度以 50%~60% 为宜。

（6）设备：供氧装置、吸引装置、动态空气消毒装置。

（7）非手触式（脚踏式、肘式、感应式）洗手设备。

（8）独立卫生间、淋浴房或浴池（有条件配置）。

（9）足够的电源接口，上下水道，便于使用。

2. 必备设施与设备

（1）仪器类：体重计、听诊器、血压计、骨盆测量器、多普勒胎心仪、电子胎心监护仪、多功能心电监护仪等。

（2）设备类：电动吸引器、与产床数量一致的新生儿复苏设备等。

（3）器械类：胎头吸引器、产钳、穿颅器、刮宫包、简易手术包、剖宫产包、静脉切开包、阴道手术包等。

（4）办公类：专用电脑并能够上网。

（5）宣教类：健康教育基本设施和材料等。

3. 三级医院产科还应配备

（1）设备类：呼吸机、彩超、移动式 X 光机等。

（2）院内必备设备：恒温箱、血气分析仪、蓝光箱、听力筛查仪、心电图、显微镜、生化监测仪等。

（3）抢救设备和急救药品：有产程中所需物品、药品和急救设备。

（4）配备专门抢救包（如产后出血包括宫纱和气囊填塞器具等、子痫抢救包、羊水栓塞抢救包等）、长效宫缩剂、新生儿 T- 组合复苏器及中心静脉留置管等器材。

（熊永芳）

第二节　产房助产风险防范

学习目标

完成本内容学习后，学生将能：

1. 复述产房常见的风险。
2. 列出产房风险防范。
3. 描述在产房常见风险的各种情况。
4. 应用风险防范措施降低分娩过程风险，达到减少伤害发生。

助产风险防范是指在孕产妇在产房分娩全过程中，孕产妇以及新生儿（胎儿）不发生法律和法定的规章制度允许范围以外的心理、人体结构或功能上的损伤、障碍以及死亡。包括在分娩中出现差错、事故以及安全隐患。

一、产房常见风险

（一）未严格执行查对制度以及身份识别制度

新生儿分娩信息错误（包括产妇姓名、新生儿病案号错误、新生儿性别错误、错系新生儿腕带、送错脐血标本等）；因产妇配血标本错误、配血医嘱错误导致输血错误；抗生素皮试结果标识错误，抗生素使用错误，将“阳性”皮试标识成“阴性”；发错药；胎监图纸登记号错误等。

（二）待产分娩过程中的安全风险

待产床和分娩床周转快，终末消毒不到位导致医院内感染；无固定的隔离房间导致传染性疾病不能有效隔离；同一间分娩室多人同时分娩导致抱错新生儿、交叉感染、隐私暴露、抢救空间受限等；阴道异物遗留；严重会阴裂伤（会阴Ⅲ或Ⅳ）缝线选择不正确导致伤口愈合不良；宫腔填塞纱条过大或质量问题，导致宫腔填塞后不能顺利取出；电子胎心监护显示的日期错误，时间与实际不相符；心电监护的时间与电子胎心监护不一致；设备时间不正确；产房新生儿娩出时间比转运到新生儿病房时间晚；胎儿娩出时间早于电子胎心监护胎心显示时间；产后医嘱早于分娩时间；胎儿娩出时间晚于脐血血气分析时间；漏送标本；对出血量估计不准确，差异达到 >50%，导致产后出血诊断延迟以及抢救延误。

（三）用药安全

氯化钾等高危警示药品放置不正确；发错口服药；抗生素使用错误；新生儿抗生素剂量过大；自带药使用不合理、不符合要求等。

（四）手卫生

阴道检查后不洗手；患有病毒性肝炎的产妇分娩后印有新生儿脚印的记录单直接放置在病历中；新生儿褥子消毒不彻底；穿刺时不戴手套；接生后不洗手；分娩时医护人员多次侵入性操作。

（五）“危急值”管理

接听危急值电话后未及时汇报上级医生、登记不规范（未记录接听时间、日期）、登记错误（姓名错误、结果不正确）；危急值处理后助产人员未及时记录病情变化。

（六）沟通障碍

口头医嘱未复述；汇报病情不清晰，上级医生未及时到达产房；产程观察不仔细，导致未消毒分娩。

（七）意外伤害

停电、中心供氧、中心吸引的中断导致抢救中断，阻碍救治；输液泵使用不当，导致药物中毒或有效浓度无法达到；新生儿黄疸仪使用方法不正确，导致测出的黄疸值不正确，延误救治；烫伤；新生儿被盗；产妇产后第一次下床发生跌倒；急救手机未及时充电导致无法及时接到产房抢救患者通知；产房分娩人数突然增加，临床工作人员不能应对。

（八）充分病情告知

由于文化背景不同，在对待畸胎引产的处理方式上，家属在死婴火化后可能提出异议如尸体解剖、需要骨灰；产程发生变化，医护人员未及时告知家属；抢救时未及时告知家属和下达病危通知书，家属可对抢救提出质疑。

（九）安全隐患和不良事件未及时汇报

会阴严重撕伤未汇报；新生儿重度窒息未及时上报；新生儿信息错误未及时上报等。

（十）设备以及信息安全

1. 设备功能不良 输液泵不能有效控制缩宫素、硫酸镁速度，导致药物使用速度过快出现药物中毒；转运途中，设备不能正确显示新生儿生命体征延误抢救；新生儿在转运车中出现窒息或氧饱和度未达到目标值时不能及时有效处理；监护仪监测不准确，负压吸引器压力显示不准确导致负压吸引过大或过小；产床不能正常使用导致产妇神经损伤。

2. 设备使用不当 宫腔球囊填塞没有及时引流出宫腔内血液导致子宫收缩乏力而发

生产后大出血甚至子宫切除；高频电刀使用不当导致产妇皮肤灼伤；导乐仪使用不当，导致产妇皮肤电击疼痛；电子胎心监护仪使用不当，导致电子胎心监护结果出现假阴性或假阳性；膀胱测量仪使用不当，导致保留尿管留置率增加；输液泵使用不当，导致药物中毒或有效浓度无法达到；新生儿黄疸仪使用方法不正确，导致测出的黄疸值不正确，延误处理。

3. 物品准备不充分　物品准备不能满足临床使用。各类器械包内器械不全；无菌包灭菌日期过期；敷料准备不全；输液泵没有使用匹配的输液器，导致输液泵不能准确输注药物；使用需要加温溶解的药品无加温设备；大量输血无加温设备。

4. 床旁监测仪的管理不当　新生儿黄疸仪、血气分析仪、血糖仪校对值不正确，以及没有按照要求与检验科比对，导致监测结果错误。

二、产房风险防范

风险防范即风险管理（risk management），是指风险识别、确定并衡量风险，制订、选择和实施防范方案，以实现最佳安全生产保障的科学管理方法。

随着高龄孕产妇以及有剖宫产史产妇的增加，妊娠合并症和并发症也相应增加。如何在待产和分娩过程中做好风险评估并采取措施控制风险，降低孕产妇死亡率和围产儿病死率，最大限度地保障母婴安全，降低分娩风险，医疗机构的助产能力和孕产妇安全管理是关键。因此，合理的人员配备，对助产人员的基础知识、基本理论、基础操作的规范和培训，对各种并发症（合并症）的早期发现、早期预警，团队救治能力的建设（模拟急救流程以及预案），具备与医院级别相适应的环境设置，与医院级别匹配的功能完善的仪器设备等非常重要。科室针对关键环节和关键指标进行规范管理并不断改善和提升助产质量，强化团队的安全文化和质量文化建设等是降低孕产妇、围产儿发病率和死亡率，改善不良妊娠结局的重要手段。

（一）产房规范化建设

1. 产房建设原则　以人为本，确保母婴安全，符合医院感染预防和控制。医院应具备开展急诊剖宫产手术的手术室以及相应设施设备和人力配置。如果条件允许，在产房应该设置具备满足多科抢救的手术室（面积 $>40m^2$，功能完善）。设置合理的流程，便于孕产妇及新生儿转运。

2. 产房功能设置　包括待产室、隔离待产室、分娩间、隔离分娩间、急诊手术室，根据医院情况设置 LDR 房间；设置新生儿抢救室，便于多胎分娩儿科团队的抢救。其他区域包括：无菌间、治疗室、办公室、污物处置间等。

（二）产房医护人员的配置

1. 人员配置基本原则　产房医生和助产士应该获取《母婴保健技术考核合格证》。每一例分娩要求至少有 2 名具有《母婴保健技术考核合格证》的助产人员在场，至少有 1 名掌握新生儿复苏技能的工作人员。医院应制订产房紧急情况下多科共同抢救的流程和制度。

2. 人员配置应考虑的因素　需要依据医院的等级、救治辐射能力、年分娩量、待产及分娩模式、待产分娩产妇风险高低、开展的新技术、完成教学科研等来设置人员数量。

3. 人员储备　助产士的主体是女性，且培养周期长。二孩政策开放后，应在产科储备一定数量的助产士满足工作人员因为生育导致的工作人员不足。

4. 紧急情况人员储备 产房突发情况多,分娩中不确定因素多,产房助产士排班时要根据情况,制订“紧急情况下人员调配预案”,必要时启动该预案。

(三)人员培训

母婴病情变化快、突发情况多、危急重症发生率高,助产士工作强度大、风险高、责任大、常常处于应急状态。如何让助产士能及时识别分娩时的风险并有效控制,则需要对助产士进行强化培训,在培训中建立临床思维,让助产人员能及时识别危险,解除危险的威胁,确保母婴安全。

1. 强调医务人员的服务意识 在产前、产时、产后为孕产妇提供人文关怀护理。

随着医学模式的改变,从“以疾病为中心”的传统模式已经改变为“以患者为中心”的新型服务模式。产房的待产分娩服务模式也跟随着孕产妇和家属的需求不断改变。在待产和分娩时助产士要尊重孕产妇、理解孕产妇文化背景、满足个性化需求、协调人际关系、表达关爱、增进舒适、达到“愉快分娩”。强调分娩是一个生理过程,孕妇是完成分娩的主体,鼓励孕妇积极主动参与分娩过程,产程中减少不必要的干预,助产人员严格控制干预指征。其次,鼓励孕妇在产程中“动”起来,帮助孕妇采取舒适的体位完成待产和分娩,让孕产妇拥有愉快的分娩体验。有条件的医院在分娩时助产人员全程陪同,在产程中对孕产妇的支持,提高孕妇自然分娩信心。

2. 提高助产人员的基础知识、基本理论和基础操作 定期分层培训和考核助产人员的三基,制订各层级人员培训计划。使用质量管理工具定期分析考核结果,针对分析结果修订培训的内容以及培训的重点人群。培训形式:理论授课、操作示范、模型操作训练、情景演练、情景缺陷教学、案例培训等。多样化的培训,在临床实践中提升理论,将理论指导解决临床实际问题,可以适时实施“临床问题的科学研究”,从而改进临床和解决临床问题。

3. 各级助产士技术和技能要求

(1)产程监护基本技术:高危因素筛查、产科常规B超结果判读、唐氏筛查结果判读、胎盘功能检查结果判读、糖耐量检验结果判读、B超羊水检查结果判读、宫高腹围测量、四步触诊、宫缩评估、胎心听诊、电子胎心电子监护、产程图绘制、产程观察及处理、早产识别、早期识别难产。

(2)产程处理基本技能:引产和促进产程进度的常用技术、阴道检查、非药物镇痛使用技能、自由体位待产与分娩、产时会阴清洁与消毒、收集和估计产后出血、人工破膜、外科洗手与消毒、铺无菌接生台、胎头旋转术、会阴麻醉术、会阴切开及缝合术、适度会阴保护、正确娩出胎盘、软产道检查、按摩子宫、检查胎盘和胎膜、新生儿健康管理(评估、呼吸管理、新生儿脐动脉采血及脐动脉血气结果判读、袋鼠式护理、脐带处理、性别确认、身份识别、新生儿体温管理、新生儿血糖管理)、母乳喂养知识技能、乳房护理。

(3)难产处理技能:头位异常分娩的早期识别与监测,头位难产早期识别和处理、正确识别转诊时机和转诊处理、肩难产处理、臀位助产及牵引术、胎头吸引术、产钳助产术。

(4)产房急救技术:胎儿窘迫宫内复苏,即刻剖宫产配合,脐带脱垂抢救,子宫破裂抢救,产科出血抢救,羊水栓塞抢救,子痫抢救,心衰抢救技术,心、脑、肺复苏技术,新生儿复苏技术。

4. 培训助产人员临床急救技能和团队协作能力,建立团队安全文化

(1)各级助产士掌握产房各类急救设备位置和使用。

（2）各级助产士掌握产房常用各类急救药物使用。

（3）3 年及以上助产士掌握急救流程。

（4）成立产房急救小组。

（5）各级助产士掌握新生儿复苏技术。

（6）3 年及以上助产士能处理紧急分娩和突发事件。

（7）加强对孕产妇危急重症处置的情景模拟演练，并增加情景缺陷演练，注重多学科协作，提升孕产妇救治能力，从而降低孕产妇死亡率。

（8）个人核心能力的培养与训练，如沟通和交流。

（9）提升团队的安全意识和建立团队的安全文化。

（四）设备管理

1. 一般设备 输液泵、注射泵、心电监护仪、血糖仪、血压计、体温监测仪、血糖监测仪、血气分析仪、负压吸引器、床单元消毒机、计时器、药物冰箱、电子体重秤等。

2. 专科设备 胎儿监护仪（胎心听筒）、多普勒听诊仪、骨盆测量器、软尺、会阴冲洗设备、乳房理疗仪、新生儿辐射台、中央胎心监护、血气分析仪、黄疸监测仪、移动手术灯、接生器械、助产器械、分娩球、分娩椅、助行车、新生儿体重秤等。

3. 急救设备和用物 除颤仪、新生儿转运车、T- 组合复苏器、新生儿球囊复苏面罩、新生儿和成人喉镜、中心静脉穿刺包、即刻剖宫产包、产后出血急救包、接产急救包、剖宫产急救包、产房急救手机，有条件的医院可设置产房急救系统等。

4. 管理要求

（1）成立产房仪器设备管理小组，负责仪器设备管理。在仪器设备意识上达到：每一部仪器都是抢救仪器。医疗仪器设备是开展产房工作的重要物资基础和技术条件，各类用物要处于完好、备用状态。在管理上要做到："四定"（定种类、定位放置、定数量、定期检查），"三无"（无过期、无损坏、无安全隐患），"二及时"（及时检查、及时补充），"一专"（专人管理）。

（2）制订管理制度，以确保仪器设备正常运转。设备管理制度包括：入库与出库管理制度、使用管理制度、培训制度、急救包管理制度、仪器设备档案管理制度、维护与保养制度、安全管理制度、不良事件报告制度、仪器设备损坏及丢失赔偿制度。

1）操作培训制度：熟练操作仪器设备是对操作者的基本要求，仪器设备购置的前后以及在使用设备的过程中均应对操作者进行培训。未经培训擅自操作仪器设备或者有章不循造成仪器设备故障或者医疗事故者，按医院相关制度处理。①产房"三新"培训：新进的仪器设备培训，新进员工培训，新进进修学习人员培训。②贵重仪器设备培训：贵重医疗设备，即价值≥50 万元（如胎儿镜、激光治疗系统、彩超、外科智能工作台），要求专人接受培训，专人管理、专人操作。

2）保养与检查维修制度：由于长期使用的磨损或因元件质量较差，在使用中会经常发生故障而影响正常工作，给产房带来经济上的损失和工作上的不便，严重时还会引起医疗纠纷和事故，因此，产房应认真执行仪器设备的保养和检查、维修制度，以便与设备科积极协调和配合。

设备检查可分为：①每天检查，由岗位负责人执行，做到"三查"，即使用前查、使用时查、使用清洁后查，出现问题及时请专业人员进行维修。②定期检查，由设备管理人员、操作人员、维修人员参加，全面检查，根据所发现问题及时进行维护措施。

（3）安全管理基本要求，以仪器设备的临床应用安全、有效为管理目标的原则，其内容包括技术保证和管理保证，建立健全的管理体系和规章制度。对设备使用的风险分析做好应急措施。凡医疗设备在使用中出现紧急故障又不能现场修复，且可能对患者造成危害，甚至威胁其生命安全的，必须制订应急预案。

（4）规范医疗设备状态标识管理：拟报废红色标签，待维修黄色标签，正常可用绿色标签、巡检标签或不贴标，备用仪器蓝色标签。

（五）药品管理

临床用药一定要规范、严格遵守给药原则。严格执行查对制度，确实有效做到给药“五个准确”以及“三查七对”。建立产房药品管理制度，确保抢救时药物的可得性和安全性，避免药物不良事件发生。

药品管理包括：药品储存养护管理、药品标签管理、普通药品基数管理、麻醉药品和精神药品管理、高危药品管理、急救药品管理、毒性药品管理、危险性药品管理。

1. 麻醉药品和精神药品要求“五专”管理　专人负责，专柜加锁，专用账册，专用处方，专册登记。专职管理人员由护理部指定，原则上由病区护士长或总务护士担任，也可由病区护士长指定接受过相关培训并有执业资格的，能掌握规范的领取、使用、交接、记录方法并正确执行的护理人员担任。

储存与保管：麻醉和一类精神药品需要固定基数，进入保险柜。二类精神药品进入专柜。

2. 高警示药品管理　高警示药品分为Ⅰ类高警示药品和Ⅱ类高警示药品。Ⅰ类高警示药品，设置专用存放区域、药架或药柜等，不得与其他药品混合存放；设置“高危药品”标识，使用高危药品专用标签；医院信息系统中设置专用标示和警示语；注射剂不经患者手。

产房常用的Ⅰ类高警示药品有：硝普钠、硫酸镁、胰岛素、葡萄糖酸钙等。

3. 急救药品管理　“四定”管理。定人、定位置、定品种、定数量。指定专人负责急救车（急救箱）急救药品的领取、补足、检查和保养。急救车（急救箱）中药品应在使用后12h内补齐；每月对急救药品进行一次检查，防止积压变质，如发现有沉淀、变质、变色、过期、标签模糊等药品时，须停止使用，及时进行基数药品补充或更换，并登记。定期对产房人员进行急救药品管理及使用的培训和考核。

（六）建立产房岗位职责和制度、流程、预案

1. 岗位职责　产房护士长职责、产房助产士职责、产科手术室洗手护士职责、产科巡回护士职责、总务岗位职责等。

2. 制度　产房工作制度、产房医生管理制度、产房科研标本管理制度、胎盘管理制度、死婴管理制度、新生儿身份识别制度、产房风险评估制度、产房患者交接制度、新生儿转运制度、孕产妇死亡讨论制度、产房文件书写制度、产房急救手机管理制度以及产房抢救仪器、物品、药品管理制度等。

3. 流程　产后出血抢救流程、羊水栓塞抢救流程、心脏骤停抢救流程、子痫抢救流程、脐带脱垂急救流程、即刻剖宫产流程、即刻剖宫产物品清点流程、新生儿复苏流程、新生儿转运流程等。

4. 预案　产房人员调配预案、停水停电预案、即刻剖宫产预案等。

（七）密切的病情观察并做出产程进展的有效风险预警

1. 生命体征（体温、脉搏、呼吸、血压） 受大脑皮质的控制，是机体内在活动的一种客观反映，是衡量身心状况的可靠指标。正常情况下生命体征在一定范围内相对稳定，变化很小，相互之间存在联系。因此，临产后孕产妇生命监测除了按照常规监测，应该重视孕期以及住院期间生命体征的变化状态，动态评估变化的情况。

（1）体温：体温监测应该使用合适的方式。目前常用体表温度（腋窝温度）和体核温度（耳温）。当发热时必须分析原因，同时关注胎心率变化。必要时进行血常规等实验室检查，综合分析以采取应对措施。

（2）脉搏：待产中发热的孕产妇应该加强对脉搏的监测。强调对孕期以及临产后脉搏动态变化的评估，包括脉率、脉律、强弱。当脉搏 >100 次 /min 必须分析原因。保胎的孕产妇可能由于药物原因使脉搏增快，应该结合使用的药物严密监测心率变化。

（3）血压：血压监测常规是 4~6h 测量 1 次，如果缩宫素引产、在孕期出现过血压异常或尿蛋白异常均需加强对血压的监测。对需要密切观察血压的孕产妇应该做到“四定”，即定时间、定部位、定体位、定血压计。

（4）呼吸：在待产中，助产士应该关注情绪、血压对产妇呼吸的影响。重视对呼吸的深度、节律、声音、形态的评估。

2. 产程管理的风险管理

（1）宫缩观察：宫缩评估可以使用手触摸和胎心监护仪。如果使用胎心监护仪评估宫缩，也要求助产士亲自用手放在产妇腹部宫底部观察一次宫缩的强度、持续时间和间隔时间，同时评估电子胎心监护显示的数值是否正常。制订电子胎心监护的操作规范、流程，同时严格执行设备管理制度。要求每一位助产人员在实施电子胎心监护时，评估电子胎心监护的功能。在宫缩评估时要重视对宫缩有效性的评估，同时要结合产妇的情况，达到对产程进展有效预警。宫缩观察一般要求连续观察 3 次宫缩或持续 30min 以上。

（2）胎心监测：胎心监测可以在产程中评估胎儿在宫内的状态。在按照常规对胎心监测的同时，要结合产妇的情况实施胎心监护。

（3）羊水监测：临产后常规观察羊水囊是否破裂。结合 B 超结果评估羊水是否正常。胎膜破裂后观察羊水的量、形状、颜色和气味。

（4）血气分析：高危儿留取新生儿脐血检查。使用便携式血气分析仪，对新生儿血气、血红蛋白以及其他电解质进行筛查，为进一步检查、诊断提供依据。

3. 缩宫素引产 制订缩宫素引产的制度、流程、方案。尽量相对固定人员管理，固定床位，所有设备用物（输液泵、电子胎心监护、心电监护）固定在床旁。定期分析缩宫素引产的数据。缩宫素引产的产妇推荐全程电子胎心监护，特别是药物使用初始阶段。

4. 药物分娩镇痛 实施药物镇痛，产房应该由麻醉师、医生、助产士共同制订“药物镇痛管理规范”。在待产中实施分娩药物镇痛操作前：助产士完成一次胎监，与产科医生沟通，由产科医生完成胎儿情况的评估，助产士应该初步评估有无椎管内分娩镇痛禁忌证，包括体温、血常规等。通知麻醉医师到床旁评估。镇痛操作时助产士全程陪同并建立静脉通道，协助完成产妇监护和体位摆放，穿刺成功后即刻完成胎心监护以及进行一次宫口开大的评估，镇痛操作结束助产士 30min 记录 1 次产妇的心率、血压、氧饱和度、呼吸频率、体温。心率、血压如果超出基础值的正负 20%，氧饱和度低于 95%，呼吸频率 <10 次 /min 须通知麻醉医

生处理。待产过程中如果产妇出现下肢无法运动、背部疼痛、面色苍白、感觉阻滞平面高于脐平面水平（T10水平）都应该及时通知麻醉师；分娩结束后由麻醉科医师完成对患者的评估并移除硬膜外导管，由麻醉科医生评估产妇下肢感觉和运动功能情况后决定是否可以下床。助产士要按照药物镇痛的规范完成生命体征监测。

5. 加强对跌倒坠床的管理 评估每一个产妇跌倒坠床风险，使用镇静药物后、产后第一次下床、使用椎管内药物镇痛的产妇均视为跌倒坠床高风险人员，并做出高危标识。第二产程时重视对新生儿坠床的管理，制订辐射台操作流程。

（八）产房医疗文书

分娩虽然是一个生理过程，但是会存在很多不确定因素，而且在产程中突发事件多，病情变化快，产房是危急症发生率最高的科室。产科的医疗纠纷最突出的是在产程中和分娩中的处理。医疗文书不但是病情的客观记录，也是医务人员处理问题时专业知识、专业操作、临床业务能力的体现，同时还是医疗纠纷处理的重要依据。助产人员医疗文书要记录自己所做的，按照国家卫生健康委员会颁发的《病历书写基本规范》，客观、真实、准确、及时、完整、规范项目填写完整，无修改或按要求修改。产房病历质量应该作为专项质量监管并定期分析和总结，以提高待产分娩记录的准确性。由于分娩的特殊性，产房应该特别重视充分的知情告知，除了对产妇充分的病情告知，还应该重视对新生儿以及死婴等的知情告知。知情告知时时间要落实到分钟。

（九）组建产房快速反应团队（rapid response team，RRT）

由于在分娩中有很多不确定因素，增加了分娩时产妇以及胎儿的风险，为了有效地对医疗资源合理分配，及时有效地救治产程中危重症，减少孕产妇、胎儿以及新生儿不良结局，有必要在产房建立能够在产妇病情恶化发展初期即采取有效的措施、进行复苏抢救的快速反应团队。

（罗碧如 王国玉）

第三节 产房感染控制管理

学习目标

完成本内容学习后，学生将能：

1. 复述预防和控制产房感染的措施。
2. 列出职业安全的防护措施。
3. 描述产房人员管理、隔离制度、无菌物品管理、无菌操作技术、胎盘管理的原则。
4. 应用以上原则规范操作，减少院内感染的发生，同时确保自身的职业安全。

医院感染是指在医院内或医疗活动中获得的一类特殊形式的感染性疾病，其发生与诊治护理活动相依并存，并存在不可避免的因素，制约着医疗护理质量的提升，威胁着医院人群的健康和生命安全。产房是产科的核心部分，也是医院感染管理的重点部门。产妇由于分娩导致身体功能在短时间内不能够迅速地恢复，容易发生医院感染。一方面，产房感染控制管理在降低产妇产后呼吸道、宫腔、会阴切口感染方面具有重要的作用；另一方面，也能极大程度地避免新生儿肺炎、皮肤、口腔、脐部感染等发生，对母婴身心健康均具有重要的意义。同时，预防和控制院内感染也能保证医护人员的职业安全。因此，必须健全产房感染控制管理机制和制度，提高助产士对医院感染的认识，加强对医院感染的控制和监测，确保预防和控制产房感染措施的有效执行。

一、健全感染工作制度

加强组织领导，健全产房医院感染管理体系，为有效预防医院感染奠定基础。产房成立以医院感染管理委员会成员为组长的产房医院感染管理小组，建立产房医院感染监测网，以行业标准及本单位的医院感染管理规章制度为依据，结合产房的实际工作情况，制订相应的预防产房感染的规章制度和操作规程，完善各岗位工作人员的职责，落实产房感染规章制度的执行情况；督促本科室人员执行无菌操作技术、消毒隔离制度，并开展产房感染管理措施的持续质量改进，不断寻找易感因素、易感环节、易感染部位；采取有效措施，切实做到控制感染源、切断传播途径、保护易感人群。定期进行督促检查并及时会议反馈，对存在的问题进行分析整改，针对性地提出解决方法，并有效落实到位，进行追踪评价，不断完善产房医院感染管理工作。同时建立健全产房医院感染应急处理预案，做好产房感染的预防、日常质量控制管理。若发现感染病例或疑似病例，及时进行病原学检查及药敏试验，查找感染源、感染途径，控制蔓延，积极治疗患者，隔离其他患者，并及时准确地报告感染管理科，协助调查及处理。

二、加强感染管理教育

医院应当制订对工作人员的培训计划，对全体工作人员进行医院感染相关法律法规、医院感染管理工作规范和标准、专业技术知识的培训并进行自查和考核；产房每月应组织 1 次医院感染方面的学习，强化有关医院感染的基础知识。医护人员应当掌握与本职工作相关的医院感染预防与控制方面的知识，落实医院感染管理规章制度、工作规范和要求，严格执行标准预防，重视职业暴露防护。新上岗的工作人员须接受预防医院感染知识的岗前培训，经考核合格后方可上岗。提高带教老师的带教水平，严格带教，对实习生或进修生进行有针对性的培训，使实习生或进修生熟悉医院感染的相关规定。

三、加强环境卫生的管理

产房是分娩的场所，应保持其环境整洁、宽敞明亮、空气清新，控制产房适宜的温度与湿度。根据现代分娩理念，将产房分为 5 个区域：①缓冲区。分娩区与外界之间的地带，内设更衣室、换鞋区，目的是让分娩区相对独立，保持分娩区清洁、舒适与宁静的环境氛围。②清洁区。设有规模及功能相当的待产室、预处理室、医护工作站和办公室、库房等，功能是在此区域完成分娩前的一系列评估、检查及处理，为分娩作准备；有条件的医院还应设独立治疗室，以完成药品配制、输液准备等工作。③无菌区。根据分娩室规模大小，设无菌物品存放柜或无菌物品存放间，目的是存放灭菌产包、器械包等无菌物品。④分娩区。是分娩室的主要功能区，内设分娩间、刷手间等，目的是满足孕产妇分娩过程的生理需要及助产工作需要，保证分娩舒适安全及助产工作顺利。⑤污物区。污物处理间及污物专用通道。

1. 产房环境应保持清洁，空气流通，定期通风、换气、消毒，室温保持26~28℃，湿度50%~60%。遵照《医院空气净化管理规范》中的“空气洁净技术”要求规范运转空气净化系统，定期清洁、检查、监测，及时更换过滤器。产房地面与物体表面应保持清洁、干燥，每天进行消毒，污染时随时去污、清洁与消毒。

2. 待产床及产床使用后应及时整理、清洁、消毒，每台接产或手术后均要对手术工作区域和接触患者及其血液、体液的设施、仪器设备、物表、地面等进行清洁、消毒，之后才能再次使用。每天工作结束后，产房进行终末消毒处理。每周大清洁一次，进行全面的物体表面、地面清洁、消毒。

3. 推车、轮椅、台面、桌椅等定期清洗、消毒液擦拭。隔离患者使用后应及时消毒处理。推车、床上使用的铺单、被单等一人一用一消毒。

4. 产房使用的卫生用品要定位放置；各区域的拖把、抹布有标识，专区专用，用后分类统一清洗、消毒。

5. 每天用500mg/L含氯消毒液浸泡、清洗工作人员及产妇的拖鞋。

6. 产房医院感染质量监控应由专人负责，定期对空气、无菌物品、物体表面、使用中的消毒液以及医护人员手等进行生物监测。

四、严格出入产房人员的管理

1. 产房分为限制区、半限制区和非限制区，不同区域间标识明确。

2. 严格执行产房参观和陪护制度，限制进出人员的数量，尽可能减少人员流动。

3. 执行人员分通道管理，医护人员由专用通道进入产房，更换产房专用鞋、更衣、裤、戴外科口罩、帽子进入产房，非工作需要不得进入产房，产房专用工作服不得外穿，需要外出时应更换外出衣、外出鞋。

4. 产妇按要求更衣后由产妇专用通道进入产房，特殊感染或传染病患者分娩时应谢绝参观，污染的器械和医疗垃圾必须由污物通道转运。

5. 参观人员及临时需要进入限制区人员应在获得产房管理者批准后由接待人员引导进入。参观人员距离产妇应在30cm以上，参观人数每间不超过3人。

五、遵守消毒灭菌与隔离制度

1. 严格执行无菌技术操作规程，遵守消毒、灭菌制度和一次性医疗用品的管理规定。

2. 遵守消毒、灭菌原则，凡进入人体无菌组织或与破损皮肤黏膜等密切接触的器材和用品必须灭菌；接触皮肤黏膜的器具和用品必须消毒；用过的医疗器材和物品，应先去污染，彻底清洗干净，再消毒或灭菌。所有器械在检修前先经过消毒或灭菌。

3. 根据物品的性能选用物理或化学方法消毒，首选物理方法，不能使用物理方法消毒的物品选用化学方法。消毒包的包装、工艺应符合《医院消毒技术规范》要求，包内置化学指示卡，包外贴3M指示胶带。

4. 根据实际用途正确选用灭菌剂、消毒剂：使用化学消毒剂必须了解其性能、作用、使用方法、影响灭菌或消毒效果的因素等，配制时注意其浓度。使用中的消毒剂、灭菌剂须进行化学监测，含氯消毒剂、过氧乙酸等每天监测，戊二醛监测每周不少于1次。碘伏、氯己定类、碘酊、醇类等皮肤消毒剂应注明开瓶日期或失效日期。

5. 抽出的药液、开启的无菌液体须注明时间，超过2h后不得使用；启封抽吸的各种溶媒超过24h不得使用。

6. 常用无菌敷料罐每天更换并灭菌，无菌物品（棉球、纱布等）一经打开，使用时间不超过24h。

7. 紫外线作为空气消毒应离地面2.2m，或吸顶装置；作为物体表面消毒应距其1m。至少每季度监测使用中紫外线灯管照射强度，记录消毒时间、累计照射时间和使用人。

8. 接产、手术用的医疗器械、器具及物品必须达到灭菌要求。

9. 喉镜、复苏气囊应当一人一用一更换，并按照要求进行消毒隔离处理。

10. 可重复使用的医疗器械（具）的清洗、消毒、灭菌由消毒供应中心执行及提供。

11. 氧气湿化液使用无菌水，每天更换。

六、无菌医疗物品管理

1. 无菌物品的储存。不同物品专柜专放，无菌物品要有明显标志。无菌物品应存放于距地面超过20cm、距天花板超过50cm、距墙壁超过5cm的无菌存放柜内。柜内保持清洁、干燥、通风良好，室内温度与湿度适中，定期进行空气消毒。

2. 无菌物品的管理。在医院内无菌物品应与非无菌物品严格分开放置，并且要做好明显的标志；无菌包外应注明物品的名称、物品灭菌日期、失效日期、灭菌器编号、批次号、打包者姓名或编号。如果无菌包过期或者是受潮应该重新灭菌后再使用。一次性医疗用品应在有效期内使用，且不得重复使用。可复用医疗器械应交于消毒供应中心集中处理。

3. 无菌物品使用前，应认真做好查对工作。使用一次性医疗用品时要仔细检查包装有无破损、是否过期、有无污染、字迹是否模糊等不合格的情况，出现上述情况的产品一律不得使用。使用过程如发生热原反应或其他异常情况，应立即停止使用并及时报告医院感染管理科和设备科，监测其消毒效果，调查原因。

4. 一次性医疗用品使用后，必须按医疗废物管理规定收集、暂存、转运和最终处理，禁止和生活垃圾混放，禁止重复使用。

七、严格无菌操作技术

无菌操作技术是临床上的一门基本操作技术，是预防发生医院感染的一项重要而基础的技术。产房无菌技术要求高，因此每名医护人员必须熟练掌握无菌技术原则并在工作中严格遵守。

1. 产房医护人员应严格按照《医务人员手卫生规范》进行外科手消毒，日常手卫生监测符合要求。

2. 工作人员应明确无菌区、非无菌区、无菌物品及非无菌物品。进入产房人员必须更换产房工作的专用衣裤、戴帽子、口罩、换好鞋子。

3. 接产前按外科手消毒洗手，分娩部位皮肤消毒应符合《医疗机构消毒技术规范》，助产人员应严格遵守无菌技术原则实施助产手术，如果在接产时发现或者怀疑使用的无菌物品被污染，要立即更换该物品并在重新灭菌后再继续使用。

4. 治疗车上的物品应排放有序并配有快速手消毒剂，治疗车上层为清洁区，下层为污染区。

5. 为隔离孕妇进行医疗活动时，应严格按照隔离要求进行隔离。

6. 操作前备好无菌治疗盘，备齐用物，避免手持无菌物品来回走动。

7. 操作时手臂不可接触无菌物品或跨越无菌区，身体与无菌区保持一定距离，严禁面对无菌区咳嗽、打喷嚏；取用无菌物品时应使用无菌持物钳，凡取出的无菌物品不得再回置无菌容器内，疑有污染或灭菌不合格的无菌物品不得使用。

8. 无菌物品必须一人一用，未用完的无菌物品视为污染，不得再用于其他产妇。

9. 无菌操作时，禁止进行周围卫生清扫工作。

八、规范胎盘管理

1. 产房医疗废弃物管理应按照《医疗废物管理条例》及有关规定进行分类、暂存、转运。

2. 无传染病产妇的胎盘，可根据产妇要求自行处置，应交代处置方法，不得买卖胎盘。

3. 要求医疗机构处置的胎盘或存在传染病可能的胎盘，由助产技术服务机构处置。

4. 有关医学检测结果为阳性，助产技术服务机构应按照《中华人民共和国传染病防治法》和《医疗废物管理条例》的有关规定处理胎盘，并做好清点、交接双登记。

九、职业安全防护措施

1. 标准预防 指认定患者的血液、体液、分泌物、排泄物均具有传染性，须进行隔离，无论是否有明显的血液污染或是否接触非完整的皮肤与黏膜，接触上述物质者，必须采取防护措施。其基本特点为：

（1）既要防止血源性疾病的传播，也要防止非血源性疾病的传播。

（2）强调双向防护，既要防止疾病从患者传至医务人员，又要防止疾病从医务人员传至患者。

（3）根据疾病的主要传播途径，采取相应的隔离措施。

标准预防适用于医院内的所有患者，不论是疑有或确认有感染的患者。目的在于预防感染源在医务人员和患者之间的传播。

2. 加强医护人员的职业防护 产房工作相比于病房更容易接触患者的血液、体液、排泄物及羊水，这些物质均具有感染的可能，存在职业暴露的危险。为预防医院感染的发生，必须增强产房医务人员的职业防护意识，要求产房每一位医务人员采取标准预防措施。做好手卫生，洗手是防止医院感染传播的最重要的措施之一。产房医护人员在进入或离开产房前、接触产妇及新生儿前后、处理污染物品后、无菌操作前后，均应按七步洗手法认真洗手，并在洗手后进行手的消毒。如果手部皮肤有破损时，应尽量避免接触血液、体液、排泄物及羊水。接产时，尤其是接产传染病产妇时，应尽可能使用防护用品如戴护目镜、穿防护服或隔离衣、戴双层手套、围裙、穿防护靴等。产房工作人员应定期进行健康体检，有乙型肝炎或处于疾病传染期者应暂调离岗位。患有明显皮肤感染或患感冒、流感等呼吸道疾病以及携带或感染多重耐药菌的医务人员，在未治愈之前不应参加助产工作。

3. 安全使用医疗器具　接产及会阴缝合过程中，采用正确安全的操作方法，将剪刀及缝合针放置在弯盘内，既防止锐器损伤新生儿，也防止在工作中刺伤自己。使用后的锐器应当直接放入耐穿刺、防渗透的利器盒内，避免锐器在治疗盘内作为废物处理时发生锐器伤。抽血时最好使用真空采血器及蝶形采血针，禁止对使用后的一次性针头回套，禁止用手直接接触使用过的针头、刀片等锐器。

4. 发生职业暴露处理　立即用肥皂液和流动水清洗污染的皮肤，用生理盐水冲洗黏膜。在伤口旁轻轻挤出损伤处的血液，再用肥皂液和流动水进行冲洗；禁止进行伤口的局部挤压。冲洗后应用75%酒精或者碘伏液消毒，并包扎伤口；暴露的黏膜，应当反复用生理盐水冲洗干净，并及时上报院内感染科和预防保健科，填写职业暴露登记表。医务人员应及时留取暴露者和患者血样进行血源性疾病监测，以便根据不同情况进行合适的预防用药，并定期进行追踪检测。感染源为特殊患者者，应立即上报，并严格处理。

5. 规范处理医疗废物　医疗废弃物等处理不当将引起二次污染，对医院感染管理产生极大的阻力，因此产房应根据国家卫生管理部门颁发的《医疗废物管理条例》《医疗卫生机构医疗废物管理办法》等相关法律法规对医疗废物的收集、存放、处理进行严格的管理，标识清楚。生活垃圾入黑色垃圾袋，医疗垃圾入黄色垃圾袋，密闭运送，严格按照要求进行焚烧和深埋处理。使用的污物袋坚韧耐用、不漏水；垃圾容器内套双层垃圾袋。使用过的一次性注射器、输液器和输血器等物品分类放置后送医院医疗废物暂存点。刀片、缝针入利器盒。

6. 医疗废物泄漏处理　发生医疗废物的泄漏时，应及时对泄漏物污染的区域进行消毒，将含氯消毒液直接倾倒在污染区域，由外围向中心进行局部消毒处理，必要时封锁污染区域，以防扩大污染。

7. 正确处理污染的医疗器械　产妇所用物品及器械应严格按照要求处理。一般产妇用后的器械，在处置室冲去血迹后送消毒供应中心处理；确诊、疑似感染如肝炎病毒、结核分枝杆菌、炭疽菌、气性坏疽杆菌、人类免疫缺陷病毒等特殊感染的患者污染的器具，应装入双层黄色塑料袋内做好标识交由消毒供应中心处理。

8. 隔离孕产妇管理　患有或疑似传染病的患者，特殊感染、不明或新发现病原体患者，均应安置于隔离产房，术后根据传播途径进行终末消毒处理。患者离开后通风系统应持续运转15min后再进行清洁、消毒工作。酌情更换高效过滤器、回风口过滤器、排风机组中的中、高效过滤器，消毒剂擦拭回风口内外表面。

预防和控制医院感染是保障医疗安全，提高产房医疗质量的重要工作。通过一系列的措施和管理方法，提高产房工作人员对医院感染的认识，增强自身防护意识，促进医院感染率的下降。

知识拓展

母婴质量安全提升行动

2018年国家卫生健康委员会制订的《母婴安全行动计划(2018—2020年)》中指出:加强医疗安全管理。严格遵守医疗质量安全核心制度。强化产科探视管理,新生儿在院期间佩戴身份识别腕带,完善新生儿出入管理制度和交接流程,做到身份有识别、交接有登记。规范处理医疗废物,依法依规妥善处理胎盘和死胎(死婴)。加强新生儿病房、临床检验实验室、人类辅助生殖技术实验室等重点部位医院感染管理,严格执行消毒隔离、手卫生和医院感染监测等规定。建立风险监测、预警以及多部门协同干预机制,严格执行医院感染暴发报告制度,有效防范医院感染。

(江秀敏)

第四节　助产循证和论文写作

学习目标

完成本内容学习后,学生将能:

1. 复述循证护理的基本概念和研究证据的分类,其意义及作用。
2. 列出助产服务中存在的循证问题。
3. 描述助产研究常用的方法,如何选择正确的研究方法。
4. 应用循证研究的方法,促使临床实践方式的转变,提供有科学依据的助产服务。

循证的助产实践(evidence-based midwifery practice)是循证医学(evidence based medicine)的分支,其核心思想是医疗决策(即患者的处理、治疗指南和医疗政策的制定等)应在现有的最好的临床研究依据基础上做出,同时也重视结合个人的临床经验。助产学的循证是运用实证的方法,针对助产实践中的问题进行科学研究,为产妇、家人及新生儿提供有科学依据的助产服务;避免应用没有科学依据的措施,禁止有害的措施。它是保障助产学专业性、科学性、规范化的重要环节。

一、助产学常见的循证问题

(一)正常分娩助产服务中常见循证问题

正常分娩的助产服务是助产学的核心内容。在产程的观察与助产操作的各个方面,有很多实践方式的转变,临床指南不断修订的过程就是一个不断循证的过程,这体现了循证的助产实践的基本精神(表6-1~表6-6)。

表 6-1　正常分娩助产服务中常见的循证问题

常见的循证问题 分娩过程中的措施	有证据鼓励使用的措施	禁止使用的措施	证据不足有待进一步研究的措施 / 备注
整个分娩过程中	尊重产妇个体化需要，关爱照顾	产房暴力，语言或肢体的侵犯	
	有效的沟通，提供分娩信息	缺乏沟通，不让带手机等	
	产妇允许自主选择分娩时的陪伴人员	不允许家人或导乐陪伴	不同陪伴人员的效果比较
	以产妇为中心的，基于社区的助产士主导的服务模式，每个孕产妇由一位熟悉的助产士提供连续的分娩及产后照顾。一体化的家庭式产房，健全的社区服务支持系统	不断更换的房间和服务人员，出院后服务的中断脱节	社区、医院内助产士服务中心、家庭分娩的可行性

表 6-2　第一产程助产服务中常见的循证问题

第一产程循证问题	有证据鼓励使用的措施	没有证据禁止使用的措施	证据不足有待进一步研究的措施 / 备注
潜伏期的时间定义	规律宫缩直到宫口开大 5cm	规律宫缩到宫口 3cm	
潜伏期的时间	个体差异大，没有具体标准	初产妇 8h，超过 16h 为潜伏期延长	
活跃期定义	从 5cm 到宫口开全	3cm 到宫口开全	
活跃期的时间	也存在很大个体差异，通常初产妇不超过 12h，经产妇不超过 10h	每小时检查一次，每小时扩张 <1cm 为进展缓慢，初产妇 4h，超过 8h 为活跃期延长	
入院的时机	按机构规定		对于健康的低危产妇，延迟住院时间直到活跃期入院
入院时骨盆测量	不作骨盆测量，在有异常时进行评估	健康产妇常规进行骨盆测量	
入院时处理	清洁外阴、自主排便，产房内有产妇专用的卫生间	常规剃除阴毛，灌肠	
入院时胎心评估	用多普勒或胎心听诊仪评估胎心	常规进行电子胎心监护	
产程中胎心观察	间断性的评估（用多普勒或胎心听诊仪）	持续性电子胎心监护	

续表

第一产程循证问题	有证据鼓励使用的措施	没有证据禁止使用的措施	证据不足有待进一步研究的措施/备注
产程中阴道检查	每4h检查评估1次	每小时1次	
放松技术减轻产痛的方法	非药物方法如深度肌肉放松,呼吸、音乐、冥想和其他放松技术,按产妇的要求选择		
人工按摩等减轻产痛	利用人工的方法按摩、热敷等,按产妇的选择喜好		
麻醉镇痛	硬膜外麻醉方法可以应用,按产妇的选择		
镇静药物	可以应用镇静药物如芬太尼、海洛因、哌替啶,按产妇的选择		参照国家麻醉药品管理规定
产程中饮食	鼓励经口进食	常规静脉补液,限制进食	
产妇体位与活动	鼓励产妇自由体位、活动	平卧,限制活动	
阴道冲洗	不作常规冲洗	用氯己定冲洗阴道	
加速产程的一系列措施	支持产妇,保护自然产程进展	常规的人工破膜、宫口开大5cm前就诊断为产程延长而用缩宫素	
加速产程	鼓励产妇活动,选择不影响活动的麻醉方法	对硬膜外麻醉产妇常规应用缩宫素加速产程	
止痉药物应用		应用止痉药物加速产程	

表6-3 第二产程助产服务中常见的循证问题

第二产程循证问题的措施	有证据鼓励使用的措施	没有证据禁止使用的措施	证据不足有待进一步研究的措施/备注
第二产程时间	宫口开全,产妇自发的用力开始,到胎儿娩出的时间	宫口开全但产妇不想用力(被动期)	
	通常第二产程初产妇需要3h,经产妇需要2h	初产妇2h,经产妇1h	
没有接受麻醉的产妇	鼓励自由体位,直立体位,更换姿势,按自我选择	平卧、限制活动	
接受麻醉的产妇	鼓励自由体位,按产妇的选择	平卧、限制活动	
产妇用力方式	产妇自发的想用力时	不想用力时就指导用力	

续表

第二产程循证问题的措施	有证据鼓励使用的措施	没有证据禁止使用的措施	证据不足有待进一步研究的措施 / 备注
接受麻醉的产妇用力方式			允许接受麻醉的产妇在开全后延迟 1~2h 直到产妇恢复自主用力的愿望后再用力，按机构的规定和管理
保护会阴的技术	包括外阴按摩、热敷、用手扶持保护会阴等技术可以应用，按照产妇的喜好和资源的可选择性	腹部加压、机械或人工扩张牵拉外阴阴道	
胎肩的娩出	胎头娩出后，等待宫缩胎肩自然旋转娩出	胎头娩出后立即下压胎肩娩出	容易导致产伤、难产、会阴裂伤
会阴侧切	有医学指征时	几乎常规使用	
腹部宫底加压	禁止使用	在所谓应急的情况下应用，或几乎常规使用	有子宫破裂，产妇死亡，新生儿颅内出血，骨折，新生儿死亡，后果严重

表 6-4 第三产程助产服务中常见的循证问题

第三产程循证问题	有证据鼓励使用的措施	没有证据禁止使用的措施	证据不足有待进一步研究的措施 / 备注
预防性促进宫缩药物	推荐常规应用缩宫素，肌注或静注		
	如果缩宫素缺乏的地区，可应用替代药物，如麦角新碱，口服米索前列醇（600μg）	米索前列醇塞肛	
延迟脐带结扎	延迟脐带结扎，至少不能早于 60s，等待脐带搏动消失后断脐（延迟结扎脐带适用于阴道分娩、剖宫产，足月儿、早产）	早于 60s，脐带还在搏动时就切断、夹闭脐带、在采集血气标本等操作时过早夹闭脐带采血	肝炎、母儿血型不合、双胎都适合晚断脐，除非母亲抢救时
窒息儿抢救时的延迟断脐	保留脐带，不切断直接复苏，特别是 1min 内	切断脐带到复苏台	脐带还在波动时会提供氧气与能量，有利于窒息儿的复苏
牵拉脐带娩胎盘	由经过培训的专业人员进行，牵拉脐带时注意另一只手在腹部按住子宫体防止子宫内翻危险	胎盘没有完全剥离前牵拉，没有固定子宫的盲目牵拉	
产后持续的子宫按摩	间断地评估宫底与子宫收缩情况，动作轻柔，及时排空膀胱	在常规应用宫缩剂后，不推荐持续反复的子宫按摩预防出血	

表 6-5　助产服务中新生儿护理常见的循证问题

新生儿护理循证问题	有证据鼓励使用的措施	没有证据、禁止使用的措施	证据不足有待进一步研究的措施
常规的口鼻吸引		不推荐	
母子皮肤早接触	无并发症的母子产后持续的肌肤接触 1h	无指征的母婴分离	
母乳喂养	全部新生儿,包括那些低出生体重儿生命体征稳定,有吸吮能力者,都应当及时给予母乳喂养	低出生体重儿常规送 NICU,母婴分离	
维生素 K_1	维生素 K_1 1mg 肌注	5mg 或更大剂量注射	
沐浴	延迟到 24h 后,至少延迟到 6h 后	早于 6h 给予沐浴	
母婴同室	24h 母婴同室	无指征的母婴分离	
脐带护理	无菌断脐,末端暴露,清洁干燥不涂消毒剂,不包扎	无菌断脐,消毒包扎,每天消毒脐周	

表 6-6　产后助产服务中常见的循证问题

产后护理	有证据鼓励使用的措施	没有证据禁止使用的措施	证据不足有待进一步研究的措施 / 备注
子宫按摩评估	常规子宫按摩、评估宫底高度以预防产后出血		
子宫探查	检查胎盘胎膜完整,不需要常规检查	所有产妇均作宫腔徒手探查	
抗生素应用		正常产妇常规用抗生素	
生命体征观察	所有产妇产后要常规评估阴道流血、宫缩、宫底高度、体温、脉搏、血压。产后 1h 内测量血压,如果正常,每 6h 评估 1 次;产后 6h 内排尿		
出院时间	健康的母婴在产后至少观察 24h 后出院		

(二)助产学中其他常见循证问题

在助产学的研究中,区分正常生理状态与病理状态是非常重要的。过度的诊断会导致不必要的治疗,对母儿健康造成危险。这是常见的一些循证问题(表 6-7)。

表 6-7 助产学中其他常见的循证问题

循证问题	有证据鼓励使用的措施	没有证据禁止使用的措施	备注
孕早期无症状少量阴道分泌物	大多数是正常现象，孕卵着床出血	常规黄体酮保胎	
宫颈糜烂	正常宫颈柱状上皮外移，不需要处理	癌前病变，理疗，锥切，活检	
糖尿病管理	控制良好，可期待至预产期，等待自然发动，阴道分娩	早于39周引产，或剖宫产	增加肺透明膜病的危险
糖尿病新生儿	血糖水平 >2.2mmol/L 者，正常母乳喂养	常规加滴糖水	
妊娠期高血压疾病	推荐阴道分娩	常规剖宫产	剖宫产不改善分娩结局
妊娠合并肝炎	推荐阴道分娩	常规剖宫产	剖宫产增加母婴垂直传播机会
妊娠合并肝炎新生儿	推荐常规联合疫苗接种，推荐母乳喂养	奶粉喂养	大三阳、小三阳都可以直接母乳喂养
胎膜早破体位管理	评估胎头与宫颈良好衔接，自由体位活动	平卧，臀部抬高	限制活动会妨碍产程进展，不能预防脐带脱出
胎膜早破的评估	阴道窥器评估检查	阴道指检	增加感染
早产儿分娩	提倡自然阴道分娩	常规剖宫产	剖宫产不改善分娩结局
早产儿分娩	自然娩出	常规会阴侧切	常规侧切不能改善新生儿结局
轻型患儿的观察	母婴同室观察	均转新生儿科	设立轻度疾病或可疑疾病患儿母婴同室
瘢痕子宫再次阴道分娩	严密临床评估	子宫下段厚度 >3mm	瘢痕厚度没有指导意义
米索前列醇	不用于活胎引产 不用于 >26 周瘢痕子宫引产	足月活胎阴道用药促宫颈成熟	增加子宫破裂、胎盘早剥风险，增加胎儿缺氧风险
会阴伤口护理	12h 伤口闭合后清水清洁	碘伏或其他消毒剂	过多的消毒并不能预防感染发生

二、助产论文的书写

（一）提出助产研究的问题

所谓万事开头难，写一篇科研论文的过程，就是报告发现问题、研究的过程与结果。首先要从发现问题开始。我国的助产专业处于一个迅速发展的良好时机，促进自然分娩、降低不必要的剖宫产率、保障母婴安全是助产学研究永恒的主题。

1. 改变现在的分娩方式，实施自然的分娩方式，新旧分娩模式的临床试验研究 实施改变最主要的障碍是人的观念，习惯的思维方式是："我认为这种方法是不可能的，原因有 ××"，而研究的思维是："让我们来试一下有没有这种可能？让我们来比较一下，看哪种方法更好？"上文中那些有证据的实践方式可作为研究的试验因素，原有的传统方式为对照，如原有的平卧位接产与自由体位的对照、常规侧切与新式保护会阴方法的对照；实施晚断脐对儿童体质发育的影响；非药物镇痛与药物镇痛的远期效果观察等。而那些禁止使用的措施，可观察在停止使用后的临床结果的变化（停止使用就是一个实验因素）。如禁止使用腹部加压娩胎儿后对新生儿窒息、产伤、严重产后出血的影响。大样本多中心合作的临床试验将提供更可靠的研究证据，是以后努力的方向。

2. 新技术新业务的开发应用 如新功能自由体位产床的应用效果、水中分娩、音乐镇痛仪、经皮电刺激对分娩的影响、利用自由体位纠正枕后位。

3. 新的健康教育模式促进全民生殖健康 探索建立广泛覆盖的全民健康教育体系，生殖健康进学校、进社区、进家庭，成为每个人自觉的健康行为。利用互联网 + 健康教育的形式，探索多样的形式与有效的内容。

4. 助产服务模式、助产政策的改变 如助产执业考核的管理、助产士职业晋升体系设立等。助产教育体系的建立。

5. 助产与其他学科的交叉问题 助产与产科学有许多合作性问题，助产士与产科医生的执业范畴的合理划分与相互合作是一个紧迫的问题，助产与新生儿科关系密切，如何客观地评估新生儿病情，避免过度医疗和延误治疗成为新的问题。助产与麻醉科的关系，与急诊的配合与转诊；助产与医院感染、心理学问题，新的助产服务理念一体化产房建设会对医院的建筑管理提出新的要求，都有待进一步研究。

6. 助产与社会 分娩是关系千家万户的民生大事，助产学必然与社会发展密切相关。如过高的剖宫产率、过多的新生儿转科问题、普遍使用没有合理指征的麻醉分娩镇痛等都有可能引发严重的公共卫生问题；助产与医疗保障政策，如何合理利用有限的医疗资源，建立有关助产服务相关药品与器械设备等的准入与退出制度、监管监督机制；助产质量标准建立，建立以孕产服务质量为基准的质量控制体系。

（二）研究的类型与证据分级

助产学的研究属于医学研究的分支，特点在于研究对象大多数是健康孕产妇而不是患者，研究中要注意产妇及家人的心理变化与情感支持。

1. 临床证据的分级 证据是循证医学的基石，是循证医学的本质所在。临床研究者和应用者应尽可能提供和应用当前最可靠的临床研究。按质量和可靠程度大体可分为以下 5 级，一级是最高水平的证据，五级是最低水平的证据。

一级：按照特定病种的特定疗法收集所有质量可靠的随机对照试验后所作的系统评价或 Meta 分析。

二级：单个的样本量足够的随机对照试验结果。

三级：设有对照组但未用随机方法分组的研究（队列研究和病例对照）。

四级：无对照的系列病例观察，其可靠性较上述两种降低。

五级：专家意见。在没有金标准的情况下，可依次使用其他级别的证据作为参考依据但应明确其可靠性依次降低，当以后出现更高级别的证据时就应尽快使用。

2. 研究类型

（1）调查研究：调查设计是调查研究工作的先导和依据，也是调查结果准确可靠的保证。如前期进行的助产士人力资源配置的调查设计，为制订助产培养方案提供了客观依据。故重点是设计调查表、分析表与抽样方法设计。

例 1：孕妇分娩方式认知、分娩意愿及相关因素的调查分析

目的：了解孕妇对不同分娩方式的认知、分娩方式的选择意愿及其影响因素等，为医护人员指导孕妇选择合适的分娩方式提供参考。

方法：采用便利抽样的方法，选择 3 所医院产科门诊 420 名孕妇进行问卷调查。

结果：大部分孕妇对剖宫产及阴道分娩的相关知识了解程度不够，其信息来源主要为父母或亲朋好友；选择阴道分娩的孕妇占 60.8%，选择剖宫产的占 18.0%，选择两者均可的占 21.2%；不同居住地对孕妇分娩方式的选择意愿差异有统计学意义，而年龄、职业、学历、家庭经济收入、医疗费用支付方式等对孕妇分娩方式的选择意愿无显著影响。

结论：需要加强孕产妇分娩方式相关知识的宣教，有助于孕妇选择合理的分娩方式，降低社会因素剖宫产。

例 2：某省正常分娩服务方式现状分析

目的：了解某省正常分娩助产服务现状，了解与国际先进标准之间的差距，为改善助产质量提供资料。

方法：对全省县级以上医院按 3∶1 进行抽样问卷调查，了解其目前的临床服务方式，并与世界卫生组织分娩指导进行对比，发现两者的差距。

结果：目前临床助产服务方式与国际标准相差较大，突出体现在：产程中支持性护理不足，全部医院（100%）实行平卧位分娩、指导下的用力；常规的会阴侧切率为 70.054%，有 29 家（70.731%）医院在第二产程不同时期进行不同形式的加腹压（双人、单手、应用布单等）操作，这是世界卫生组织明令禁止的操作。

结论：目前某省助产服务与国际标准相差较大，突出体现在产程中的支持性护理不足、第二产程平卧位接产、指导下用力、过高的侧切率、早断脐、分娩时加腹压的行为。要加强助产专业化培训，促使自然正常分娩。

（2）前瞻性临床试验（RCT）：是应用最广泛的一类研究，研究对象为人，将若干随机抽取的实验对象随机分配到试验组与对照组，观察比较不同处理因素的效应。

例 1：俯卧位与平卧位分娩对母儿结局的影响

目的：比较俯卧位分娩与传统平卧位分娩对母儿结局的影响。

方法：前瞻性临床对照研究，111 例产妇分为两组，实验组（51 例）取俯卧位分娩接产，对照组（60 例）取传统平卧位接产，比较两组产程时间、产后出血、新生儿评分和会阴裂伤

等母儿结局。

结果：俯卧位比平卧位组，第二产程时间短，有更少的会阴侧切（$P<0.05$）；两组新生儿窒息发生率差异无统计学意义（$P>0.05$）；俯卧位比平卧位产后出血增多，但仍在生理范围内。

结论：俯卧位缩短第二产程，不增加新生儿窒息，降低会阴损伤，是值得推荐应用的分娩体位。

例2：晚断脐对早产儿结局的影响

目的：探析晚断脐对早产儿结局的影响。

方法选择2013年3月—2014年9月本院妇产科94例早产儿作为研究对象，分为两组。对照组采取常规断脐法，观察组实行晚断脐，比较两组早产儿娩出1min、5min时Apgar评分、出生24h后血红蛋白水平及合并症发生率。

结果：两组娩出后1min、5min时Apgar评分比较，差异无统计学意义（$P>0.05$）；观察组早产儿出生24h后毛细血管血红蛋白水平为（181.9 ± 15.6）g/L，显著高于对照组，差异有统计学意义（$P<0.05$）；观察组早产儿出现1例颅内出血、1例新生儿窒息、1例呼吸窘迫综合征、1例高胆红素血症、2例缺氧缺血性脑病，发生率为12.8%（6/47），显著低于对照组29.8%（14/47），差异有统计学意义（$\chi^2=4.065$，$P=0.044$）。

结论：与早断脐相比，早产儿采取晚断脐可获得更多血供及铁储备，进而增强早产儿心肺系统顺应性及机体免疫力，减少各种合并症，改善早产儿结局，具有较大的临床参考价值。

（3）社区类试验：以整体的社区服务人群为研究对象的干预性研究。多用于人群中比较多见问题的研究，如骨质疏松的预防、乳腺癌的干预等。

例1：中医治未病保健干预对社区3~6岁儿童生长发育的影响

目的：探讨中医治未病保健干预对社区3~6岁儿童生长发育的影响。

方法：110例社区3~6岁儿童随机分为观察组（55例）和对照组（55例），观察组给予中医治未病保健干预，对照组给予常规保健干预。干预结束时和结束后6个月，比较两组儿童生长发育情况及消化系统、呼吸系统疾病发病情况。

结果：观察组儿童消化系统、呼吸系统疾病总发病率均明显低于对照组，胸围、身高、体质量增长均高于对照组，组间比较差异具有统计学意义（$P<0.05$）。

结论：中医治未病保健干预能有效改善3~6岁儿童的体质，降低常见疾病的发病率，有效促进儿童生长发育。

例2：社区早期康复护理干预对语言发育迟缓儿童的影响观察

目的：探讨社区早期康复护理干预对语言发育迟缓儿童的影响。

方法：选择在我院就诊的80例语言发育迟缓患儿，随机分为观察组和对照组各40例，对照组行常规护理，观察组在对照组的基础上行社区早期康复护理。对两组患儿发育情况进行比较。

结果：观察组在适应能力、语言和社交行为方面提高的程度明显高于对照组，组间差异有统计学意义（$P<0.05$）。

结论：社区早期康复护理干预对语言发育迟缓儿童能够产生良好的影响。

（4）实验研究：以动物或其他实验对象如水、空气、环境等为研究对象，可采用比较严格的随机分组，取得较客观的结果。缺点是研究结果不能直接应用于临床，如在老鼠身上进行的药物实验，在进入临床应用前，还要进行临床准入试验。助产学的实验性研究较少，研究基础比较薄弱，需要加强。

例：分娩启动中 NF-κB 与 AP-1 易位及 NMB 对其的影响

目的：①探讨 NMB 介导的 NF-κB 及 AP-1 的表达量变化和相关性与分娩启动的关系。②研究子宫下段平滑肌细胞中 NMB 介导的 NF-κB 及 AP-1 发生细胞内易位与分娩启动的关系。

方法：①组织块贴壁法原代培养人妊娠晚期子宫下段平滑肌细胞，采用免疫细胞化学方法进行鉴定。②临产前后子宫下段平滑肌组织采用石蜡包埋固定，采用苏木精 - 伊红染色方法进行切片质量检测。③采用免疫组织化学方法对自然临产前后子宫下段平滑肌细胞中 NF-κB 及 AP-1 表达进行测定等。

结果：①组织块贴壁法培养的是表达 NMBR 的子宫平滑肌细胞。②组织经石蜡包埋固定，子宫下段平滑肌细胞结构清晰。③自然临产前后子宫下段平滑肌细胞中 p65、c-Jun 定位：未临产组 p65 与 c-Jun 主要位于细胞浆，临产组 p65 与 c-Jun 主要位于细胞核。并且临产组与未临产组 p65、c-Jun 表达量存在差异，临产组 p65 及 c-Jun 表达量高于未临产组，差异具有统计学意义，$P<0.05$。

结论：①分娩启动前，NF-κB 及 AP-1 定位于细胞浆，分娩启动后 NF-κB 及 AP-1 迁移进入细胞核。②NMB 可同时诱导 NF-κB 及 AP-1 易位，二者定位及迁移方向呈同步变化，表达量同时增高，推测 NF-κB 与 AP-1 可能存在协同作用。

（5）回顾性队列研究（Case report study）：回顾性队列研究先回顾样本人群有无暴露于某种因素，分组的依据是否暴露于某种因素（而不是是否发病），就是用统计学的方法分析对比暴露组与非暴露组之间的发病率差异有无统计学意义。

例：母乳喂养与婴幼儿智力发育水平关联的队列研究

摘要：目的探讨喂养方式、母乳喂养持续时间与婴幼儿智力发育水平的关联，为促进母乳喂养及最佳持续时间提供科学依据。

方法：采用自编问卷收集喂养模式信息，使用《0~6 岁小儿神经心理发育检查表》对婴幼儿进行智力测试，应用 Logistic 回归模型分析喂养方式及母乳喂养持续时间对婴幼儿智力发育的影响（暴露因素：母乳喂养与人工喂养）。

结果：调整了多种混杂因素后，与人工喂养（MF）相比，纯母乳喂养（EBF）可增加婴幼儿获得更高总发育商数（DQ）、大运动发育商数的可能性，几乎纯母乳喂养（AEBF）可增加婴幼儿获得更高精细动作发育商数的可能性。

结论：选择母乳喂养尤其是母乳喂养时间达到 5~6 个月及以上时将有益于婴幼儿的智力发育。

（6）病例对照研究：是选择患有和未患有某特定疾病的人群分别作为病例组和对照组，调查各组人群过去暴露于某种或某些可疑危险因素的比例或水平，通过比较各组之间暴露比例或水平的差异，判断暴露因素是否与研究的疾病有关联及其关联程度大小的一种观察性研究方法。病例对照研究对照组划分的依据是有无发病，目的在于用统计学的方法分析病例组与对照组之间的暴露率有无统计学差异。

例：分娩过程中母亲用药可能与胎儿成年后药物成瘾有关联

Nyberg，Karin 等在 2000 年发表的一项病例对照研究，69 例药物成瘾者和 33 例她们的兄弟姐妹非药物成瘾者作为对照组进行比较，调查他们在分娩中应用麻醉镇静药物和其他产科的指标。结果发现，药物成瘾者在分娩中应用了更多的超过三次剂量的阿片药物或巴比妥类，OR4.7（95% CI=1.0–44.1）。两组在新生儿窒息率、羊水污染、产程时间 >12h 和 <12h、产次胎次及出生体重等方面都没有差别。研究结果提示，在分娩过程中接触更多的镇静麻醉药物与胎儿成年后药物成瘾有关联性，增加 4.7 倍风险。

（7）观察性研究：系统性评价或 Meta（荟萃）分析与传统的综述：系统评价是一种按照既定纳入标准广泛收集某医疗卫生问题的相关研究，严格评价其质量，并进行定量合并分析或定性分析，得出综合结论的研究方法。Meta 分析用于比较和综合针对同一科学问题研究结果的统计学方法，其结论是否有意义取决于纳入研究的质量。传统综述是一种定性描述的研究方法，回顾分析评估总结该领域某段时期的研究文献，为将来的研究方向提出建议。系统评价、Meta（荟萃）分析及传统综述三者都属于观察性研究。

（三）助产研究中伦理问题

1. 避免应用有害的措施　已经有明确的证据证实有害的措施，不能作为研究的实验因素，不能为了研究目的使用对母儿安全构成安全的措施，例如：不能进行第二产程腹部加压的研究；不能人为过早断脐（早于 60s）；不能为了采集血气标本或其他操作过早夹闭脐带；不能人为地制造母婴分离，例如，不能把新生儿人为分在奶粉喂养组来比较母乳与奶粉的差别等。

2. 知情同意原则，尊重产妇的选择权利。

3. 真实记录结果，客观中立地反映事实，正确对待阴性结果，没有统计学差异，不等于没有意义。避免造假行为。

（张宏玉）

第七章
新生儿常见症状及护理

第一节 正常新生儿护理

学习目标

完成本内容学习后，学生将能：

1. 复述新生儿和正常足月儿的概念。
2. 列出正常新生儿的生理特点，包括呼吸、循环、消化系统等特点。
3. 描述正常新生儿的外观特点。
4. 应用正常新生儿出生后的护理措施，对新生儿实施护理。

一、定义

新生儿（neonate，newborn）是指从脐带结扎到出生后28d内的婴儿。正常足月儿（normal term infant）是指胎龄≥37周并<42周，出生体重≥2 500g并≤4 000g，无畸形或疾病的活产婴儿。

二、新生儿特点

1. 外观特点 正常新生儿皮肤红润、皮下脂肪丰满、胎毛少；头大，约占全身比例的1/4，躯干长，四肢短，常呈屈曲状；头发分条清楚，可多可少；耳郭软骨发育好、耳舟成形、直挺；乳腺结节>4mm，平均7mm，乳晕清楚，乳头凸起；男婴睾丸已降至阴囊，女婴大阴唇完全覆盖小阴唇；指（趾）甲达到或超过指（趾）端，足底有较深足纹。

2. 生理特点

（1）呼吸系统：新生儿呼吸中枢发育不成熟，胸廓呈圆桶状，肋间肌薄弱，呼吸主要靠膈肌的升降，呈腹式呼吸，呼吸节律不规则，呼吸频率较快，安静时约为40次/min，如持续超过60次/min称呼吸急促。

（2）循环系统：新生儿血流分布多集中在躯干、内脏，而四肢少，故四肢易发凉，末梢易出现青紫。正常足月新生儿心率一般是规律的，安静时通常为120~140次/min，有时可以出现一过性的心率波动。足月儿血压平均为70/50mmHg。

（3）消化系统：足月儿出生时吞咽功能已完善，但食管下部括约肌松弛，胃呈水平位，幽门括约肌较发达，易溢乳甚至呕吐。婴儿消化道已能分泌除淀粉酶外充足的消化酶，因此不宜过早喂淀粉类食物。足月儿出生后24h内排胎便，胎便由胎儿肠道分泌物、胆汁及咽下的羊水组成，呈糊状，墨绿色，2~3d排完。若生后24h仍不排胎便，应排除肛门闭锁或其他消化道畸形。

（4）泌尿系统：足月儿出生时肾结构发育已完成，但功能仍不成熟。新生儿一般在出生后 24h 内开始排尿，少数在 48h 内排尿，1 周内每天排尿可达 20 次。

（5）血液系统：出生时胎儿血红蛋白占 70%~80%，出生 5 周后降为 55%，以后逐渐为成人型血红蛋白所取代。足月儿出生时血红蛋白平均为 170g/L（140~200g/L），血容量为 85~100ml/kg，与脐带结扎时间有关，脐带结扎延迟，胎儿可从胎盘多获得 35% 血容量。

（6）神经系统：新生儿脑相对大，但脑沟、脑回仍未完全形成。足月儿大脑皮质兴奋性低，睡眠时间长，觉醒时间短，觉醒时间一昼夜仅为 2~3h。新生儿出生时已具备多种原始反射包括觅食反射、吸吮反射、握持反射、拥抱反射、交叉伸腿反射。由于椎体束发育不成熟，腹壁反射、提睾反射可呈阴性，而巴氏征呈阳性。

新生儿味觉发育良好，甜味引起吸吮运动。嗅觉较弱，但强烈刺激性气味能引起反应。新生儿对光有反应，但因缺乏双眼共轭运动而视觉不清。出生 3~7d 后听觉增强，响声引起眨眼及拥抱反射。触觉及温度觉灵敏，痛觉较迟钝。

（7）免疫系统：新生儿特异性和非特异性免疫均不成熟。免疫球蛋白 IgG 虽可通过胎盘，但与胎龄相关，胎龄越小，IgG 含量越低；IgA 和 IgM 不能通过胎盘，因此易患细菌感染，尤其是革兰阴性杆菌感染。

（8）体温：新生儿体温调节中枢功能尚不完善，皮下脂肪薄，体表面积相对较大，皮肤表皮角化层差，易散热。新生儿正常体表温度为 36.0~36.5℃，正常核心（直肠）温度为 36.5~37.5℃。

（9）能量代谢：胎儿糖原储备较少，在娩出后 12h 内若未及时补充，容易出现低血糖。新生儿基础热能的消耗量为 50~70kcal/kg（209.2~313.8kJ/kg），随后每天热能增至 100~120kcal/kg（418~502kJ/kg）。

三、新生儿护理措施

1. 保温 新生儿出生后应立即用干毛巾擦干，并采取保暖措施，使新生儿处于中性温度中。中性温度（neutral temperature）是指机体维持体温正常所需的代谢率和耗氧量最低时的环境温度。正常新生儿的中性温度初生 2d 内为 33℃，2d 以后为 32℃。因此，对于正常足月新生儿在穿衣盖被的情况下，室温维持在 22~24℃，相对湿度在 50%~60%。

2. 喂养 正常足月儿出生后半小时可立即进行早接触和早吸吮，促进乳汁分泌，提倡按需哺乳。

3. 呼吸管理 正常新生儿推荐仰卧位，且无需枕枕头，仰卧时避免其颈部过度后仰或前屈。

4. 预防感染 母婴同室工作人员应严格遵守消毒隔离制度，接触新生儿前应严格洗手；护理和操作时应注意无菌原则。

5. 皮肤护理 新生儿胎脂对皮肤有保护作用，出生后不必彻底清除，初生婴儿的第 1 次沐浴仅是清洗体表的污秽物如血污、胎粪等，将胎脂完整地保留在皮肤表面。为保持新生儿体温稳定，应在出生后 24h 后开始沐浴，沐浴的频率根据新生儿的个体需要，结合不同季节和环境洁净程度等综合因素确定，通常情况下每周 2~3 次。

6. 脐部护理　保持脐带残端清洁和干燥，日常护理用清水或75%酒精擦干，尿布低于脐部，让脐部暴露于空气中，一般生后3~7d残端脱落。

7. 预防接种　①乙肝疫苗：出生后24h内、1个月、6个月时应各注射重组酵母乙肝病毒疫苗1次，剂量一般为5μg。HBsAg阳性母亲的新生儿可加大剂量，一般为10μg，另外新生儿应于出生后12h内尽早肌内注射高价乙肝免疫球蛋白100~200IU，同时换部位注射重组酵母乙肝病毒疫苗10μg。②卡介苗：出生后3d内接种，部位为上臂三角肌外侧，剂量为0.1ml（含卡介苗0.05~0.10mg）。皮内接种后2~3周出现红肿硬结，中间逐渐形成白色小脓疱，不需特殊处理，结痂脱落后留下一永久性圆形瘢痕。若脓疱面积过大或有经久不愈的溃疡，必须去医院处理。

8. 新生儿疾病筛查　根据我国目前情况，先天性代谢缺陷病的筛查以苯丙酮尿症及先天性甲状腺功能减低症为主，个别地区还开展半乳糖血症、组氨酸血症、先天性肾上腺皮质增生症及G-6-PD的筛查。新生儿筛查采血时间多定于出生72h并吃足6次奶后进行，用酒精棉球或棉签消毒针刺位置，针刺后待血液自行流出，擦去第一滴血，留取好血滤纸片，在15~22℃空气中晾干至少3h，放入塑料袋置于2~10℃冰箱保存。

9. 新生儿听力筛查　常用方法有耳声发射法和听觉诱发电位。一般在新生儿出院前进行筛查，若不通过需要进行复查，复查不通过则需要进行诊断性测定，诊断不通过要进行医学干预。

（王　颖）

第二节　新生儿常见产伤的护理

学习目标

完成本内容学习后，学生将能：

1. 复述新生儿产伤的定义及常见损伤分类。
2. 列出新生儿分娩过程中发生皮肤损伤、头颅血肿、神经损伤、骨折的病因。
3. 描述新生儿分娩过程中发生皮肤损伤、头颅血肿、神经损伤、骨折的临床表现。
4. 应用护理程序掌握新生儿分娩过程中发生皮肤损伤、头颅血肿、神经损伤、骨折的护理措施。

新生儿产伤（birth injury）是指分娩过程中的机械因素对胎儿或新生儿造成的损伤，新生儿产伤发生率为0.1%~0.7%。产伤可发生于身体的任何部位，其发生与胎儿的大小、胎位、骨盆的形态及接产医护人员的理论技术水平等有关。临床上常见的损伤包括皮肤软组织损伤、头颅血肿、锁骨骨折等。

一、新生儿皮肤损伤

（一）病因

1. 皮肤挫伤的部位与先露方位有关，如头先露软组织损伤在头部，臀先露软组织损伤在臀部。分娩时，先露部软组织在产道受子宫收缩与产道挤压两者共同作用，软组织受压，出现静脉淤血、组织水肿而造成皮肤挫伤。

2. 新生儿由于凝血功能尚未健全、凝血因子功能低下、凝血成分不足、毛细血管脆性增加等生理特点，加上急产、产程延长及其他难产等因素，造成浅表静脉受压、毛细血管缺氧、血管渗透性增加而形成皮肤瘀点、瘀斑。

（二）临床表现

多见于分娩后数小时至3d的新生儿，瘀点或瘀斑以头部较多，尤其多见于头颈及前额部，也有见于躯干及下肢者。软组织损伤严重时可发生皮肤软组织坏死或组织水肿及渗出。

（三）临床评估

1. 健康史 了解分娩方式、分娩是否顺利、新生儿出生体重、Apgar评分及出生后的检查结果。

2. 身体状况 观察头颅的大小、形状；有无头皮水肿、头颅血肿，如有血肿，应仔细检查血肿的大小和性状，注意与头皮水肿相鉴别；检查囟门大小和紧张度，有无颅骨骨折和缺损。观察先露部皮肤情况。

（四）护理措施

1. 病情观察 一般的新生儿瘀点或瘀斑，不需要特殊处理，约1周可自行消退。

2. 局部处理 软组织挫伤时应保护局部软组织。软组织坏死，需要专科人员的协助进行处理。

3. 心理护理 告知新生儿家属，新生儿皮肤损伤是由于产道挤压所致，临床无需特殊处理，一般可于数周内恢复，以消除患儿家属不良情绪。

二、新生儿头颅血肿

（一）病因

头颅血肿（cephalohematoma）常发生于胎头吸引、产钳助产及臀位产。头颅血肿的病因包括：①在分娩过程中，头盆不称、胎位不正、胎头抵达骨盆壁时头部受产道的骨性突起部位的压迫。②产钳助产牵引而受伤。③胎儿本身体质所引起的，如血液中凝血酶原低下、凝血功能较差、血管壁弹性纤维发育不完善。

（二）临床表现

头颅血肿多出现在顶骨、枕骨部位，于出生后数小时至数天出现并逐渐增大，由于颅缝处骨膜与颅骨连接紧密，所以血肿呈局限性边缘清晰的肿块，不跨越颅缝，有囊样感。血肿吸收较慢，一般需要3~8周，先在血肿周围机化、钙化变硬呈硬环状，中心有波动感。头颅血肿往往单独存在，仅有局部血肿，无全身症状，如血肿很大、出血较多，则可致贫血。血肿中红细胞溶解破坏，可致生理性黄疸加重及延迟消退。头颅血肿应与头皮水肿相鉴别（表 7-1）。

表 7-1 头颅血肿与头皮水肿的鉴别

	头颅血肿	头皮血肿
病因	骨膜下血管破裂	头皮血液循环受阻，血管渗透性改变，淋巴亦受阻，形成皮下水肿
出现时间	生后几小时至数天	出生时就发现
部位	位于骨上，顶骨或枕骨骨膜下	头先露部皮下组织
形状	稍隆起，圆形，边界清楚	稍平坦，梭形或椭圆形，边界不清楚
范围	不超过骨缝界限	不受骨缝限制，可蔓延至全头
局部情况	肤色正常，稍硬有弹性，压之无凹陷，固定，不易移动，有波动感	头皮红肿，柔软，无弹性，压之有凹陷，可移动，无波动感
消失时间	2~4 个月	生后 2~4d

（三）临床评估

1. 健康史 分娩方式、分娩是否顺利、新生儿出生体重、Apgar 评分及出生后的检查结果。

2. 身体状况

（1）一般检查：检查体温、呼吸及心率。

（2）头颅检查：观察头颅的大小、形状；有无头皮水肿、头颅血肿，如有血肿，应仔细检查血肿的大小和性状，注意与头皮水肿相鉴别；检查囟门大小和紧张度，有无颅骨骨折和缺损。

（3）相关检查：头颅 MRI 检查有无颅内出血。

（四）护理措施

1. 病情观察 头颅血肿数周后可缓慢吸收，无并发症时无需特殊治疗。每班观察血肿增大或消退的速度，由于血肿吸收，致新生儿黄疸加重，应注意新生儿皮肤颜色及胆红素情况。当胆红素较高时，应观察新生儿血红蛋白及凝血功能，出现严重贫血时予输血治疗。

2. 用药护理 遵医嘱予维生素 K_1 1mg 肌内注射，每天 1 次，共 3 次。

3. 局部护理 观察头部受压处皮肤有无破损，保护皮肤，预防感染，如有感染，遵医嘱使用抗生素。

4. 24h 内冷敷，防止揉搓；24h 后热敷，促进吸收。

5. 怀疑继发感染时，应配合医生行穿刺进行确诊，确诊后切开引流。

三、新生儿神经损伤

神经产伤以臂丛神经和面神经损伤较多见，可分别引起患侧上肢运动障碍和面部肌肉麻痹。

（一）面神经损伤

【病因】

胎头在产道下降时受母体骶骨压迫或使用产钳助产时面神经受损，可致面神经麻痹。

【临床表现】

常为单侧，安静时患侧眼不能闭合及鼻唇沟变平。哭叫时，患侧前额不起皱，眼不能闭合，口角歪向健侧。多数患儿有头面部裂伤、挫伤及外伤表现。

【临床评估】

1. 健康史　了解分娩经过，产程中胎儿的情况；分娩方式、分娩是否顺利、新生儿出生体重、Apgar 评分及出生后的检查结果。

2. 身体状况　观察头颅大小、形状，面部有无皮肤破损或挫伤；观察眼部闭合情况；观察两侧鼻唇沟是否对称；观察患儿哭闹时面部是否对称。

【护理措施】

1. 产伤引起的面神经麻痹大多为面神经单纯受压，预后良好，多数在 1 个月之内自行恢复，不需要特别的处理。

2. 患儿发生眼部不能闭合时，可用人工泪液或眼罩保护眼睛，防止角膜受损。

3. 个别因神经撕裂持续 1 年未恢复者需行神经修复术治疗，告知患儿家属随诊的时间和事项。

（二）臂丛神经损伤

【病因】

臂丛神经位于锁骨下，当臀位助产或头位产时过度用力牵引头部时，会导致臂丛神经过度牵拉受损。

【临床表现】

其临床表现很易被识别，即在引出拥抱反射时患儿肢体不出现主动运动，可伴锁骨上肿胀与锁骨骨折，分 3 型。

1. Ⅰ型　上臂型 –Erb 瘫，发生率占全部病例的 90%，损伤颈 5~ 颈 7 神经。患侧整个上肢下垂、内收，不能外展及外转。肘关节表现为前臂内收、伸直，不能旋后或弯曲。腕、指关节屈曲，受累侧拥抱反射不能引出。

2. Ⅱ型　下臂型 –Klumpke 瘫，该型少见，累及颈 8~ 胸 1，腕部屈肌及手肌无力，握持反射弱，若胸 1 椎根的交感神经纤维受损，可引起患侧 Horner 综合征，表现为瞳孔缩小、睑裂变窄。

3. Ⅲ型　全臂型 – 全上肢瘫，为所有臂丛神经根均受损伤。表现为全上肢松弛，反射消失。

【临床评估】

1. 健康史　了解分娩经过，产程中胎儿的情况；分娩方式、胎位、分娩是否顺利、新生儿出生体重。

2. 身体状况　观察上肢活动情况，检查二头肌肌腱反射、拥抱反射、握持反射。

3. 相关检查　肩胛及上臂 X 片检查，神经 – 肌电图检查。

【护理措施】

1. 保暖　臂丛神经损伤时常伴有感觉功能障碍，同时伴有交感神经功能障碍，患侧肢体可出现体温过低的现象，应注意肢体保暖，避免使用热水袋，以免烫伤，必要时放入温箱保暖。

2. 关节被动运动　第 1 周将前臂固定在上腹部，将患儿肩部处于外展旋位，肘关节屈曲，使肌肉放松，减少不适；1 周后，开始做按摩及被动运动，指导患儿父母为其做肩关节、肘关节、腕关节的移动度活动练习。

3. 2~3 个月不恢复，转诊至专科进行进一步检查，需要行手术治疗者，做好术前准备及术后护理。

4. 遵医嘱使用营养神经药物，出院后做好宣教，告知按疗程服药的重要性，促进神经肌肉功能恢复。

四、新生儿骨折

在产程延长、难产、巨大胎或胎儿窘迫需要快速娩出时，容易发生产伤性骨折。

（一）锁骨骨折

锁骨骨折（fracture of clavicle）是产伤性骨折中最常见的一种，占产伤的 1%~2%，多发生于体重较大的新生儿。

【病因】

1. 锁骨中段外 1/3 处较细，且无肌肉附着，当胎儿迅速下降时，前肩胛部挤向产妇的骨盆耻骨联合处，使脆弱的锁骨极度弯曲而发生骨折。

2. 助产士在未充分娩出前肩时，过早抬后肩，导致前肩锁骨压于耻骨弓下，受力过度造成骨折。

【临床表现】

1. 青枝骨折 不影响运动，无明显症状，易漏诊，多在体检时触到双侧锁骨不对称，患侧锁骨轮廓不清、有增厚模糊感。多数在出生后 2~3 周当骨痂形成时发现。

2. 完全性骨折 患儿不愿移动患侧上臂或运动不灵活，或完全失去运动能力，握持反射消失，移动患儿的患侧手臂时，患儿哭闹。

3. 骨折移位 可形成向上的成角畸形，移位严重时甚至有神经及血管的损伤。

【临床评估】

1. 健康史 了解分娩经过，产程中胎儿的情况；分娩方式、分娩是否顺利、新生儿出生体重、Apgar 评分及出生后的检查结果。

2. 身体状况 观察上肢活动情况，观察局部软组织，触诊双侧锁骨。

3. 相关检查 锁骨 X 线片检查。

【护理措施】

1. 加强宣教，通过产科门诊宣教，加强对产妇的体重管理，避免孕期胎儿体重增长过快；准确估计胎儿体重，对估计胎儿体重 >4.0kg 的产妇，进行仔细评估，选择合适的分娩方式；分娩过程中，正确处理产程，巧妙利用产力，切忌暴力牵引，切忌蛮力保护会阴；充分娩出前肩之前，不要过早抬高后肩。

2. 青枝骨折一般不需处理。注意保护患儿，减少患儿患侧肢体移动，以免造成再次损伤。

3. 多数研究认为完全性骨折也无须特殊处理，随着婴儿生长发育，肩部增宽，错位畸形也可消失，告知家属应注意病情观察。

（二）肱骨骨折

【病因】

肱骨骨折多发生于难产、臀位分娩、剖宫产、低体重出生儿或进行内倒转操作时。

【临床表现】

1. 胎儿娩出时听到骨裂声，患儿的患臂不能活动，局部肿胀、挛缩变性，被动运动时患儿哭闹，可触骨擦感。

2. 肱骨中下段 1/3 骨折可伤及桡神经，出现腕下垂及伸指障碍，伤及血管时或骨折后骨膜剥离可形成大血肿，致贫血甚至休克。

【临床评估】

1. 健康史 了解分娩经过，产程中胎儿的情况；分娩方式、分娩是否顺利、新生儿出生体重、Apgar 评分及出生后的检查结果。

2. 身体状况 观察上肢活动情况，包括肌肉张力、活动度及双上肢是否对称，观察局部软组织，进行局部触诊。

3. 相关检查 X 线片检查。

【护理措施】

1. 保持固定的有效性 采用绷带固定法，将上臂在躯干侧固定，于胸廓与上臂之间垫一棉垫，保持肘关节屈曲 90°，固定 3 周。肱骨下段或尺桡骨骨折，需采用小夹板固定。

2. 皮肤护理 采用夹板固定时，必须予以合适的衬垫，避免皮肤直接接触固定器，检查皮肤有无受压、破损或肿胀。

3. 严重移位者作闭合复位及上筒形石膏，注意观察患儿手指末端的血液循环情况。

（三）股骨骨折

【病因】

在臀位产或横位产时，用手勾出伸直的下肢，然后握住双下肢左右旋转至胎儿娩出，用力不当造成骨折。

【临床表现】

骨折多见于股骨中上段，局部肿胀，触诊有骨擦感，屈肌收缩，使近侧断端区曲外展，远端向上向内移位，造成成角畸形。

【临床评估】

1. 健康史 了解分娩经过，产程中胎儿的情况；分娩方式、分娩是否顺利、新生儿出生体重、Apgar 评分及出生后的检查结果。

2. 身体状况 观察下肢活动情况，包括肌肉张力、活动度及双下肢是否对称；观察局部软组织有无损伤肿胀；观察有无成角畸形；检查足背动脉有无搏动；检查末端血液循环情况。

3. 相关检查 X 线片检查。

【护理措施】

1. 用小夹板固定、躯干固定或悬垂牵引疗法，固定 3~4 周，保持固定或牵引体位，告知患儿家属勿随意去除固定或牵引装置。

2. 注意观察固定处的皮肤有无受压、破损或肿胀；观察患肢末端血液循环情况；观察固定的绷带是否影响患儿呼吸。

3. 指导家长定期随诊，保障患儿完成治疗流程。消除患儿家长的负面情绪，以获得最大程度的配合。

知识拓展

儿童死亡情况

2011 年，有 690 万 5 岁以下幼童夭折，其中绝大部分（99%）的幼童死亡发生在中低收入国家。5 岁以下幼童主要的死因为肺炎、早产、新生婴儿窒息和产伤、腹泻病。在撒哈拉以南非洲地区，疟疾仍然是 5 岁以下儿童的主要死因，占该地区 5 岁以下儿童死亡原因的 14%。

2011 年 5 岁以下儿童死亡人数中，有 43% 是新生儿（出生 28 天以内）。新生儿的主要死因是早产，在新生儿死亡原因中占到 1/3。

（徐 敏）

第八章
母乳喂养管理

第一节　母乳喂养知识与技巧

学习目标

完成本内容学习后，学生将能：
1. 复述母乳喂养的概念。
2. 列出母乳喂养的好处。
3. 描述促进和支持母乳喂养的措施。
4. 应用母乳喂养的技巧。

世界卫生组织指出最佳母乳喂养至关重要并建议产后1h内即开始母乳喂养；生命最初6个月应进行纯母乳喂养；在婴儿6个月龄时增加有足够营养和安全的补充（固体）食品，同时持续进行母乳喂养至两岁或两岁以上。国际母乳喂养行动联盟（WABA）确定每年8月1日至7日为“世界母乳喂养周”，我国由原国家卫生部提出，将每年的5月20日作为全国母乳喂养宣传日，目的都在于强化人们母乳喂养的意识。

一、母乳喂养的概念

（一）纯母乳喂养

是在婴儿生命最初的6个月内不喂给除母乳之外的任何食物或饮料，甚至不喂水，但婴儿能够摄入口服补液盐、滴液和糖浆（维生素、矿物质和药物）。

（二）主要母乳喂养

指婴儿的主要营养来源为母乳（包括由乳母分泌的母乳作为主要营养来源）。但婴儿也会摄入其他液体（水或水基饮料、果汁）、口服补液盐、滴液或糖浆（维生素、矿物质及药物）。

二、母乳喂养的好处

（一）母乳喂养对婴儿的好处

1. 母乳是婴儿最为安全的食品，可以提供婴儿生长发育所需的营养。在婴儿6个月内，母乳可以提供其生长发育所需的全部营养和水分。在婴儿1岁前的后半年，母乳也满足了一半或更多的婴儿营养需要，而且在婴儿两岁的这一年中，母乳可提供三分之一的营养。

2. 母乳不仅能供给婴幼儿最丰富的营养，更重要的是母乳具有免疫学优势，可以增强新生儿的免疫力和抵抗外界不良因素侵袭的能力，母乳中含有多种免疫活性物质，经哺乳到达婴幼儿体内，可发挥积极的抗病作用。巴西一项研究结果显示，人工喂养儿患肺炎死亡的可能性是纯母乳喂养儿的3~4倍。

3. 母乳不仅是婴儿的食物也是药物。世界卫生组织推荐不能由其母亲哺乳的低出生体重婴儿，应当喂以捐赠母乳。越来越多的证据显示，捐赠母乳可以降低低体重儿坏死性小肠结肠炎的发生率。据世界卫生组织的数据显示，在两岁之前对所有婴儿进行母乳喂养，每年就可挽救逾82万名5岁以下儿童的生命。

4. 母乳喂养时，婴儿与母亲亲密而频繁的皮肤接触，可以促进母婴之间的感情，对婴儿建立和谐、健康的心理有重要作用。

5. “母乳带来的益处有助于婴儿在生命之初保持健康，并可使人在成年期持续获益”，联合国儿童基金会执行主任亨丽埃塔·福尔说。在婴儿阶段得到母乳喂养的儿童和青少年出现超重或肥胖的可能性更低、罹患病毒性肝炎的概率也低。研究表明，母乳喂养的婴儿在成年时期患2型糖尿病、冠心病的概率也会下降。母乳喂养甚至还可提高儿童期和成人期智力测试成绩，提高教育程度和收入水平。母乳喂养有利于牙的发育和保护，吸吮时的肌肉运动还有助于面部正常发育。可以说母乳喂养对健康会产生长达一生的积极影响。

（二）母乳喂养对母亲的好处

母乳喂养不仅对婴儿有诸多好处，对母亲也同样有好处。

1. 婴儿吸吮刺激母亲体内催乳素的产生，同时可促催产素的产生，催产素可促进子宫的收缩和复旧，有助于防止产后出血。

2. 母乳喂养可以延迟月经复潮和排卵，有利于延长生育周期。

3. 文献综述表明，较高水平的母乳喂养（特别是纯母乳喂养和以母乳喂养为主）可延长闭经期。

4. 母乳喂养可以降低卵巢癌和乳腺癌的患病概率，有证据表明，总母乳喂养时间每增加12个月，浸润性乳腺癌的发生率即降低4.3%，且相比于较短的母乳喂养时间，较长的母乳喂养时间可使浸润性乳腺癌的发生率降低7%。较长时间的母乳喂养可使卵巢癌的发生率降低18%。

5. 另发现母乳喂养与较低水平的产妇抑郁症间存在显著关联，但两者的因果关系更可能是抑郁影响了母乳喂养。

（三）母乳喂养对家庭和社会的好处

1. 从经济方面讲，母乳喂养经济价廉，婴儿父母不需负担购买配方奶、喂养工具等的费用，同时减少因婴儿生病就诊的费用。

2. 母乳喂养十分方便，可以随时、随地哺乳。免去配奶、温奶、洗刷奶瓶等麻烦。

3. 母乳喂养的母亲对婴儿比较慈爱，有助于孩子的智能发育，较少发生遗弃或虐待她的孩子，有助于家庭和睦、社会安定。

三、母乳喂养技巧

虽然母乳喂养是一种自然行为，但对于大多数产妇来说，还是需要通过实际的帮助和学习，才能成功地做到母乳喂养。母乳喂养是一项“技术活”，要想成功地进行母乳喂养是需要技巧的。

（一）促进和支持母乳喂养的措施

世界卫生组织和联合国儿童基金会于2018年发布了《成功促进母乳喂养十项措施》，以增进对提供孕产妇和新生儿服务的医疗机构的母乳喂养支持。该实际指导鼓励产妇进行母乳喂养，并使卫生工作者了解如何对母乳喂养提供最佳支持。十项措施包括两大方面，一是关键管理规程，二是重要的临床实践，从两个层面做出了建议。

1. 关键管理规程

（1）第一部分从管理层面提出要完全遵守《国际母乳代用品销售法则》和世界卫生大会相关决议，有效阻止母乳代用品的侵略；制定书面的婴儿喂养政策，并定期与员工及家长沟通，使母乳喂养的护理有证可依并能实行问责；建立持续的监控和数据管理系统。

（2）确保工作人员有足够的知识、能力和技能以支持母乳喂养，较之前的十项措施，新出台的措施侧重于对工作人员进行评估和评价，以确保促进母乳喂养的措施能不走样地实施下去。

2. 重要的临床实践

（1）十项措施第二部分则是从临床实践的角度出发，其中提到，孕妇应该自产前即开始接受有关母乳喂养的课程、培训和咨询，这可以让孕妇在产前对母乳喂养做出正确的决定，并能在产后为娇嫩的新生儿进行母乳喂养时不至于手足无措。我国已有较多的医院通过开展助产士门诊、孕妇学校等形式进行产前母乳喂养的培训，并有国内的研究指出该项措施是有效的。

（2）皮肤接触也是新措施中强调的。鼓励新生儿出生后5min内与母亲进行不间断的皮肤接触，至少接触60min，剖宫产的产妇同样需要这样去做。肌肤接触有利于新生儿的寻乳反射，早期的哺乳会增加泌乳反射，是母乳喂养成功的基础。

（3）支持产妇母乳喂养的实际措施此次也扩大了内涵，包括利用多种方式帮助产妇解决母乳喂养过程中存在的困难，帮助其建立母乳喂养的自信心，而提高母乳喂养自我效能可以利于母乳喂养的持续进行。

（4）新措施中还强调，除非有医学指征，否则不要为母乳喂养的新生儿提供母乳以外的任何食物和液体。

（5）母婴同室在新措施中再次被重复，目前，我国大部分地区的医院能够切实做到这一点。

（6）帮助产妇识别和回应新生儿需要进食的迹象，这一点在我们的临床工作中可能常会遇到，许多产妇不知道如何判断新生儿是否需要进食。

（7）新十项措施更新之前禁止使用奶瓶、奶嘴、安抚奶嘴的观念，变更为向产妇讲解使用以上产品的风险。

（8）协调出院，以便父母和婴儿获得持续的支持和照顾，这符合我们延续性护理的理念，也可以使母乳喂养维持下去。

（二）母乳喂养的体位

母乳喂养时，采用合适的体位，既不会使产妇感到疲劳和不适，还会让婴儿顺利吃到母乳。母乳喂养的体位有多种，不同情况的产妇可以选择适合自己的体位。母乳喂养的体位也不是一成不变的，可随着婴儿的成长而做出合适的改变和调整。

1. 交叉摇篮式 交叉摇篮式是用一侧乳房喂婴儿，用同侧手支撑着乳房，然后用对侧手的手掌支撑着婴儿颈部，注意不要用手掌托着孩子的后脑，这样他可能会因感到不舒适而推开乳房。也可以将婴儿放在哺乳枕垫的上面，这样可以缓解产妇的负重。这种姿势能够让产妇更清楚地看到孩子吃奶的情况，特别适用于早产或者吃奶有困难的婴儿，也是在公共场所最方便的哺乳方式。

2. 摇篮式 和交叉摇篮式非常相似，但用来支撑婴儿的手臂和喂养乳房为同一侧，与交叉摇篮式恰恰相反。摇篮式的哺乳方法是用一侧乳房哺乳时，用同侧的前臂和手来支撑孩子的头部和身体，另外一只手可以用来承托乳房并将乳头送进婴儿的口中。建议使用哺乳枕，一次哺乳时间较长，将婴儿置于哺乳枕上可以减轻产妇的负担。

3. 橄榄球式 让婴儿躺在产妇身体一侧，用同侧前臂支撑婴儿的头部，手要扶住婴儿的颈部和头部，另一只手托着乳房，这样容易观察婴儿是否已经正确的含接，以便形成有效哺乳。这种体位非常适合剖宫产的产妇，因为哺乳时不用直接抱着婴儿，所以不会压到腹部伤口，同时也适合乳房较大或者乳头扁平、内陷的产妇。

4. 背靠式 产妇的后背靠在沙发、床或躺椅上，身体与靠背呈 45°，让婴儿趴在身上，产妇用双手护着婴儿，注意保证婴儿安全，避免跌落。此种体位能最大程度地让产妇得到放松，是很多产妇喜欢采用的体位。

5. 侧卧式 产妇在床上侧卧，为了使产妇哺乳时更舒适，可以在其背后垫枕头来支撑身体，同时还可以在两腿中间垫一个枕头。产妇与婴儿面对面，然后将婴儿的头枕在毛巾垫上，使婴儿的嘴和自己的乳头保持水平方向。同时用另一只胳膊的前臂支撑住婴儿的后背，用手轻轻扶着婴儿的头部。这种体位不用负重，同样最为适合剖宫产产妇，及有侧切、会阴撕裂或痔疮疼痛的产妇。

6. 直立抱式 介绍一种比较适合稍大一点婴儿的体位，直立抱式也称考拉式。让婴儿跨坐在妈妈的腿上，需要婴儿坐直，用同侧手臂扶好婴儿，另一只手托着乳房，行成有效的哺乳姿势。

7. 双侧摇篮式和双侧橄榄球式 对于生双胞胎的产妇，同时哺喂两个婴儿时，可以采取双侧摇篮式和双侧橄榄球式。

（1）双侧摇篮式：在产妇身上放一个哺乳枕，将两个婴儿都放在哺乳枕上，两个婴儿分别躺在产妇的臂弯中，让他们的腿彼此交叉。采用此种体位哺乳时，应该在护士或家人的协助下完成。

（2）双侧橄榄球式：同样在产妇身上放一个哺乳枕，两个婴儿分别躺在产妇身体的两侧，头枕在哺乳枕上，产妇以橄榄球式的体位进行哺乳。

8. 特殊情况下母乳喂养的最佳体位 当婴儿出现以下特殊情况时，可尝试最佳的哺乳体位。

（1）婴儿有较严重的胃食管反流或胀气时：可采用背靠式或直立抱式，这样可以使婴儿处于半直立或直立，依靠重力的作用减少、防止胃食管反流。需要注意的是，在给婴儿喂奶之后，一定要让其保持直立 15~20min，可以是直立抱着，也可以使用婴儿背带。婴儿刚吃过奶，不要坐着或者晃动婴儿，因为这样更容易造成胃食管反流。

（2）婴儿鼻塞严重时：当婴儿因感冒等原因造成鼻塞时，最好采用背靠式或直立抱式的体位。如果采用让婴儿躺下的哺乳体位,会加重婴儿的鼻塞,使其不愿吃奶。

（3）产妇涨奶时：当产妇涨奶的时候,母乳量大而且流速很快,婴儿很快就会吃饱,同时也容易导致婴儿呛奶、胀气或者吐奶。这时需要减轻重力的作用,最好采用背靠式,这种方式在母乳喷出时婴儿更容易躲开,可防止被呛到。

（三）婴儿正确的含接姿势

母乳喂养时,婴儿正确的含接姿势至关重要,只有做到正确含接才能达到有效吸吮,才能刺激产妇分泌更多的乳汁,保证有足够的乳汁供应,同时还能预防乳头疼痛、皲裂、感染等情况的发生。保证婴儿含接姿势正确,有以下几点技巧。

1. 产妇每次哺乳时,先用“C形手法”托起乳房,即一手放在乳房外侧,把除大拇指外的四根手指贴在乳房下的胸壁上,支撑乳房基底部,然后将大拇指放在乳房上方,托起的同时可以轻轻挤压乳房,这样可以使乳晕紧缩,乳头更突出,利于含接。注意不要将手指放在乳晕上,否则在婴儿含接时挡住婴儿的嘴。

2. 要做到正确含接,必须是在婴儿嘴张得很大的时候,将乳头送到婴儿口中。产妇可以托起乳房,用乳头触碰婴儿的下唇,或使婴儿的下巴紧贴自己的乳房,还可以用手触碰婴儿的嘴,轻轻按压其下巴,这样做可以刺激婴儿张开嘴巴。在婴儿像打哈欠那样张大嘴巴时,快而轻地将乳头送到其口中。注意一定不要带有强迫性地将乳头塞入婴儿口中,大力的动作会使婴儿感到害怕而拒绝吃奶。

3. 表明婴儿含接正确的征象：婴儿下颏贴到乳房；下唇外翻；面颊鼓起呈圆形；含住乳晕而不是乳头；含接时可见到口唇上方的乳晕比下方多；有慢而深的吸吮,有时会有暂停,能看到吞咽动作和听到吞咽的声音。

4. 新生儿出生1h之内做到早开奶,有研究表明,可以熟练含接的婴儿都有出生后即刻被放到妈妈肚子上的经历,他们面对妈妈的乳头,可以自己练习含接和吸吮,称为“觅乳爬行”。

5. 当婴儿含接姿势不正确时,要用手指轻轻插入婴儿嘴角,向下按压乳头,中断哺乳。不正确的含接姿势是使产妇感到乳头疼痛的最主要原因,切忌直接将乳头拉出,而是重复上面的动作来中断哺乳,否则会使乳头损伤。

（四）提高母乳分泌量

1. 母乳不足的原因

（1）泌乳刺激减少：由于婴儿含接姿势不当造成产妇感到乳头疼痛甚至皲裂、感染,严重时发生乳腺炎,从而影响哺乳刺激；过早地添加配方奶、水等,增加了婴儿的饱腹感,使吸吮刺激减少；使用安慰奶嘴会减少婴儿吃母乳的次数；过于严格地按照4h一次的程序为婴儿哺乳；婴儿睡眠时间长,产妇没有叫醒吃奶,或没有将奶挤出；婴儿有口腔感染等问题,因疼痛不适而不愿意吃奶。

（2）产妇精神焦虑、抑郁,心情不佳,睡眠不足均会影响母乳的分泌。

（3）引起母乳不足的疾病和状况：产妇内分泌紊乱、产后大量失血、服用复方避孕药、乳房受伤或手术等。

2. 促进母乳分泌的措施 产妇要想有充分的乳汁分泌,除了避免以上造成母乳不足的原因外,还要尽可能地做到培养良好的心态和生活方式。

（1）帮助产妇建立母乳喂养自信心,提高母乳喂养自我效能,是母乳喂养能够成功的基石。护士要鼓励产妇母乳喂养是一种自然的行为，是母亲的本能和天性，只要多加练习很快便能顺利进行母乳喂养了，让产妇感受到身边有医生、护士、家人的支持和帮助。

（2）频繁有效的吸吮是保证母乳充足的关键因素之一，做到早接触，早开奶，保证24h母婴同室，按需哺乳。值得一提的是，对于剖宫产的产妇我们要格外关注，因为多项研究揭示剖宫产手术是影响母乳喂养的独立因素，提示医务人员应采用促进泌乳的临床干预方法，如鼓励皮肤接触、使用吸奶器定时吸奶等。

（3）哺乳时，两边乳房都要让婴儿吸吮，食量小的婴儿或产妇乳汁过量，婴儿只吃一侧乳房就饱了，如需要刺激更多的乳汁分泌，则要通过吸奶将乳汁排空。

（4）研究表明，产妇每天摄入水量与乳汁分泌量有密切关系。产妇摄入适量的水分，对乳汁的分泌帮助很大，若水分不足，直接影响乳汁分泌量。产妇及时补充足够的水分，也可多喝豆浆、牛奶、果汁、蔬菜汤、鱼汤、肉汤等，都利于乳汁分泌。

（5）按摩乳房也可以起到刺激泌乳的功能，先用干净的温开水浸湿毛巾由乳头中心往乳晕方向呈环形擦拭，轮流热敷两侧乳房，每侧各敷15min，同时配合按摩，按摩时动作要轻柔、力度适当均匀。

（6）充分休息，保持良好的心情。家人尤其是丈夫的支持对产妇来说不可或缺，夜间婴儿啼哭，在哺喂后，可由父亲安抚哄睡。同时，丈夫要在母乳喂养整个过程中鼓励、协助产妇，由于激素的影响产妇产后情绪波动较大，丈夫要予以理解并保持平和的态度。

（7）让产妇知道出院后如何寻求母乳喂养的咨询和帮助，这样有助于母乳喂养一直持续下去。

（8）如果出现乳头皲裂，每次哺乳时让婴儿先吃对侧乳房，患侧乳头要保持清洁干燥，可在哺乳后挤出几滴母乳均匀地涂抹在乳头上，将患侧乳头完全暴露在空气中晾干。如果乳头疼痛难忍，患侧可停止哺乳24h，用手工挤奶法或吸奶器清空乳房。

（五）处理乳汁淤积方法

1. 及时排空乳房是最好的缓解乳汁淤积的方法，可以通过勤哺乳来实现，如果婴儿食量小或产妇乳汁分泌过多，则可使用吸奶器将剩余的乳汁吸出。

2. 如果乳房肿胀较为严重，乳汁不容易排出，则可采用热敷、按摩的方法，热敷有助于使阻塞的乳腺管扩张，缓解产妇胀痛感，注意热敷时不要烫伤皮肤，热敷同时辅以乳房按摩，可以使淤积的乳汁散开，疏通乳腺管。按摩者的手上可以涂抹婴儿抚触油，否则按摩时会使皮肤感到牵拉不适，增加产妇疼痛感。

3. 当产妇乳涨严重，疼痛难忍时，可弯腰将乳房浸泡在温水中，稍后再轻轻晃动乳房，有利于乳汁流出。

4. 在婴儿饥饿感强烈时予以喂养，增加婴儿吸吮频率，或用吸奶器及时将乳汁吸出。

（六）几种特殊情况下的母乳喂养

1. 产妇乳头扁平或内陷 产妇乳头扁平或内陷可使婴儿含接困难，有时产妇会因此对母乳喂养失去信心，护士要耐心地帮助她们成功地建立母乳喂养，树立其信心，并告知有许多乳头扁平或内陷的产妇都能通过努力成功地进行母乳喂养，缓解期心理压力。

乳头与乳房皮肤在同一平面，即不能竖起，这样的乳头为扁平乳头。产妇在母乳喂养前可先热敷和按摩乳房，刺激泌乳反射，挤出乳汁涂抹于乳头、乳晕部，使乳晕皮肤变软，牵拉、捻转乳头引起立乳反射，在婴儿饥饿感强烈时让其吸吮，体位建议采用摇篮式或侧卧式，这样容易固定婴儿头部，不会使已含接好的乳头脱出。

如果乳头陷于乳晕内，且牵拉也无法高出乳晕，则为乳头内陷，先尝试以上与乳头扁平同样的方法，若不成功可以考虑使用乳头保护罩，乳头保护罩很薄，是一种可以覆盖在乳晕上的、形似乳头的塑料杯罩，可以通过按压乳房使乳头凸起。

无论是乳头扁平还是乳头内陷的产妇均不要过早让婴儿接触奶瓶，否则婴儿会对妈妈的乳房产生抗拒。

2. 双胎的母乳喂养 随着辅助生育技术的进步，分娩双胎的产妇越来越多，为双胎婴儿进行母乳喂养有以下注意事项。

（1）双胎早产的概率要高，对于早产儿母乳是首选的食物。研究证明，双胎的母亲每天泌乳量要多于单胎的产妇，因此，护士要帮助产妇建立母乳喂养的信心。

（2）母乳喂养时，应采取一个乳房喂养一个婴儿、交叉喂养的方式。产妇每次喂养时可同时进行双侧喂养，且做到交换互吸，相互调换两个婴儿的位置。如果不交换吸吮，则会因两个婴儿吸吮力不同而造成产妇两侧乳房泌乳量不同，乳房形态出现一大一小的情况，也会使吸吮力不好的婴儿健康状况比另一个婴儿差。

（3）母乳喂养的体位宜采取坐姿或斜靠着，使用哺乳枕、靠垫、枕头等来提高舒适度，减轻因哺乳劳累而带来的腰背酸痛。

（4）哺喂双胎是一件辛苦的事情，产妇要注意自身的休息和营养摄入，同时丈夫和家人的支持与帮助显得尤为重要。

（七）判断母乳是否充足

1. 哺乳时，产妇感到婴儿的吸吮有力，看到婴儿缓慢的吞咽，甚至有时乳汁从婴儿的嘴角溢出，并能听到婴儿吞咽的声音，婴儿吃完奶后，能安静地睡 2~3h。

2. 也可以根据婴儿的排尿、排便情况来判断。母乳喂养的新生儿，出生 1 周以后每天排尿 6 次以上，大便颜色为淡黄色、质软，说明母乳的量可以满足婴儿的需求，如果大便呈绿色、粪质少且含有黏液，说明婴儿没有吃饱。

3. 婴儿体重的增长情况也可以反映出母乳是否充足，可以说体重增长是最客观、精准的判断指标。足月新生儿出生 1 周内会有生理性的体重下降，如果体重下降超过 10% 或更多，则代表母乳喂养不足。满月时体重增加达 600g 及以上则达标，如果体重增长未达标，说明母乳不足。

（八）母乳喂养后防止溢乳

1. 保证正确的含接姿势，这样不容易让婴儿吃进很多空气，导致胃腹饱胀而容易引起溢乳。

2. 婴儿的胃呈水平位，且贲门括约肌松弛，吃饱后乳汁容易反流，采用合适的喂奶姿势，适当掌握哺乳间隔，不要因为过于频繁地喂奶而使胃部饱胀导致吐奶。

3. 喂奶后把婴儿竖着抱起，让其趴在产妇肩头，产妇用手轻拍婴儿的背部，让婴儿打嗝，使那些随吃奶吞入的空气排出，防止溢乳。

4. 注意辨别病理情况，如果婴儿吐的奶可能是刚刚吃下去的乳汁，也可能呈豆腐渣状，那是母乳与胃酸作用的结果，以上属于正常情况。但如果婴儿呕吐频繁，每次吃奶后均有呕吐，且吐出物呈黄绿色、咖啡色液体，甚至伴有身体消瘦、体重不增反降等情况，要排除是不是患有先天性肥厚性幽门狭窄等疾病。

（九）乳母工作后的母乳喂养

为了坚持持续的母乳喂养，使婴儿能够很好地过渡，产妇应在产假结束前的一段时间，开始准备工作状态后如何进行母乳喂养的准备和训练。

1. 找到合适的婴儿照顾者，让婴儿与其建立感情和信任。

2. 训练婴儿适应奶瓶喂养。最好开始在婴儿感到很饥饿的状态下使用奶瓶哺喂，一定不要在婴儿情绪不好的时候强迫其使用奶瓶。练习要循序渐进，有的婴儿起初会拒绝使用奶瓶，产妇及家人要有耐心，让其慢慢熟悉奶瓶并接受。

3. 提前模拟按产妇上班离开后的时间给婴儿进行喂养，让婴儿逐渐适应。

4. 产妇练习使用吸奶器，熟练掌握吸奶器的使用方法、清洗和消毒方法。为了顺利将乳汁吸出，可以在吸奶时看看婴儿的照片或想象婴儿在身边的样子，或者按摩乳房这样可以有助于刺激泌乳。

5. 提前储备好母乳，以便上班第一天婴儿有母乳可吃。如果母乳有剩余的情况下，储备一些，以备不时之需。

6. 提前备好吸奶器、保温包、冰袋、储奶袋、溢乳垫、清洗消毒吸奶器时使用的容器等物品。

7. 吸奶前，洗净双手，有条件的情况下，找一个安静、干净的场所吸奶。

8. 合理安排吸奶时间，建议至少 4h 吸 1 次奶，每次将两侧乳房都排空。

9. 下班回家后，可以亲自哺喂婴儿。

（十）适时停止母乳喂养

1. 断奶要选对合适时机，不仅乳母要做好充分的心理准备，婴儿也要做好提前的训练，要提前适应使用奶瓶、吃配方奶或其他代乳品。不要在婴儿生病或不适的时候断奶，断奶的最佳季节是秋季。

2. 断奶开始时，乳汁还很充足的乳母会感到奶胀，这时挤出一部分乳汁，但不要将乳汁全部挤出，乳房中有乳汁剩余会给大脑一个负反馈，慢慢地乳汁分泌就减少直至不再产奶。乳汁本来就已经很少的产妇，如果没有奶胀的感觉可以不用处理，一旦感到奶胀按以上方法挤奶即可。

3. 断奶要循序渐进，切忌采用在乳头涂抹辣椒、苦瓜等刺激的食物，有可能会损伤婴儿口腔黏膜。也不要采用隔离法，这样会增加婴儿分离焦虑。

4. 晚上睡前可以将母乳换成配方奶喂给婴儿，这样可以适当延迟婴儿半夜起来吃奶的时间，若夜间婴儿起来啼哭，可以抱着安抚一下，喂以配方奶。

5. 鼓励产妇丈夫在断奶过程中，积极发挥父亲的作用，多与婴儿接触，主动承担安抚、哄睡婴儿的工作。

（十一）母乳喂养产妇的饮食及用药

1. 下奶前不要喝使乳汁变得浓稠的汤，如鲫鱼汤、肉汤、猪蹄汤等，待乳腺管都通畅，乳汁不足时再适当补充。

2. 母乳喂养期间要注意饮食结构合理，不宜过多补充蛋白质、脂肪等，这样容易造成消化不良，也增加了便秘的风险，且婴儿喝了母乳后容易腹泻。

3.《中国居民膳食指南》中明确指出，母乳喂养期间，乳母要忌烟酒，远离浓茶、咖啡。

另外，母乳喂养期间尽量不要食用辛辣刺激性强、易致婴儿过敏、生冷的食物，保证饮食卫生。

4. 母乳喂养期间，产妇若生病不适，用药需谨慎，严格按医嘱，所服用的药量不大或药物不良反应不大时，不用中断母乳喂养，可用药后调整哺乳时间，最大程度地减少婴儿摄入的药量。

知识拓展

初乳对新生儿肠道的3个特殊作用

1. 促进新生儿肠道生长，活化消化酶，提高吸收营养的能力。

2. 促进新生儿肠道成熟，初乳中含有多种生长因子和细胞因子，能够促进肠道上皮细胞的发育，加快细胞致密联接形成，帮助新生儿肠道尽快完善屏障功能。

3. 初乳中的益生菌和共生菌帮助新生儿肠道菌群的正常建立，同时可抑制致病微生物在肠道的生长和入侵，从而保护新生儿的肠道。

（秦 瑛）

第二节　临床中母乳喂养难点问题的预防和解决

学习目标

完成本内容学习后，学生将能：
1. 复述乳汁分泌不足、乳房肿胀、乳腺炎的原因及处理。
2. 列出常见乳头疼痛的原因及管理方案。
3. 描述乳头、乳房形态对哺乳的影响及处理。
4. 应用所学的知识识别及处理临床中常见的母乳喂养难点问题。

一、母乳喂养评估

2018年4月，世界卫生组织和儿童基金会在日内瓦发布更新版《促进母乳喂养十点措施》中提出“确保工作人员要有足够的知识、能力和技能支持母乳喂养。”通过准确有效的母乳喂养评估寻找可能干扰母乳喂养的情况，为需要的母亲和婴儿提供有针对性、有效的母乳喂养支持。

（一）病史采集

1. 母乳喂养史　既往哺乳经历或问题；孕前乳头或乳房敏感度；乳汁供应量；母乳喂养模式（频率、时长、一侧或双侧）；乳汁的挤出频率，手挤奶和/或吸奶器的类型；母亲的哺乳态度以及哺乳目标。

2. 母亲的病史　孕期、分娩时的并发症（用药情况、干预措施）；医疗状况（特别是有无雷诺现象、冷敏感性、偏头痛、皮炎、湿疹、慢性疼痛综合征、念珠菌感染、舌系带短缩家族史）；乳房手术史；用药史；过敏情况；有无抑郁、焦虑；乳头或乳房区域单纯疱疹或者带状疱疹史；近期乳房感染史。

3. 婴儿的病史　有无产伤或者检查中的异常情况；目前月龄以及出生胎龄；出生体重、体重增长以及一般健康状况、营养、清醒度；在乳房上的行为（推开、扭动、咬、咳嗽、呼吸短促、过度嗜睡）；有无易激惹；有无胃肠道问题（反流综合征、血便、黏液便）；疾病（症状）；既往舌系带短缩的诊断、舌系带切开术史；药物史。

（二）相关检查

1. 母亲　①一般表现（是否呈贫血貌或疲惫）。②乳房评估：乳房的大小、形状、对称性、颜色，有无损伤、肿块；乳头情况（乳头的形态、颜色变化，皮肤完整性、敏感度，是否有脓性渗出液、皮疹、着色、病灶）。③乳房检查（有无肿胀、包块、浅压或深压疼痛）；轻触碰或者深部触碰乳房、乳晕以及乳头时身体的敏感度。④母乳喂养过程的观察和评估包括：母亲的抱奶姿势、托起乳房的方法、婴儿含接乳房是否正确；吮吸节奏；喂养模式，即是营养性吸吮或非营养性吮吸；睡眠；哺乳结束以后乳头的形状和颜色。⑤观察母亲挤奶过程：手挤奶的技巧；乳盾（喇叭罩）与乳房大小的匹配度；吸奶频率。⑥使用工具评估母亲的情绪，例如用爱丁堡产后抑郁量表评估是否有产后抑郁情况。

2. 婴儿　①头面部特征的对称性（包括下颌角度、眼/耳位置）；口腔解剖（是否存在舌系带短缩、鹅口疮、腭畸形）；气道（查看鼻孔是否堵塞）；头部和颈部活动角度；婴儿肌张力；其他可以提供潜在神经系统问题的线索，例如眼球震颤。②婴儿在乳房上含接（正确含接时婴儿嘴张大及嘴唇外翻）。③婴儿吃奶时与母亲“三贴”（胸贴胸、腹贴腹、婴儿下颏贴着母亲乳房）。④婴儿吃奶后是否安静、入睡。⑤婴儿每日小便次数以及体重变化情况等。

二、母乳喂养难点问题的预防和解决

1. 乳房的形态　很多妇女担心，较小的乳房不能产生足够的乳汁，这是不必要的。乳房的大小与母乳喂养成功没有必然的关联，乳房的大小主是由乳房的脂肪组织决定的而不是腺体组织。因此，即使是小乳房，只要拥有足够的乳腺组织，也能产生足够的乳汁。

乳头及乳晕也有不同的形状及大小。有时乳头的形状会影响婴儿的含接，这就需要帮助母亲在分娩后最初几天掌握正确的含接姿势，以保证婴儿可以做到有效吸吮。但是要注意，如果婴儿曾以奶瓶喂养，或是没有人帮助母亲改善她的哺乳技巧，则不论母亲乳头的形状如何，婴儿都可能含接不好，而造成进一步的问题。少数母亲乳房发育异常，以及某些乳房手术后的母亲可能导致不能产生足够的乳汁，但这种情况是非常少见。

2. 乳头扁平和凹陷 超声研究发现，在婴儿吸吮时，正常的乳头延伸至婴儿软硬腭交界的地方。婴儿吃到乳汁，并不是单纯靠吸吮乳头，而是含住乳头及乳晕下的乳房组织，形成一个“长奶嘴”，乳头仅占此奶嘴的 1/3。

面对担心的母亲，可以指导测试乳房伸展性，把大拇指与示指放在乳头两侧的乳晕旁，并尝试轻轻地把乳头拉出，如果乳房组织容易被牵拉，说明乳房伸展性好，婴儿容易牵拉母亲乳房到嘴中形成“奶嘴”，从而进行有效吸吮。因此即使母亲的乳房在孕早期看上去扁平，由于乳房的伸展性在怀孕期及出生后头一周会逐渐改善，婴儿仍然可以成功地吃到母乳。

研究发现产前乳头罩或是 Hoffman's 运动对乳头凹陷并没有帮助，且多数母亲不需要任何治疗，在分娩后能够自动改善。因此分娩后即刻让母亲与婴儿进行皮肤接触，尽早开奶；帮助母亲建立母乳喂养的信心，告诉母亲吸吮有助于她的乳头向外牵拉，乳头的弹性和伸展性比乳头的形状更为重要，孕末期到分娩后 1~2 周，乳房受到激素的影响，乳头、乳晕会变软，乳房的伸展性会得到改善，婴儿正确含接的部位不仅是乳头，还包括乳晕，当婴儿吸吮时，会伸展她的乳房而且拉出乳头；鼓励母亲婴儿进行更多的皮肤接触，并且让婴儿自己寻找乳房，不论何时，只要婴儿感兴趣，就让他自己试着去含接乳房；帮助母亲尝试不同的喂哺体位，有时用不同的方式抱婴儿可以使他容易含接，例如有些母亲认为环抱式最好；帮助母亲在喂哺前使乳头凸起，有利于婴儿含接。母亲可以用手牵拉刺激乳头，也可用乳头吸引器或空针筒将乳头吸出，指导母亲用手指从下面托起乳房，并用拇指轻轻压在乳房上部，将乳房调整成一定形状，使婴儿易于含接，注意手指不要太靠近乳头。

如果婴儿在最初 1~2 周不能有效吸吮，帮助母亲进行以下处理：指导母亲挤出乳汁，用杯子喂哺婴儿。母亲不应使用奶瓶，因为这将导致婴儿更加难以接受母亲的乳房。将少量乳汁直接挤到婴儿嘴内，婴儿能够马上吃到乳汁，缓解了挫折感，并且会更愿意试着去吸吮。让婴儿频繁地接触母亲的乳房。母亲应不断地与婴儿进行皮肤接触，让婴儿试着自己去含接乳房。

3. 乳头疼痛 与哺乳相关的疼痛和不适在产后头几周很常见，这是早期哺乳中断的原因。一些研究者已经发现，哺乳相关性疼痛与产后抑郁存在一定的关联。因此，及时识别哺乳相关性疼痛以及合适的管理对母亲实现哺乳目标至关重要。含乳姿势不正确通常认为是乳头疼痛最常见的原因。此外还见于母亲怀抱婴儿的姿势不正确、乳头念珠菌感染、婴儿舌系带短缩等因素。常见乳头（乳房）疼痛的管理见表 8-1。

4. 乳汁分泌不足 “乳汁不足”是产后最初几天母亲担心的问题，也是母亲们早期断奶或是混合喂养的一个常见的原因。但是真正的乳汁不足其实是罕见的。对于婴儿行为不切实际的期望是护理工作人员和母亲的主要问题，婴儿需要频繁喂养，是因为他们的胃容量与泌乳的模式相对应，随着婴儿胃的增大，泌乳量也在不断增加。

母亲认为自己的乳汁分泌少，主要是因为缺乏母乳哺育的信息，对纯母乳喂养的信念不足，在泌乳二期到来之前，通常将婴儿频繁吸吮乳房，刺激乳汁分泌的行为，误以为是乳汁产生不足，而给婴儿添加配方奶。母亲通常认为婴儿没吃饱的行为有夜间频繁地哺乳、哺乳时间过长、哺乳后婴儿仍哭闹、乳房胀奶的感觉少等。尽管导致这些行为的原因可能是乳汁分泌不足，但也有可能是由于婴儿含接姿势错误、吸吮—呼吸—吞咽功能不协调等原因造成婴儿未能有效吸吮所导致的摄入不足。

表 8-1 常见乳头(乳房)疼痛的表现及管理

情况	临床表现	管理
婴儿含接姿势不正确	乳头变形或反复皲裂，婴儿吸吮时两颊凹陷，有咔嗒声	矫正哺乳体位，调整婴儿含接部位
婴儿舌系带短缩	持续性乳头损伤，婴儿舌系带紧，舌头移动受限	受过训练的医生使用激光或者剪刀行舌系带切开术
吸奶器创伤或使用不当	乳头或者软组织损伤或擦伤	观察一次吸奶过程 调整吸力大小和使用匹配的吸乳罩
湿疹	红斑状皮肤。 急性发作期：水疱、糜烂、渗出或渗漏、痂皮的形成 慢性期：干燥、脱屑、苔藓样改变，病变区域会瘙痒、疼痛甚至灼烧感	避免接触明确的诱发因素 使用润肤剂 使用弱或中效类固醇软膏每天 2 次持续 2 周(哺乳后即刻涂抹)。使用第二代抗组胺药物应对瘙痒 在持续发作的案例中，考虑短期疗程(少于 3 周)口服泼尼松或泼尼松龙
银屑病	块状红斑，区域清晰，有细微银色覆盖物的剥落	使用润肤剂 使用弱或中效类固醇软膏每天两次(哺乳后立即使用)作为一线治疗 避免长时间局部使用类固醇，防止乳头上皮变薄和愈合延迟 局部使用维生素 D 霜或凝胶以及 UVB 光疗 免疫调节剂不应使用于乳头，以免增加婴儿口服吸收风险
表皮细菌感染	1. 持续裂伤，裂纹伴渗出，黄色陈旧性病灶 2. 蜂窝织炎	局部应用莫匹罗星软膏 口服抗生素，例如头孢菌素或者耐青霉素酶的青霉素
菌群失调	双侧钝痛，乳房深部压痛，有或无灼烧痛，哺乳期间和哺乳后疼痛，乳房触痛感(尤其下象限)	考虑口服抗生素例如头孢菌素、阿莫西林或克拉维酸、双氯西林或者红霉素 2~6 周
念珠菌感染	乳头(乳晕)变粉红，乳头外观发亮有鳞片状，乳头疼痛与临床检查结果不成比例，乳头疼痛灼烧状，并放射到整个乳房	在乳头上局部使用唑类抗真菌软膏或者面霜(咪康唑和克霉唑也能抑制葡萄球菌的生长) 婴儿口腔使用制霉菌素混悬液或口服咪康唑凝胶 甲紫(<0.5% 水溶液)可日用不超过 7d。长时间和高浓度使用可能导致溃疡和皮肤坏死 口服氟康唑(1 次 200mg，之后每天 100mg 持续 7~10d)用于耐药性案例 在使用氟康唑之前，评估母亲所用的药物，忌与多潘立酮或者红霉素联合使用
单纯疱疹	红斑上簇状小囊泡，聚集成团，有触痛感，基底部水肿伴单发小溃疡，可触及腋窝淋巴结肿大	口服阿昔洛韦或者伐昔洛韦抗病毒治疗 防止婴儿接触病灶处。为预防新生儿出现单纯疱疹病毒感染，在病灶愈合之前，避免使用患侧哺乳或者将乳汁吸出喂养

续表

情况	临床表现	管理
带状疱疹	呈片状皮肤的疼痛和水疱	口服阿昔洛韦或者伐昔洛韦抗病毒治疗。避免患侧哺乳或者将患侧乳汁挤出喂养婴儿，直到病灶愈合
血管痉挛	乳房电击样痛或烧灼痛伴乳头颜色变化（变紫或者变红）	哺乳后保暖（按压、热敷） 避免乳房以及乳头寒冷 如果疼痛持续，初始每天硝苯地平 30~60mg 缓释片或者速释片 10~20mg 每天 3 次持续 2 周或更长时间
痛觉超敏 / 功能性疼痛	轻触痛，衣服摩擦乳头导致极度疼痛，或者用毛巾擦干乳房出现疼痛，有其他疼痛障碍史	24h 使用非甾体类抗炎药物 如果无反应，开始使用心得安，20mg 每天 3 次 抗抑郁药可能有效 考虑使用按摩疗法
反复发作的导管堵塞	组织的条索状局部触痛，通常大约几英寸大小，通常手挤奶后可消退	热敷，施与直接按压，挤奶后通常能够缓解
乳量过多	乳房胀满，乳汁渗漏	在哺乳之间停止任何吸奶器或者手挤奶的刺激，仅在替代哺乳的时候或者临睡前乳房过度胀满时使用手挤奶或者吸奶器 单侧限制哺乳，通常是 3h，只用一侧乳房哺乳。另外一侧乳房休息，让胀满的状态提供给乳房反馈，降低乳汁产量

产后有些母亲会出现暂时的产奶量低或延迟开始泌乳，如剖宫产、产钳或胎吸分娩、高血压、1 型糖尿病（平均延迟 24h）、早产、胎盘残留（残留物继续产生黄体酮抑制泌乳直至残留物排出）等。这些泌乳二期延迟的风险性因素可能会导致母亲泌乳活跃期延迟，乳汁大量分泌时间的延迟，护理人员指导母乳喂养时，在婴儿能有效吸吮的前提下，还需特别关注母亲的乳汁分泌量以及婴儿的精神、体重、大小便等。

极少数的母亲存在泌乳障碍：当母亲乳腺组织发育不良时会导致乳汁不足，但是并非绝对，需要进一步排除母亲本身是否有内分泌问题。频繁刺激乳房和增加乳汁的移出，可以帮助母亲增加乳汁量；当母亲患有先天 Poland 综合征（靠近胸骨侧的胸大肌未发育，进而引起该侧乳房组织未发育或发育不良，可能没有乳头或乳晕）时，患侧乳房不会分泌乳汁。

护理人员在母乳喂养指导时，需仔细评估母亲的病情、乳房、乳头条件、泌乳量，观察母亲是否存在泌乳不足。当母亲自觉泌乳不足时，应给予母亲更多的鼓励，增加母亲母乳喂养的信心。同时护理人员也需识别母亲真正泌乳不足的征象：当婴儿体重增加缓慢，出生后头几天体重减轻超过 7%~10% 或出生 2 周后体重仍较出生体重低或每个月体重增加少于 500g；婴儿出生第 4 天小便中仍有尿酸盐结晶或出生 5d 后，每天小便的次数少于 6 次，尿色深黄到橘色且味道重；婴儿出生后 5~6d 仍只有胎便或出生后第 2~3 周，大便次数减少。

母亲乳汁分泌不足时，在母亲清醒的状态下，母婴间持续进行肌肤接触，护理人员帮助婴儿趴在母亲身上，让婴儿自主寻乳，促进母乳喂养的成功实施；24h 母婴同室，教会母亲识别婴儿的觅食信号，当婴儿头扭动、紧闭的双眼快速转动，有吸吮的动作如咂嘴等进行母乳喂养，而不是等婴儿哭泣时再哺乳，鼓励按需哺乳，促进乳汁的活跃分泌；指导母亲在哺乳或是挤奶的过程中，按摩乳房，可以刺激泌乳反射，促进乳汁的分泌；鼓励母亲更频繁地排空乳房，不要长时间（超过 5h）不移出乳汁；对于乳头过大的母亲来说，选择合适吸乳器凸缘直径的吸乳器是非常重要的，更大直径的凸缘使乳腺管扩张、乳汁的流量增加；持续跟踪新生儿的排泄模式，直到泌乳活跃期的到来，尽管婴儿之间的个体差异性大，但是排便情况可以作为指标之一（量及颜色的变化很重要），对于确定母乳喂养是否充足是有帮助的，但最终体重的增加才是最佳指标（2 周内恢复出生体重，3 个月内每周体重增重 150~240g）。在泌乳二期到来之前，配方奶的补充需要进行仔细评估，仅在有医学指征下提供补充喂养。对于具有医学指征需要补充喂养的婴儿，建议健康、足月婴儿的补充喂养量如表 8-2 所示；当母婴分室时，指导母亲在产后 1h 内开始手挤奶或使用医院级吸乳器吸乳。

表 8-2 足月婴儿补充喂养量表

时间	摄入量（ml/ 顿）
第 1 个 24h	2~10
24~48h	5~15
48~72h	15~30
72~96h	30~60

乳汁分泌不足是目前全球性停止母乳喂养或是混合喂养的主要原因，这个问题是真实存在还是主观臆测，需要护理人员进行详细的评估，进行综合判断。很多母亲都曾经为了安抚哺乳后仍躁动的婴儿而去添加配方奶，婴儿获得配方奶后，对乳房的吸吮次数和时间不足，乳汁量产生会减少，长此以往，最终会导致真正的乳汁不足。其实大多数母亲都有足够的泌乳能力哺育自己的婴儿。

5. 乳汁过多 很多母亲在泌乳二期乳汁量增多时，会感觉乳房肿胀，这是泌乳素的分泌增加使乳房中的血液量增加，同时伴有乳汁增多和间质组织的水肿。正常胀奶与不正常的肿胀是有区别的。正常胀奶的乳房，当乳汁分泌量增多时，乳汁会正常流出，乳汁流出顺畅，当母亲哺育婴儿后感觉舒适，乳房会松软。不正常的肿胀，乳房看上去是皮肤紧绷、发亮，母亲感觉疼痛，乳汁的流出可能不顺畅。护理人员应仔细辨别，正常的胀奶通常不需特别处理，但是乳房肿胀需要进行评估与处理。

乳房肿胀的发生取决于产后最初几天内的母乳喂养管理：如开奶时间晚；限制婴儿的喂养时间和次数，未能按需哺乳；婴儿含接姿势不良，移出乳汁量不足；过早添加配方奶，这些因素均会导致母亲乳房肿胀的发生。

乳房肿胀让母亲感到不适，降低母亲母乳喂养的信心，护理人员应预防乳房肿胀的发生，高效、彻底地、频繁排出乳汁是预防乳房肿胀的关键。孕期加强母乳喂养的教育，让母亲了解早接触、早吸吮、早开奶对母婴的好处；护理人员评估婴儿吸吮时，不能只是观察到婴儿在乳房上的吸吮动作，还需评估婴儿吸吮、吞咽和呼吸三联体的协调性，观察婴儿肌肉张力和口腔、舌头及面部运动，乳汁移出的有效性等；鼓励母亲按需哺乳，不设频率或时长的哺乳；当婴儿无法吸吮或是母婴分室时，指导母亲用手或吸乳器挤奶，移出乳汁。

当母亲发生乳房肿胀时，应增加哺乳次数，每次哺乳不需要频繁地换另一侧乳房。当一侧乳房吸空吸软后，再换另外一边；哺乳前可以温敷乳房，时间控制在 3~5min 内，不宜时间过长。哺乳后避开乳晕处，使用卷心菜冷敷乳房，缓解母亲的肿胀不适感。调整母婴的喂哺姿势，除常用的摇篮式哺乳、橄榄球式哺乳、交叉式哺乳、侧躺式哺乳外，还可以采取半躺式哺乳、69 式哺乳、俯卧式哺乳等。如果母亲乳晕水肿明显、乳房紧致、乳汁难以流出时，使用乳晕反向施压软化法（护理人员或母亲放置她的手指或拇指在乳头基底部，使用轻柔地正向压力软化乳晕周围，持续 1min），可以将组织液回流至乳房、改善乳头的弹性，帮助婴儿更好地含接、提高乳汁流出量。

6. 乳腺炎（mammitis） 当母亲发热、尤其伴有乳房局部片状红斑、全身症状如肌肉酸痛等，提示为乳腺炎。通常乳腺炎仅仅累及一侧乳房并呈部分皮肤发红。

发生乳腺炎的原因包括：婴儿含接姿势不良，造成母亲乳头的疼痛或破损后细菌侵入乳房引起感染；母亲的睡眠不足和压力降低了机体免疫反应；母亲在哺乳时手指经常错误地施压乳房，阻碍了乳汁的流动；母亲穿着过紧的胸罩。

母亲患乳腺炎后，护理人员应协助母亲促进乳汁的排空：纠正婴儿不良的含接，鼓励母亲增加有效的母乳喂养次数；在婴儿吸吮时，轻轻按摩乳房阻塞部位，有利于乳汁的流出；如婴儿抗拒乳腺炎乳房的喂养，可能是因为乳腺炎期间乳汁中高水平的钠和氯导致的咸味，建议母亲喂养未受影响的一侧乳房，用手挤或是用吸乳器吸出患侧乳房内的乳汁。让母亲得到充分的休息：建立家庭支持系统，家庭成员分工协作，除哺乳以外的事情由家庭成员进行分担；建议母亲与婴儿同步休息；哺乳时母亲可以听喜欢的音乐，舒缓紧张的情绪。

乳腺炎与乳汁供应过量的关联：当母亲乳汁供应过量，乳汁的产生超过婴儿的需求量时，乳汁淤积容易导致乳房肿胀。过量的乳汁供应需要时间去调节，有些母亲在短时间内发展成乳腺炎。

母亲乳汁供应量过多的表现：当乳汁完全满足婴儿的需要后，仍有许多之前挤出冷冻的母乳；当婴儿面对大流量的乳汁时，发生呛奶或呛咳从而变得易激惹；当婴儿不能控制乳汁的流速而导致摄入不足或是未摄入到较高热量的后奶，导致体重增加不良。

当乳汁供应过量时，指导母亲进行哺乳策略的调整：当乳汁流量太大，或喷乳反射强烈时，母亲应允许婴儿暂时中断吸吮，婴儿可能需要通过打嗝来缓解之前快速吸入的大流量乳汁而导致的不适感；当母亲乳房胀满、乳汁量过多时，可以在哺乳时先挤掉少量乳汁，让婴儿得到足够的后乳，有利于体重的增长；建议母亲减少挤奶的次数和时间，以避免持续刺激乳房增加泌乳量；当母亲乳房肿胀感到不适时，冷敷乳房也会有帮助。

母亲进行哺乳策略调整后，乳汁产生仍过量，建议母亲进行减少或降低乳汁量的策略：母亲一次哺乳时只用一侧乳房，如果一侧乳房已经满足婴儿的需求，那么另一侧乳房如果没有让母亲感到肿胀不适，就不用频繁地排空这侧乳房，如果肿胀让母亲不适，适量挤出些乳汁，允许三分之二的乳汁留在乳房里面，过一段时间后乳汁量会减少；在一个哺乳周期只给予一侧乳房哺乳，期间这侧乳房婴儿需要吃几次就几次。单边哺乳周期根据母亲的情况可以逐渐延长，2~6h，甚至更长。经过一个哺乳周期后，再换边哺乳，这样调整经过 4~7d 后，乳汁过多情况也会有所改善；经过调整，母亲乳汁供应量仍过多，应建议母亲及时向医生咨询，检查内分泌水平，在医生的医嘱下使用低剂量的节育药。

乳汁分泌过多，影响母亲母乳喂养的持续时间。乳房肿胀的不适感，频繁的乳腺炎，使母亲在母乳喂养的过程中非常痛苦，从而失去持续母乳喂养的信心。

护理人员应重视母亲产前的母乳喂养教育，产后指导母亲正确的母乳喂养姿势，观察婴儿是否有效的吸吮，帮助母婴持续的肌肤接触。同时护理人员应具备专业的母乳喂养知识和技能，帮助母亲在产后早期成功地建立母乳喂养，可以提高母亲母乳喂养持续时间。

知识拓展

乳头形态对母乳喂养的影响

根据乳头直径的大小，分为大乳头、小乳头。乳头根部直径平均为12~15mm，通常把乳头根部直径<12mm的乳头称为小乳头；乳头根部直径在16~23mm称为大乳头；乳头根部直径>23mm称为超大乳头。大乳头可能影响婴儿上、下唇的含接及舌的运动而造成含接困难，对哺乳影响常大于小乳头。根据乳头长度不同，分为长乳头（该种乳头在静止状况下长度约15mm）、短小乳头及扁平乳头。长乳头中有一小部分在哺乳时会影响婴儿舌的运动，有发生含接不良的可能，但随着婴儿的快速生长，这种情况往往也能得到改善；短小乳头及扁平乳头也是婴儿含接困难的因素，若母亲乳头乳晕伸展性好，可以通过有效塑形来达到有效含接。

不推荐单纯使用大小、长短及形态预先判断母乳喂养困难，无论何种类型乳头的母亲，产后早期第一时间皮肤接触，实施由新生儿引导的母乳喂养尤为重要。对于一些乳头极长、极大，新生儿属于早产或者晚期早产等少数情况，含接确实存在困难的情况下，母亲可及时排出乳汁，耐心等待新生儿口腔空间增大到可以有效含接，多数母亲可以实现母亲亲自喂哺。

知识拓展

泌乳分期

乳腺是一个内分泌器官，在激素和刺激因子的作用下，经历一系列的成长、分化和泌乳。泌乳是完成女性生殖周期生理功能的重要环节，哺乳期乳腺的变化阶段如下。

1. 泌乳一期　孕中期16~22周到产后2d，雌激素水平在孕期持续升高，刺激乳腺导管的形成；泌乳素刺激上皮细胞表面的泌乳素受体后，乳腺细胞开始分泌乳汁，在新生儿娩出前，初乳就已经开始产生，但是由于高浓度的孕激素抑制乳汁的分泌，所以初乳的量非常少，该时期乳房具备泌乳的能力。

2. 泌乳二期　产后第3~8天，胎盘从母体娩出后，雌、孕激素水平开始下降，泌乳素水平开始升高，刺激乳汁分泌量增加。大量下奶时间的早晚与产后早接触、早吸吮、早开奶以及有效喂养的次数有关，越是频繁不设限制地喂养，乳汁的分泌量增加越快，同时也能减少乳房肿胀的状态。该时期泌乳量由内分泌激素控制。

3. 泌乳三期　产后第9天到退化期的开始，泌乳素水平开始下降，乳汁的制造由乳房控制，乳汁的产生速度与乳房的排空速度呈正相关，乳房排空越快则乳汁生成越快。该时期泌乳量由腺体自我调整维持。

4. 退化期　在最后一次哺乳的40d后，进入退化期，当乳腺中乳汁的产生系统不再被利用时，上皮分泌细胞开始凋亡，乳汁量逐渐减少，乳汁中的钠浓度开始增加。该时期失去水分的乳汁，性状如黏稠的牙膏状。

知识拓展

乳房整形手术对泌乳的影响

目前常见的乳房整形手术大概分为三大类。

1. 隆乳术　①假体植入隆乳术，对乳房组织破坏较少，术后对哺乳功能影响较小。②自体脂肪植入隆乳术。③注射隆乳术。有大量的文献报道其术后发生哺乳期感染的风险，一旦乳腺脓肿形成，则往往病情会比较严重。

2. 乳房缩小成形术　切除部分多余的乳房皮肤、乳腺组织，并进行乳房的再塑型，以达到改善乳房形态和乳房位置的整形手术，对于术后哺乳功能的影响程度也不尽相同，但无论采取何种术式，术中保留尽可能多的腺体组织，避免损伤乳腺导管，并注意保护乳头乳晕血供及神经，大多数患者术后能顺利哺乳。

3. 乳房重建术　主要适用于乳腺癌术后的乳房重建。手术切除患侧大部分或全部乳房，造成乳房组织的缺失，必然影响到乳房的哺乳功能，但健侧乳房仍然有可能满足产后的哺乳的需要。

母亲需与医生讨论乳房手术状况，如果情况良好，还没有证据认为不能哺乳，产后密切观察母乳喂养的情况、乳房的变化，如有异常及时就医。

（朱 珠）

第三节　母亲患病期间的母乳喂养

学习目标

完成本内容学习后，学生将能：

1. 复述哺乳期用药原则。
2. 列出母亲母乳喂养期间常见急慢性传染病、内科疾病种类。
3. 描述药物转运至人乳的机制。
4. 能根据疾病发生（传播）特点及母亲具体状况进行正确的母乳喂养指导。

母乳喂养是婴儿喂养的金标准，对于适合进行母乳喂养的产妇，世界卫生组织倡导婴儿出生后前6个月需进行纯母乳喂养。但临床上仍存在一些有特殊情况的母亲不知能否进行母乳喂养，医护人员应根据现代医学和营养学观点，综合评估哺乳对母婴的安全性和危害性，结合母亲具体状况做出正确的选择。

一、母亲患急慢性传染病的母乳喂养指导

（一）肝炎

甲型肝炎（HAV）

1. 传播途径 粪口传播。通常通过食物和水源传播。

2. 母婴传播 患有甲肝的母亲在分娩时可以垂直传播给新生儿。

3. 传播预防 分娩后母婴需要被隔离（在母婴同室病区）。如果母亲在分娩后感染甲型肝炎可给婴儿注射丙种球蛋白。母亲需注意个人卫生，勤洗手，尤其是大小便后、哺乳前必须彻底清洁双手，防止病毒传播。

4. 母乳喂养 甲型肝炎病毒不会通过乳汁传播给婴儿，不影响哺乳。

乙型肝炎（HBV）

1. 传播途径 血液传染。

2. 母婴传播 母婴传播是我国慢性乙型肝炎病毒（HBV）感染的主要原因，即 HBsAg 阳性孕产妇将 HBV 传给子代，主要发生在分娩过程中或分娩后，而垂直传播（分娩前的宫内感染）感染率 $<3\%$，多见于 HBeAg 阳性孕妇。

3. 传播预防 接种乙型肝炎疫苗（0、1、6 个月方案）是预防 HBV 感染最有效的措施，孕妇 HBsAg 阳性时，无论 HBeAg 是阳性还是阴性，新生儿必须分娩 12h 内注射乙型肝炎人免疫球蛋白（HBIG）。

4. 母乳喂养 虽然乙型肝炎的母亲乳汁中可检出乙肝病毒，而且有学者认为乳头皲裂、婴儿过度吸吮甚至咬伤乳头等可能将病毒传给婴儿，但这些均为理论分析，缺乏循证医学证据。即使无免疫预防，母乳喂养和人工喂养的新生儿感染率几乎相同。更多证据证明，即使产妇 HBeAg 阳性，母乳喂养并不是感染风险。因此，正规预防后不管母亲 HBeAg 阳性还是阴性，其新生儿都可以母乳喂养，无需检测乳汁中有无 HBV DNA。

丙型肝炎（HCV）

1. 传播途径 丙肝病毒通过血液进行传播，主要是通过献血员和血液制品进行传播。

2. 母婴传播 抗 -HCV 阳性母亲将 HCV 传播给新生儿的危险性为 2%，若母亲在分娩时 HCV RNA 阳性，则传播的危险性可高达 4%~7%；合并 HIV 感染时，传播的危险性增至 20%。HCV 病毒高载量可能增加传播的危险性。

3. 传播预防 目前我国预防丙型肝炎的重点放在对献血员的管理。加强消毒隔离制度，防止医源性传播。

4. 母乳喂养 感染 HCV 的母亲乳汁中可检测到抗丙肝抗体，但经母乳传播 HCV 的风险尚未有记载。现有的母乳喂养指导指出，母亲感染丙肝不是母乳喂养的禁忌证，因而可以哺乳。

（二）人类免疫缺陷病毒（HIV）感染和艾滋病（AIDS）

1. 传播途径 HIV 感染者是传染源，通过性或血液传播。

2. 母婴传播 感染了 HIV 的妇女在妊娠及分娩过程中，也可将病毒传给胎儿，感染的产妇还可通过母乳喂养将病毒传给孩子。

3. 传播预防 预防儿童 AIDS 的关键在于预防围产期传播。如健康教育、避孕、孕产期综合筛查及终止妊娠。一旦 HIV 阳性母亲怀孕并要求继续妊娠需进行抗逆转录病毒的药物治疗。

4. 母乳喂养 美国儿科学会和我国卫生部建议 HIV 母亲不应该母乳喂养，但在发展中国家应提倡母乳喂养，因为它明显降低了死亡率，其重要性超过了这种方式所引起的 HIV 感染的危害性。南非的一项研究表明：与非母乳喂养相比，6 个月内绝对母乳喂养危险率没有增加；而实质上混合喂养传播的危险性却增加了。婴儿 6 个月后，母乳喂养的利弊平衡可能逆转，高达 4% 感染母亲的婴儿在围产期后期发生 HIV 获得性感染。

（三）梅毒

1. 传播途径 梅毒是由梅毒螺旋体引起的一种慢性传染病，性接触为最主要的传播途径。

2. 母婴传播 患梅毒孕妇将梅毒螺旋体通过胎盘传给胎儿，引起晚期流产、早产、死产或分娩胎传梅毒儿（也称先天梅毒儿）。

3. 传播预防 由于梅毒对孕妇和胎婴儿的严重危害，妊娠期筛查和治疗梅毒的重要目标之一是预防胎传梅毒。首选青霉素治疗有双重目的，一方面治疗孕妇梅毒，另一方面预防或减少婴儿患先天性梅毒。在妊娠早期治疗有可能避免胎儿感染，在妊娠中晚期治疗可能使受感染胎儿在分娩前治愈。如孕妇梅毒血清学试验阳性，又不能排除梅毒时，尽管曾接受过抗梅毒治疗，为保护胎儿应再次接受抗梅毒治疗。梅毒患者妊娠时，如果已经接受正规治疗和随诊，则无需再治疗。如果对上次治疗和随诊有疑问，或此次检查发现有梅毒活动征象，应再接受一个疗程的治疗。

4. 母乳喂养 在分娩前已接受规范驱梅治疗并对治疗反应良好者，排除胎儿感染后，可以母乳喂养。就是说妊娠合并梅毒孕妇所分娩的婴儿，如果母亲在孕期已经接受规范驱梅治疗并对治疗反应良好者，不会在乳汁中出现梅毒螺旋体。一些患者由于在孕期应用非青霉素治疗，不能确保药物通过胎盘治愈胎儿，可能出现胎儿感染梅毒母乳喂养有可能使已经治愈的产妇再次感染，所以需排除胎儿感染后才可以母乳喂养。

（四）结核病

1. 传播途径 结核病是由结核杆菌引起的呼吸系统慢性传染病。

2. 母婴传播 当怀孕母亲有临床结核或近期有原发性感染，可通过胎盘感染。

3. 传播预防 世界卫生组织建议，患有结核病的母亲应给予积极治疗，治疗原则与孕产期相同，推荐标准短方案，即强化期 2 个月 / 巩固期 4 个月。强化期四种药物（吡嗪酰胺、乙胺丁醇、利福平和异烟肼）联合使用，此后继续 4~6 个月的巩固起治疗。如果是分娩前 2 个月或产后 2 个月之内诊断为活动性肺结核的产妇，出生后接种的卡介苗（BCG）不能为其婴儿提供保护，婴儿需要进行 6 个月的异烟肼预防性治疗，预防性治疗结束后接种 BCG。

4. 母乳喂养 在服用抗结核药物的同时，可以进行母乳喂养。但传染性期间建议暂不哺乳。

二、母亲患内科疾病的母乳喂养指导

孕妇在妊娠前已有的各种内外科疾病可在妊娠期间加重,孕妇也可在妊娠期间发生各种内外科疾病,故医务人员需根据孕产妇的疾病、治疗及个体具体情况进行母乳喂养指导。

(一)糖尿病

妊娠合并糖尿病包括:孕前糖尿病患者妊娠以及妊娠期发生的糖代谢异常(妊娠期糖尿病,GDM)。

1. 临床表现

(1)实验室检查:妊娠 24 周后空腹血糖≥5.1mmol/L 或 75g OGTT 空腹及服葡萄糖后 1h、2h 任何一点血糖值达到或超过 5.1mmol/L、10.0mmol/L、8.5mmol/L 即诊断为 GDM。

(2)妊娠期有三多症状(多饮、多食、多尿),或外阴阴道假丝酵母菌感染反复发作,孕妇体重肥胖或消瘦,本次妊娠并发羊水过多或巨大胎儿者。

2. 治疗 同第四章第一节“妊娠期糖尿病的诊治与管理”。

3. 对母儿影响 妊娠合并糖尿病对母儿的影响及影响程度取决于糖尿病病情及血糖控制水平。病情较重或血糖控制不良者,对母、儿的影响极大,母儿的近期、远期并发症较高。

(1)对孕妇的影响:①妊娠早期高血糖可导致胚胎发育异常流产。②发生妊娠期高血压疾病是非糖尿病孕妇的 2~4 倍。③血糖控制不好的孕妇易发生感染如外阴阴道假丝酵母菌病、肾盂肾炎、无症状菌尿症、产褥感染及乳腺炎。④羊水过多发生率较非糖尿病孕妇多 10 倍。⑤巨大儿发生率明显增高,难产、产道损伤、手术产概率增高,产程延长,易发生产后出血。⑥易发生糖尿病酮症酸中毒。⑦GDM 孕妇再次妊娠时复发率高达 33%~69%,且 17%~63% 将发展为 2 型糖尿病。

(2)对胎儿的影响:①巨大儿发生率增高,因高血糖环境可促进胎儿蛋白、脂肪合成和抑制脂解作用。②胎儿生长发育受限发生率增高,妊娠早期高血糖可抑制胚胎发育导致早期胚胎发育落后;糖尿病合并微血管病变者常出现胎盘血管异常,影响胎儿发育。③流产和早产。④胎儿畸形。

(3)对新生儿的影响:①新生儿呼吸窘迫综合征发生率高。因高血糖刺激胎儿胰岛素分泌增加,形成高胰岛素血症,具有拮抗糖皮质激素促进肺泡Ⅱ型细胞表面活性物质合成及稀释的作用,使胎儿肺表面活性物质产生及分泌减少,胎儿肺成熟延迟。②新生儿低血糖。新生儿脱离母体高血糖环境后,高胰岛素血症仍存在,若不及时补充糖,易发生低血糖,严重时危急新生儿性命。

4. 母乳喂养指导 流行病学研究发现哺乳时间长短与后期患有 2 型糖尿病相关,每哺乳 1 年,患病风险降低 15%。

(1)乳汁合成过程中,葡萄糖对半乳糖和乳糖的不断转化会降低胰岛素的需求量,因此应鼓励糖尿病母亲进行母乳喂养,母婴分离者也应尽快挤奶或使用吸奶器吸奶。

(2)妊娠糖尿病产妇分娩的新生儿易发生低血糖需频繁哺乳供给能量。因乳房有胰岛素敏感组织,需要胰岛素启动乳汁的生成,而糖尿病母亲的身体会与乳房竞争仅存的胰岛素，导致泌乳活化期可能延迟 15~28h。

（3）母亲低血糖可能会增加肾上腺素的释放，导致乳汁减少并干扰排乳反射，因而糖尿病母亲在哺乳期需注意能量的补充。但如果热量和碳水化合物过多会产生丙酮，进入乳汁加重新生儿肝肾负担。

（4）胰岛素是大分子，不会进入乳汁，故使用胰岛素的母亲可以母乳喂养。

（二）心脏病

妊娠合并心脏病发生率为 1%~2%，妊娠期、分娩期及产褥期均可能使心脏病患者心脏负担加重而诱发心力衰竭，是孕产妇死亡的重要原因，在我国是孕产妇死亡的第 2 位原因。

1. 临床表现 心衰的表现主要有轻微活动后出现胸闷、心悸、气促，休息时心率超过 110 次 /min，严重者端坐呼吸、发绀、咳嗽、咯血等。协助检查：X 线检查、超声心动图均提示心脏有器质性病变；心电图检查显示异常心电图波形特点。

2. 治疗原则 减轻心脏负担、积极去除诱发心衰的因素，提高心肌的代偿能力，减少体液潴留，包括强心、利尿、扩血管等措施。

3. 对母儿影响 已有心脏病变的孕妇在妊娠 32~34 周、分娩期、产后 3d 内，由于血容量增加易发生心衰、亚急性感染性心内膜炎和肺栓塞。不宜妊娠的心脏病患者一旦妊娠或妊娠后心功能恶化者，流产、早产、死胎、胎儿生长受限、胎儿窘迫及新生儿窒息率均明显增高。

4. 母乳喂养指导 考虑母乳喂养的高代谢需求和不能很好休息，对于疾病严重的心脏病产妇即使心功能Ⅰ级也建议人工喂养，回奶不宜应用雌激素，以免水钠潴留加重心血管疾病。华法林可以分泌至乳汁中，长期服用者建议人工喂养。心脏病妊娠风险分级Ⅰ~Ⅱ级且心功能Ⅰ~Ⅱ级者可母乳喂养。

（三）高血压

妊娠期高血压疾病是妊娠 20 周以后出现高血压、蛋白尿及水肿，严重时抽搐、昏迷甚至母婴死亡的一组临床综合征。妊娠期高血压疾病可分为 5 类：妊娠期高血压、子痫前期、子痫、慢性高血压并发子痫前期、妊娠合并慢性高血压。

1. 临床表现 ①妊娠期高血压临床表现：妊娠期首次出现 BP ≥140/90mmHg，并于产后 12 周恢复；尿蛋白（-），少数患者可伴有腹部不适或血小板减少。②轻度子痫前期临床表现：妊娠 20 周以后出现 BP ≥140/90mmHg；尿蛋白≥0.3g/24h 或随机尿蛋白（+）；可伴有上腹不适、头痛等症状。③重度子痫前期临床表现：BP ≥160/110mmHg；尿蛋白≥2g/24h 或随机尿蛋白（++）；血清肌酐 >106μmol/L，血小板 $<100\times10^9$/L；血 LDH 升高；血清 ALT 或 AST 升高；持续性头痛或其他脑神经或视觉障碍；持续上腹不适。④子痫临床表现：全身抽搐。

2. 治疗原则

（1）妊娠期高血压：①休息。保证充足的睡眠。②镇静。对于精神紧张、焦虑或睡眠欠佳者可给予镇静剂。③密切监护母儿状态，询问孕妇是否出现头痛、视力改变、上腹不适等症状；患者每天测体重及血压，定期复查尿蛋白。④饮食。充足的蛋白质、热量，不限盐和体液。

（2）子痫前期：①休息。同妊娠期高血压。②镇静。适当镇定可消除患者的焦虑和精神紧张，达到降低血压，缓解症状及预防子痫发作的作用。③解痉。首先药物为硫酸镁。

④降压药物。降压的目的是为了延长孕周或改变围产期结局。⑤利尿药物。仅用于全身水肿、急性心力衰竭、肺水肿、血容量过多且伴有潜在性肺水肿者,常用利尿剂有呋塞米、甘露醇等。

(3)子痫的处理:立即左侧卧位减少误吸,开放呼吸道,建立静脉通道。

3. 对母儿影响 因全身小血管痉挛、内皮损伤及局部缺血使各系统各脏器灌流减少,对脑、肾、肝脏、心血管系统都可造成不同程度的损害,如脑血栓或出血、肝肾功能损害、肺水肿、心衰、胎盘早剥等。

4. 母乳喂养指导

(1)是否进行母乳喂养取决于母婴情况。母乳喂养时母婴肌肤接触,分泌的泌乳素和催产素可起到镇静和镇定作用,可减轻压力和减少有害刺激诱发抽搐。

(2)哺乳期间使用硫酸镁是安全的。

(3)协助母婴分离的母亲用手或吸奶器规律挤奶或吸奶,以免乳腺泡膨胀导致泌乳素释放泌乳细胞的量减少。

(四)甲状腺疾病

妊娠合并甲状腺疾病常见为甲状腺功能减退症和甲状腺功能亢进症。

1. 临床表现

(1)甲状腺功能减退症:全身乏力、困倦、记忆力减退、食欲缺乏、声音嘶哑、便秘、言语迟缓和精神活动迟钝等。

(2)甲状腺功能亢进症:症状与非妊娠期相同,孕妇反复出现心悸、休息时心率超过100次/min、食欲旺盛但体重不能按孕周增加、怕热多汗、皮肤潮红、腹泻等;皮温升高、突眼、手震颤、心律不齐等体征。

2. 治疗原则 甲状腺功能减退症者需服用左甲状腺素 L-T_4,治疗后血清促甲状腺激素(TSH)达到的目标为妊娠早期 0.1~2.5mIU/L,妊娠中期 0.2~3.0mIU/L,妊娠晚期 0.3~3.0mIU/L。甲状腺功能亢进症患者首选药物为妊娠前3个月用丙硫氧嘧啶(TPU)和妊娠3个月后用甲巯咪唑(MMI),治疗目标为游离甲状腺素 T_4(FT_4)达到参考值或接近参考值的上限。

3. 对母儿影响 妊娠期间的甲状腺功能异常可以导致多种不良妊娠结局,包括妊娠期高血压、流产、早产、胎死宫内、胎儿发育迟缓等。

4. 母乳喂养指导 甲状腺参与妊娠期和哺乳期的激素分泌。低甲状腺水平与低乳汁产量及婴儿体重增长不足有关;甲状腺功能亢进症者泌乳功能不受影响,哺乳期服用的抗甲状腺药通常是安全的。微量的甲状腺激素可通过乳汁排出,因此哺乳期必须进行严密监测,以防止甲状腺功能过高或过低对婴儿造成不良影响。

(五)产后抑郁障碍

目前认为产后抑郁障碍(PPD)并不是一个独立的疾病,而是特发于女性产后这一特殊时段的抑郁症。产后雌二醇及孕酮的迅速撤离是某些易感产妇发生PPD和产后心绪不良的原因。流行病学资料显示,西方发达国家PPD的患病率为7%~40%。亚洲国家PPD患病率为3.5%~63.3%。我国报道的PPD患病率为1.1%~52.1%,平均为14.7%,与目前国际上比较公认的PPD 10%~15%患病率基本一致。入睡所需的时间长短是抑郁的重要指标之一,如果母亲入睡需花25min以上,则属抑郁高危人群。

1. 临床表现

（1）核心症状群：主要包括情感低落、兴趣和愉快感丧失、导致劳累感增加和活动减少的精力降低，且通过休息或睡眠并不能有效地恢复精力或体力。诊断 PPD 时至少应包括上述三个症状中的两个。

（2）心理症状群：PPD 还包含许多心理学症状，常见的有焦虑、集中注意和注意的能力降低（难以集中注意力，谈话时注意力下降，对问题的回答缓慢，有时需数问一答）、自我评价和自信降低、自罪观念和无价值感、认为前途暗淡悲观、自杀或伤婴的观念或行为、强迫观念、精神病性症状，因而产生伤害婴儿的行为。

（3）躯体症状群：如睡眠障碍（早醒最具有特性）、食欲及体质量下降、性欲下降、非特异性的躯体症状（头痛、腰背痛、恶心）。

2. 治疗原则 减轻抑郁症状，改善社会适应能力，减少对后代的影响。治疗方式有心理治疗、药物治疗和物理治疗。

3. 对母儿影响 患者可以出现自伤、自杀行为；不利于产妇精力、体力恢复；增加产妇滥用药物或酒精的风险；导致产后并发症恶化或慢性化。患者可能对孩子造成器质性危害、母婴连接障碍；导致孩子智力、情绪与个性发育障碍；增加青少年发生暴力行为的风险。

4. 母乳喂养指导 多个研究发现纯母乳喂养母亲比混合喂养或人工喂养的母亲睡得更多。母乳喂养可维护母亲心理健康，但因哺乳衍生出来的问题也可能增加产后抑郁的风险。美国 FDA 和我国 CFDA 均未正式批准任何一种精神药物可以用于哺乳期。所有的精神科药物均会渗入乳汁，婴儿通过母乳接触药物后对发育的远期影响尚不清楚。因此原则上尽量避免在哺乳期用药，若必须在哺乳期用药，应采取最小有效剂量，以使婴儿接触的药量最小，而且加量的速度要慢。

三、母乳喂养与药物

母乳是婴儿最宝贵和最佳的营养来源，但是很多哺乳期的妈妈需要用药，这些药物是否会通过乳汁传给婴儿，是否对婴儿产生健康风险，用药后还能不能继续给婴儿喂母乳，这些是哺乳期母亲常见的疑问。

（一）药物转运至人乳的机制

所有的药物均可不同程度转运到母乳之中，但转运量各不相同。正常情况下，大多数药物的平均转运量达不到母体摄入量的 1%，仅有少数药物转运至母乳的量可达到婴儿的临床剂量。

1. 药物扩散 药物进入乳汁主要通过扩散，驱动力源自母亲血浆房室和乳汁房室之间的平衡。来自母亲血浆的药物通过毛细血管壁进入排列于小泡的小泡细胞的双层脂质膜才能进入乳汁，但早期（产后 72h 内）小泡细胞间存在较大的间隙，药物可能经小泡间更容易进入乳汁，包括多种免疫球蛋白、母亲的活性细胞和其他蛋白质。直至第 1 周末，小泡细胞在催乳素的影响下水肿，随着细胞间隙关闭，通过细胞间进入乳汁房室的大多数药物、蛋白和其他物质均减少。但初乳期药物转运的绝对量较少，因为最初几天每天的总泌乳量不超过 30~100ml。

2. 蛋白结合率和脂溶性 脂溶性高的药物在乳汁中的浓度也高。具有中枢神经系统活性的药物均具备进入乳汁的特征。母体蛋白结合率高的药物（如华法林）由于其被乳汁房室排除在外，因此乳汁的药物水平降低。

3. 婴儿胃肠道吸收 一旦药物进入母乳并被婴儿摄取，药物吸收前必须通过婴儿的胃肠道，有些药物在胃肠环境中很不稳定，包括氨基糖苷类、奥美拉唑和大分子肽类药物（肝素和胰岛素）。其他药物在婴儿胃肠道很少吸收，不会进入婴儿的血液循环。早产儿及病情不稳定的婴儿因胃肠稳定差会增加用药风险。

（二）哺乳期用药原则

1. 不可自己随意乱服药 有些药物对婴儿是安全的，有些药物却会产生不良甚至非常严重的反应，如病理性黄疸、发绀、耳聋、肝肾功能损害或呕吐等，所以，乳母一定要慎重使用药物。需要用药时，应向医生说明自己正在哺乳，不可自己随意乱服药。

2. 应给予最低的有效量 乳汁中药物浓度和服药剂量有关，所以哺乳期用药给予最低的有效量，这样尽可能降低乳汁中的药物浓度，以减少对婴儿的影响。

3. 不应随意中断哺乳 一般来说，乳汁中的药量很少超过摄入量的1%~2%，一般不至于给婴儿带来危害。所以服用的药量不大或药物不良反应不太大时，不应中断哺乳。

4. 服药后调整哺乳时间 如果哺乳期需要用药，而且是一种比较安全的药，应在哺乳后立刻服药，并尽可能推迟下次哺乳时间（最好间隔4h），以最大程度地减少婴儿从乳汁中吸入的药量。

（三）影响母乳分泌的主要药物

1. 生物碱代谢药 能够影响泌乳素的产生，从而抑制泌乳。

2. 止痛药 一切普通止痛药，如可卡因、安乃近都应避免使用。因为这些药物会通过乳汁分泌出来，给婴儿造成伤害。可以选择对乙酰氨基酚等来代替。

3. 镇静药 如果乳母服用了地西泮、巴比妥等镇静药后，会加重婴儿肝脏的代谢负担，而且药物易于蓄积在婴儿体内。此外可引起婴儿的困倦和嗜睡。

（四）哺乳期间避免使用的药物

目前确认能对婴儿造成伤害的药物有下列几类，哺乳期应禁用。

1. 抑制泌乳药物 常见的避孕药就具有抑制泌乳成分，服用该类药物对哺乳妇女不好，也影响婴儿健康发育。

2. 抗肿瘤药物 一般的抗肿瘤药物都有较大不良反应，尤其是西药，这类型的药物对哺乳期妇女的影响很大，各种抗肿瘤药物都可能损害婴儿，抑制乳儿机体免疫和骨髓造血功能。哺乳妇女如果患了肿瘤，应停止哺乳，否则抗癌药随乳汁进入婴儿体内会引起婴儿骨髓抑制。

3. 抗焦虑药物 如地西泮可在乳汁中积聚导致婴儿嗜睡、镇静、吸吮不良，不推荐母乳喂养产妇使用。三环类抗抑郁药物如去甲替林、阿米替林对哺乳期妇女安全性高，不会对婴儿的远期神经发育造成影响，但有报道母亲用药后婴儿出现不安、易激惹、肠绞痛、体重增长不良以及睡眠障碍等不良反应，美国儿科学会将这类药列为对婴儿影响不明确但值得关注的药物。四环类抗抑郁药物如马普替林、米氮平可以进入乳汁，其对婴儿神经行为和发育的远期影响还未研究，美国儿科学会将这类药列为对婴儿的影响不明使用时要慎重。

4. 抗凝药物 需用抗凝药时，不能用肝素，以免引起新生儿凝血机制障碍，发生出血。以用双香豆素乙酯为宜。

5. 抗甲状腺药 如碘剂、甲巯咪唑、硫氧嘧啶，可由妈妈乳汁里转移到婴儿体内，抑制婴儿的甲状腺功能。口服硫脲嘧啶等，可导致婴儿甲状腺肿和颗粒性白细胞缺乏症，故应禁用。

6. 氨基糖苷类抗生素 特别是新生儿，肝脏解毒功能尚未健全，若通过乳汁吸入氨基糖苷类抗生素，易导致儿童肝肾功能损伤和引起耳毒性导致耳聋。此外，四环素可影响小儿牙、骨骼发育，氯霉素导致小儿骨髓造血抑制，都应避免使用。

7. 谨慎使用中草药 产妇服用有些中药会有滋阴养血、活血化瘀的作用，可增强体质，促进子宫收缩和预防产褥感染。但是有些中药却应忌用。产褥期间一定要忌用大黄，因为该药不仅会引起盆腔充血、阴道出血增加，还会进入乳汁中，使乳汁变黄，婴儿吃后会造成腹泻。另外还有一些药有回奶作用，如炒麦芽、逍遥散、薄荷等，哺乳妇女也要忌用。

知识拓展

美国食品药品监督管理局（FDA）妊娠药物分级

FDA根据动物实验和临床用药经验对胎儿致畸相关的影响，将药物分为A、B、C、D、X五类。

A级：在设对照组的药物研究中，在妊娠首3个月的妇女未见到药物对胎儿产生危害的迹象（并且也没有在其后6个月具有危害性的证据），该类药物对胎儿的影响甚微。如各种维生素B、维生素C及正常范围量的维生素A等。

B级：在动物繁殖研究中（并未进行孕妇的对照研究），未见到药物对胎儿的不良影响；或在动物繁殖性研究中发现药物有不良反应，但这些不良反应并未在设对照的、妊娠首3个月的妇女中得到证实（也没有在其后6个月具有危害性的证据）。如常用的抗生素（青霉素族及绝大多数的头孢菌素类）、甲硝唑、乙胺丁醇、解热镇痛药（双氯芬酸、布洛芬、32周前使用吲哚美辛）、心血管系统药物（洋地黄、地高辛及西地兰）、肾上腺皮质激素类药物中泼尼松等。

C级：动物研究证明药物对胎儿有危害性（致畸或胚胎死亡等），或尚无设对照的妊娠妇女研究，或尚未对妊娠妇女及动物进行研究。本类药物只有在权衡对孕妇的益处大于对胎儿的危害之后，方可使用。如抗结核药（对氨基水杨酸钠、异烟肼）、抗病毒药（阿昔洛韦、齐多夫定）、部分抗癫痫药和镇静剂（乙琥胺、非氨酯、巴比妥、戊巴比妥）、部分拟肾上腺素药（肾上腺素、麻黄碱、多巴胺）、降压药（甲基多巴、哌唑嗪）、血管扩张药（酚安拉明、安拉唑林、戊四硝酯）、拟胆碱药、抗胆碱药、利尿剂（呋塞米、甘露醇）、肾上腺皮质激素类（倍他米松及地塞米松）等。

D级：有明确证据显示，药物对人类胎儿有危害性，但尽管如此，孕妇用药后绝对有益（例如用该药物来挽救孕妇的生命，或治疗用其他较安全的药物无效的严重疾病）。如四环素或土霉素、氨基糖苷类药物、抗肿瘤药、抗癫痫药、镇静和催眠药（地西泮、氯氮草、甲丙氨酯及奥沙西泮）、利尿剂（氢氯噻嗪、依他尼酸、苄塞嗪）等。

X级：对动物和人类的药物研究或人类用药的经验表明，药物对胎儿有危害，而且孕妇应用这类药物无益，因此禁用于妊娠或可能怀孕的患者。如酞胺哌啶酮（thalidomide，反应停）、大剂量维生素A、大量饮酒、镇静药（氟西泮、氟硝西泮）、抗肿瘤药（氨甲蝶呤）等。

（刘悦新）

第九章

助产操作

第一节 第一产程相关操作

一、宫高、腹围测量

（一）环境和体位

1. 环境 整洁安静、安全、光线充足、温湿度适宜，注意保护孕妇隐私，准备幕帘或屏风遮挡。

2. 体位 嘱孕妇排空膀胱，取仰卧屈膝位于检查床上，头部稍垫高，暴露腹部，双腿略屈曲，稍分开，腹肌放松。

（二）实施步骤

1. 备齐用物到孕妇床旁，核对孕妇及腕带上信息。

2. 向孕妇解释检查目的与内容，取得配合。注意保护孕妇隐私，必要时幕帘或屏风遮挡。

3. 协助孕妇取仰卧屈膝位，头部稍垫高，暴露腹部，双腿略屈曲，稍分开，腹肌放松。

4. 操作者站立于孕妇右侧，摸清宫底高度，用皮尺一端放在耻骨联合上缘，另一端贴腹壁沿子宫弧度到子宫底最高点，读出厘米数为所测得的宫高数，以厘米（cm）为单位记录。

5. 用皮尺以脐水平绕腹部一周，读出厘米数为所测得的腹围数，以厘米（cm）为单位记录并告诉产妇测量结果是否正常。

6. 协助孕妇起床，整理衣裤。

7. 洗手，做记录。

（三）操作要点

1. 动作轻柔，注意子宫敏感度。

2. 皮尺应紧贴腹部，松紧度适宜。

3. 发现与妊娠周数不符及时报告医生。

4. 读数以厘米（cm）为单位。

（四）注意事项

1. 注意保护孕妇隐私和保暖，测量数字要准确。

2. 注意观察孕妇腹形大小。如：腹部过大、宫底高度大于应有的妊娠月份，考虑有双胎妊娠、巨大儿、羊水过多的可能；腹部过小，宫底高度过低者，应考虑胎儿宫内发育迟缓或孕周推算错误；腹部两侧向外膨出且宫底位置较低者，子宫横轴直径较纵轴长，多为肩先露；尖腹或悬垂腹，伴有骨盆狭窄的可能。

3. 正常情况下，宫底高度在孕满 36 周时最高，至孕足月时略有下降。

二、阴道检查

（一）环境和体位

1. 环境 整洁、安静，室温 24~26℃，湿度 50%~60%，屏风遮挡，保护孕妇隐私。

2. 体位 嘱孕妇排空膀胱，仰卧于检查床上，双腿屈曲分开。

（二）实施步骤

1. 备齐用物至床旁，核对孕妇姓名及腕带信息。

2. 向孕妇及家属说明操作目的，以取得配合。注意保护孕妇的隐私，冬季注意保暖。

3. 操作者双手戴无菌手套，站在产妇右侧，协助产妇取膀胱截石位。左手用 1~2 个碘伏棉球进行外阴部消毒（阴道口、大小阴唇），分泌物较多时，应增加擦拭次数或会阴冲洗保证清洁。擦拭后脱去左手手套。

4. 实施阴道检查（vaginal examination）。操作者左手放置于宫底部，在宫缩来临时轻压宫底，右手示指、中指轻轻伸入阴道内，以示指、中指伸直并拢检查，其余手指屈曲。

5. 检查方法与内容

（1）了解外阴、阴道发育情况，有无水肿、静脉曲张、瘢痕挛缩等，阴道弹性和通畅度，有无囊肿，有无畸形等；检查盆底软组织弹性和厚度。

（2）宫颈情况：用指腹触摸宫口边缘，估计宫口扩张程度等，了解宫颈管是否消退，宫颈的软硬度、厚度，位置是否居中，有无水肿等，以便进行产时宫颈成熟度评分。

（3）检查胎先露：是否为头先露，若为头先露，应扪清矢状缝与囟门和骨盆的关系，以确定胎方位；注意有无产瘤和颅骨是否重叠等。

（4）是否破膜：未破膜者，可在胎先露部前方触及有弹性的前羊膜囊；已破膜者，可直接触摸到胎先露部，推动先露部可见羊水流出，观察羊水性状。

（5）骨产道情况：了解耻骨弓角度、骶岬突出度、骶骨弧度、骶尾关节活动度、骨盆侧壁倾斜度、坐骨棘间径和突出度、坐骨切迹、对角径等，以判断头盆关系。

6. 检查完毕，脱去手套，协助孕妇穿好衣裤，告知孕妇宫口扩张大小、先露高低情况等。

7. 洗手、记录。

（三）操作要点

1. 阴道检查能准确了解宫口大小、先露情况，遇有异常能及时发现并处理，具有感染率低、准确率高、产妇易于接受、减少产妇的不适感与痛苦、操作方便等优点。

2. 阴道检查的指征和时机

（1）产程开始时，通过阴道检查了解产妇及胎儿的基本情况，以更好评估后期产程进展程度。

（2）采取干预措施一定时间后，评估是否达到了预期的效果。

（3）产妇在产程中要求对其产程进展进行评估，或对分娩信心不足，或希望药物镇痛。

（4）产妇自发屏气用力一段相当长时间，没有胎头下降的迹象。

（5）胎儿电子监护提示胎儿窘迫。

3. 阴道检查时注意观察孕妇精神心理状态，注意保护孕妇隐私。

4. 脱去产妇一侧裤腿，盖在另一侧，注意腿部、胸部和腹部保暖。

5. 严格无菌操作。

6. 手指放入阴道前，指导产妇放松，做深呼吸。检查时动作轻柔，态度和蔼，要与产妇相互配合。

7. 胎先露位置：以坐骨棘水平为指示点确定胎先露的高低。

8. 宫缩时若前羊膜囊充盈，检查者应注意，不可随意破膜。

9. 告知产妇检查结果，消除紧张、焦虑情绪。

10. 若胎先露部未入盆，嘱产妇注意休息，预防脐带脱垂。

（四）注意事项

1. 有前置胎盘或不明原因的产前阴道流血者禁止阴道检查。

2. 检查时注意动作轻柔，临产后应注意在宫缩时宫口扩张情况。

3. 一次检查清楚为原则，不得反复进出阴道，同时应控制检查的次数。

三、电子胎心监护

（一）环境和体位

1. 环境　整洁、安静，室温 24~26℃，湿度 50%~60%，屏风遮挡，保护孕妇隐私。

2. 体位　排空膀胱，取舒适体位（半卧位、低半卧位或侧卧位、坐位）。

（二）实施步骤

1. 携用物至床旁，核对孕妇姓名及腕带信息。

2. 向孕妇解释操作目的，取得合作。

3. 协助孕妇取合适的体位（半卧位、低半卧位或侧卧位、坐位）。

4. 接通电源，打开监护仪开关，核对时间。

5. 适当暴露孕妇腹部，注意保暖和保护孕妇隐私，触诊确定胎背位置。

6. 涂耦合剂，用胎心探头找到胎心最强处，固定。

7. 如为无应激反应，将胎动计数钮交予孕妇，嘱其自觉胎动时按动按钮。

8. 如为宫缩应激试验，将宫缩压力探头置于子宫底部，固定。

9. 在无宫缩时，将宫缩压力调整到基线起始状态。

10. 打开描记开关，观察胎心显示，以及胎心、宫缩曲线描记情况。

11. 监测 20min，视胎心、胎动及监测情况决定是否延长监测时间。

12. 监测完毕，取下监测探头。擦净孕妇腹部的耦合剂，协助孕妇取舒适卧位。

13. 取下监测记录纸，关闭监护仪开关，拔去电源，胎心监护仪归位放置。

14. 洗手、分析记录。

15. 告知孕妇监测结果。

（三）操作要点

1. 操作者立于孕妇右侧，用四步触诊法了解胎方位，找到胎儿背部贴近腹壁的部位，做好标记。若为双胎，应做两个标记，并分别进行。

2. 正确固定胎心监测探头在胎儿背部位置。

3. 正确固定宫腔压力探头于孕妇腹部宫底下约两横指处，宫缩探头上勿涂耦合剂，避免损伤胎心电子监护仪。

4. 固定探头的带子松紧度适宜。

5. 胎心监护过程中随时查看探头是否松动或脱落。

（四）注意事项

1. 监测前检查监护仪运行是否正常，时间是否准确。

2. 操作时注意孕妇保暖和保护隐私。

3. 教会孕妇自觉胎动时手按胎动计数钮的方法，注意孕妇是否及时记录胎动。

4. 监护过程中应关注胎心率的变化，注意仪器走纸是否正常，图纸描记线是否连续，若胎心音 <110 次 /min 或 >160 次 /min，应当立即让孕妇改变体位并触诊孕妇的脉搏做对比鉴别，必要时吸氧，报告医生。

5. 注意孕妇有无不适主诉，有无翻身，探头是否脱落及固定带松紧如何等。

四、四步触诊

（一）环境和体位

1. 环境　整洁、安静，室温 24~26℃，湿度 50%~60%，屏风遮挡，保护孕妇隐私。

2. 体位　排空膀胱，取仰卧屈膝位。

（二）实施步骤

1. 核对孕妇及腕带上信息。

2. 向孕妇解释操作目的，取得配合。注意保护隐私，必要时幕帘或屏风遮挡。

3. 协助孕妇取仰卧屈膝位，头部稍垫高，暴露腹部，双腿略曲稍分开，腹肌放松。

4. 四步触诊（four maneuvers of Leopold）　前三步检查者面向孕妇头部，第四步面向孕妇足部。

第一步：检查者站在孕妇右侧，两手置于宫底部，手摸宫底高度，了解子宫外形，估计胎儿大小与妊娠周数是否相符。然后以两手指腹在宫底部相对交替轻推，判断宫底部的胎儿部分。若为胎头则硬且有浮球感，若为胎臀则柔软而宽且形态不规则。

第二步：检查者两手分别置于腹部左右两侧，一手固定，另一手轻轻深按检查，两手交替。分辨胎背位置，平坦饱满的部分为胎背，并确定胎背方向；凹凸不平的部分为胎儿肢体，有时可感到胎儿肢体活动。

第三步：检查者右手拇指与其余 4 指分开，置于耻骨联合上方握住先露部，进一步查清是胎头或是胎臀；然后左右推动以确定是否衔接。若先露部仍浮动，表示尚未衔接入盆，若已衔接，胎先露不能被推动。

第四步：检查者面向孕妇足端，两手分别置于胎先露部的两侧，向骨盆入口方向往下深按，进一步确诊胎先露及胎先露部入盆的程度。告诉孕妇检查结果。

5. 协助孕妇起床，整理衣裤。

6. 洗手，记录。

（三）操作要点

1. 指导孕妇排空膀胱，协助摆好体位。

2. 动作轻柔，注意子宫敏感度。

3. 操作过程中孕妇如有不适，停止操作，马上通知医生。

（四）注意事项

1. 触诊前应视诊孕妇的腹形及大小，腹部有无妊娠纹、手术瘢痕及水肿。

2. 触诊过程中，注意腹壁肌紧张度、有无腹直肌分离、羊水量及子宫肌敏感度。

3. 每步手法触诊时间不宜过长、避免刺激宫缩及引起仰卧位低血压。注意动作轻柔，保护隐私；冬季注意保暖。

4. 在触诊时应注意腹部过大者，应考虑双胎、羊水过多、巨大儿的可能；腹部过小、子宫底过低者，应考虑胎儿生长发育受限、孕周推算错误等；若孕妇腹部向前突出（尖腹，多见于初产妇）或向下悬垂（悬垂腹，多见于经产妇）应考虑有骨盆狭窄的可能；若腹部宽，子宫横轴直径较纵轴长，多为肩先露（横位）。

五、观察宫缩

（一）环境和体位

1. 环境 整洁安静、光线充足、温湿度适宜，注意保护孕妇隐私，必要时幕帘或屏风遮挡。

2. 体位 孕妇排空膀胱，取舒适体位。

（二）实施步骤

1. 携用物至孕妇床旁，核对姓名及腕带信息。

2. 向孕妇解释操作目的，取得配合。注意保护隐私，必要时拉好幕帘或使用屏风遮挡。

3. 协助孕妇取舒适体位，冬季注意保暖。

4. 触诊观察法 助产士将手掌放于孕妇的腹壁近宫底部下 3 指处，感受宫缩时子宫的变化。宫缩时，宫体部隆起变硬、间歇期松弛变软。触诊应观察 3 次以上的宫缩。

5. 电子胎心监护法

（1）将胎心监护仪上的宫缩探头固定在孕妇腹壁近宫底部下 3 指处。

（2）将监护仪上宫缩描记指针归零。

（3）连续描记 40min。

6. 准确记录宫缩强度、持续时间与间歇时间等，告诉孕妇宫缩是否正常。

7. 协助孕妇整理衣裤。

8. 洗手，做记录。

（三）操作要点

1. 观察子宫收缩一定要触摸子宫体部，认真感受，不能根据产妇呻吟或喊叫等作为判断宫缩的依据。

2. 采用触诊观察法观察宫缩时，一般观察至少 3 次宫缩。

3. 产程中根据不同产程时段、不同宫缩强度决定观察的次数和时间。一般潜伏期 1~2h 观察 1 次，活跃期 30min 观察 1 次，第二产程观察的次数应更加频繁。

（四）注意事项

1. 触诊观察宫缩时注意双手温暖，避免寒冷。

2. 胎心电子监护法观察宫缩时固定带松紧适宜，注意探头是否有脱离现象。

（徐鑫芬）

第二节 第二产程相关操作

一、正常产接产

正 位 接 产

【适应证】

1. 绝大多数产妇均适用。

2. 阴道助产时,如产钳助产术、胎头吸引术、臀位牵引术等。

【实施步骤】

1. 向产妇解释相关内容以取得产妇配合。

2. 协助产妇选择舒适体位,指导产妇用腹压,配合宫缩按自主意愿屏气用力,及时给予产妇正性回馈以增强产妇信心。

3. 接产准备。当初产妇胎头拨露使会阴后联合紧张时,经产妇宫口开全,按常规会阴冲洗、消毒、铺巾,做好接产的准备工作。接产人员按无菌操作常规刷手消毒,助手协助打开产包,接产者铺产台准备接产。

4. 接产者外科洗手后,穿无菌手术衣,戴无菌手套,摆好用物。

5. 接产和适度保护会阴。接产者左手于胎头拨露 5cm×4cm 接近着冠、使会阴后联合紧张时,以单手或双手均匀控制胎头娩出速度,每次用力时以胎头露出阴道外口直径 <1cm 为宜。控制胎头娩出速度的同时,不要有协助胎头俯屈的动作,不要干预胎头娩出的角度和方向。当胎头双顶径到达外口时,可稍作停留,避免用力,指导产妇张口哈气,让会阴充分扩张。双顶径娩出时不要刻意协助胎头仰伸,否则容易造成小阴唇内侧及前庭裂伤,对于产力好的产妇则于宫缩间歇期用力,让胎头缓慢娩出。胎头娩出后,不要急于娩出胎肩,等待下一阵宫缩,宫缩时双手托住胎头,嘱产妇均匀用力娩出前肩,前肩娩出后,双手托住胎头轻轻上抬缓慢娩出后肩。待双肩娩出后,接生者双手协助胎体及下肢相继以侧位娩出,胎儿娩出后,如无窒息,则擦干保暖,放在产妇胸腹部进行皮肤接触,待脐带血管停止搏动后,在距脐带根部 2cm 处,断脐。如新生儿发生窒息,按照新生儿复苏流程进行抢救。

6. 将集血器垫于产妇臀下以计量出血。

7. 助手记录胎儿娩出时间,接产者等待和协助胎盘娩出。

【操作要点】

1. 消毒会阴顺序为大小阴唇—阴阜—大腿内侧上 1/3—会阴与肛周。

2. 戴无菌手套、穿手术衣,严格无菌技术操作。

3. 评估产妇宫缩、胎心、胎头拨露、会阴情况及产妇的配合程度。

4. 告知产妇配合方法及注意事项,指导产妇正确屏气方法。

5. 胎头娩出后勿急于娩出胎肩,无需常规清理呼吸道。娩肩时注意不要用力下压,以免增加会阴裂伤程度。

6. 协助胎盘娩出。子宫收缩时，左手握住宫底并按压，同时右手轻拉脐带，协助娩出胎盘、胎盘娩出至阴道口，双手捧住胎盘，向一个方向旋转牵拉，协助胎膜完整排出。

7. 检查胎盘、胎膜、软产道。

【注意事项】

1. 胎头拨露使会阴后联合紧张时，采用适度保护会阴法。

2. 接产中避免过度用力压迫会阴体，也不要人为扩张会阴体，以免造成水肿及产道损伤。

3. 胎盘尚未完全剥离时，切忌用手按揉、下压宫底或牵拉脐带，以免引起胎盘部分剥离而出血或拉断脐带，甚至造成子宫内翻。

4. 胎盘娩出后仔细检查胎盘及胎膜、软产道有无裂伤，若有立即缝合。

5. 操作前后清点器械、纱布数量。

站 位 分 娩

【适应证】

1. 宫缩间隔时间长，持续时间短，强度减弱时。
2. 产程进展缓慢或阻滞。
3. 产妇骶部疼痛。
4. 产妇感觉站位分娩很舒服，能增强向下屏气的力量。
5. 会阴条件好。
6. 羊水清。
7. 母婴情况好。

【实施步骤】

1. 产妇站立，身体向前趴在同伴身上、较高的床上、置于床上的分娩球上、固定于墙壁的横栏上或柜台上。双腿略微张开，可以左右晃动臀部。该体位有利于借助重力优势，与仰卧位和坐位相比能减轻宫缩痛并使宫缩加强。使骨盆的可塑性不再受到抑制，增加了骨盆出口径线，为胎儿提供了宽敞的机转空间，使胎位朝着最有利分娩的枕前位方向旋转。同时，该体位使子宫对腹主动脉及下腔静脉的压迫减轻，增加了胎盘供血量，降低了新生儿窒息率。

2. 根据情况洗手上台、铺台、准备接生。让产妇身体稍向前倾，于臀部上方铺无菌巾，脚下放置产褥垫或床垫，用于吸收胎儿娩出后的后羊水。

3. 当观察到胎头拨露 5cm×4cm 时，会阴后联合紧张时开始控制胎头娩出速度。接产者坐在产妇身后，宫缩时以单手或双手控制胎头，宫缩间歇时放松，同时和产妇沟通使其配合用力。控制胎头娩出的速度以每次宫缩时胎头直径增大不超过 1cm 为宜。控制胎头娩出速度但不要有协助胎头俯屈的动作，不干预胎头娩出的方向和角度。胎头双顶径娩出时，指导产妇均匀用力，对于产力过强的产妇，指导产妇吹气放松，于宫缩间歇时缓缓娩出。待胎儿双顶径娩出后，则顺序娩出额、鼻、口、颏，速度可较前快。不要刻意协助胎头仰伸，否则容易造成小阴唇内侧及前庭裂伤。待胎头完全娩出后，迅速挤尽口鼻黏液，不要急于娩肩，等待下一次宫缩。宫缩时，双手托住胎头，嘱产妇均匀用力娩出前肩，不要用力下压，以免增加会阴裂伤程度，前肩娩出后，双手托住胎头缓慢娩出后肩。

【操作要点】

1. 接产者的主要目的是控制胎头娩出速度，使会阴体充分扩张，不要刻意俯屈胎头。

2. 胎头娩出后不要急于娩出胎肩，可等待一阵宫缩，娩出过程一定要缓慢，不要用力牵引。

【注意事项】

1. 产妇自觉疲劳时，可在宫缩间歇时改变体位，坐位休息。

2. 可利用镜子来观察胎头下降及拨露情况。

3. 不宜采取站位分娩的情况如下。

（1）当硬膜外镇痛或镇静药干扰了产妇运动神经的控制能力。

（2）产妇因疼痛加剧而不愿配合站位分娩。

（3）会阴水肿、炎症、瘢痕。

（4）产程进展快。

（5）巨大儿。

（6）羊水污染者。

（7）急产。

侧卧位分娩

【适应证】

①单胎头位。②胎心音在正常范围内。③无明显的头盆不称。④无严重妊娠合并症。⑤产妇配合度好。

助产士要对产妇进行评估，适合侧位接产条件，如产妇无孕期合并症，无胎儿窘迫，无阴道炎症，除外巨大儿等不利因素，且产妇愿意采取侧位分娩者予以实施侧位分娩。

【接产准备】

1. 环境准备 关闭门窗，减少人员走动，室温调节到26~28℃；辐射台提前预热，温度调节到32~34℃（足月儿）、准备产包、无菌手套、新生儿复苏设备和物品。因各医院设备条件不同，连台手动产床、电动产床均可。

2. 产妇体位准备 产妇进入第二产程，责任助产士评估产妇是否具备侧卧位分娩条件，符合条件的告知产妇可以使用的分娩体位，其中包括侧卧位、坐位、仰卧位等，由产妇知情选择。产妇根据自己的情况选择体位，如产妇宫缩时腰痛，助产士也可以建议产妇使用侧卧位体位。

【接产步骤】

1. 会阴清洁和消毒 当初产妇宫口开全、经产妇宫口开大5~6cm时，开始为产妇做会阴冲洗（皮肤清洁和消毒），消毒方法为常规会阴冲洗。

2. 铺产台 会阴冲洗后，为产妇铺产台，顺序和方法同仰卧位。接产用物按使用顺序摆在方便使用的地方，同时注意无菌原则。

3. 摆好体位 铺好产台后，产妇左侧卧或右侧卧位，将床头抬高30°，双腿自然并拢屈曲，手握产床床栏，上身可前倾，指导产妇宫缩期间用力时低头，使身体稍微呈弓形（有利于产妇骨盆轴与胎儿身体纵轴相一致）。

4. 助产士站位 助产士采取站位接产，无论产妇采用左侧卧位或者右侧卧位，均站立于产妇的背侧，指导产妇用力同时观察产程进展，及时反馈产妇用力效果。产床如为电动产床，助产士站在产妇臀部的下方；产床如为连台手动产床，则站在产妇臀部的后方。当估计胎头即将着冠时，示教产妇哈气动作，充分解释该动作的目的是减少会阴裂伤，取得产妇配合。

5. 适度保护会阴和娩出胎儿 当胎头拨露时要耐心等待会阴充分扩张，直至胎头拨露至会阴后联合紧张时，接产助产士用一只手（产妇左侧卧位，助产士用右手控制胎头；产妇右侧卧位，助产士则用左手控制胎头）置于胎头枕部，控制胎头娩出速度，避免胎头快速娩出，不刻意协助胎头俯屈与仰伸。另一只手不用托举会阴体，同时嘱咐产妇做哈气动作，借助宫缩的力量推动胎头下降，让胎头缓慢自然娩出。胎头娩出后等待胎儿自主旋转复位。借助宫缩力量以水平方向轻轻向外牵拉，指导产妇轻轻用力，双手托住胎头，顺势娩出胎儿前肩，向产妇耻骨联合方向轻抬娩出后肩（注意此时娩肩应该轻轻娩出，避免会阴严重裂伤，如胎儿后肩先行娩出，需协助将胎肩旋至母体骨盆斜径上，再娩出前肩，否则会阴体受力方向改变，造成会阴严重裂伤），随后将胎儿身体娩出。

6. 母婴皮肤接触和断脐 胎儿娩出后，巡台助产士调整产床，使产妇仰卧位（斜坡位，产床背板抬高 30°~40°），将新生儿放在产妇胸前进行母婴皮肤接触，巡台助产士将新生儿身体擦干，撤掉湿巾，用小被子盖在新生儿身体上，戴好小帽子为其保暖，防止体温下降。如新生儿口腔有羊水或黏液，可以进行吸引清除。新生儿脐带停止搏动后，给予初次断脐（保留新生儿一侧脐带 10cm 左右）。

7. 娩出胎盘、缝合会阴伤口 出现胎盘剥离征象后，及时娩出胎盘，并仔细检查。检查会阴伤口，如有裂伤，按照解剖结构进行缝合。

【操作要点】

1. 接产前评估产妇是否适合使用侧卧位和产妇是否愿意使用侧卧位。

2. 严密观察产程进展，指导产妇用力，胎头拨露较大时，指导产妇做哈气动作，借助宫缩的力量缓慢使胎头娩出。

3. 助产士不能用传统的方法保护会阴，因此，要做到控制胎头娩出速度（使胎头大径缓慢娩出），减少会阴裂伤程度。

【注意事项】

1. 做好健康教育，在孕妇学校、入院宣教及产前教育等时多宣传自然分娩的好处及自然分娩的过程与应对，让产妇了解分娩的各种体位的好处，积极配合。

2. 注意产妇的安全和舒适度，避免环境中存在的不安全因素，有助产士或家属陪伴人员。

3. 严密观察产程进展及胎心变化，如胎心出现异常而需做胎心监护时，劝说产妇暂停自由体位以利于胎心监护的进行。

4. 产妇突然失控不配合时，助产士应安抚产妇，宫缩时嘱咐产妇哈气，如仍不配合，助产士可用接生巾轻轻堵住会阴部，待宫缩强度变弱再使胎头娩出。

5. 手术助产分娩：如在分娩过程中出现需要手术助产的情况，可让产妇改为仰卧位（仰卧斜坡位），方便操作。

6. 如有新生儿窒息，胎儿娩出后可立即剪断脐带，将新生儿放在辐射台上进行复苏。

7. 必要时会阴切开：如必要时会阴需做切开时，产妇改为平卧位进行操作。

手膝位分娩

【适应证】

产妇正常分娩，无心肺功能异常，愿意选择手膝位分娩者并能够支持自身体重、膝部及腿部无功能障碍。

【实施步骤】

1. 手膝俯卧位接产的时机：在胎头拔露3~4cm或更大时让产妇采用手膝支持的俯卧位。膝部有压力时可稍活动双腿，或改为站立前倾的俯卧位。可抬高床头趴在床上或分娩球上。臀部一般低于双肩，如果胎儿娩出过快，可让产妇放平上身，双肩与臀部平行位。注意不是臀高头低的胸膝俯卧位。

2. 会阴准备与接产用物：清洁会阴部，用一个大单铺在臀下。

【操作要点】

1. 允许产妇自主用力，在不同的体位接产时，会阴保护手法的原则是相同的，主要是控制胎头速度，产妇在宫缩时深慢的呼吸、吸气，腹部放松，使胎头在每次宫缩时慢慢均速的娩出。当胎头着冠后，嘱产妇张口哈气解除腹压作用，使胎头在宫缩作用下缓缓娩出，也可让产妇在宫缩间歇期稍向下屏气，使胎头在宫缩间隔期缓慢娩出。助产士要根据胎头的方向和力度随势控制胎头，不可强行按压与拔伸，也不可人为扩张和牵拉会阴体。手膝俯卧位有更宽大的骨盆径线，产妇在这个体位感到腰痛明显减轻，会阴松弛，有利于较大胎儿、枕后（横）位胎儿转位下降，减少会阴裂伤，促进自然分娩。在其他体位接产时如果发生娩肩困难，可首先转为手膝位，有助于胎肩娩出。

2. 等待宫缩自然娩肩法　胎头娩出后，耐心等待至少1次宫缩（1~2min），待胎头完成复位及外旋转，胎肩下降到盆底，在宫缩作用下胎肩缓缓娩出。注意胎肩可向不同方向旋转，要顺势协助，不要人为强行旋转；有时胎头娩出后胎肩随之娩出，如果胎肩娩出过快，应给予适当控制，让胎肩慢慢娩出；轻托胎儿枕部，协助躯体娩出。如果在一次宫缩肩部未娩出，应评估是否有肩难产可能。必要时报告医师，启动肩难产处理流程。等待娩肩的过程中，可通过面色、囟门部搏动、颈动脉的搏动等评估胎儿的情况是否正常。注意胎儿面部是淡紫色而不是粉红色，因为宫内血氧水平较低。有的胎儿会有面部表情、吸吮动作等，甚至在娩肩前开始呼吸，或有哭声，是正常现象。

3. 新生儿处理　母亲在俯卧位分娩时，可直视到新生儿，鼓励母亲自己抱起新生儿，给予擦干，保暖，晚断脐。协助产妇取平卧位，等待胎盘娩出。

4. 产后护理　常规检查胎盘，缝合会阴。该体位有利于保护会阴完整性，很少有会阴侧切。

【注意事项】

1. 允许产妇按自己的方式自发性用力。如产妇过快过大呼吸，指导产妇深呼吸，以防过度呼气导致呼吸性碱中毒。

2. 根据产妇的意愿，以产妇感到舒适的体位，缓解产痛，提供相应的支持工具，保证产妇安全舒适。

3. 注意控制好胎头娩出速度，慢慢扩张会阴，娩出胎头，减少会阴裂伤。助产士保护会阴时要轻轻地用手掌接触扶持胎头，不可用手指直接用力挤压和揉捏胎头，防止头皮血肿与损伤。禁止人为扩张宫颈、阴道和会阴部，以免导致会阴水肿和阴道、宫颈损伤，增加胎儿缺氧窒息；禁止人工腹部加压娩出胎儿，以免导致新生儿脑出血、窒息缺氧、产伤、死亡，母亲阴道和会阴严重损伤、子宫破裂、肝脾破裂、羊水栓塞，严重产后出血、死亡。

4. 延迟断脐　产后短时间内胎盘胎儿脐循环仍存在，可保证新生儿在一个短暂时期内的血液供应，无论是足月儿或早产儿，阴道分娩和剖宫产，早于 1min 的断脐是没有益处的。建议在脐带搏动消失或胎盘娩出后断脐。按世界卫生组织指南，如果新生儿有轻度窒息而脐带搏动良好，不可断脐，在产台上直接复苏。

坐位分娩

【适应证】

产妇正常分娩，无心肺功能异常，愿意选择在坐位分娩者。

【实施步骤】

1. 产妇自由体位待产，胎头拔露 3~4cm 时取坐位分娩。
2. 会阴清洁冲洗。大单铺在地上或垫子上，准备放新生儿。

【操作要点】

1. 坐位分娩容易导致会阴水肿，不可长时间坐位，一般 5~10min 要及时更换。
2. 坐位分娩胎儿娩出较快，让产妇张口哈气，不可过度用力。
3. 自然娩肩：宫缩时让产妇持续张口吐气，肩自然旋转娩出。
4. 新生儿出生后常规早接触，晚断脐。

【注意事项】

1. 提供舒适的坐位支持工具，不断变换体位，防止疲劳。
2. 不要拉伸扩张会阴体，避免加重水肿。
3. 铺垫子于臀下，放置新生儿。
4. 避免后仰的半坐位，特别是胎心出现变化时，建议改为直立或前倾的直立位。因为后仰的半坐位仍然有可能导致母亲血管受压，减少子宫胎盘供血。

（徐鑫芬　黄　群　姜　梅　张宏玉）

二、会阴神经阻滞麻醉

【适应证】

阻断会阴部神经冲动的传导，降低该神经支配区域组织牵拉及损伤导致的疼痛。用于减轻第二产程会阴部疼痛、阴道分娩时会阴切开术、阴道手术助产术、经阴道手转胎头术、软产道裂伤缝合术等。

【配合要点】

1. 操作者向产妇解释麻醉的目的、意义及配合方法。
2. 准备实施会阴阻滞麻醉的物品。
3. 协助产妇取半卧位。
4. 麻醉前评估产程进展和胎心情况。
5. 进行外阴冲洗消毒。
6. 操作者进行外科洗手后，穿手术衣、戴无菌手套，铺无菌巾。

7. 进行注射部位皮肤消毒。以侧切口为中心，由内向外消毒皮肤，直径 >10cm。

【操作要点】

1. 会阴神经阻滞麻醉　使用注射器抽吸 2% 利多卡因 10ml 加 0.9% 氯化钠溶液 10ml。术者将左手示、中指伸入阴道内，触及左侧坐骨棘，右手持带有长针头的 20ml 注射器，在左侧坐骨结节及肛门连线中点偏坐骨结节处（图 9-1）先注射一个皮丘，然后在阴道内手指指引下将针头刺向坐骨棘内下方阴部神经通过处，当针穿过骶棘韧带时会产生突破感，为穿刺成功标志。回抽无回血后，局部注射利多卡因溶液 5ml，然后边退针边注药（图 9-2）。

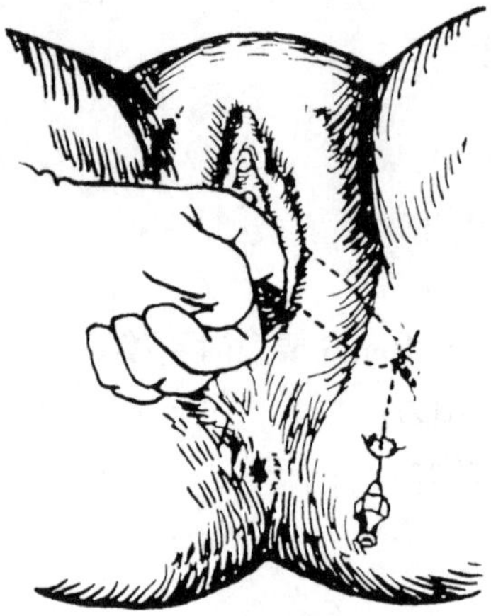

图 9-1　麻醉注射点

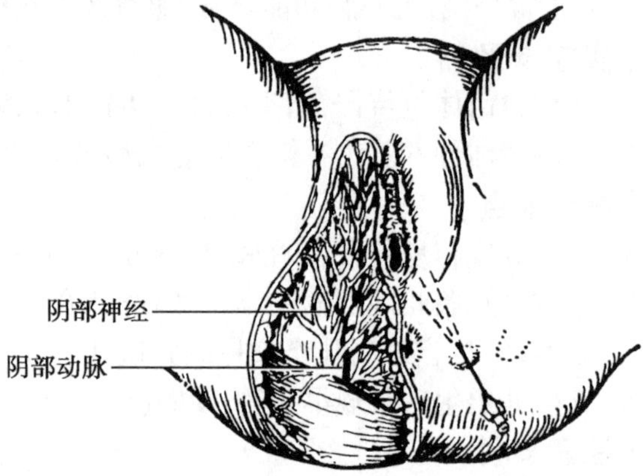

图 9-2　阴部神经及局部浸润麻醉

2. 会阴及外阴局部浸润麻醉　术者左手示、中指沿着切口方向插入阴道，置于胎头与阴道壁中间，防止针头穿过阴道壁刺伤胎儿头皮。将针头退至皮下，沿着同侧切口方向先进入 4~5cm 。在注射前抽回血，在针头缓慢退出的同时连续注入局部麻醉药 5ml。在同侧侧切方向的大小阴唇、会阴体、皮下做扇形注射 5ml。如需要正中切时，则在会阴体局部进行浸润麻醉。

【注意事项】

1. 操作前应向产妇做好解释以取得配合，详细询问有无麻醉药物过敏史，如使用普鲁卡因麻醉时，应先做过敏试验。

2. 阴部神经主要支配阴道、会阴部和外阴，阻滞时的主要解剖标志位坐骨棘和骶棘韧带。

3. 按规定使用局部麻醉药的剂量，选用毒性低的麻醉药。

4. 穿刺时注意针尖不要伤及操作者手及胎儿，不要损伤周围组织。每次注药前先回抽，以防注入血管。

5. 针头穿刺时应找准穿刺部位一次成功，避免反复穿刺引起血肿或感染。

6. 注意观察并发症。①发生药物变态反应，按药物过敏进行处理。②局麻药被直接注入血管内，引起药物中毒，需对症处理。③预防血肿或感染，避免反复穿刺，损伤局部组织。

三、正常分娩时的会阴适度保护

【适应证】

经妊娠风险预警持续评估，为低风险的孕妇，可以完成正常分娩。在第二产程通过适度保护会阴，协助胎儿安全娩出，避免会阴发生严重裂伤。

【配合要点】

1. 评估与监测 评估产妇第一产程进展情况及心理状态、合作程度；密切观察产妇子宫收缩持续时间、间歇时间及强度，使用腹压的情况，胎先露下降及胎头拨露情况；评估产妇会阴部条件；对于低风险产妇，推荐间断胎心听诊，是否需要持续使用胎心监护仪，应根据产妇情况决定。

2. 接产前准备 ①向产妇解释分娩过程，如何与助产人员配合；指导产妇分娩时的体位及如何进行屏气用力。②打开辐射台提前预热。③根据宫缩的强弱，在预计分娩前10~30min做好外阴清洁和消毒等准备工作。④接生助产士根据产程进展，掌握刷手时间，按要求刷手后铺产台、穿无菌隔离衣、戴无菌手套，做好接生准备。⑤产妇采用屈膝半卧位，床头抬高约50°，有利于观察产程进展，监测宫缩与胎心；充分暴露会阴，有利于保护会阴及控制产妇使用腹压。

3. 指导用力 向产妇做好分娩过程的解释工作。初产妇宫口开全，自觉有向下屏气用力感时，助产士指导产妇在宫缩期间屏气，向下用力。根据胎头拨露情况做好接产的准备工作，调整产床角度，外阴清洁消毒，接产者按无菌操作原则刷手消毒，穿无菌手术衣、戴手套。助手协助打开产包，接产者铺产台准备接生（如为经产妇宫缩良好，宫口开大3~4cm时，做接产准备）。

4. 接产 使用单手控制胎头速度保护会阴法，接产者用一只手的掌心接触胎头，在宫缩时适当控制胎头娩出速度，使会阴缓慢扩张，等待胎儿自然娩出（图9-3）。当胎头枕部在耻骨弓下方露出时，宫缩期间应嘱产妇张口哈气以解除腹压，让产妇在宫缩间歇期稍向下屏气用力，左手协助胎头仰伸，使胎头缓慢娩出。胎头娩出后，在等待娩肩的过程中，若口鼻有较多黏液流出，右手可协助轻轻地挤压出新生儿鼻咽部分泌物。

胎头娩出后，迅速检查有无脐带绕颈，若有应触摸脐带搏动，检查脐带缠绕是否过紧，脐带有搏动且较松者，可用手将脐带顺胎肩上推或沿胎头滑下。若脐带绕颈过紧，立即使用两把血管钳夹在一段脐带从中间剪断，（发生肩难产时，在胎肩未娩出前不得夹闭和剪断脐带）注意不要伤及胎儿颈部，脐带松解后，再协助胎肩娩出。胎头娩出后，耐心等待下一次宫缩，待胎头自然复位后，在胎儿下降过程中，适度协助胎头外旋转，使胎儿双肩径与骨盆前后径相一致。宫缩间歇时，双手托住胎头，嘱产妇均匀用力，协助胎儿前肩自耻骨弓下先娩出，随后托胎颈向上，使后肩从会阴前缘缓慢娩出。双肩娩出后，双手协助胎体及下肢相继以侧位娩出（图9-4），记录胎儿娩出时间。胎儿娩出后，将集血器置于产妇臀下，以测量出血量。

【操作要点】

1. 助产士要给予产妇支持性护理，如胎儿枕位正常，鼓励产妇选择自己感觉舒适的体位进行自主屏气用力；胎儿枕位异常时，根据具体情况给予指导。

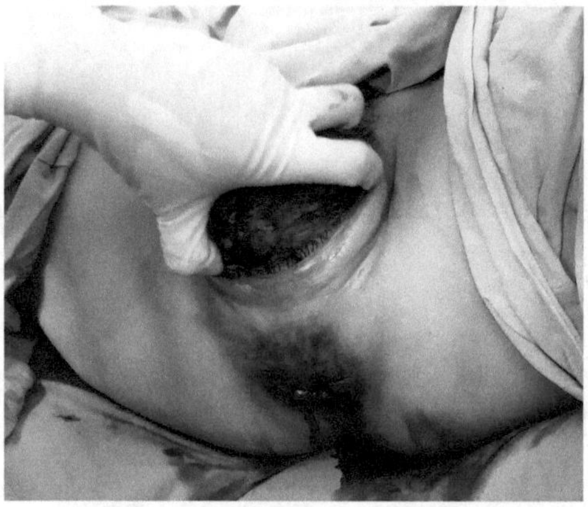

图 9-3　适当控制胎头娩出速度

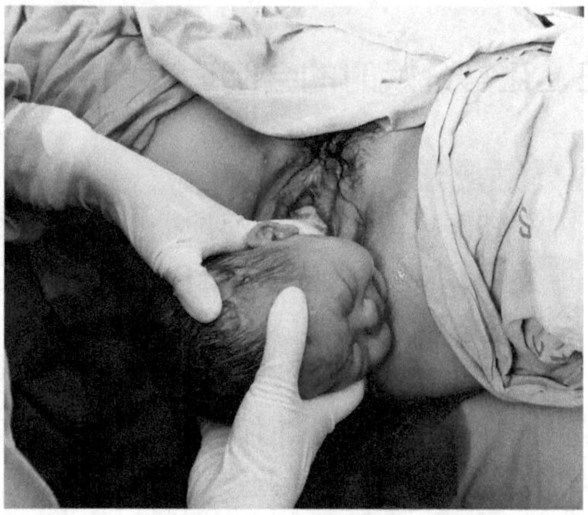

图 9-4　娩出前肩

2. 助产士给予产妇用力指导，当产妇用力效果不佳时，要给予调整体位或适当引导用力方向。使用硬膜外镇痛的产妇，应等待有自主用力的感觉或在助产士指导下屏气用力。

3. 等胎头着冠时，指导产妇正确用力和哈气，产妇不能控制时，助产士可在宫缩时，用手控制胎头娩出速度，等到宫缩减弱时借助宫缩的力量使胎头缓慢娩出。

4. 胎头娩出后，等待宫缩使胎头外旋转，再次宫缩时顺时娩出前肩、后肩，并注意娩出速度。

【注意事项】

1. 助产士要正确评估产妇及胎儿情况，产力、会阴条件及产妇配合程度、胎心情况、第二产程时间。

2. 根据产程进展情况，掌握接产时间，避免过早铺产台、接产。

3. 胎头拨露时，助产士要密切观察产程进展，不可离开产妇。

4. 接产过程中，不可强行用力阻止胎头娩出，也不可用力挤压胎头或用手指揉搓胎儿头皮组织，避免形成血肿。

5. 如在接产过程中，产妇失控，助产士要冷静，控制胎头娩出速度，减少会阴撕裂。

四、会阴切开适应证及缝合

【适应证】

会阴切开术为避免在分娩的第二产程中发生会阴及盆底组织严重裂伤的手术，也是初产妇臀位助产或施行产钳、胎头吸引术的辅助手术。会阴切开术包括会阴后－侧切开术（postero episiotomy）和正中切开术（median episiotomy）两种。在第二产程根据胎儿情况产程进展头盆关系、盆底及会阴条件，经知情同意，以下情况，酌情考虑会阴切开术缝合术（episiotomy and suture）。

1. 会阴裂伤难免发生者　会阴体过长、过短及伸展不良，如初产妇会阴较紧、会阴坚韧、水肿或瘢痕，遇急产时会阴未能充分扩张，估计胎头娩出时将发生Ⅱ度以上的裂伤者。

2. 各种原因所致的头盆不称。

3. 阴道手术助产。产钳术、胎头吸引术及足月臀位助产术等。

4. 需要缩短第二产程。如发生胎儿窘迫、妊娠合并心脏病、妊娠期高血压疾病等，需要行会阴切开术缩短第二产程。

5. 巨大儿、早产、胎儿宫内发育迟缓或胎儿宫内窘迫需减轻胎头受压并及早娩出者。

【配合要点】

1. 评估 根据会阴组织的条件；胎头拨露的大小、产妇心理状态、合作程度，确定会阴切开的方式（侧切或中切）（图 9-5，图 9-6）。避免发生会阴切开后，不能经阴道分娩，而行剖宫产的情况。

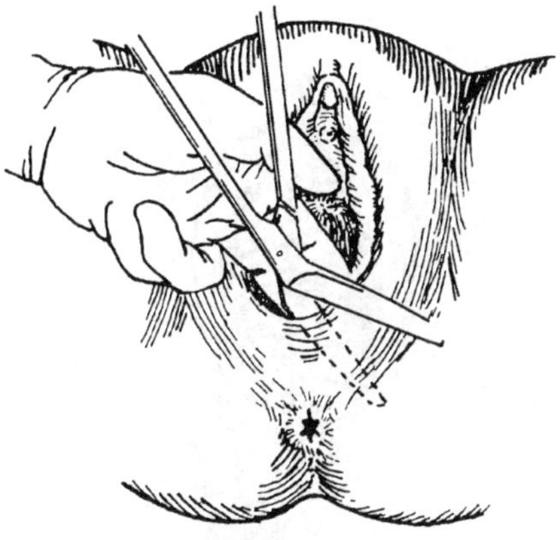

图 9-5 会阴侧切开术

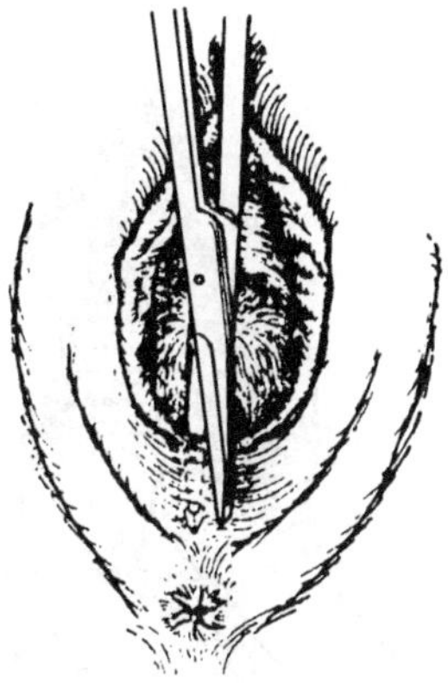

图 9-6 会阴正中切开术

2. 操作准备 由医生向产妇解释会阴切开目的、方法及术后并发症，产妇或家属签署知情同意书；接生者按要求刷手后铺产包、穿无菌隔离衣、戴无菌手套，做好接生准备；将产床床头摇高，产妇为半卧位，消毒外阴。

3. 物品准备 会阴切开剪 1 把、弯血管钳及直血管钳各 1 把、线剪 1 把、持针器 1 把、尾纱 1 块、纱布 5 块、消毒长棉签 4 根、20ml 注射器及 7 号长针头各 1 个、缝线、2% 利多卡因 10ml。

4. 会阴切开 向产妇做好会阴切开前的解释工作，进行皮肤消毒（以会阴左侧切开为例），由内向外消毒皮肤，直径 >10cm。行阴部神经阻滞及浸润麻醉后，术者左手示指和中指伸入阴道，置于先露部前方，二指稍作分开，撑起左侧阴道壁。右手持侧切剪，张开后一叶置于阴道外，一叶沿左手示指、中指之间至于阴道内。切口起点于会阴后联合“5 点钟”处，切线与垂直线约呈 45°，侧切剪刃要与皮肤垂直，等待宫缩会阴膨隆时，一次全层剪开 4~5cm。切开后，用干纱布压迫切口止血，如有切开处局部发生小血管断裂有活动性出血者，可钳夹或结扎小动脉。若为会阴正中切开术时，术者于宫缩时沿会阴后联合正中垂直剪开 2~3cm。

5. 缝合 ①胎盘娩出后，使用生理盐水冲洗会阴伤口，检查切口情况，有无深延、上延，阴道壁有无裂伤、血肿，检查后按解剖学位置分层缝合。②术者更换无菌手套，铺无菌巾遮住肛门，将尾纱填入阴道，暴露切口。③术者右手持持针器夹住可吸收缝线缝针，左手示指和中指伸入阴道协助暴露切口，在切口顶端上方 0.5cm 处开始缝合，可使用连续缝合或间断缝合的方法，缝合阴道黏膜层至处女膜内缘打结，处女膜切缘要对合整齐。缝合不宜过深，防止穿透直肠黏膜（图 9-7）。④以同样线连续缝合或间断缝合肌层（图 9-8），达到止血和关闭无效腔的目的。缝线不宜过密，肌层切口缘应对齐缝合。⑤缝合皮下脂肪层及皮肤，间断缝合皮下脂肪层（图 9-9），对齐上下切口端，保持切口宽约 1cm，便于皮内缝合。使用可吸收缝合线间断缝合或皮内连续缝合皮肤，注意缝线松紧适度、间距均匀（图 9-10）。使用镊子对合表皮，防止表皮边缘内卷，影响愈合。⑥缝合术毕，检查阴道内切口缝合有无空隙，取出尾纱，使用生理盐水纱布清洁切口周围皮肤。⑦右手示指进入肛门检查有无缝合线穿透直肠。⑧会阴伤口护理健康教育，告知侧切伤口护理知识，保持局部清洁卫生，多向健侧卧位。将产床调节水平位，协助产妇将双腿放平休息，注意为产妇保暖。

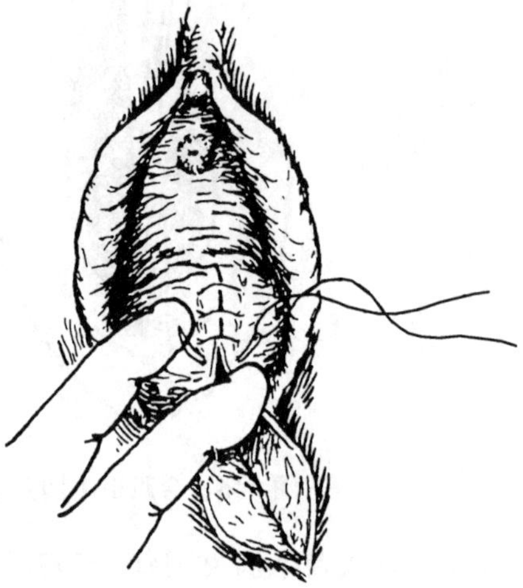

图 9-7　缝合阴道黏膜

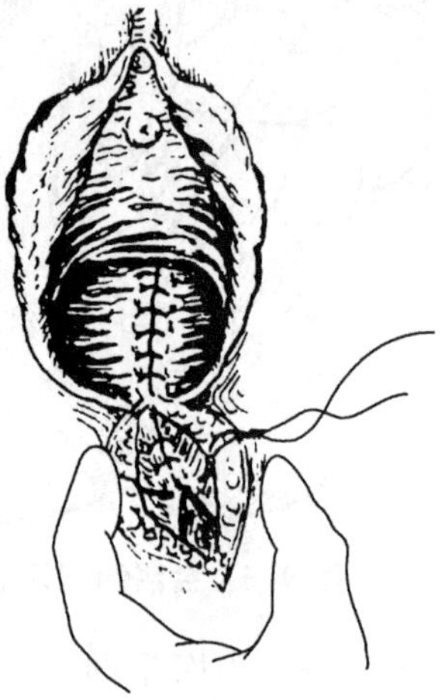

图 9-8　缝合肌层

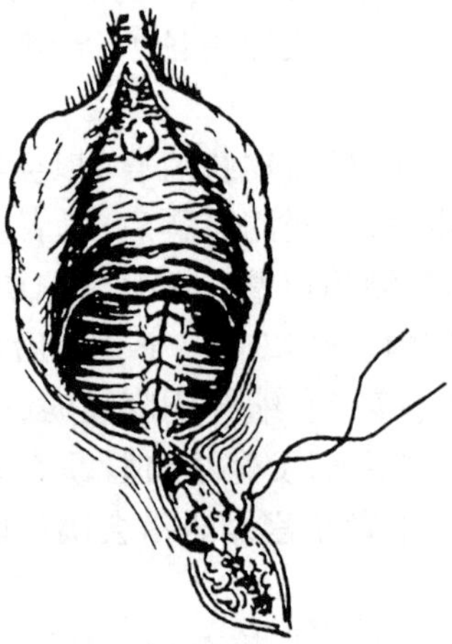

图 9-9　缝合皮下脂肪

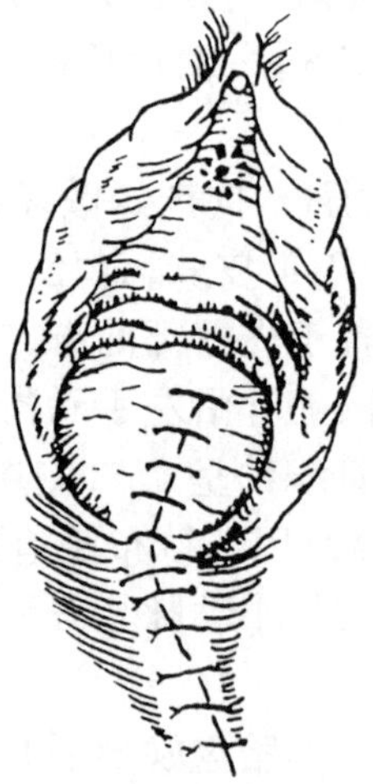

图 9-10　缝合皮肤

【操作要点】

1. 会阴侧切切开的组织为会阴皮肤及皮下组织、球海绵体肌、会阴深、浅横肌、部分肛提肌及其筋膜、阴道黏膜。会阴正中切，切开球海绵体肌及中心腱。

2. 掌握会阴切开时机，在切开后 1~2 次宫缩胎儿即可娩出为宜。

3. 会阴切开时，侧切剪刃要与皮肤垂直，避免切开后两侧组织薄厚不等。

4. 如宫缩时，会阴体高度膨隆，侧切切口交角应为 60° ~70°，避免因切口角度过小而误伤直肠或造成缝合困难。切开长度根据产妇会阴弹性、胎儿大小、耻骨弓角度的个情况调整。

5. 按层次缝合会阴伤口，要注意恢复各层组织的解剖关系。

6. 缝合后进行阴道检查并仔细检查缝合部位，阴道入口无狭窄，并确保止血效果。

【注意事项】

1. 严格执行无菌操作，防止感染。

2. 会阴切开术并不能预防Ⅲ度以上裂伤，操作前要充分进行切开方式的评估，会阴正中切开会增加Ⅲ度以上裂伤的危险。

3. 在缝合过程中，注意对合创缘，过底不留无效腔，止血彻底，不留活结。

4. 常规肛门检查，确认无缝合线穿透直肠，如出现缝合线穿入直肠的情况，必须进行拆除，并重新缝合。

5. 缝合完毕后，应认真清点核对纱布数目，确保阴道内无纱布遗留，注射针头、缝针等放入锐器盒，整理用物。

6. 术后注意保持外阴部清洁、干燥，观察伤口有无渗血、红肿、硬结，脓性分泌物等，出现异常及时通知医生处理。

（宋丽莉）

五、阴道助产技术

产钳助产

【适应证】

1. 因临界骨盆、持续性枕后位或枕横位、宫缩乏力及巨大胎儿等因素导致第二产程延长者。

2. 瘢痕子宫者，第二产程不宜在分娩时过度屏气者。

3. 第二产程发生胎儿宫内窘迫者。

4. 因颜面位呈现颏前位或臀位后出胎头困难者。

5. 产妇全身情况不宜在分娩时屏气用力者，如心脏疾病、急性或慢性肺部疾病或其他疾病导致肺功能减退、重度肝肾疾病、神经系统疾病、精神分裂症、癫痫、产妇高热、器官衰竭等，以及妊娠期高血压疾病，在产程中血压升高、血压波动明显、子痫或子痫前期需缩短第二产程者。

6. 胎头吸引助产失败，确认无明显头盆不称，胎头已入盆并通过坐骨棘平面者。

【禁忌证】

1. 骨盆狭窄或头盆不称，胎头最大横径未达坐骨棘水平，胎先露在 +2cm 以上。

2. 颏后位、额先露、高直位或前不均倾等其他异常胎位。

3. 严重胎儿窘迫，估计产钳术不能立即结束分娩者。

4. 宫口未开全者。

【配合要点】

1. 做好新生儿复苏急救物资准备。

2. 通知新生儿科医生到场做好新生儿复苏抢救准备。

3. 准备产钳。检查产钳是否能够使用，用肥皂液或消毒后的植物油润滑产钳叶片。

4. 根据胎先露下降情况适当保护会阴。注意观察先露下降程度和会阴扩张情况，当胎儿双顶径即将娩出时，配合医生缓慢娩出胎儿。

5. 胎盘娩出后协助医生检查软产道，并协助缝合伤口。

【操作要点】

1. 掌握手术指征及禁忌证。

2. 阴道检查确定宫口开全，正确了解胎头骨质最低部及最大横径的位置，以及确认矢状缝和胎耳，引导产钳放置。

3. 在放置钳叶时，当遇阻力而不能向深处插入时，可能是由于钳端嵌在阴道穹窿部，此时切勿强行推进钳叶，必须取出以检查原因，否则可能引起严重的宫颈阴道壁损伤。

4. 放置产钳后，如钳锁不易合拢，不应强行扣合暴力牵拉，应查明原因，再做适当调整及处理。

5. 如遇有胎儿双顶径已出宫口，胎头骨质部分已到达棘下 2cm 及以下，但宫口仍有小边不能回缩者，术者在阴道内的手指尖必须要保持在宫口内，以防造成宫颈阴道穹窿的损伤。

6. 牵引产钳时用力最好在宫缩时，用力均匀、适当，速度不宜过快，沿骨盆轴方向牵引，不能将钳柄左右摇晃。

7. 牵引有困难（即不见胎头下降）时，原因可能为：①骨盆与胎头不相称。②牵引方向不正确。③胎头方位不适合。一定注意切勿强力牵引，须查出原因并进行纠正，防止胎儿及产道损伤。

8. 当胎头双顶径即将娩出时，应减慢牵引速度，注意胎头仰伸角度，观察会阴扩张程度与助手协作，保护会阴，防止会阴撕裂。

9. 如牵引 2~3 次，胎先露仍不下降时，需检查原因，必要时改为剖宫产，以免失去抢救胎儿的时机。

【注意事项】

1. 产钳术与胎头吸引术相比，产钳术助产成功率高，所导致的新生儿并发症如头皮血肿、视网膜出血等明显减少，适用于早产分娩助产，但是对母体软产道的损伤及盆底损伤明显高于胎头吸引助产；手术技巧要求较高；胎头吸引助产未成功再改用产钳术者，其新生儿头颅血肿、颅内出血、面神经损伤、胎儿娩出后机械通气、视网膜出血发生率与自然分娩、仅使用产钳助产及仅使用胎头吸引助产比较均有明显增加。

2. 以下情况不宜行产钳助产术 ①施术者无实施产钳的经验。②胎头未入盆、胎位不明确或胎方位异常，如额先露、面先露等。③腹部及盆腔检查怀疑头盆不称。④胎儿存在某些病理情况时，应慎重选择产钳助产术，如胎儿存在成骨不全症等骨折的潜在因素，胎儿已被诊断或疑患有出血性疾病，如免疫性血小板减少症、血友病等。

3. 进行个性化评估，根据评估结果进行治疗选择，术前征得产妇及配偶的书面同意。

4. 实施产钳助产前，要充分评估产妇及胎儿情况、是否能得到新生儿医护人员的支持、施术者使用产钳的熟练程度，做好新生儿抢救准备及肩难产、产后出血急救准备，还应考虑有无软产道撕伤的修补能力、实施产钳术失败后有无改行急诊剖宫产术的条件。

5. 选用最适宜母胎状态的产钳类型，将母胎的损伤降到最低。

胎吸助产

【适应证】

1. 因为持续性枕横位或枕后位、宫缩乏力造成第二产程延长者。

2. 母体患有高血压、妊娠期高血压疾病、心脏病、严重贫血、肺结核或哮喘等疾病，需要缩短第二产程者。

3. 瘢痕子宫者，不宜在分娩时过度增加腹压用力屏气者。

4. 轻度头盆不称，胎头内旋转受阻者。

5. 胎儿宫内窘迫，需要尽快结束分娩者。

【禁忌证】

1. 胎儿不宜从产道分娩者　如严重的头盆不称、产道畸形或阻塞、子宫脱垂手术后、尿瘘修补术后、宫颈癌等。

2. 异常胎位　颜面位、额位、横位。

3. 臀位后出头。

4. 胎头未衔接。

5. 胎膜未破。

6. 确诊巨大儿。

7. 极早早产，疑胎儿凝血功能异常，最近进行过头皮采血者。

【配合要点】

1. 做好新生儿复苏急救物资准备。

2. 通知新生儿科医生到场做好新生儿复苏抢救准备。

3. 检查负压设备是否处于功能状态，用肥皂液润滑或消毒的植物油消毒胎头吸引吸头。

4. 胎头吸引放置完毕后，调节负压。

5. 根据胎先露下降情况适当保护会阴。

6. 胎头娩出后关闭负压。

7. 胎盘娩出后协助医生检查软产道，并协助缝合伤口。

【操作要点】

1. 正确掌握手术的指征和禁忌证。

2. 正确判断实施手术的条件。

3. 放置负压杯于俯曲点位置，抽吸负压应达所需要求，待“假髻”形成后再进行牵引。胎头吸引器负压不宜过高，避免对胎头造成严重损伤。

4. 牵引 2 次无效时，视为失败，应换其他方法助产。反复的无效牵引可能会导致颅内压的波动，增加头皮血肿和颅内出血的机会，用一手的拇指用来对抗牵引，减少杯子的脱落，评价胎头是否下降。两手联合使用，左手的示指和拇指使杯子吸附在头皮表面，右手保证牵引负压杯的垂直平面。

5. 如果在牵引中负压杯脱落，应该仔细评估头盆条件。如果实际情况符合胎吸术的要求，可以再次放置负压杯并进行牵拉。如果出现第二次脱落，则需进一步进行临床评价，再决定阴道分娩是否安全或需要改为剖宫产。如果胎头已下降到会阴部，此时可以评估是否需要使用产钳助产。因为此时胎儿将面临很高的受伤风险。有时“假髻”可能会妨碍再次准确地放置负压杯。

6. 开始使用负压杯到胎头娩出最大时限为 20min。

7. 一旦分娩成功，应去除负压并移去负压杯，并与新生儿父母解释“假髻”形成的原因，通常这种水肿在数小时内会逐渐消退，并在 48h 后完全消失。

【注意事项】

1. 胎头吸引术和产钳术是解决困难阴道分娩的重要产科助产术。两者在临床中不能完全相互替代，应根据具体情况选择实施。在实施助产时，要充分考虑使用助产器械的先决条件，综合评价产妇的一般情况、骨盆情况、胎儿的一般情况、胎儿大小、胎位、颅骨重叠等情况，以及在实施过程中所能得到的设备及人员的支持、实施手术者对助产器械使用的熟练度。使用时需严格掌握适应证，按操作规范进行，从而减少手术并发症的发生。

2. 胎头吸引器不会占据骨盆侧壁的空间位置，所以不易造成产道软组织损伤，实施时将杯体置放于胎头上，不会造成胎儿面部损伤。因为胎头吸引器的旋转不受限制，所以对于枕横位者尤其适用。该法操作简便，容易掌握。但是，胎头吸引器是负压牵引力直接作用于胎儿的头皮，所以对于牵引困难、牵引时间长者，容易出现新生儿头皮下血肿、头皮损伤等风险。

3. 注意与医生的配合，避免暴力牵拉造成产道与新生儿的损伤。

臀位助产术

【适应证】

1. 死胎或估计胎儿出生不能存活。

2. 具备下列条件者　单胎妊娠满 34 周、估计胎儿体重 2 000~3 500g（尤适合于经产妇）、完全臀位、单臀、胎头无仰伸、产道无异常、无其他剖宫产指征。

3. 无禁忌证而产妇及其家属要求试行者。

【禁忌证】

1. 足先露。

2. 骨盆狭窄、畸形或软产道异常。

3. 胎儿过大，妊娠满 34 周且估计胎儿体重 >3 500g。

4. B 超提示胎头仰伸者。

5. B 超提示脐带先露或隐性脐带脱垂。

6. 妊娠合并症或并发症，如重度子痫前期、心脏病等，无法耐受阴道分娩。

【配合要点】

1. 评估阴道扩张程度。

2. 做好新生儿急救准备。

3. 准备分娩时娩胎体和胎肩时所用治疗巾。

4. 后出头困难时，准备后出头产钳。

5. 适当保护会阴。

6. 胎儿娩出后配合检查软产道，配合医生缝合伤口。

【操作要点】

针对不同的原因进行后出头困难时相应的技术处理。

1. 宫颈口未开全　若是由于宫口未开全即强行牵出胎体所引起后出头困难，此时切忌继续牵拉胎体，即刻行利多卡因宫颈注射，若仍不能松弛，可进行全身麻醉，必要时可使用臂位后出头产钳（Pipper 产钳）娩出胎头。

2. 胎头仰伸　在胎臀娩出后，应随宫缩逐渐娩出胎体和胎肩，切勿牵拉过急，否则会使牵拉着力于胎颈部从而造成胎头仰伸；若娩出胎头时未等胎头枕骨达耻骨联合下方，就过早将胎体上翻会造成胎头过度仰伸，从而发生后出头困难。仰伸的胎头以枕颏径入盆，盆腔内旋转困难，可造成胎头娩出困难。出现这种情况时术者可将手伸入阴道，压胎儿上颌部，使胎儿头部俯屈颏部向胎胸部靠拢，并让助手在母体耻骨联合上方加压于胎头枕部，促使胎头俯曲，两者配合可使胎头娩出。

3. 若胎头成枕直位，胎肩内旋转尚未完成时，术者不能急于向外下牵引，避免胎头以枕直前位嵌顿于骨盆入口的前后径上而造成不能入盆。应在宫缩间歇期将胎背再恢复到侧方，使胎儿双肩位于骨盆入口的前后径上，术者手在阴道内协助胎头额部与胎肩同时转动，确保胎头的双顶径衔接于母体骨盆入口的前后径上，从而使胎头入盆。

4. 胎头成枕后位　臀位助产未按分娩机制进行，还有可能误将胎头牵成枕后位。此时若胎头俯屈良好，可按 Prague 手法帮助分娩，即一手向后下方牵拉胎肩，另一手抬高足部，将胎体举过耻骨联合上方，从而使胎头按枕、顶、额的次序娩出。

5. 如果胎头俯屈不良，胎儿下颏卡在骨盆耻骨联合上，应先上提胎体，以保持胎体呈前屈状态。术者手进入阴道内，上推胎头枕部使胎头俯屈，再向下牵引，让胎儿颏部向耻骨联合下方移动，接着向下牵引胎体，同时在阴道内按压胎儿颏部、上颌，胎儿的口鼻即可自阴道娩出，鼻根抵达耻骨联合下，再按 Prague 手法帮助胎头娩出。

6. 胎臂上举与不按分娩机制操作，牵引胎体过急有关。因胎儿上肢与胎头被阻于骨盆入口上方不能下降，牵拉胎体时感到阻力大，难以暴露胎儿肩胛下缘，如强行牵拉，会损伤胎儿。解决方法有两种：

（1）放置胎体法：如左骶前位，右上肢上举，逆时针旋转胎体，使右肩胛、右上臂和前臂自耻骨弓下滑出，再顺时针旋转胎体，便可娩出另一上肢。

（2）牵拉上肢法：如右骶前位，右臂上举，术者以右手经胎儿前肩背侧伸入阴道，沿肱骨压上臂，使胎儿面部及胸前滑向阴道内，同样滑动胎儿的左上臂，两肩及两上肢可娩出。

7. 旋转胎体法较易掌握，也不会发生上肢骨折。牵拉上肢法较为困难，有时需在全麻下操作。若遇两臂环抱于颈后，可将两种方法结合使用，即先将胎体向一侧旋转 180° 使一臂脱离枕部，术者伸手帮助娩出后再反向转 180° 以解脱另一胎臂。

【注意事项】

1. 正确掌握臀位助产的手术指征及禁忌证。

2. 通过压迫法使软产道充分扩张，当胎臀到达阴道口时，宫缩时可感到较大冲击力，阴道口可看见或触及胎儿的外生殖器、肛门或臀位时应及时进行助产。

3. 采用扶持法助娩时，胎臀及胎体娩出之前，为避免造成宫颈阴道扩张不全或脐带受压，切忌先取出下肢。

4. 应按分娩机制娩出胎头。后出头困难可由多种失误造成，应针对不同的原因进行相应处理。

5. 做好新生儿复苏抢救准备。

毁胎术的配合

【适应证】

1. 明确诊断的胎儿有严重畸形，如胎儿脑积水等。
2. 头位死胎，臀先露或横位胎儿死亡胎头娩出受阻。
3. 双胎双头绞锁，第一胎死亡者。
4. 胎儿有胸腹畸形，如巨大肿瘤、胸腹部积水联体婴等。

【禁忌证】

1. 骨盆入口前后径 <5.5cm，穿颅后也不能经阴道娩出者。
2. 有先兆子宫破裂征象或子宫破裂者。
3. 横位胎儿存活。
4. 宫口未接近开全或未开全。

【配合要点】

1. 准备毁胎器械。
2. 配合适当保护会阴减少母体损伤。
3. 死胎娩出后配合检查软产道，及时修补产道损伤。

【操作要点】

1. 穿颅术

（1）头颅穿刺点选择：选择离阴道口近的能直视处实施，根据不同胎位选最佳穿刺部位。易穿破的胎头部位穿刺点为囟门、颅缝。

（2）插入穿颅器：右手持穿颅器，在左手掌指示掩护下进入胎儿颅腔，穿颅器需与头颅垂直进入，谨防歪斜，损伤母体。

（3）脑积水儿合并脊柱裂脊膜膨出者，可用吸管接通吸引器，抽吸脑组织，脑积水、胎儿头径缩小后即可顺利牵出。不需行会阴侧切。

（4）碎颅器放置达颅底，并将颅骨夹牢，以免滑脱。

2. 断头术

（1）线锯用纱布包住一端然后送入阴道。

（2）保护颈椎残端，避免损伤产道。

（3）全麻者人工剥离胎盘，预防产后出血。

【注意事项】

（1）注意产妇心理护理。

（2）尽量减轻产妇疼痛和不适。

（3）避免造成产妇损伤。

（万 里 罗碧如）

第三节　第三产程相关操作

一、娩出胎盘及胎盘、胎膜检查

1. **娩出胎盘**　观察胎盘有无剥离征象，避免过度牵拉脐带，如胎盘已剥离，可轻压腹部子宫底处协助胎盘娩出。当胎盘娩出至阴道口时，接产者用双手握住胎盘（如为母面应翻转成子面），向一个方向旋转，缓慢向外牵拉，协助胎膜完整剥离娩出。如在娩出过程中，发现胎膜部分断裂，可用止血钳或卵圆钳将断裂上端的胎膜全部夹住，再继续向原方向旋转，直至胎膜完全排出。胎盘胎膜娩出后，按摩子宫刺激其收缩，减少出血。在按摩子宫的同时注意观察阴道出血量。

2. **胎盘、胎膜检查**　将胎盘铺平，注意胎盘母体面有无缺损，并测量缺损面积，母体面检查后将胎盘提起，检查胎膜是否完整，仔细检查胎儿面边缘有无断裂血管，及时发现副胎盘，如有副胎盘、部分胎盘或大块胎膜残留时应由产科医生在严密无菌操作下，取出残留组织，并在分娩单上详细记录。

二、按摩子宫

1. **单手按摩**　操作者用一手置于产妇腹部，拇指在子宫前壁，其余4指在子宫后壁，握住子宫底部，均匀而有节奏地按摩子宫，促进子宫收缩，是最常用的方法。

2. **双手按摩**　操作者一手在产妇耻骨联合上缘按压下腹中部，将子宫底向上托起，另一手握住宫体，使其高出盆腔，在子宫底部有节律地按摩子宫。同时，双手配合，间断地用力挤压子宫，使积存在子宫腔内的血块及时排出。

3. **双合按摩**

（1）常规消毒产妇会阴部，铺无菌巾，戴无菌手套。

（2）操作者一手进入产妇阴道，握拳置于阴道前穹窿，顶住子宫前壁，另一手在腹部按压子宫后壁，使宫体前屈，两手相对紧压并均匀有节律地按摩子宫，不仅可刺激子宫收缩，还可以压迫子宫血窦，减少出血。

（3）至子宫恢复有效收缩，出血减少时停止。

三、检查会阴、阴道，自然裂伤缝合要点

1. **检查会阴、阴道**

（1）取无菌纱布块，蘸干产妇会阴部羊水及血迹，依次查看会阴、小阴唇内侧、尿道口周围有无损伤及损伤程度。

（2）操作者左手分开阴道，右手持纱布，蘸干产妇阴道前后壁及两侧血迹，查看有无损

伤及损伤程度。操作者右手示、中指进入产妇阴道,紧贴阴道穹窿,环绕一周,了解阴道后穹窿及宫颈有无损伤及损伤程度。

（3）若发现阴道损伤严重或持续出血,则请助手戴手套,持阴道拉钩,分开产妇阴道壁,暴露阴道穹窿及宫颈,查看有无损伤及损伤程度。

（4）操作者持宫颈钳,钳夹住产妇宫颈前唇,另持两把宫颈钳,顺时针方向,依次查看整个宫颈,有无损伤及损伤程度。

2. 自然裂伤缝合要点

（1）检查软产道。

（2）阴道放入有尾纱,检查会阴伤口有无延伸,检查阴道壁是否裂伤、有无血肿。

（3）操作者左手示、中指暴露阴道黏膜切口顶端,用2–0可吸收缝合线从切口顶端上方超过0.5cm处开始间断或连续缝合黏膜及黏膜下组织,至处女膜环处打结。

（4）用2–0可吸收缝合线间断缝合肌层。

（5）用丝线间断缝合皮肤,并记录皮肤缝线针数。或用3–0可吸收缝线行皮下包埋缝合。

（6）缝合结束,取出阴道内有尾纱,检查阴道切口黏膜有无渗血、血肿;对合会阴处皮肤。

（7）擦净外阴部及周围血渍,消毒切口。

（8）肛门指检有无肠线穿透直肠黏膜及有无阴道后壁血肿。

（9）准确评估术中出血量,清点尾纱、纱布和器械数目。

四、阴道血肿的识别与处理

1. 阴道血肿的识别 血肿小时可以无症状,血肿大时则有阴部疼痛,因发展快,胀痛剧烈,常使患者难以忍受,同时伴有大便感、里急后重感,有时可有排尿困难、尿频、尿急等症状。检查可见阴道一侧有一紫蓝色肿块,触之有剧痛,较固定,张力大或有波动感。如肿块已延及阔韧带时,妇科检查可在子宫一侧或前方扪及肿块,与子宫紧连。出血多时,患者可出现面色苍白等急性失血体征,甚至发生休克。一般无需特殊检查,B超检查可以确定有无腹膜后血肿或子宫旁血肿。

2. 阴道血肿的处理

（1）血肿直径在2~3cm以下者,可用局部冷敷,严密观察,如无继续增大,24h后可给热敷,促进血液吸收。

（2）在严密消毒下,采用阴部阻滞麻醉和局部浸润麻醉。如血肿较大、部位较深、暴露不理想或产妇不配合时,可改用静脉麻醉或硬膜外麻醉。

（3）在血肿最突出的部位,切开减压,清除血凝块后仔细寻找出血点,并用可吸收线间断或“8”字缝合止血。如找不到具体的出血点,只是组织广泛渗血,则可按层次缝合关闭血肿腔达到止血目的。

（4）注意血压、脉搏的变化,若血肿大、失血严重时,首先抗休克治疗并输血治疗。

（5）术后应用抗生素,并加止血药物治疗。

（徐鑫芬）

第十章
案　例

第一节 一例正常孕妇妊娠期间的管理

学习目标

完成本内容学习后，学生将能：

1. 复述正常产检孕周及主要产检内容。
2. 复述可产前诊断的疾病及方法。
3. 列出孕晚期评估胎儿健康的方法及结果判读。
4. 应用护理程序为正常妊娠孕妇孕期常见症状制订护理计划。

案例 10-1-1

孕妇，26 岁，已婚，停经 8^{+1} 周，最近一直感觉乏力、嗜睡，夜间尿频明显，末次月经 2018 年 3 月 12 日，平时月经规律，6/30，家中自测验孕棒，怀孕（阳性），故来院就诊。

问题：

1. 需要进行哪些进一步检查与评估？

---

1. 需要进一步检查的内容 该妇女为育龄妇女，停经 8^{+1} 周，首先考虑为早期妊娠。早期妊娠的诊断主要是确定妊娠、胎数、孕周，排除异位妊娠等病理情况。需要进一步做妊娠试验和超声检查。

（1）症状与体征：①停经。生育期、有性生活史的健康妇女，平素月经周期规律，一旦月经过期，应考虑妊娠，停经 10d 以上，尤应高度怀疑妊娠；②早孕反应。停经 6 周出现畏寒、头晕、嗜睡、乏力、偏食、挑食、恶心、晨起呕吐等症状，称为早孕反应，多在停经 12 周左右消退。③尿频。由前倾增大的子宫在盆腔内压迫膀胱所致，当子宫增大超出盆腔后，尿频症状自然消失。④乳房变化。自觉乳房胀痛；检查乳房体积逐渐增大，有明显的静脉显露，乳头增大，乳头乳晕着色加深，乳晕周围皮脂腺增生出现深褐色结节，称为蒙氏结节；哺乳妇女妊娠后乳汁明显减少；⑤妇科检查。阴道黏膜和宫颈阴道充血呈紫蓝色；妊娠 6~8 周时，双合诊检查子宫峡部极软，感觉宫颈与宫体之间似不相连，称为黑加征。

（2）辅助检查：①妊娠试验。受精卵着床后不久，即可用放射免疫法测出受检者血液中 hCG 水平升高，临床上多用早早孕试纸法检测受检者尿液，结果阳性结合临床表现可诊断妊娠，但要确定是否为宫内妊娠，尚需超声检查。②超声检查。妊娠早期超声检查的主要目的是确定宫内妊娠，排除异位妊娠、滋养细胞疾病、盆腔肿块等。确定胎儿数目，若为多胎，可通过胚囊数目和形态判断绒毛膜性。估计孕周，停经 35d 时，宫腔内见到圆形或椭圆形妊娠囊；妊娠 6 周时，可见到胚芽和原始心管搏动。妊娠 11~13^{+6} 周测量胎儿头臀长度（CRL）能较准确地估计孕周，校正预产期，同时检测胎儿颈项透明层厚度（NT）和胎儿鼻骨等，可作为早孕期染色体疾病筛查的指标。妊娠 9~13^{+6} 周超声检查,可排除严重的胎儿畸形,如无脑儿。

案例 10-1-2

检查结果:

孕妇确诊为宫内妊娠,单胎,医生让其 1 个月后第 1 次产检,并告知最近的不适是早孕反应,一般停经 12 周左右会自行消失。

1 个月后,张某进行第 1 次产检,医生为其核算孕周为 12^{+3} 周,预产期:2018 年 12 月 19 日,孕前体重 63kg,身高 166cm,BMI 22.9,BP 118/76mmHg,无头晕、眼花。受孕方式:自然受孕,孕 1 产 0,无药物过敏史,手术史:2017 年腹腔镜左卵巢畸胎瘤剥除术。

医生开出以下检查:血常规、尿常规、血型(ABO 和 Rh)、空腹血糖、肝功能和肾功能、乙型肝炎表面抗原、梅毒血清抗体筛查和 HIV 筛查等。

问题:

2. 该孕妇产前检查的频率如何安排?
3. 第 1 次产检的内容包括哪些?

---

2. 产前检查的时间、次数及孕周 合理的产前检查时间及次数不仅能保证孕期保健的质量,也能节省医疗卫生资源。针对发展中国家无合并症的孕妇,世界卫生组织(2016 年)建议产前检查次数至少 8 次,分别为:妊娠 <12 周、20 周、26 周、30 周、34 周、36 周、38 周和 40 周。根据我国《孕前和孕期保健指南(2018 年)》,目前推荐的产前检查孕周分别是:妊娠 6~13^{+6} 周,14~19^{+6} 周,20~24 周,25~28 周,29~32 周,33~36 周,37~41 周(每周 1 次),有高危因素者,可酌情增加次数。

3. 确诊妊娠后需进一步评估内容 详细询问病史,评估孕期高危因素,全面体格检查。

(1)病史:①年龄。<18 岁或≥35 岁妊娠为高危因素,≥35 岁妊娠者为高龄孕妇。②职业。从事接触有毒物质或放射线等工作的孕妇,其母儿不良结局的风险增加,建议计划妊娠前或妊娠后调换工作岗位。③本次妊娠的经过。了解妊娠早期有无早孕反应、病毒感染及用药史;胎动开始时间和胎动变化;饮食、睡眠和运动情况;有无阴道流血、头痛、眼花、心悸、气短、下肢水肿等症状。④推算及核对预产期(EDC)。推算方法是按末次月经(LMP)第 1 日算起,月份减 3 或加 9,日数加 7。有条件者应根据妊娠早期超声检查的报告来核对预产期,尤其对记不清末次月经日期或于哺乳期无月经来潮而受孕者,应采用超声检查来协助推算预产期。若根据末次月经推算的孕周与妊娠早期超声检查推算的孕周时间间隔超过 5d,应根据妊娠早期超声结果校正预产期;妊娠早期超声检测胎儿头臀长(CRL)是估计孕周最准确的指标。⑤月经史及既往孕产史。询问初潮年龄、月经周期;经产妇应了解有无难产史、死胎死产史、分娩方式、新生儿情况以及有无产后出血史,了解末次分娩或流产的时间及转归。⑥既往史及手术史。了解有无高血压、心脏病、结核病、糖尿病、血液病、肝肾疾病等,注意其发生时间及治疗情况,并了解做过何种手术。⑦家族史。询问家族有无结核病、高血压、糖尿病、双胎妊娠及其他与遗传相关的疾病。⑧丈夫健康情况。着重询问健康状况,有无遗传性疾病等。

(2)体格检查:观察发育、营养及精神状态;注意步态及身高,身材矮小(<145cm)者常伴有骨盆狭窄;注意检查心脏有无病变;检查脊柱及下肢有无畸形;检查乳房情况;测量血压、体重和身高,计算体重指数(BMI),BMI= 体重(kg)/ 身高的平方(m^2),注意有无水肿。

4. 第 1 次产检的主要内容 建立孕期保健手册；确定孕周、推算预产期；评估孕期高危因素；血压、体重与体重指数；妇科检查；胎心率（妊娠 12 周左右）。

案例 10-1-3

检查结果：

尿常规（–），血红蛋白：96g/L，B 超：CRL 56mm，NT 1.3mm，心电图正常。

孕 17^{+2} 周，张某突然出现了鼻塞、咽喉肿痛等症状。她赶紧来医院，医生为她做了血常规及 CRP 检查。测量宫底高度 17cm，腹围 86cm，胎心率 146 次 /min，未感胎动。血常规结果提示 WBC 增高，16×10^9/L。医生开出了头孢类药物让她口服。张某焦虑的询问："医生，我现在吃药，会不会对胎儿造成影响？"

问题：

4. 产前筛查的项目及其意义是什么？
5. 孕期用药的原则是什么？

在妊娠早期和中期采用由超声、血清学检查和无创产前检测技术组成的各种筛查策略，可以发现非整倍体染色体异常的高风险。胎儿在妊娠 20~24 周期间通过超声对胎儿的各器官进行系统的筛查，可发现严重的、致死性胎儿结构异常。

5. 产前筛查的内容

（1）非整倍体染色体异常：以唐氏综合征为代表的非整倍体染色体异常是产前筛查的重点。妊娠早期联合筛查，包括超声测定、胎儿颈项透明层厚度和孕妇血清学检查两类。妊娠中期的筛查策略为血清学标志物联合筛查，包括甲胎蛋白、人绒毛膜促性腺激素或游离β- 人绒毛膜促性腺激素、游离雌三醇三联筛查。

（2）神经管畸形：可通过血清学筛查，约有 95% 神经管缺陷患儿无家族史，但约 90% 孕妇血清和羊水中的 AFP 水平升高。或者通过超声筛查，99% 神经管畸形可通过妊娠中期的超声检查获得诊断。

（3）胎儿结构畸形筛查：对于出生缺陷的低危人群，可在妊娠 20~24 周期间通过超声对胎儿各器官进行系统的筛查，可以发现严重胎儿结构畸形，有无脑儿、严重脑膨出、严重开放性脊柱裂、严重胸腹壁缺损并内脏外翻、单腔心、致死性软骨发育不良等。

6. 孕期用药原则 ①用药必须有明确的指征，避免不必要的用药。②根据病情在医师指导下选用有效且对胎儿相对安全的药物。③应选择单独用药，避免联合用药。④应选用结论比较肯定的药物，避免使用较新的、尚未肯定对胎儿是否有不良影响的药物。⑤严格掌握剂量和用药持续时间，注意及时停药。⑥妊娠早期若病情允许，尽量推迟到妊娠中晚期再用药。

知识拓展

胎儿颈项透明层（NT）

是指胎儿颈椎水平矢状切面皮肤至皮下软组织之间的最大厚度。NT 检查就是针对这一指标的测定。

颈项透明层检查目的是为了在妊娠较早阶段诊断染色体疾病和发现多种原因造成的胎儿异常。因为研究发现，在怀孕 11~14 周期间，如果胎儿是唐氏儿或者是心脏发育异常，颈项透明层会增厚。颈项透明层增厚与胎儿染色体核型、胎儿先天性心脏病以及其他结构畸形有关，颈项透明层越厚，胎儿异常的概率越大。

案例 10-1-4

孕 25^{+2} 周，孕妇来院做糖耐量实验检查，医生告知前一次 B 超检查，胎儿侧脑室扩张，需要做进一步的磁共振检查来排除畸形。产前筛查诊断：唐氏筛查低风险。

问题：

6. 产前诊断的对象及主要方法有哪些？

---

7. 产前诊断的对象 产前诊断的对象为出生缺陷的高危人群，除了产前筛查检出的高风险人群外，还需要根据病史和其他检查确定的高风险人群。建议其进行产前诊断检查的指征：

（1）羊水过多或过少。

（2）筛查发现染色体核型异常的高危人群、胎儿发育异常或可疑结构畸形。

（3）妊娠早期时接触过可能导致胎儿先天缺陷的物质。

（4）夫妻一方患有先天性疾病或遗传性疾病，或有遗传病家族史。

（5）曾经分娩过先天性严重缺陷婴儿。

（6）年龄达到或超过 35 周岁。

8. 产前诊断的主要方法 产前诊断的策略是综合各种方法获得胎儿疾病的诊断。首先利用超声、磁共振检查等观察胎儿的结构是否存在畸形；然后利用羊水、绒毛、胎儿细胞培养获得胎儿染色体疾病的诊断；再采用染色体核型分析和分子生物学方法做出染色体或基因疾病的诊断；最后，部分代谢性疾病胎儿可以利用羊水、羊水细胞、绒毛细胞或胎儿血液，进行蛋白质、酶和代谢产物检测获得诊断。

磁共振产前诊断：磁共振不作为常规检查方法，只对超声检查发现异常，但不能明确诊断的胎儿选择磁共振检查。为确保胎儿安全，对妊娠 3 个月以内的胎儿尽可能避免磁共振检查。

知识拓展

唐氏筛查与羊水穿刺两种检测方法的比较

唐氏筛查是唐氏综合征产前筛选检查的简称。目的是通过化验孕妇的血液，检测母体血清中甲型胎儿蛋白、绒毛促性腺激素和游离雌三醇的浓度，并结合孕妇的年龄、体重、孕周等方面来判断胎儿患唐氏综合征、神经管缺陷的危险系数。临床意义：目前唐筛检查是化验孕妇血液中的甲型胎儿蛋白（AFP）、人类绒毛膜性腺激素（β-hCG）的浓度，并结合孕妇的年龄，运用计算机精密计算出孕妇怀有唐氏综合征胎儿的危险性。

正常情况下，人有 46 个（23 对）染色体，21、18、13 三体就是胎儿的第 21 对、第 18

对、第 13 对染色体比正常的 2 个多出 1 个，称为 ×× 三体。其中 21 三体就是唐氏综合征。染色体异常的发生率随着孕妇年龄的增长而明显增加，如 35 岁以下的孕妇中染色体异常的发生概率为 1∶1 185，而 35 岁时则高达 1∶335，故 35 岁以上的高龄孕妇需做染色体检查。

羊水穿刺术：抽取羊水，培养胎儿脱落在羊水中的细胞，检验细胞的染色体。抽取羊水：取 20ml 羊水，风险是可能感染、羊水泄漏、流产、流产的可能性（概率 1/1 000）。对羊水中的脱落细胞进行培养，并对细胞的染色体核型进行分析，发现染色体异常，进行诊断。

案例 10-1-5

检查结果：OGTT 正常，MR 检查未见胎儿明显异常。

孕 34^{+2} 周，B 超估计胎儿体重 2 858~2 901g，追问病史，自述最近一日三餐都要吃水果，由于天气冷了，也不愿意运动了，体重半个月增加了 2kg。“医生我这样还能顺产吗？我不要剖宫产呀！”由于糖耐量检查正常，张某觉得多吃水果不会长胖，而且还可以补充维生素，没有想到自己的无节制饮食让胎儿的体重增长过快。

问题：

7. 孕期产妇体重应该如何管理？如何做其健康教育？
8. 如何进行糖耐量试验？
9. 胎儿体重如何计算？

---

9. 饮食指导及体重管理 妇女妊娠以后，每天所吃的食物除了维持自身的机体代谢所需要的营养物质外，还要供给体内胎儿生长发育所需。因此，指导孕妇合理摄入蛋白质、脂肪、碳水化合物、维生素和矿物质、摄入由多样化食物组成的营养均衡膳食，对改善母儿结局十分重要。

（1）膳食指南：根据 2016 年中国营养学会发布的《孕期妇女膳食指南》，建议孕妇在一般人群膳食指南的基础上，增加 5 条内容。①补充叶酸，常吃含铁丰富的食物，选用碘盐。②妊娠呕吐严重者，可少量多餐，保证摄入含必要量碳水化合物的食物。③妊娠中晚期适量增加奶、鱼、禽、蛋、瘦肉的摄入。④适量身体活动，维持孕期适宜增重。⑤禁烟酒，积极准备母乳喂养。

（2）体重管理：孕妇体重增长可以影响母儿的近远期健康。近年来超重与肥胖孕妇的增加，孕妇体重增长过多增加了大于胎龄儿、难产、产伤、妊娠期糖尿病等的风险；孕妇体重增长不足与胎儿生长受限、早产儿、低出生体重等不良妊娠结局有关。因此要重视孕妇体重管理。2009 年美国医学研究所（IOM）发布了基于孕前不同体重指数的孕妇体重增长推荐（表 10-1），应当在第 1 次产检时确定孕前 BMI，提供个体化的孕妇增重、饮食和运动指导。

10. 糖耐量试验

（1）糖耐量试验：也称葡萄糖耐量试验，是诊断糖尿病的一种实验室检查方法。主要有静脉和口服两种，前者称 IVGTT，后者称 OGTT。IVGTT 只用于评价葡萄糖利用的临床研究手段，或胃切除后、吸收不良综合征等特殊患者。OGTT 则是临床最常见的检查手段。

表 10-1 孕妇体重增长推荐

孕前体重分类	BMI /(kg·m^{-2})	孕期总增重范围 /kg	孕中晚期体重增长速度（平均增重范围）/(kg·$周^{-1}$)
低体重	<18.5	12.5~18	0.51（0.44~0.58）
正常体重	18.5~24.9	11.5~16	0.42（0.35~0.50）
超重	25.0~29.9	7~11.5	0.28（0.23~0.33）
肥胖	≥30	5~9	0.22（0.17~0.27）

临床上常用糖耐量试验来诊断妊娠妇女有无糖代谢异常，常用口服的糖耐量试验，被试者清晨空腹静脉采血测定血糖浓度，然后一次服用 75g 葡萄糖，服糖后的 1h、2h 各测血糖 1 次。

（2）试验前的准备：①试验前 3d，每天进的碳水化合物不能少于 150g，否则可使糖耐量减低而出现假阳性；对有营养不良者，上述饮食应延长 1~2 周后才能做试验。②试验前应禁食至少 8h，可以喝水，但试验前一天起及试验时禁止喝咖啡、喝茶、饮酒和抽烟。③试验前避免剧烈体力活动，试验前患者至少应静坐或静卧 30min，并避免精神刺激。④如遇急性心肌梗死、脑血管意外、外科手术等应激状态，或有感冒、肺炎等急性病，都可使糖耐量减低，需等病情完全恢复后再做试验。⑤许多药物，如水杨酸钠、烟酸、口服避孕药、口服降糖药等，均可使糖耐量降低，在试验前应至少停用 3~4d。⑥应停用可能影响血糖的药物一段时间，如影响血糖测定的利尿剂、糖类皮质激素（可的松一类药物）以及口服避孕药等。⑦试验前禁食至少 8h，也就是说前一天必须进晚餐，但入睡后就不要再吃东西了。⑧试验中服用的葡萄糖水浓度不应过高或者过低，一般来说 75g 糖粉溶于 300ml 温开水就可以了，糖水要在 5min 内服完。⑨要准时抽血、留尿。

（3）诊断标准：口服葡萄糖 75g，服糖前及服糖后 1h、2h，3 项血糖值应分别低于 5.1mmol/L、10.0mmol/L、8.5mmol/L，任何一项血糖值达到或超过上述标准即诊断为 GDM。

11. 评估胎儿体重的方法 触诊估测法，公式：胎儿体重（g）= 宫高（cm）× 腹围（cm）+ 200，宫高和腹围的测量方法为孕妇排空膀胱，平卧位，用软皮尺测量。从耻骨联合上缘中点至宫底中点的弧形距离为宫高，在脐水平处测量腹部周长为腹围。若胎儿先露部位已入盆，且位置比较低，公式采用 +200；若胎儿先露部位未入盆，公式则可酌情不加 200。但是由于受到腹壁厚度、子宫张力、羊水量、胎位等多种因素的影响，这种方法估计胎儿体重不够精确，但是方便快捷，可以作为临床筛选应用。

案例 10-1-6

经过几周的饮食调整，孕妇的体重得到了控制，38^{+6} 周，产检胎心监护时，发现电子胎心监护出现了胎心减速、恢复快，医生建议孕妇住院做进一步的检查，并注意胎动情况。

入院后，医生安排孕妇做 B 超检查，发现 S/D 正常，四项评分 8 分，胎儿颈周见脐血流。并且给予催产素激惹实验（OCT）。OCT 检查正常，在检查过程中，张某胎膜自然破裂，查宫口扩张 3cm，不久孕妇就分娩一男婴，Apgar 10 分，分娩过程顺利，两天后出院了。

问题：

10. 妊娠晚期胎儿宫内情况判断的方法有哪些？

11. 如何判读 NST，OCT 及胎心监护图形？

---

12. 妊娠晚期胎儿宫内情况的监测方法

（1）每次产前检查测量宫底高度并听取胎心率。

（2）胎动监测：胎动监测是孕妇自我评价胎儿宫内状况的简便经济有效方法。一般妊娠 20 周开始自觉胎动，胎动夜间和下午较为活跃。妊娠 28 周后，胎动计数 <10 次 /2h 或减少 50% 者提示胎儿缺氧可能。

（3）电子胎心监护：连续观察并记录胎心率的动态变化，同时描记子宫收缩和胎动情况反映三者间的关系。

（4）预测胎儿宫内储备能力：①无应激试验，用于产前监护。②缩宫素激惹试验（OCT），OCT 的原理为用缩宫素诱导宫缩并用电子胎心监护仪记录胎心率的变化。OCT 可用于产前监护及引产时胎盘功能的评价。

（5）胎儿生物物理评分（BPP）：是综合电子胎心监护及超声检查所示某些生理活动，以判断胎儿有无急、慢性缺氧的一种产前监护方法，可供临床参考。常用的是 Manning 评分法。但由于 BPP 评分较费时，且受诸多主观因素的影响，故临床应用日趋减少。

（6）彩色多普勒超声胎儿血流监测：应用该技术监测胎儿血流动力学，可以对有高危因素的胎儿状况做出客观判断，为临床选择适宜的终止妊娠时机提供有力的证据。常用的指标包括脐动脉和胎儿大脑中动脉的 S/D 值、RI 值（阻力指数）、PI 值（搏动指数）、脐静脉和静脉导管的血流波形等。

13. NST、OCT 及胎心监护图形的判读

（1）NST 的判读：参照 2007 年加拿大妇产科医学医师学会指南（SOGC）（表 10-2），需要注意的是 NST 结果的假阳性率较高，异常 NST 需要复查，延长监护时间，必要实行生物物理评分。

表 10-2 NST 的结果判读及处理

参数	正常 NST（先前的“有反应型”）	不典型 NST（先前的“可疑型”）	异常 NST（先前的“无反应型”）
胎心基线率	110~160 次 /min	100~110 次 /min； >160 次 /min，<30min	胎心过缓 <100 次 /min； 胎心过速 >160 次 /min，超过 30min
基线变异	6~25 次 /min（中度变异）； ≤5 次 /min（变异缺失及微小变异）持续 <40min	≤5 次 /min，持续 40~80min	≤5 次 /min，持续≥80min ≥25 次 /min，持续 >10min 正弦波形
减速	无减速或偶发变异减速，持续 <40min	变异减速，持续 30~60s 内	变异减速，持续时间≥60s 晚期减速

续表

参数	正常 NST （先前的“有反应型”）	不典型 NST （先前的“可疑型”）	异常 NST （先前的“无反应型”）
加速（≥32 周）	40min 内 2 次或 2 次以上加速超过 15 次 /min，持续 15s	40~80min 内 2 次以下加速超过 15 次 /min，持续 15s	>80min 2 次以下加速超过 15 次 /min，持续 15s
（<32 周）	40min 内 2 次或 2 次以上加速超过 10 次 /min，持续 10s	40~80min 内 2 次以下加速超过 15 次 /min，持续 10s	>80min 2 次以下加速超过 15 次 /min，持续 10s
处理	继续随访或进一步评估	需要进一步评估复查	复查：全面评估胎儿状况；生物物理评分；及时终止妊娠

（2）OCT 的判读：OCT 图形的判读主要基于是否出现晚期减速和变异减速。①阴性：没有晚期减速或重度变异减速。②可疑（有下述任一种表现）：间段出现晚期减速或重度变异减速；宫缩过频（>5 次 /10min）；宫缩伴胎心减速，时间 >90s 出现无法解释的监护图型。③阳性：≥50% 宫缩伴随晚期减速。

（3）产时胎心监护图形的判读：产程过程中，为了避免不必要的产时剖宫产，推荐采用产时胎心监护图形的三级判读系统。胎心监护结果分类及图形判别同第四章第三节中的胎心监护的应用与异常图形的识别。

（黄 群）

第二节 一例妊娠期高血压疾病孕妇的围产期护理

学习目标

完成本内容学习后，学生将能：

1. 复述妊娠期高血压疾病的临床表现。
2. 列出妊娠期高血压疾病常用药物的评估要点。
3. 结合病历解释重度子痫前期患者期待治疗的观察要点。
4. 应用护理程序为重度子痫前期期待治疗的患者制订护理计划。
5. 通过小组模拟演练，演示重度子痫前期常见并发症的抢救要点。

案例 10-2-1

孕妇 30 岁，停经 32^{+2} 周，因剧烈头痛就诊，测血压 180/120mmHg，脉搏 92 次 /min，急诊收入院。该孕妇为流动人口，此前未产前检查。

问题：

1. 需要进行哪些进一步检查与评估？

---

1. 需要继续评估的内容 该孕妇发生在妊娠晚期的高血压，最常见的疾病为重度子痫前期。但孕妇无规律产前检查，并不能排除其他原因所致的高血压，故应该全面评估病情。

（1）健康情况：重点评估有无靶器官受累表现，自上而下包括如下。

1）颅内血管严重受累的表现：颅内血管受累可以出现高血压脑病、子痫甚至颅内出血等，因而应该评估孕妇有无意识改变、剧烈头痛、恶心、视物模糊等症状。颅内血管严重受累时可以出现颈抵抗或者病理征阳性，颅内和头面部水肿严重时可以出现严重的球结膜水肿，因而需要评估孕妇有无颈抵抗、病理征。辅助检查需要评估血压变化以及眼底血管情况，必要时需要进行颅内 MRI 检查。头痛对于妊娠期高血压疾病患者颅内血管受累有重要临床意义，因此，临床中需要重点评估有无头痛、部位及严重程度。

2）心脏和肺受累的表现：重度子痫前期孕妇外周血管阻力增加，容易出现急性左心衰，而由于妊娠期高血压疾病孕妇血液呈浓缩状态，因而其心衰特点为低排高阻性心衰，即外周阻力增加，心脏排出量减少，表现为血压升高，超声心动显示射血分数下降。同时，患者可能出现肺水肿，需要评估患者有无早期心衰的表现，容易出现的症状有夜间阵发性呼吸困难、胸闷憋气、咳嗽咳痰、出入量正平衡、体重明显增加、不能平卧需要半坐卧位等。护理过程中需要进行生命体征、心电和血氧饱和度监护，观察患者是否出现心率增加、呼吸加快以及血氧饱和度下降等表现。必要时需要进一步检查血气、超声心动以及血 B 型尿肽钠（BNP）等。

3）肝脏受累的表现：肝脏受累可以出现 HELLP 综合征，HELLP 综合征严重时可以出现肝脏被膜下破裂，表现为剑突下疼痛，肝脏被膜下破裂时可以伴有肩背部疼痛，肝功异常时可以出现恶心、食欲缺乏、厌油腻等症状。体征上可以出现肝区叩痛，血小板减少时可以出现皮肤自发性出血点甚至瘀斑，胆红素升高时可以出现皮肤和巩膜黄染。很多患者由于出现食欲缺乏、恶心等表现，容易将剑突下疼痛主诉成胃痛，因而临床评估时需要谨慎。辅助检查出现血小板降低、乳酸脱氢酶升高、肝酶升高。

4）肾脏受累表现：肾功能受损，可以出现尿量减少，辅助检查显示血 Cre 升高。

5）下肢血栓表现：妊娠期高血压孕妇血液呈高凝状态，容易出现下肢深静脉血栓，表现为双下肢不对称性水肿和腓肠肌压痛等。因而需要评估孕妇双下肢水肿程度以及颜色是否对称、双侧大腿和小腿腿围是否一致、腓肠肌有无压痛。

6）子宫、胎盘受累的表现：子宫胎盘受累表现为胎儿生长受限、胎动减少或消失，严重者出现胎盘早剥甚至胎死宫内。护理上需要评估孕妇有无腹痛及阴道出血以及胎动情况，并进行胎心监护，必要时评估腹部超声。重度子痫前期是胎盘早剥最常见的高危因素之一，而后壁胎盘的患者在发生胎盘早剥时常无明显的剧烈腹痛，临床评估时需要谨慎评估其他体征和辅助检查。

（2）健康史：包括本次妊娠情况、既往病史及婚育史。评估本次妊娠是否顺利，进行哪些项目检查，检查结果是否正常，妊娠期间是否出现其他症状以及有无特殊用药等。评估孕妇既往有无慢性高血压疾病、慢性肾病及其他风湿免疫病等。评估孕妇既往生育史，如为经产妇需要评估既往妊娠是否顺利以及妊娠结局，尤其需要评估既往妊娠过程中有无妊娠期高血压疾病。

（3）心理社会状况：孕妇为早发型重度子痫前期，由于发病孕周较早，容易出现母儿双方并发症，且该病临床上缺乏对因治疗手段，在期待治疗的过程中如出现严重并发症常常需要通过终止妊娠来缓解病情，因而医源性早产的发生率高，而在产妇救治尤其早产儿救治过程中往往医疗花费也较大，故很多孕妇和家庭都面临较为突出的心理问题。护理上需要评估患者的心理状况、家庭经济情况以及对于胎儿预后的期望等。

案例 10-2-2

评估结果：

孕妇为初次妊娠，既往体健，无高血压及糖尿病病史。孕期共计增重 10kg（体重 70kg），最近 1 周体重增加 1.5kg。追问病史，夜间可以平卧，无胸闷憋气等不适。现无胸闷、憋气，视力清楚，肝区无叩痛。双侧下肢水肿（++），双小腿对称，无腓肠肌压痛。胎心胎动好，无子宫收缩，子宫松弛好。

医生为孕妇开出以下检查：血常规、凝血功能、24h 尿蛋白定量、甲状腺功能、肝功能、肾功能、心肌酶、风湿病相关实验室检查；超声心动，心电图、24h 动态血压监测。

问题：

2. 目前患者可能主要的医疗诊断是什么？

3. 重度子痫前期患者血压控制目标是多少？该患者是否需要降压药治疗？

---

2. 孕妇目前的医疗诊断 子痫前期的诊断标准如下：妊娠 20 周后出现收缩压≥140mmHg 和 / 或舒张压≥90mmHg，伴有尿蛋白≥0.3g/24h，或随机尿蛋白≥（+）。无蛋白尿但合并下列任何一项者：血小板减少（血小板 $<100 \times 10^9$/L），肝功能损害（血清转氨酶为正常 2 倍以上），肾功能损害（血肌酐水平 >1.1mg/dl 或正常值 2 倍以上），肺水肿，新发生的中枢神经系统异常或视觉障碍。子痫前期孕妇出现下述任一表现可诊断为重度子痫前期：①血压持续升高：收缩压≥160mmHg 和 / 或舒张压≥110mmHg（卧床休息，两次测量间隔时间至少 4h）。②血小板 $<100 \times 10^9$/L。③肝功能损害（血清转氨酶为正常 2 倍以上），严重持续性右上腹疼痛或上腹疼痛，不能用其他疾病解释，或两者均存在。④肾功能损害（血肌酐水平 >1.1mg/dl 或无其他肾脏疾病时肌酐浓度为正常值 2 倍以上）。⑤肺水肿。⑥新发生的中枢神经系统异常或视觉障碍。

该孕妇血压 >160/110mmHg，目前可以诊断为重度子痫前期（早发型）。

3. 重度子痫前期患者血压控制目标 降压治疗的目的为预防子痫、心脑血管意外和胎盘早剥等严重母儿并发症。收缩压≥160mmHg 和 / 或舒张压≥110mmHg 的严重高血压必须降压治疗；收缩压≥150mmHg 和 / 或舒张压≥100mmHg 的非严重高血压建议降压治疗；收缩压 140~150mmHg 和 / 或舒张压 90~100mmHg 不建议治疗，但对并发脏器功能损伤者可考虑降压治疗。血压控制的目标为：未并发脏器功能损伤者，收缩压应控制在 130~155mmHg，舒张压控制在 80~105mmHg；并发脏器功能损伤者，则收缩压应控制在 130~139mmHg，舒张压控制在 80~89mmHg。为保证子宫胎盘血流灌注，血压不建议低于

130/80mmHg。

当孕妇血压达到或超过160/100mmHg时，为严重高血压，需要尽快使用降压药治疗，并且至少每15min复测血压。该患者血压最高达180/120mmHg，需要尽快使用降压药治疗，因为静脉降压药较口服药更容易调整血压，故一般使用静脉降压药，并且至少每15min复测1次，逐步调整降压药，使血压平稳下降，直至血压控制在合理范围。

知识拓展

早发型子痫前期的诊断及疾病特点

按照重度子痫前期的临床发病时间临床上可以分为早发型重度子痫前期和晚发型重度子痫前期，但对于发病时间目前临床尚未明确界定，有学者将妊娠32周前发病的重度子痫前期定义为早发型重度子痫前期，也有学者将妊娠34周前的重度子痫前期定义为早发型重度子痫前期。谢幸等主编的第9版《妇产科学》中写到"普遍认为<34周发病的子痫前期为早发型子痫前期"。

目前的很多研究显示早发型子痫前期与晚发型子痫前期在病因、发病机制、临床表现以及妊娠结局上都存在不同，有学者认为早发型子痫前期和晚发型子痫前期可能为两种不同的疾病，早发型子痫前期对母儿的影响更大，围产结局也比晚发型子痫前期更差，而且发病越早对母儿的影响越大。

知识拓展

妊娠期高血压疾病患者血压控制目标

对于妊娠期高血压疾病患者的血压控制目标，目前不同指南的标准并不统一。既往对于妊娠期高血压疾病的血压控制目标的理论基础认为，孕妇妊娠期血压适度升高可能提高胎盘灌注，而过度积极的降压可能会影响胎盘血供。而近年来的研究发现，积极的降压并未影响胎盘血供，且可能降低母体器官损伤的风险。

谢幸等主编的第9版《妇产科学》中的控制目标为：收缩压≥160mmHg和/或舒张压≥110mmHg的严重高血压必须降压治疗；收缩压≥150mmHg和/或舒张压≥100mmHg的非严重高血压建议降压治疗；收缩压140~150mmHg和/或舒张压90~100mmHg不建议治疗，但对并发脏器功能损伤者可考虑降压治疗。血压控制的目标为：未并发脏器功能损伤者，收缩压应控制在130~155mmHg，舒张压控制在80~105mmHg；并发脏器功能损伤者，则收缩压应控制在130~139mmHg，舒张压控制在80~89mmHg。为保证子宫胎盘血流灌注，血压不建议低于130/80mmHg。

而国际妊娠高血压协会2018年指南则推荐更积极的降压治疗，认为无论何种高血压，当孕妇血压达到或超过140/90mmHg，均应采取积极的降压治疗，血压的控制目标为110~140/80~85mmHg。ACOG 2019年妊娠高血压和子痫前期指南中推荐使用降压药的标准依然为收缩压≥160mmHg，舒张压≥110mmHg，但该指南中未提及血压控制的目标范围。

案例 10-2-3

入院后给予亚宁定（盐酸乌拉地尔）静脉降压、硫酸镁预防子痫、地塞米松促胎肺成熟。在缓慢调整乌拉地尔降压药过程中，孕妇血压突然从 170/115mmHg 降至 120/80mmHg。

问题：

4. 此时该如何评估和处理？

5. 硫酸镁的用药护理有哪些？

---

4. 评估和处理措施 妊娠期高血压疾病孕妇在使用降压药控制血压过程中力求平稳降压，以避免胎盘灌注的急剧变化。尽管该患者使用降压药时缓慢调整降压药，但由于患者对于降压药敏感，仍然出现了血压的骤然下降。此时应立即下调降压药的用量，并更加严密地监测血压变化，同时进行胎心监护。待血压恢复后，再次上调降压药时需要更小幅度地提高降压药浓度，从而使患者血压实现平稳下降。

5. 硫酸镁的用药护理 硫酸镁预防子痫发作的一线药物，其作用有控制子痫抽搐，预防重度子痫前期发展成为子痫。但由于血清镁离子有效治疗量和中毒量非常接近，且硫酸镁中毒可以导致严重的母儿并发症，镁离子有效治疗浓度为 1.8~3.0mmol/L，超过 3.5mmol/L 即可出现中毒症状，因而临床需要严格控制硫酸镁用药的条件和剂量，24h 用量不超过 25g。同时要求使用硫酸镁的前提条件为：①膝腱反射正常存在。②呼吸≥16 次 /min。③尿量≥25ml/h，每天尿量 >600ml。因此，需要严密评估有无膝腱反射、呼吸和尿量，必要时需要复查血清镁离子浓度。如患者合并肾功能不全或心肌病等，硫酸镁需要慎用或减量使用。镁中毒时最常见的首要表现为膝腱反射减弱或消失。镁中毒时使用 10% 葡萄糖酸钙缓慢静脉推注，要求时间在 5~10min。

案例 10-2-4

患者逐渐调整降压药，6h 后血压维持基本稳定，范围在 140~150/90~100mmHg，脉搏 84~92 次 /min，降压后诉头痛缓解，无头晕及视物不清等不适。

住院第 2 天结果回报：肝肾功能、甲状腺功能、心肌酶、超声心动图、风湿相关检查、心电图检查均正常，血常规和凝血功能大致正常。监测血糖在正常范围。监测胎心监护反应型，腹部超声检查胎儿孕周相当于 31 周，羊水指数 8.5cm，S/D 比值为 3.5。在评估患者时，患者多次提问“我的病情严重吗，我的孩子如果早产了会不会很危险？”，且当医生与患者和家属交代病情，询问其如果出现病情变化需要紧急终止妊娠时，是否为了抢救胎儿进行剖宫产手术时，孕妇哭泣。

问题：

6. 患者进一步处理措施有哪些？

7. 患者目前主要的护理诊断 / 合作性问题有哪些？

---

6. 进一步处理措施 患者目前孕周 32^{+3} 周，目前并无明显的器官损伤表现，无终止妊娠的指征，因而应该在严密监护下进一步期待治疗。期待治疗期间的主要治疗原则为：硫酸

镁预防子痫的发生；降压药合理控制血压；地塞米松促胎儿肺成熟；适当控制入量，加强病情监护，适时终止妊娠。

7. 孕妇可能存在的护理诊断/合作性问题 患者目前妊娠 32^{+3} 周，早发型重度子痫前期，血压最高 180/120mmHg，胎儿相当于 31 周，其他辅助检查目前尚正常，该孕妇目前没有需要紧急终止妊娠的严重器官受累表现，可以在严密监护下继续期待治疗。但由于早发型重度子痫前期疾病往往病情发展较快，且临床缺乏对因治疗，容易发生多种器官受累的表现，因而期待治疗过程中需要严密观察病情变化。对于患者目前情况，存在以下护理诊断：

（1）潜在并发症（PC）：①子痫。该孕妇目前血压最高 180/120mmHg，故孕妇存在子痫的潜在并发症。临床上需要积极控制血压并使用硫酸镁预防子痫的发生。②胎儿受损。妊娠期高血压疾病由于子宫和胎盘血管受累，容易出现胎儿窘迫、胎儿生长受限，甚至胎盘早剥。该孕妇实际孕周 32^{+3} 周，但超声评估相当于 31 周，S/D 升高，提示已经存在一定程度的胎儿宫内受损，但目前胎心监护为反应型且超声检查未显示舒张期血流消失或反向，故可以在严密监护下继续妊娠。

（2）焦虑 与担心妊娠不良结局有关。妊娠期高血压疾病容易发生母儿双方的严重病症，而且医源性早产的发生率高，很多孕妇表现出焦虑情绪。该孕妇多次提问，均表明其非常担心妊娠不良结局，尤其是胎儿的结局，说明其有明显的焦虑情绪。

知识链接

S/D 比值

正常生理状态下，随妊娠进展，脐动脉 S/D 值呈降低趋势，妊娠 24 周后急剧下降，尤其孕晚期脐血流阻力逐渐降低，胎盘血流增加以保证胎儿正常发育所需的血液供应。妊娠 24~30 周 S/D 比值一般不超过 5，妊娠 30~36 周 S/D 比值一般不超过 4，妊娠 36~40 周 S/D 比值一般不超过 3。胎儿脐动脉 S/D 值是反映胎盘阻力的敏感指标，可以对流向胎儿的血流的充足程度进行间接预测，为临床提供用来评估胎儿宫内状态的间接手段。S/D 值增高容易出现胎儿生长受限、胎儿窘迫甚至胎死宫内。妊娠期高血压疾病全身小动脉痉挛可造成子宫，胎盘血管床发育受阻，胎盘阻力增加，容易出现 S/D 比值增高。

案例 10-2-5

患者住院后前 4d 的出入量情况如下：

第 1 天入量 2 000ml，尿量 1 400ml；第 2 天入量 1 900ml，尿量 1 000ml；第 3 天入量 2 100ml，尿量 900ml；第 4 天入量 2 200ml，尿量 900ml。

问题：

8. 该患者入量应该如何控制（体重 70kg）？

9. 如何评价患者出入量情况？应该如何进一步评估和处理？

8. 入量控制 子痫前期患者因为血压高，后负荷过重，过多入量容易加重心脏负担，出现急性左心衰。而患者使用硫酸镁，且该类患者血液高凝且有肾脏损伤的风险，过度控制入量则可能加重高凝、肾脏损伤，甚至硫酸镁中毒。故子痫前期患者应合理控制入量，既不能过多也不能过少，需要保证患者正常生理需要量。正常成人每天生理需要量为25~30ml/kg，对于正常成人，每天的入量控制在约30ml/kg，对于活动量减少或者有心衰风险的患者每天入量可以控制在25ml/kg左右。对于妊娠期高血压疾病的患者，国际妊娠期高血压协会2018年指南推荐每小时入量不超过80~100ml/h。同时由于患者夜间迷走神经兴奋，更容易出现急性左心衰竭，故在控制总入量的同时，还需要合理控制夜间入量，使夜间入量在总入量的1/3以内。

该患者70kg，每天入量应该控制在1 800~2 400ml。患者入院前4d入量基本控制在合理范围。

9. 目前出入量情况及处理 正常成人基础状态下每天不显性失水500~800ml/d，发热时是体温每增加1℃，不显性失水增加每小时增加0.5~1ml/kg。患者住院后体温正常，第1天出入量基本平衡。第2天之后逐渐出现正平衡。

这种情况下应该同时评估患者的体重变化和血浆清蛋白水平。连续的正平衡对于重度子痫前期患者容易加重心脏负担，诱发急性左心衰竭。根据清蛋白情况，遵医嘱适当给予清蛋白提高胶体渗透压，并适当给予利尿剂。严密观察患者有无急性左心衰的临床表现，以及有无夜间阵发性呼吸困难。

患者当日急查清蛋白为25g/L，遵医嘱给予清蛋白20g缓慢静脉滴注，并于清蛋白后给予呋塞米20mg静脉注射。第5天出入量为入量2 200ml，尿量3 000ml。急查电解质，血钾在4.0mmol/L。

案例 10-2-6

入院后第12天（目前孕周为34周），孕妇诉早晨进食牛奶后感剑突下疼痛，测BP 150/100mmHg，P 92次/min，R 18次/min，T 36.8℃。患者意识清楚，无头痛，视物清楚，无心慌、憋气不适，可平卧，无腹痛，胎心、胎动好，子宫松弛好，无明显宫缩，双下肢水肿Ⅱ度，水肿程度较前无明显加重，双侧腿围对称，腓肠肌无压痛，双侧膝腱反射对称引出。患者爱人仍然表达希望继续延长孕周。

问题：

10. 此时还应该评估什么内容？

11. 此时如何评价孕妇的病情状态，给予家属正确的指导？

---

10. 需要评估的内容 重度子痫前期孕妇出现剑突下疼痛时，不要轻率地认为是饮食选择不当等原因造成的不适，因为重度子痫前期患者容易出现HELLP综合征。需要评估有无HELLP综合征表现，检查有无肝区叩痛，有无皮肤黄染和皮肤出血点，复查血常规以评估PLT的变化，复查LDH水平和肝功能。

11. 评价孕妇目前状态 重度子痫前期患者终止妊娠的时机：妊娠不足26周孕妇经治疗病情危重者建议终止妊娠。孕26周至不满28周患者根据母胎情况及当地母儿诊治能力决定是否可以行期待治疗。孕28~34周，如病情不稳定，经积极治疗病情仍加重，应终止妊娠；如病情稳定，可以考虑期待治疗，并建议转至具备早产儿救治能力的医疗机构。孕34周以上的孕妇，可考虑终止妊娠。首先，该孕妇目前已经34周，研究显示重度子痫前期孕妇在妊娠>34周以上继续延长孕周其风险大于获益，且从胎儿远期生存质量来评估，妊娠34周以上的胎儿其远期生存质量接近足月妊娠的胎儿。同时，该孕妇如确实已经出现HELLP综合征，因该病常危及母儿生命，需在控制病情后尽快终止妊娠。

孕妇进一步评估及处理情况：当日复查血常规、肝功能、心肌酶，结果AST、ALT、总胆红素升高，且以间接胆红素升高为主，血小板 80×10^9/L，LDH 1 100IU/L，被诊断为HELLP综合征，当日给予地塞米松静脉给入后，剖宫产终止妊娠，娩出一男婴，重2 000g，Apgar评分10分，新生儿转儿科治疗。

案例10-2-7

产妇产后继续48h内继续予硫酸镁解痉治疗，产后24h内使用乌拉地尔静脉降压治疗，产后第2天改为拜新同（硝苯地平控释片）口服降压治疗，血压控制良好。产后24h记录出血量，术中至产后24h阴道出血共计350ml。产后48h内记录出入量，每天入量在2 200~2 400ml，尿量在2 600~2 900ml。产后24h给予镇静剂，并给予下肢梯度压力仪促进下肢静脉回流，指导产妇和家属卧床期间下肢主动和被动运动。在医护人员的宣教下，产妇有强烈母乳喂养意愿，指导并协助产妇每3h挤奶1次，产后未出现涨奶情况。剖宫产术后第1天，产妇多次询问医护人员新生儿在儿科的情况，医护人员及时联系儿科医生并告知其新生儿状况良好，并将新生儿在儿科的照片拿给其看，之后产妇情绪明显缓解。产后第3天，产妇主诉左下肢疼痛。

问题：

12. 此时还应该评估什么内容？护理要点有哪些？

---

12. 需要评估的内容 产妇血液处于高凝状态，重度子痫前期由于体内缩血管物质增多、舒血管物质减少，更加重血液高凝。该产妇自诉下肢疼痛时应该评估患者有无下肢静脉血栓的表现，评估双侧下肢皮温和皮色是否一致，测量双侧腿围是否对称以及有无腓肠肌压痛，以及动态评估D-二聚体的变化。小腿腿围测量方法为测量髌骨下缘10cm处小腿周径，大腿腿围为髌骨上缘10cm处大腿周径，双侧差异>1cm为异常。霍曼氏征（Homans）即直腿伸踝试验，用来检查有无腓肠肌和比目鱼肌血栓，检查时嘱患者下肢伸直，将踝关节背屈时，由于腓肠肌和比目鱼肌被动拉长而刺激小腿肌肉内病变的静脉，引起小腿肌肉深部疼痛，为阳性。

产后第3天，产妇当日进行双下肢血管彩色超声，显示左下肢肌间静脉血栓，给予低分子肝素抗凝治疗，并卧床14d后，患者痊愈出院。新生儿于生后17d随母同时出院。

（卢 契）

第三节 一例妊娠期糖尿病孕妇的围产期护理

学习目标

完成本内容学习后,学生将能:

1. 复述妊娠期糖尿病的诊断标准。
2. 描述妊娠期糖尿病的健康教育重点。
3. 阐述低血糖的临床表现。
4. 结合病例解释妊娠期糖尿病的血糖调节护理措施和护理要点。

案例 10-3-1

孕妇 30 岁,停经 35^{+5} 周,因近期血糖控制不佳、B 超提示羊水过多入院。24^{+3} 周糖耐量试验提示:5.10mmol/L、10.02mmol/L、9.14mmol/L,诊断妊娠期糖尿病,调整饮食及运动控制血糖。该孕妇此前于本院产检。

问题:

1. 需要进行或回顾哪些检查和评估?

---

1. 需要评估的内容 该孕妇于孕晚期因血糖控制不佳入院,需评估其平日血糖监测、用药情况及血糖值范围。同时需要关注孕妇体重增长、血压、感染、尿酮体、胎儿发育、羊水等情况。

(1)健康情况:妊娠期糖尿病与母体各种健康问题的发病率增加相关,包括慢性糖尿病的临床表现(代谢紊乱症状、大血管病变、视网膜病变、糖尿病肾病、糖尿病神经病变等)、早产、剖宫产、肩难产、产伤、妊娠期高血压疾病(子痫)以及产后发生 2 型糖尿病;围产儿和新生儿健康问题发生率也会增加,后者包括巨大儿、产伤、低血糖、红细胞增多症、高胆红血素血症等。妊娠期糖尿病对新生儿也存在远期影响,包括肥胖和糖尿病的发生风险增加。重点评估母体合并症与胎儿状况,包括:

1)子痫:妊娠期糖尿病与子痫前期发病机制尚未完全阐明,可能与胰岛素抵抗和高胰岛素血症、血流动力学改变等其他因素有关。糖化血红蛋白(HbA1C)及糖化清蛋白(GA)的数值能够反映一段周期内患者血糖水平,不受血糖浓度暂时波动的影响(HbA1C 6~12 周;GA 2~3 周)。当 HbA1C 升高时,提示孕妇血糖持续增高,血管可能受累,易造成子痫前期。子痫前期的表现包括:妊娠 20 周后出现 BP ≥140/90mmHg;尿蛋白≥0.3g/24h 或随机尿蛋白(+);可伴有上腹部不适、头痛、视物模糊等症状。当妊娠期糖尿病合并子痫前期出现下述情况提示需要提前终止妊娠：①子痫前期患者孕龄 <34 周，经过积极治疗 48~72h 仍然不见好转者。②重度子痫前期妊娠达 34 周，经治疗病情已好转者。③严重的胎儿生长受限或者出现胎儿窘迫者。④子痫发生时，病情控制后，即可考虑终止妊娠。⑤严重的心、脑、肾功能受损者。

2）早产：高血糖可诱发胎儿宫内缺氧、先天畸形、胎儿低血糖及宫内感染、胎膜早破，引起自发早产；当妊娠期糖尿病合并重度子痫前期、胎儿宫内发育不良或孕妇本身出现酮症酸中毒、肾功能严重受损等需要提前终止妊娠。当出现不良的血糖控制导致了前列腺素分泌增加，同时高血糖增加了早产基因位点敏感性，会增加早产发生率。妊娠期糖尿病血糖控制不理想或其他因素导致的感染也是早产的重要原因之一。

3）羊水过多：妊娠期孕妇血糖和羊水量有密切关系，妊娠期糖尿病孕妇羊水过多的发病率明显增高。目前妊娠期糖尿病导致羊水过多的诱因尚不明确，可能由于以下原因：①母亲高血糖引起胎儿高血糖，导致渗透性利尿。②葡萄糖通过胎盘胎膜转运到羊膜腔，渗透性产生羊膜腔液增加。③糖尿病胎儿的过度发育和肾小球滤过率增加导致胎儿尿量增多。④妊娠晚期糖尿病胎儿存在羊水吞咽和尿液排出不平衡，胎肺结构的改变导致羊水吸收能力减弱等。羊水过多可能导致产后出血、胎盘早剥、妊娠期高血压、休克、脐带脱垂、胎儿窘迫等严重后果。当羊水过多合并胎儿畸形时，应在确诊后立即终止妊娠；当羊水过多合并正常妊娠，需严密观察，继续妊娠。在 32 周前可运用吲哚美辛等前列腺素合成酶抑制剂，减少胎儿尿液生成，从而减少羊水量。但 32 周后该药物可能导致胎儿动脉导管提前关闭，因此 32 周后不应使用此类药物。

4）妊娠期糖尿病对胎儿影响：由于血糖升高甚至高酮血症，引起胰岛素抵抗和胰岛素分泌不足、同时可引发胎儿高胰岛素血症，导致了自然流产、胎儿畸形等多种不良后果。在胎儿发育方面，糖尿病微血管病变的主要特征是血管的基底膜增厚，严重时受累的微血管可部分或全部堵塞，引起组织供血不足，致胎儿生长发育受限；而妊娠期糖尿病孕妇给胎儿提供过多的葡萄糖，通过胎盘从母亲血液循环弥散到胎儿血内，刺激胎儿胰岛 B 细胞增生、肥大，胰岛素分泌增多，从而产生过多的胰岛素，导致胎儿过早产生非生理性成人性胰岛素分泌类型，胰岛素促进了胎儿细胞摄取氨基酸，加快了胎儿组织蛋白质及脂肪的合成并抑制脂肪分解，导致巨大儿的形成，从而增加了产伤、肩难产、剖宫产等风险。此外，胎儿高血糖和高胰岛素血症能降低可的松分泌并拮抗可的松在妊娠晚期促进肺表面活性物质合成即诱导其分泌的作用，推迟了胎儿肺部成熟，导致新生儿呼吸窘迫综合征的发生。同时，新生儿还存在低钙血症和低镁血症的可能性。

5）新生儿及后代血糖代谢障碍：妊娠合并糖尿病母亲分娩的新生儿常见低血糖。高胰岛素血症使得胎儿合成代谢增加，机体耗氧量增大，容易导致胎儿宫内慢性缺氧和酸中毒；慢性缺氧诱导红细胞生成增多出现红细胞增多症。此外，糖尿病产妇的后代在青少年期肥胖、糖耐量异常发生率明显增加，容易发生成年期代谢综合征，使得糖尿病、高血压、冠心病等代谢性疾病发病率增加。

（2）健康史：包括本次妊娠情况、既往病史、家族遗传病史、婚育史。评估本次妊娠是否顺利，进行哪些项目检查，检查结果是否正常，妊娠期间是否出现其他症状、血糖控制情况及范围、B 超探测羊水量及胎儿生长发育情况、尿酮体及尿蛋白等实验室检查项目结果、有无特殊用药等。评估孕妇既往有无糖尿病、慢性高血压疾病、慢性肾病等。孕妇直系亲属是否有糖尿病病史。评估孕妇既往生育史，如为经产妇需要评估既往妊娠是否顺利以及妊娠结局，尤其需要评估既往妊娠过程中有无妊娠期糖尿病、巨大儿分娩史等情况。

（3）心理社会状况：孕妇为妊娠期糖尿病，目前血糖控制不理想，容易出现母儿双方并发症。需评估孕妇对糖尿病疾病知识的了解和控制情况，帮助孕妇严格控制血糖范围，完善检查结果并根据结果确定产生的并发症，进行后续治疗。由于妊娠期糖尿病产生的影响包括近期和远期，需通过完善健康教育，向孕妇详述造成的不良后果（早产、产伤等）及远期影响，取得患者和家庭成员的理解和支持，持续调整分娩期、产后及远期血糖，最终建立良好的生活方式和习惯。孕妇的情绪如紧张、焦虑等状态导致孕妇体内升血糖激素分泌增加，可使得孕妇血糖波动增加，因此需充分评估孕妇的心理状态，给予孕妇良好的心理安慰。在护理上需要评估孕妇的心理状况、家庭经济情况，以及对于可能出现的胎儿并发症预后的期望。

案例 10-3-2

评估结果：

该孕妇为初次妊娠，既往体健，无高血压及糖尿病病史，无高血压及糖尿病家族史。孕前 BMI 24，孕期共增重 18kg，最近 1 周增重 2kg。自数胎动正常。35^{+4} 周产科 B 超提示：宫内活胎，头位，未见畸形，胎儿各径线（头臀径 CRL、双顶径 BPD、腹围 AC）符合孕周且无异常，估重 3 000g；宫颈管长度 30.1mm，AFI 26cm。妊娠期通过饮食和运动控制血糖，近期未进行血糖监测。本次产检入院血压 120/75mmHg，脉搏 84 次 /min，无不适主诉。入院后胎心监护反应型，胎动正常。

医生为孕妇开出以下检查：邀眼科医生进行会诊，血常规、凝血功能、糖化白蛋白、糖化血红蛋白、甲胎蛋白；血糖轮廓及尿酮体轮廓监测。

结果回报：眼底血管无病变。血常规、凝血功能、甲胎蛋白、尿酮体在正常范围。HbA1c 6.3%，GA 20%。空腹（餐前血糖）6.0~6.2mmol/L，餐后 2h 血糖：8.8~9.0mmol/L，夜间血糖 8.0mmol/L。

问题：

2. 患者可能主要的医疗诊断是什么？
3. 下一步的治疗原则是什么？
4. 妊娠期糖尿病患者的血糖控制目标是多少？

---

2. 孕妇目前的医疗诊断

（1）妊娠期糖尿病的诊断标准及控制范围：按照 IADPSG（2010）和世界卫生组织（2013）建议，妊娠期糖尿病的诊断可采用一步法 75g OGTT 试验。在 24~28 周，出现下述一个或多个结果即可做出诊断：服糖前及服糖后 1h、2h，3 项血糖值应分别低于 5.1mmol/L、10.0mmol/L、8.5mmol/L，任何一项血糖值达到或超过上述标准即诊断为 GDM。

妊娠期糖尿病的血糖控制与非孕期糖尿病不完全相同，具体控制范围如下：空腹及餐前 30min 血糖 3.3~5.3mmol/L；餐后 2h 血糖 4.4~6.7mmol/L，夜间血糖 4.4~6.7mmol/L。HbA1c 应控制在≤6%。

当医学营养治疗无法达到以下任一标准，应加用胰岛素治疗：空腹血糖（FPG）≤5.3mmol/L；餐后 1h 全血血糖≤7.8mmol/L；餐后 2h 血糖≤6.7mmol/L。

（2）羊水过多：凡在妊娠任何期间内羊水量超过 2 000ml，称为羊水过多。目前 B 超是羊水过多最重要的辅助检查方法。B 超诊断羊水过多的标准包括：①测量羊水最大暗区垂直深度≥8cm 可诊断羊水过多。②计算羊水指数，将孕妇腹部经脐横线与腹白线作为标志线，分 4 个区域，4 个区域羊水最大暗区垂直深度之和称为羊水指数。羊水指数≥25cm 则称为羊水过多。

（3）孕期体重增长范围：根据孕前体重指数（BMI），美国医学研究所推荐的体重增长范围见表 10-3。

表 10-3 孕期体重增长范围

孕前 BMI/（$kg \cdot m^{-2}$）	体重增长 /kg	孕中晚期增长速度 /kg/w
≤18.4	12.5~18.0	0.44~0.58
18.5~24.9	11.5~16.0	0.35~0.50
25.0~29.9	7.0~11.5	0.23~0.33
≥30.0	5.0~9.0	0.17~0.27

该孕妇血糖值为空腹（餐前血糖）6.0~6.2mmol/L，餐后 2h 血糖：8.8~9.0mmol/L，夜间血糖 8.0mmol/L，同时近期体重增长过快，B 超显示羊水过多。

3. 下一步治疗原则 患者目前自述饮食运动控制血糖，但血糖控制不理想，且未进行规律监测。应在住院期间严格遵照 GDM 营养治疗原则进行饮食和运动调节，同时遵医嘱运用血糖调节药物或运用胰岛素对血糖进行控制。在治疗期间应谨防低血糖的出现。对孕妇进行规范的体重管理，控制后期增重范围。积极关注孕妇有无血管并发症的出现。目前胎儿生长发育正常，每 1~2 周应 B 超检测羊水变化和胎儿生长发育情况，必要时终止妊娠。

4. 妊娠期糖尿病血糖推荐控制范围 空腹及餐前 30min 血糖血糖 3.3~5.3mmol/L；餐后 2h 血糖 4.4~6.7mmol/L，夜间血糖 4.4~6.7mmol/L。HbA1C 应控制在≤6%。

（1）血糖监测：2015 年 FIGO 糖尿病倡议指南指出，所有 GDM 女性应在孕期进行血糖自我监测，每天 3~4 次。可包括：空腹每天 1 次，整夜禁食至少 8h；餐后每天 2~3 次，餐后 1h 或 2h（从开始进食第一口记时），每天轮换选择监测不同餐次的餐后血糖。

（2）饮食方案构建：孕中晚期每天总能量应控制在 1 800~2 000kcal 为宜，也根据体重以 105kJ（25kcal）/（kg·d）控制摄入能量。适当限制碳水化合物，占每天总能量比 50%~55% 为宜；保证充足蛋白质，孕晚期可在每天每千克体重提供 1.0g 蛋白质的基础上，每天增加 20g 蛋白质摄入；合理摄入脂肪（25%~40%），饱和脂肪酸摄入量不应超过 7%；增加膳食纤维的摄入量，同时保证足够的维生素、矿物质。每天 5~6 餐，使血糖尽可能波动小，早餐占总能量比 10%~15%，中餐 30%，晚餐 30%，上午 9~10 点、下午 3~4 点及睡前各加餐 1 次，占总能量 5%~10%。

（3）进行适当的体力活动：除先兆流产、先兆早产、产前出血、子痫前期患者外，鼓励患者坚持适量规律运动，每周至少参加 150min 的中等强度有氧运动。适量的体育活动可改善血糖控制、减少胰岛素抵抗、降低心血管疾病发病率、利于体重控制和身心健康。运动选择包括散步、上臂运动、孕妇瑜伽等，避免恶劣天气。运动以餐后 1h 为宜，持续 20~40min。

（4）药物治疗：胰岛素、格列苯脲和二甲双胍可用于孕中晚期的 GDM 治疗，均可作为单纯生活方式干预无法使得血糖达标时的起始一线药物。在口服降糖药（OAD）中，二甲双胍可能是比格列苯脲更好的选择。当存在以下因素时，GDM 女性进行 OAD 治疗失败风险较高，胰岛素应作为一线药物：①诊断糖尿病时间 < 孕 20 周。②孕 30 周后需要药物治疗。③空腹血浆血糖 >6.1mmol/L。④餐后 1h 血糖 >7.8mmol/L。⑤孕期体重增加 >12kg。

知识拓展

食物交换份法

食物交换份是目前国际上通用的糖尿病饮食控制方法，按照食物的性质、来源分类，同类食物在一定重量内，所含的营养物质及能量相似。一般将食物分为四大类（八小类），每份食物所含能量约 90kcal，同类食物可以任意交换，具体“分量”如下：

类别	重量 /g	主要营养素
谷薯类	25	碳水化合物、膳食纤维
蔬菜类	500	无机盐、维生素、膳食纤维
水果类	200	
大豆类	25	蛋白质、脂肪
奶制品	160	
肉蛋类	50	
坚果类	15	脂肪
油脂类	10	

其中等值食物可以进行交换，以谷薯类为例：

食物	重量 /g
大米　小米　糯米　薏米	25
高粱米　玉米渣	25
荞麦面　挂面	25
马铃薯	100
……	

食物交换份法易于达到平衡、便于控制和计算总能量，能够做到食品多样化，但该方法仅注意到化学上的碳水化合物能量相当，没有考虑碳水化合物的类型及其他成分对血糖产生的影响。

知识拓展

血糖指数（GI）和血糖负荷（GL）的概念及运用

血糖指数：50g 碳水化合物实验食物的血糖应答曲线下面积，与等量碳水化合物标准参考物的血糖应答之比即血糖指数，它是一个比较而言的数值，反映了食物和葡萄糖相比升高血糖的速度和能力，通常把葡萄糖指数定为 100。一般而言，GI>70 为高 GI 食物；GI 55~70 为中 GI 食物；GI<55 为低 GI 食物。妊娠期糖尿病患者可以下列方式来选择 GI 较低的食物：粗粮不要细作；烹饪从简，如蔬菜不用切细，整粒谷物优于研磨谷物；多吃膳食纤维；增加主食中的蛋白质，如加蛋面条、饺子等；急火烹饪，少加水，保持食材硬度；吃点醋；高低 GI 食物搭配。

血糖负荷：单位食物中可利用碳水化合物的数量与 GI 的乘积即血糖负荷，将摄入碳水化合物的数量及质量结合，能够对实际提供的食物或总体模式的血糖效应进行定量测定。GL>20 为高，GL 11~19 为中，GL<10 为低。总体来说，影响食物血糖应答的常见因素与淀粉糊化有关，糊化程度越低则消化率越低。

GDM 患者应在控制每天摄入总能量的基础下，结合 GI 或 GL 数据进行食物的选择。

知识拓展

妊娠期运动指南

2015 年，*World J Diabetes* 杂志刊发了妊娠期糖尿病运动指南，对运动强度和持续时间有了较为具体的推荐，详见下表。

运动类型	强度	持续时间	频率选择
有氧运动如散步、慢跑、游泳、单车训练	中等：维持 60%~90% 最大心率范围；久坐或缺乏运动人群从 20%~30% 最大心率范围开始	30~45min	若未进行阻抗运动，至少 2d 1 次
阻抗运动如哑铃、弹力带、妊娠普拉提	中等：8~15 次 / 组，重复 1~2 组	60min	2~3 次 / 周

案例 10-3-3

孕妇入院后进行全面评估，情况如下：

孕妇意识清楚，心电监护下显示心率 86~100 次 /min，血压波动在 116~130/70~78mmHg，呼吸波动在 17~20 次 /min，血氧饱和度维持在 97%~100%，体温 36.8℃。无头痛、头晕及视物不清，无胸闷、憋气症状，可以平卧。无恶心、呕吐，胎心胎动好。头颅无畸形，双眼睑无水肿，眼球无突出及震颤，结膜无苍白、充血、出血及水肿，巩膜无黄染。双侧瞳孔等大正圆，对光反射灵敏。口唇无苍白、发绀，伸舌居中，无震颤，咽无出血，双侧扁桃体无肿大。未见颈动脉异常搏动及颈静脉怒张。甲状腺无肿大、质软。无子宫收缩和阴道出血，子宫松弛好，肝区无叩痛，全身皮肤无黄染和出血点。下肢无水肿，双侧腿围、皮温和皮色一致，双侧腓肠肌无压痛，病理征阴性。监测胎心监护反应型。在评估孕妇时，孕妇提及："我以为快足月了可以多吃点，我孩子才 6 斤太小了""最近没检测血糖，喝糖水那时候就高一点点我以为没事""羊水多我的孩子是不是非常危险？"

入院当日医生开医嘱糖尿病饮食 1 800kcal/d，经调整，予三餐前诺和锐（门冬胰岛素注射液）7-16-16IU、睡前诺和平（地特胰岛素）7IU，行血糖轮廓监测及尿酮体监测。

问题：

5. 孕妇可能存在哪些护理诊断 / 合作性问题？
6. 该孕妇如何进行血糖监测？
7. 胰岛素的用药注意事项有哪些？
8. 如何预防、识别和处理低血糖症状？

---

5. 孕妇可能存在的护理诊断 / 合作性问题 孕妇目前 35^{+5} 周，妊娠期糖尿病血糖控制不佳，羊水过多，体重增长过快，其他生命体征及辅助检查目前正常。该孕妇目前没有需要紧急终止妊娠的指征，可调节血糖、监测羊水变化，继续妊娠。但目前孕妇疾病相关认知不佳，需进行健康教育，同时观察病情变化。对于孕妇目前情况，存在以下护理诊断。

（1）知识缺乏：缺乏妊娠期糖尿病饮食控制及血糖监测的相关知识。该孕妇在评估过程中提及的观点显示其未进行规范的血糖监测，对孕期合理的体重增长范围及胎儿正常体重增长范围不够明确。需进一步进行血糖监测、饮食与运动方案、胰岛素使用的健康教育。

（2）营养失调：高于机体需要量 与血糖代谢异常及近期饮食有关。该孕妇近期体重增长过快，且总体重增长已超过推荐范围，需要进行相应的饮食运动调节来管理体重增长速度，防止后期出现巨大儿、产伤等情况。告知孕妇合理的体重增长范围，帮助其进行体重管理。

（3）潜在并发症（PC）：有胎儿受伤的危险。羊水过多可致胎膜破裂，与破膜时易并发胎盘早剥、脐带脱垂、早产有关。目前该孕妇出现了羊水过多的情况，但尚未出现胎儿畸形等异常。应严密监测后期羊水及胎儿生长发育状况。同时，妊娠期糖尿病可能导致新生儿呼吸窘迫综合征、新生儿低血糖、高胆红素血症等其他疾病。应嘱孕妇合理控制血糖范围，适量运动，定期复诊，每天自行计数胎动，如有不适或胎膜早破及时就诊。

（4）焦虑：与担心胎儿不良结局有关。妊娠期糖尿病及羊水过多易发生胎儿受伤的情况，对母儿也具有远期影响。该孕妇提及相关疑问，说明其有焦虑情绪。应耐心解释病情状况，给予孕妇分娩信心，缓解焦虑情绪；同时强调病情监测的重要性，提高孕妇依从性。

6. 该孕妇进行血糖监测的方法 2015 年中国糖尿病杂志提出胰岛素强化治疗（包括多次胰岛素注射或应用胰岛素泵进行治疗）的血糖监测方式。治疗开始阶段应每天监测 5~7 次，涵盖空腹、三餐前后、睡前。如出现不可解释的空腹高血糖或夜间低血糖，应监测夜间 2~3 时血糖。当血糖控制达到合理范围后，每天监测 2~4 次，主要涵盖空腹、睡前血糖，必要时监测餐后血糖。该孕妇应遵医嘱予血糖轮廓监测，包括三餐前、三餐后、夜间 0：00 血糖监测，共计 7 次。

7. 胰岛素的用药注意事项 该孕妇使用的诺和锐（门冬胰岛素注射液）为速效胰岛素，在院监测期间及健康教育时应告知孕妇于三餐前见餐注射，注射后立即用餐，不可提前预注射；诺和平（地特胰岛素）为长效胰岛素，应告知孕妇于每晚睡前定时注射。在使用胰岛素期间，应配合规律的血糖监测，如遗忘不可自行补测。

在进行胰岛素注射时，应选择臀部、腹部、大腿前侧及外侧、上臂侧面及稍向后面进行皮下注射。根据针头规格的不同，注射角度也有差异。在运用 32G × 4mm 针头规格时，以 90°垂直进针，无需捏皮；运用 31G × 5mm 针头时，以 90°进针，除消瘦者均不需捏皮；运用 31G × 8mm 针头时，若以 90°垂直进针则需要捏皮，若以 45°进针则不需捏皮。

未开封的胰岛素应放于冰箱冷藏室，2~8℃保存；已启用胰岛素既可 2~8℃保存，也可于 25℃以内室温保存，不可超过一个月。禁止暴晒、高温或过低温保存。

8. 预防、识别和处理低血糖症状 建议患者经常进行自我血糖监测，有条件者可以进行动态血糖监测。控制血糖范围：空腹及餐前 30min 血糖 3.3~5.3mmol/L；餐后 2h 血糖 4.4~6.7mmol/L，夜间血糖 4.4~6.7mmol/L。出行携带方糖、饼干等糖类食物，建议携带糖尿病急救卡。在运动期及药物使用过程中，若出现心悸、出汗、面色苍白、饥饿感或出现恶心、呕吐、视物模糊、呼吸快，甚至有烂苹果味等交感神经兴奋和中枢神经系统症状时，立刻检测血糖以明确诊断，无法测定时按低血糖予以处理。若意识清楚，口服 15~20g 糖类食品（如 4 片苏打饼干、一片面包、一个橙子等，以葡萄糖为主最佳）；若意识障碍者，予 50% 葡萄糖液 20~40ml 静脉注射或胰高血糖素 0.5~1.0ml 肌内注射。每 15min 重复监测血糖 1 次，若血糖持续低于 3.0mmol/L，再给予 50% 葡萄糖 60ml 静脉注射；若血糖≤3.9mmol/L 但 >3mmol/L，再次口服或静脉注射葡萄糖；若血糖 >3.9mmol/L，但距离下一次进餐时间在 1h 以上，给予含淀粉或蛋白质的食物口服。

知识拓展

胰岛素类别及注射注意事项

临床使用的胰岛素主要包括速效、短效、预混、中效、长效 5 种类别，具体见下表：

	起效时间	维持时间	注射后用餐时间	注射时间
速效	5min	0.5~1h	注射后立即用餐（见餐注射）	三餐前注射
短效	0.5h	2~4h	注射后 15~30min 进餐	三餐前注射
预混	0.5h	2~12h		早晚餐前各注射一次
中效	4~6h	6~12h	注射后可以不进餐	早餐前、晚睡前或晚餐前
长效	3~8h	14~24h		每天固定时间注射一次

该孕妇评估结果：孕妇住院期间使用胰岛素配合饮食及运动管理，血糖监测范围如下：空腹及餐前 30min 血糖 4.6~4.8mmol/L；餐后 2h 血糖 5.8~6.2mmol/L，夜间血糖 5.0~5.2mmol/L。孕 37 周各项生理指标正常，羊水指数 26cm，情绪状态和良好。出院并定期复诊。

案例 10-3-4

宫内孕 38^{+6} 周，该孕妇因胎膜早破入院。孕妇生命体征无异常，体格检查无异常。孕期增重共 18kg。宫高 39cm，腹围 98cm，FHR 142 次 /min。胎儿头位，阴道检查：宫颈管 1.0cm，质软，中位，先露头，胎头 S-2，羊水清。于 3d 前彩色超声检查：宫内孕，活胎，头位，已衔接。AFI 26.2mm，胎儿估重 3 285g。

该孕妇于 10h 后顺利分娩一女婴，3 500g，会阴 Ⅰ 度撕裂。产后新生儿反应良好，产妇生命体征平稳，阴道出血较少。医护人员指导并协助产妇进行母乳喂养。产后第 3 天，产妇携新生儿出院。

问题：

9. 产时、产后的护理要点是什么？

---

9. 产时、产后的护理要点

（1）胎膜早破护理要点：注意监测胎心变化，进行阴道检查确定有无隐性脐带脱垂，及时结束分娩；严密监测胎儿情况，观察羊水性状和羊水量；积极预防感染，遵医嘱予抗生素治疗；破膜 24h 未临产者可遵医嘱采取相应措施，尽快结束分娩。

（2）孕妇产时血糖控制要点：产程中应监测血糖水平，每 2h 进行 1 次监测，同时测量尿酮体。如果任意血糖 >7.8mmol/L，应给予胰岛素治疗。

（3）新生儿血糖监测要点：妊娠期糖尿病产妇新生儿应鼓励尽早进行母乳喂养。糖尿病合并妊娠（DM）、大于胎龄儿、小于胎龄儿、早产儿应进行血糖定期检测，分别监测生后 0.5h、3h、6h、9h 奶前血糖，目标血糖应≥2.6mmol/L；GDM 不合并大于胎龄儿，如无症状可出生后 1h 检测血糖，如正常则不再进行定期检测。当血糖 <2.6mmol/L 应告知儿科医生，并遵医嘱喂奶或 5% 葡萄糖 10ml，半小时后复测；血糖 2.2~2.6mmol/L 时需继续每 3h 检测血糖情况，至少两次以上正常才可终止；血糖 <2.2mmol/L 或出现其他临床症状者，需转儿科治疗。

（4）妊娠期糖尿病的产后随访：孕期 FBG 明显异常者，产后 1 周内测 FBG。如果反复检查均异常，应诊断糖尿病。FBG 正常的 GDM 者，产后 6~12 周行 OGTT 检查。产后 OGTT 的实验方法和标准同非孕期。产后 OGTT 正常者，此后每 3 年至少检查 1 次血糖。

（刘 军）

第四节　一例正常产妇的产程管理

学习目标

完成本内容学习后，学生将能：

1. 复述临产及第一、二、三产程的概念。
2. 列出分娩期妇女心理状况的评估要点。
3. 描述各产程的护理要点。
4. 运用护理程序对分娩各期妇女制订护理计划并实施。

案例 10-4-1

孕妇 26 岁，因“G_1P_0，孕 38^{+4} 周，规律性宫缩 2h”入院。

问题：

1. 需要进行哪些进一步检查与评估？

---

1. 需要继续评估的内容

（1）是否临产：临产的标志为有规律且逐渐增强的子宫收缩，持续 30s 或以上，间歇 5~6min，同时伴随进行性子宫颈管消失、宫颈口扩张和胎先露下降。即使使用强镇静药也不能抑制宫缩。因此，助产人员应询问宫缩开始的时间、强度及频率，用手触诊法或电子胎儿监护仪对宫缩进行评估；行阴道检查判断宫口扩张及先露下降情况。

（2）健康史：通过复习产前检查记录了解孕期情况，重点了解年龄、身高、体重、有无不良孕产史，有无合并症或并发症等；孕期是否定期产前检查、有无阴道流血或流液；心理状况；B 型超声等重要辅助检查的结果。

（3）胎儿宫内状况：听诊胎心率；测量宫高、腹围；通过视诊观察腹形及大小、腹部有无手术瘢痕等；用四步触诊法判断子宫大小、胎产式、胎先露、胎方位以及胎先露是否衔接。

（4）骨盆外测量：已有充分证据表明孕期测量髂棘间径、髂嵴间径、骶耻外径、坐骨结节间径并不能预测产时头盆不称，但入产房后仍需进行坐骨结节间径测量以初步判断胎儿是否可经阴道分娩。

（5）孕妇身心状况

1）一般状况：测量生命体征，评估精神状态、休息与睡眠、饮食与大小便情况等。

2）疼痛评估：询问孕妇对疼痛的感受，观察孕妇面部表情，了解疼痛的部位及程度；根据孕妇的病情和认知水平选择不同的疼痛评估工具，如数字评分法、文字描述评定法、面部表情疼痛评定法等。

3）心理状况：因产房陌生的环境和人员、对分娩结局的未知、宫缩所致的疼痛等，孕妇可表现出焦虑、恐惧，反复询问产程及胎儿情况，或大声喊痛以故意引旁人注意。评估方法包括：①与孕妇交谈，了解其心理状态。②观察孕妇的行为，如身体姿势是放松或紧张，睡眠及饮食情况有无改变，呻吟、尖叫或沉默等。③用心理评估工具，如状态 - 特质焦虑量表可评估孕妇即刻和经常的心理状况。

案例 10-4-2

评估结果：

产妇无不良孕产史、合并症或并发症；孕期按要求行产前检查，身高 163cm，体重 70kg，无异常症状和体征；已临产；胎心胎动正常；宫缩 35s/5~6min，强度中；宫颈管消失、宫口开大 2cm、为头先露 S-1；胎儿估计 3 000g；骨盆出口 8.5cm；T 36.6℃，P 86 次 /min，R 20 次 /min，BP 105/70mmHg；情绪稳定；疼痛评分 3 分；产妇参加过医院开设的系列课程学习，孕期参观过产房，心理状态好。现已进入第一产程待产。

问题：

2. 产妇可能存在的护理诊断 / 合作性问题有哪些？

3. 第一产程的护理措施是什么？

第一产程又称宫颈扩张期，从临产开始至宫口开全。潜伏期宫口扩张速度缓慢，初产妇不超过 20h。活跃期是宫口扩张的加速阶段，可在宫口开至 4~5cm 即进入活跃期，最迟至 6cm 才进入活跃期，直至宫口开全。第一产程是一个漫长的过程，产妇可能存在以下护理诊断或合作性问题。

2. 产妇可能存在的护理诊断 / 合作性问题

（1）疼痛 与逐渐增强的宫缩有关。目前，疼痛评分 3 分，但随着产程的进展，宫缩逐渐增强、间隔时间缩短、持续时间延长，产妇的疼痛感会越来越强烈。

（2）舒适改变 与子宫收缩、膀胱充盈、胎膜破裂等有关。随着产程进展，宫缩痛增强，再加上膀胱充盈、胎膜破裂等，产妇会感到全身或局部不舒适。

（3）焦虑 与担心自己和胎儿的安全有关。虽然该产妇参加过孕妇学校的课程学习，但分娩对她来说是第一次，对于自己是否能顺利分娩、孩子是否安全仍然没有足够的信心。

3. 护理措施

（1）一般护理

1）生命体征监测：临产后，宫缩频繁致产妇出汗较多，加之阴道血性分泌物及胎膜破裂羊水流出，易导致感染的发生，因此在做好基础护理的同时，应注意体温的监测。宫缩时，血压会升高 5~10mmHg，间歇期复原。产程中应每隔 2~4h 测量 1 次，若发现血压升高或高危人群，应增加测量次数并给予相应的处理。

2）饮食指导：世界卫生组织推荐在没有高危因素情况下，在产程中不应干扰孕妇饮食，鼓励低风险孕妇进食。但是，临产后的孕妇胃肠功能减弱，加之宫缩引起的不适，产妇多不愿进食，有时还会出现恶心、呕吐等情况；临产过程中，长时间的呼吸运动和流汗，产妇体力消耗大。为保证分娩的顺利进行，应鼓励产妇在宫缩间歇期少量多次进食高热量、易消化、清淡的食物。

3）休息与活动：临产后，应鼓励产妇在室内活动，孕妇采取站、蹲、走等多种方式，更利于产程的进展。初产妇或距前次分娩已多年的经产妇，如果休息欠佳，在临产早期并估计胎儿短期内不会娩出者，可遵医嘱给予肌内注射盐酸哌替啶助其休息。

4）排尿及排便：临产后，鼓励产妇每 2~4h 排尿 1 次，以免膀胱充盈影响宫缩及胎先露下降。过去认为在临产初期为产妇行温肥皂水灌肠可促进产程的进展，现已被证实是无效的措施。

5）人文关怀：产妇面对陌生的环境、陌生的医务人员，她们可能缺乏安全感。因此，应从孕期即开始对孕妇进行教育和关怀，以改变其对分娩的认知。①孕期健康教育：在孕期进行健康教育，特别是分娩预演，以改变孕妇对分娩的不正确认知，增强她们自然分娩的信心。②陪伴分娩和心理支持：进入分娩室后，不能让孕妇独处一室，陪伴分娩和心理支持非常重要，一个眼神、一次握手、一个拍背、一句鼓励或赞扬的话都可能让孕妇改变对分娩的认知而使分娩经历成为美好的回忆。③自由体位：待产过程中，可以根据胎位、先露下降情况、产妇自感舒适等采取不同的体位，妇产怎样舒适、胎儿需要怎样的体位，产妇就可以采取怎样的体位；在自由体位中，丈夫可以起到很重要的作用，让产妇感受到爱、安全等。④按摩：按摩是一种很好的非药物镇痛方法，产妇自行按摩、他人帮助按摩都可以，可行全身按摩或局部按摩。

（2）专科护理

1）胎心监测：胎心听诊应在宫缩间歇期完成。潜伏期每小时听胎心 1 次，活跃期每 15~30min 听诊胎心 1 次，每次听诊 1min。

2）观察宫缩：潜伏期应每 2~4h 观察 1 次，活跃期每 1~2h 观察 1 次，一般需要连续观察至少3次宫缩。根据产程进展情况决定处理方法，若产程进展好则继续观察；若产程进展差，子宫收缩欠佳应及时处理。

3）观察宫颈扩张和胎头下降程度：通过阴道检查判断宫口扩张程度及胎头下降程度。阴道检查的主要内容包括：骨盆内径、宫口扩张及胎头下降情况等；如果胎膜已破，则应上推胎头了解羊水和胎方位，若胎方位异常、产程进展好，则可继续观察到宫口开全；若产程进展差，应了解宫缩情况，宫缩好可改变产妇体位以助改变胎方位；宫缩差，应加强宫缩。

4）胎膜破裂的处理：胎膜多在宫口近开全时自然破裂，前羊水流出。一旦胎膜破裂，应立即听诊胎心，并观察羊水性状和流出量、有无宫缩，同时记录破膜时间。足月时因有胎脂及胎儿皮肤脱落细胞、毳毛、毛发等小片物混悬其中，羊水则呈轻度乳白色并混有白色的絮状物。若羊水粪染，胎心监测正常，宫口开全或近开全，可继续观察，等待胎儿娩出。若破膜超过12h未分娩者，应给以抗生素预防感染。

5）疼痛护理：营造温馨、安全、舒适的家庭化产房，提供分娩球等设施协助产妇采取舒适体位，及时补充热量和水分，定时督促排尿，减少不必要的检查；采用呼吸、音乐、经皮神经电刺激、芳香疗法、催眠术、穴位按摩、热敷等非药物性分娩镇痛方法减轻疼痛；当非药物性镇痛方法不能有效缓解分娩过程中的疼痛时，可选用药物性镇痛方法。

案例10-4-3

产妇产程进展顺利，与医务人员配合好，情绪稳定。入产房9h后宫口开全，进入第二产程。

问题：

4. 孕妇可能存在的护理诊断/合作性问题有哪些？
5. 第二产程的护理要点是什么？

第二产程是胎儿娩出期，指从宫口开全至胎儿娩出的全过程。未实施硬膜外麻醉者，初产妇不应超过3h；实施硬膜外麻醉者，可延长1h。第二产程的产妇能否正确使用腹压以及助产人员是否具有丰富的接产经验是关键，因此可能存在以下护理诊断或合作性问题。

4. 产妇可能存在的护理诊断/合作性问题

（1）焦虑 与对分娩结局的不确定有关。经过较长时间的待产后，在即将见到自己孩子的时候，产妇可能会担心分娩是否顺利、孩子是否健康。

（2）知识缺乏：缺乏正确使用腹压的知识。本案例中的产妇为初产妇，没有分娩经验，相关知识缺乏，需经过助产士的正确指导以及产妇自身多次试验才能正确使用腹压。

（3）有受伤的危险 与会阴保护及接产手法不当有关。该孕妇的胎儿估计3 000g，根据身高、体重及骨盆出口等评估，可不行会阴切开，但仍需助产士重视会阴保护并具有良好的接生技巧，否则可能发生产道裂伤或胎儿受伤。

5. 护理措施

（1）一般护理：第二产程期间，助产士应陪伴在产妇身旁，及时提供产程进展信息，给予安慰、支持和鼓励，缓解其紧张和恐惧，同时协助其饮水、擦汗等生活护理。

（2）专科护理

1）指导产妇屏气用力：正确使用腹压是缩短第二产程的关键。宫口开全后，指导产妇正确使用腹压，如解大便样向下用力。

2）观察产程进展：此期宫缩频而强，需密切监测胎心，每 5~10min 听 1 次，观察胎儿有无急性缺氧情况。宫口开全后，胎膜多已自然破裂，若仍未破膜，常影响胎头下降应行人工破膜。

3）接产准备：让产妇半卧位于产床（有条件的医院可采取自由体位），两腿屈曲分开，露出外阴部，臀下放便盆或一次性冲洗垫，用消毒纱布蘸肥皂水擦洗外阴部，顺序是阴阜、大阴唇、小阴唇、大腿内 1/3、会阴及肛门周围，然后用温开水冲掉肥皂水。接产者按要求洗手、戴手套、穿手术衣，准备接产。

4）接产要点：①评估是否需行会阴切开术：综合评估胎儿大小、骨盆出口、会阴体长度及弹性后，确定是否需行会阴切开术，防止发生严重会阴裂伤。②协助娩出胎头：协助胎头俯屈，让胎头以最小径线在宫缩间歇时缓慢地通过阴道口是预防会阴撕裂的关键，此时若宫缩强，应嘱产妇呼气以消除腹压，让产妇在宫缩间歇时稍向下屏气，使胎头缓慢娩出，以免造成会阴裂伤。③协助娩出胎体：胎头娩出后，不要急于娩出胎肩，协助胎头复位及外旋转，使胎儿双肩径与骨盆出口前后径相一致，接产者左手向下轻压胎儿颈部，使前肩从耻骨弓下先娩出，再托胎颈向上，使后肩从会阴前缘缓慢娩出。

知识拓展

新生儿早期基本保健

为进一步降低新生儿死亡率，世界卫生组织西太区办公室与各会员国一起于 2013 年制订和发布了“世界卫生组织西太平洋地区健康新生儿行动计划（2014~2020）”，并开发了新生儿早期基本保健指南（Early Essential Newborn Care，EENC）。世界卫生组织预测，在分娩过程中和出生后立即进行基本的、低成本的新生儿保健服务，可以降低约 22% 的新生儿死亡。我国在 2016 年引进 EENC，并结合实际制订了中国 EENC 临床实施建议。EENC 指南的核心干预措施包括规范的产前母胎监测与处理、新生儿出生后立即和彻底的擦干、母婴皮肤接触至少 90min 完成第一次母乳喂养、延迟脐带结扎至生后 1~3min、促进 6 个月内纯母乳喂养、延迟洗澡至生后 24h、早产儿袋鼠式护理、新生儿复苏技术、新生儿感染的处理等。

案例 10-4-4

产妇第二产程能正确使用腹压，1.5h 后顺利分娩一活男婴，Apar 评分，1min 9 分、5min 10 分；未行会阴切开，会阴轻度裂伤，进入第三产程。

问题：

6. 孕妇可能存在的护理诊断 / 合作性问题有哪些？

7. 第三产程的护理要点是什么？

第三产程是胎盘娩出期，从胎儿娩出后开始至胎盘胎膜娩出，需5~15min，不应超过30min。胎儿娩出后，需立即将新生儿放于母亲胸腹部进行母婴皮肤接触90min，同时观察胎盘剥离征象，预防发生产后出血。第三产程产妇可能存在以下护理诊断或合作性问题。

6. 孕妇可能存在的护理诊断 / 合作性问题

（1）有母子依恋关系改变的危险 与疲乏或新生儿性别不理想有关。胎儿娩出后，产妇已经消耗了大量体力，如果孩子性别不理想，可能导致产妇不愿意接触新生儿。

（2）潜在并发症（PC）：产后出血。胎儿娩出后，如果子宫收缩乏力或胎盘粘连，或产道裂伤，可能发生产后出血。

7. 护理措施

（1）新生儿护理

1）立即将新生儿放置于预先铺好清洁干毛巾的母亲胸腹部，在5s内开始彻底擦干新生儿，20~30s内完成擦干动作。擦干顺序为眼睛、面部、头、躯干、四肢及背部。擦干的过程中快速评估新生儿的呼吸状况。

2）羊水无胎粪污染时，不推荐常规吸引口鼻，除非气道阻塞或分泌物量多；羊水胎粪污染，新生儿无活力时，应在20s内完成气管插管。如果不具备气管插管条件，应尽快清理口鼻进行正压通气。

3）彻底擦干刺激之后，若新生儿有呼吸或哭声，撤除湿毛巾，将新生儿呈俯卧位（腹部向下，头偏向一侧），与母亲开始皮肤接触。取另一清洁已预热的干毛巾覆盖新生儿，给新生儿戴上小帽子。若新生儿状况良好，不要让新生儿与母亲分开，保持新生儿与母亲的皮肤接触。

4）脐带处理：助产人员在接触或处理脐带之前摘掉被污染的第一副手套，务必确保接触或处理脐带的手套和器械是无菌的。等待脐带搏动停止后（分娩后1~3min，需要复苏和患病的新生儿除外），用两把无菌钳分别在距新生儿端2~5cm处夹住脐带，并用无菌剪刀在2cm处一次断脐。不包扎脐带，保持脐带开放、清洁和干燥有利于脐带脱落。

（2）协助胎盘娩出：正确娩出胎盘，可减少产后出血的发生。接产者切忌在胎盘尚未完全剥离时用手按揉、下压宫底或牵拉脐带，以免引起胎盘部分剥离而出血或拉断脐带，甚至造成子宫内翻。胎盘胎膜娩出后，按摩子宫以刺激子宫收缩、减少出血，同时注意观察并测量出血量。若胎盘未完全剥离而出血多，或胎儿已娩出30min胎盘仍未排出，应行人工剥离胎盘术。

（3）检查胎盘、胎膜：将胎盘铺平，先检查胎盘母体面胎盘小叶有无缺损。然后将胎盘提起，检查胎膜是否完整，再检查胎盘胎儿面边缘有无血管断裂，及时发现副胎盘。若有副胎盘、部分胎盘残留或大部分胎膜残留时，应在无菌操作下使用卵圆钳进入宫腔取出残留组织，必要时刮宫。若确认仅有少量胎膜残留，可给予子宫收缩剂待其自然排出。

（4）检查软产道：胎盘娩出后，应仔细检查会阴、小阴唇内侧、尿道口周围、阴道及宫颈有无裂伤。若有裂伤，应立即缝合。

案例10-4-5

第三产程，胎盘自娩。分娩过程中出血180ml；新生儿自行寻乳并吸吮乳头。
母婴在产房观察2h。

问题：

8. 产后 2h 内的护理要点是什么？

---

8. 产后 2h 内的护理要点 胎盘娩出后 2h 是产后出血的高危期，有时被称为第四产程，应在产房继续观察 2h。护理要点如下。

（1）密切观察病情：重点观察产妇面色、血压、脉搏、子宫收缩情况、阴道流血量，膀胱是否充盈，会阴及阴道有无血肿等，发现异常及时处理。

（2）提供舒适：为产妇擦汗更衣，及时更换床单及会阴垫，提供清淡、易消化流质食物，帮助产妇恢复体力。

（3）情感支持：帮助产妇接受新生儿，协助产妇和新生儿进行皮肤接触和早吸吮，建立母子情感。

（4）母乳喂养：指导和协助产妇进行母乳喂养。

（罗碧如）

第五节 一例头位难产产妇的产程助产

学习目标

完成本内容学习后，学生将能：

1. 描述肩难产的临床表现。
2. 描述肩难产的处理原则及方法。
3. 列出肩难产对母儿的影响。
4. 运用护理程序对肩难产处理后进行效果评价。

案例 10-5-1

孕妇 30 岁，因“孕$_1$产$_0$，孕 40^{+6} 周。”产钳助产，胎头已娩出，胎肩未能娩出。

问题：

1. 需要进行哪些进一步检查与评估？

---

1. 需要继续评估的内容 阴道助产是发生肩难产的原因之一，该产妇胎头娩出后，胎肩未能娩出应该立即进行以下快速评估：

（1）孕妇整体情况

1）孕妇身高只有 156cm，骨盆外测量出口刚好 8cm，孕前体重 62kg，目前体重 81kg，体重增加了 19kg。

2）测宫高 34cm，腹围 112cm，按照宫高腹围计算，胎儿 3 900g 左右。

（2）影像学检查：B超显示胎儿：双顶径9.9cm，股骨长7.8cm，头围34.5cm，腹围35cm。根据以上数据评估胎儿有巨大儿的可能性。

（3）产钳助产胎头娩出后，有可能会造成胎儿颈部伸直，肩外展使肩径增加，再加上产妇身高156cm，骨盆外测量出口横径8cm，胎儿估计3 900g左右，胎儿体重与产妇的产道相比，相对体重会比较大，正常复位外旋转，胎肩不能顺势娩出。较大胎头娩出后，胎颈回缩，使胎儿颏部紧压会阴，胎肩娩出受阻。

案例10-5-2

评估结果：

产妇为初产妇，身高只有156cm，骨盆外测量出口横径8cm，孕前体重62kg，目前体重81kg，体重增加了19kg。测宫高34cm，腹围112cm，按照宫高腹围计算，胎儿3 900g左右。影像学检查B超显示胎儿：双顶径9.9cm，股骨长7.8cm，头围34.5cm，腹围35cm。根据以上数据评估胎儿有巨大儿的可能性。通常产前诊断为巨大儿，产妇往往会选择剖宫产结束分娩。而正常体重的新生儿也可发生肩难产，占肩难产的50%以上。产钳助产胎头娩出后，正常复位外旋转，胎肩不能顺势娩出。较大胎头娩出后，胎颈回缩，使胎儿颏部紧压会阴，胎肩娩出受阻。

问题：

2. 目前患者可能主要的医疗诊断是什么？
3. 下一步的处理流程是什么？

知识拓展

肩难产的相关危险因素

肩难产是指胎儿胎头娩出后，胎儿的前肩被嵌顿到耻骨联合上方，且应用相关常规的助产办法后均不能娩出胎儿。肩难产发生率低，但一旦发生可导致严重的并发症，甚至可能威胁胎儿及产妇的生命安全。综合文献分析有以下危险因素：

1. 巨大儿　有报道指出，胎儿体重超过4 000g时，肩难产的发生率为3%~12%，而当胎儿体重超过4 500g时，肩难产的发生率在8.4%~22.6%。

2. 孕期肥胖　孕期肥胖或孕期体重增加过快是引发孕妇发生巨大儿的一项重要因素，由于巨大儿为肩难产的重要危险因素，所以孕期肥胖或孕期体重增加过快也是导致肩难产的一项重要的危险因素。另外，有研究指出，孕期体重指数超标的人群，更容易患妊娠期高血压疾病、妊娠期糖尿病或先兆子痫等，会严重影响产妇的分娩过程，这也是引发肩难产的一项重要危险因素。

3. 产程异常　有文献指出，产妇在分娩过程中，第二产程延长可能导致肩难产的发生。当第二产程的延长时间超过2h后，肩难产的发生率会有明显增加。

4. 骨盆因素　正常分娩过程中，需要胎儿肩部与产妇骨盆相适应，双肩在胎头拔露时，应与骨盆入口斜径或横径相一致并入盆。若产妇的骨盆相对较为狭窄、为扁平骨盆、骶岬前凸等症状，而胎儿的双肩正好衔接与狭窄的入口前后径时，可能就会导致在分娩过程中发生肩部嵌顿，造成肩部难产现象的发生。

5. 糖尿病 糖尿病是肩难产的一个独立的危险因素，研究发现，胎儿体重超过 3 500g 的产妇中，有糖尿病的产妇肩难产的发生率显著高于非糖尿病产妇，且糖尿病患者发生肩难产的发生率是普通人群的 6 倍，甚至更高。

6. 前次肩难产 有研究指出，上次生产发生肩难产，特别是有肩难产并发严重臂丛神经损伤的产妇再次怀孕分娩时，其再次发生肩难产的概率会有明显地增加。

---

2. 孕妇目前的医疗诊断 肩难产诊断标准：正常复位外旋转，胎肩不能顺势娩出。较大胎头娩出后，胎颈回缩，使胎儿颏部紧压会阴，胎肩娩出受阻。胎头娩出后回缩（即“乌龟征”）往往提示发生了肩难产，但仅有这一种征象尚不足以诊断肩难产，也不是每一例肩难产都会出现这种征象，更为规范的诊断方法是孕妇用力、轻压胎头牵引时胎肩仍嵌顿于骨盆入口平面。

3. 下一步的处理流程 缩短胎头胎肩娩出的间隔时间是新生儿能否存活的关键。应做好新生儿复苏抢救准备。

（1）请求援助和会阴切开：一旦诊断为肩难产，立即召集有经验的产科医生、麻醉医生、助产士和儿科医生到场援助。进行会阴切开或加大切口，以增加阴道内操作空间。

（2）屈大腿法（McRoberts 法）：让产妇双腿极度屈曲贴近腹部，双手抱膝，减小骨盆倾斜度，使腰骶部前凹变直，骶骨位置相对后移，骶尾关节稍增宽，使嵌顿在耻骨联合上方的前肩自然松解，同时适当用力向下牵引胎头而娩出前肩。

（3）压前肩法：助手在产妇耻骨联合上方触到胎儿前肩部位并向后下加压，使双肩径缩小，同时助产者牵拉胎头，两者相互配合持续加压与牵引，需注意不能用暴力。压前肩法常与 McRoberts 法同时应用（图 10-1）。

（4）旋肩法：包括 Rubin 法（图 10-2）和 Woods（图 10-3）法。助产者以示、中指伸入阴道紧贴胎儿后肩的背面，将后肩向侧上旋转，助手协助将胎头同方向旋转，当后肩逐渐旋转至前肩位置时娩出。操作时胎背在母体右侧用左手，胎背在母体左侧用右手。

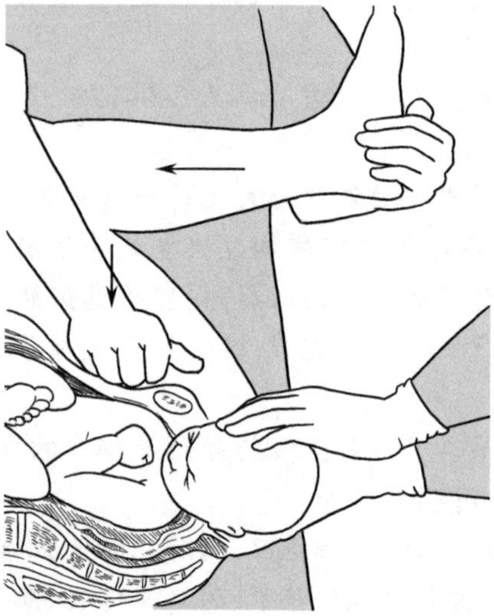

图 10-1 McRoberts 法配合压前肩法

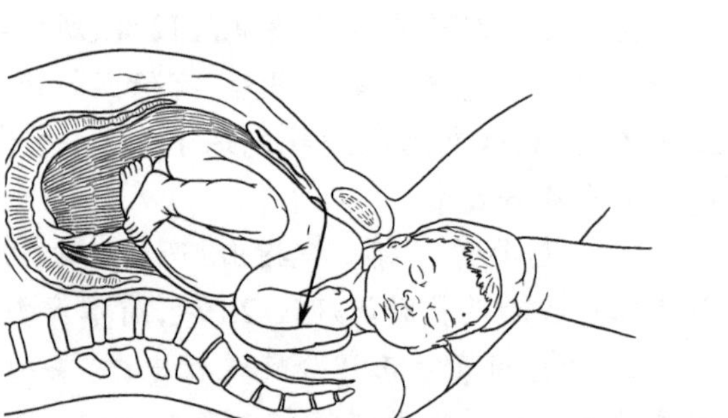

图 10-2 Rubin 法

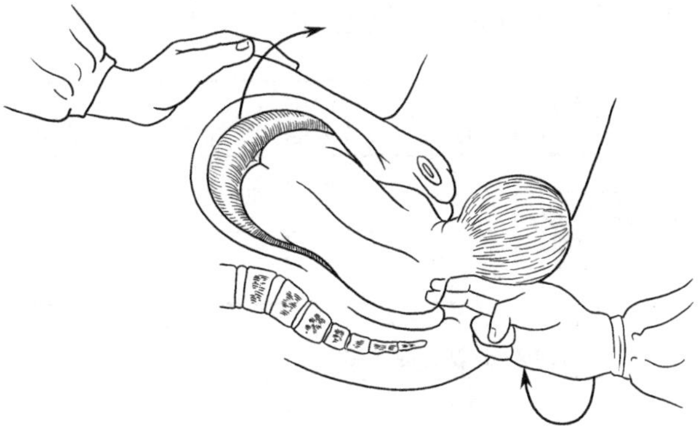

图 10-3 Woods 法

（5）牵后臂娩后肩法：助产者的手沿骶骨伸入阴道，握住胎儿后上肢，使其肘关节屈曲于胸前，以洗脸的方式娩出后臂，从而协助后肩娩出。切忌抓胎儿的上臂，以免肱骨骨折（图 10-4）。

（6）四肢着地法：产妇翻转至双手和双膝着地，重力作用或这种方法产生的骨盆径线的改变可能会解除胎肩嵌塞状态。再次使用以上操作方法，胎儿娩出（图 10-5）。

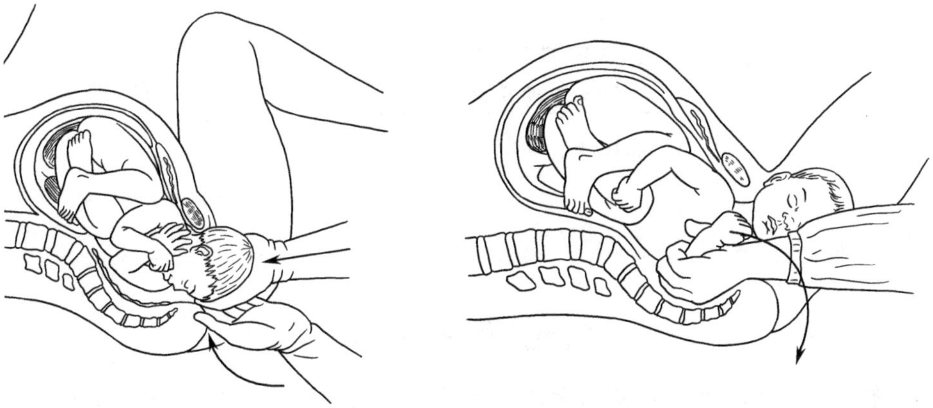

图 10-4 牵后臂法

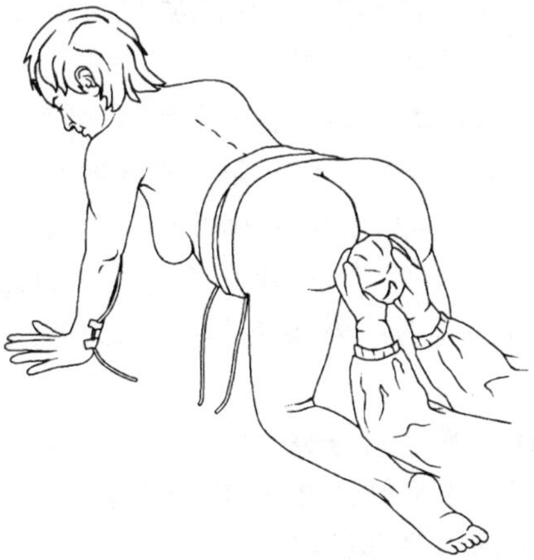

图 10-5 四肢着床体位

肩难产操作流程可参照“HELPERR”处理顺序(图 10-6)。

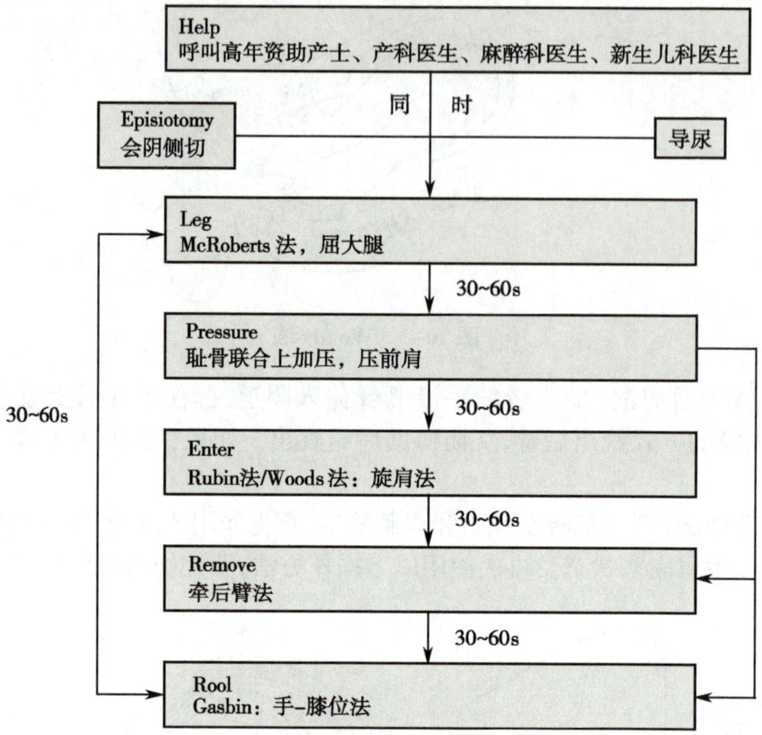

图 10-6 肩难产“HELPERR”顺序

知识拓展

肩难产处理的要点

1. 目前尚无预测肩难产的准确方法。肩难产发生的根本原因是胎儿双肩径绝对或相对大于骨盆入口前后径，故肩难产处理的核心思想是增大骨盆径线、缩小胎儿双肩径或将胎儿双肩径转至骨盆斜径。关键是快速判断、按规范流程处理，处理速度决定了新生儿窒息的危险程度，一旦怀疑肩难产可能，应尽快启动肩难产的相关急救预案。

2. 由在场最有经验的医生或助产士操作并计时，每项操作时间为 30~60s，操作流程可参照“HELPERR”先后顺序进行，但不一定完全按照此顺序，可同时应用多项操作，也可跳过某项操作。每种方法只能尝试 1~2 次，无效则应迅速改变方法。目前尚无处理肩难产的绝对有效手段，但 McRoberts 法具有简单、有效且并发症少的优点，推荐作为一线治疗方法，有无压前肩法均可。四肢着地法是另一种安全、有效而又快速的操作，在 McRoberts 法失败的情况下可试用。

3. 注意不要加腹压，选择最熟悉的手法，做好新生儿复苏准备。肩难产操作过程中对产妇加腹压会进一步压迫胎儿、增加宫腔内压力，加重嵌顿，可能增加胎儿永久性神经损伤和骨折风险。在宫底加腹压可加重肩部的嵌顿，可能导致子宫破裂。

4. 无论胎儿脐带有无缠绕都不能剪断或钳夹脐带，产后常规做脐带血气分析。因为即使有脐带绕颈的肩难产，仍会有些脐带血液循环会继续，而一旦剪断脐带，胎儿不能顺利娩出或娩出的胎儿不能建立有效的呼吸，均会加重胎儿缺氧和低血压。

5. 肩难产是一种产科急症，虽然发生率不高，但是一旦发生，助产团队及时救治的能力对母儿预后极为重要，因此模拟演练十分重要，需要培训团队通力协作以实现安全分娩。有证据显示，进行肩难产演练并制订团队培训方案可有助于降低肩难产相关的臂丛神经损伤发生率。

案例 10-5-3

胎儿娩出后全部评估情况如下：产妇意识清楚，心电监护下显示心率 90~98 次 /min，血压波动在 118~125/70~82mmHg，呼吸波动在 17~20 次 /min，血氧饱和度维持在 97%~100%。新生儿身长 51cm，体重 3 980g，Apgar 评分 8 分、10 分、10 分。

问题：

4. 此时还应该评估什么？

---

4. 应该评估的内容

（1）产妇：需评估有无产后出血和会阴严重裂伤。新生儿体重 3 980g，接近于巨大儿的体重，较大并且分娩较困难的胎儿的分娩容易造成子宫收缩乏力，如有发生应该立即使用宫缩剂，加强宫缩。而较大胎儿和肩难产的操作容易引起会阴侧切口的沿裂，或者造成会阴Ⅲ度甚至Ⅳ度撕裂伤，如果有严重撕裂伤的发生需多人配合，正确有效地缝合伤口，必要时需请妇科或者肛肠外科会诊协助完成缝合。评估有无其他阴道裂伤、宫颈裂伤，由于产钳助产，加之肩难产在操作中可能造成软产道的损伤，需要仔细检查软产道，发现损伤及时修补。膀胱长时间受压，容易造成膀胱麻痹，要观察产妇产后排尿情况，如果出现排尿困难，应该及时促进排尿，必要时安置保留尿管。如果出现子宫破裂，应该在纠正血容量，纠正休克的同时，立即开腹探查，修补子宫裂口。长时间产道受压，可能造成生殖道瘘，要及时请妇科会诊适时进行修补。注意生命体征的观察，预防产褥感染的发生，必要时用抗生素抗感染。

（2）新生儿：评估有无臂丛神经损伤，多数为一过性损伤。肩难产时产妇的内在力量对胎儿不匀称的推力可能是造成臂丛神经损伤的主要原因，而非助产造成。肩难产胎儿的肩部嵌顿于产妇的骨产道，娩出胎肩时，也容易发生锁骨骨折。有少数新生儿会出现股骨骨折。因为肩难产，胎头娩出后胎儿胸部短时间内不能顺利娩出，从而影响到新生儿的呼吸，易造成新生儿窒息。因为肩难产的操作需要产力和助产人员协助牵拉旋肩等多个力量的配合，所以也需要检查新生儿有无颅内出血、神经系统异常等其他方面的损伤。

本案例中的产妇和新生儿未发生上述并发症，于分娩后第 3 天出院。

知识拓展

肩难产的 HELPERR 操作流程

首先 Help 寻求帮助需要各级医生、有经验的助产士、新生儿复苏人员、麻醉科医生协助抢救；Evaluate for Episiotomy 评估会阴为了方便操作，减少会阴复杂性撕裂伤，做会阴切开；Legs 抬高产妇双腿尽可能靠近腹部，从而拉直腰椎和骶椎的突起，增加骨盆的前后径，使胎儿脊柱屈曲，此操作可减少≥40% 肩难产；Pressure 助手在耻骨上加压，手加压的方法同心肺复苏，作用力应能使前肩内收，一开始可以持续用力，后可以震动样用力，持续 30~60s；Enter（Ⅰ）从胎儿后方进入到前肩的后部，用力于胎儿肩胛骨，令肩膀内收，并旋转到骨盆斜径上，继续屈大腿压耻骨的操作；Enter（Ⅱ）Woods 旋转操作从前方进入到后肩的前部，轻轻旋转肩向耻骨，结合 Rubin 操作，接生者两手各作用于前及后肩协同旋转；Enter（Ⅲ）反向 Woods 旋转法：从后方进入到后肩的后部，与 Rubin 或 Woods 旋转法反向旋转胎，当以前用的手法失败时，或许此法可获成功 Remove the Arm 顺着后臂往下达到肘部，通常在胎儿胸前，在肘部使手臂弯曲，使前臂由胸前娩出，直接抓手并拉出会导致骨折；Roll the Patient 把产妇转为“四肢着床”位，增加骨盆前后径，转动及重力作用有利于解除嵌顿，轻轻向下牵拉，娩出后肩。最后几招：人为地将锁骨骨折，Zavanelli 手法将胎儿还纳于腹部、松弛肌肉、经腹子宫切开、耻骨联合切开。

（罗碧如 万 里）

第六节 一例前置胎盘孕妇的围产期护理

学习目标

完成本内容学习后，学生将能：

1. 复述前置胎盘的分类。
2. 列出前置胎盘的临床表现。
3. 结合病历说明前置胎盘的护理要点。
4. 应用护理程序为前置胎盘患者制订护理计划。

案例 10-6-1

孕妇，31 岁，停经 33^{+5} 周，主诉“无明显诱因出现阴道流血 3h”，急诊收入院。急诊室测量生命体征：T 36.7℃，P 106 次 /min，R 22 次 /min，BP 122/72mmHg。

问题：

1. 为进一步确诊，应做哪些评估和检查？

---

1. 需要继续评估和检查的内容

（1）健康史：该孕妇出现无明显诱因的阴道流血，需要评估阴道流血的具体经过及产前检查记录等；评估该孕妇有无前置胎盘的高危因素。

（2）身心状况及体征：完全性前置胎盘初次出血时间多在妊娠 28 周左右，边缘性前置胎盘出血多发生在妊娠晚期或临产后，部分性前置胎盘的初次出血时间、出血量及反复出血次数介于两者之间。孕妇一般情况与出血量、出血速度有关。大量出血可出现贫血貌、面色苍白、脉搏增快、血压下降等休克表现。腹部检查：子宫软，无压痛，轮廓清楚，子宫大小符合妊娠周数。胎位清楚，胎先露高浮，常伴有胎位异常。

孕妇及其家属可因突然阴道流血而感到恐惧或焦虑，既担心孕妇的健康，也担心胎儿的安危，显得恐慌、紧张、手足无措等。

（3）辅助检查：①B超检查。可显示子宫壁、胎盘、胎先露部及宫颈的位置，并根据胎盘下缘与宫颈内口的关系，确定前置胎盘的类型。②磁共振（MRI）。因对软组织分辨率高，可全面、立体观察胎盘位置，重点关注胎盘下缘与子宫内口的关系。

案例10-6-2

评估及检查结果：

该孕妇神志清楚，面色及眼睑、口唇黏膜稍苍白，无发绀，呈贫血貌。人工流产3次，无明显诱因出现阴道流血，量比月经少，色鲜红，不伴腹痛。全身体格检查除下肢水肿（+）外，其余未发现异常。产科情况：宫高29cm，腹围95cm，胎位LOA，胎心148次/min，先露头，浮。B超示子宫内单胎妊娠，胎儿存活，头位，胎盘附着于子宫后壁，胎盘下缘达到宫颈内口。

问题：

2. 该孕妇主要的诊断是什么？
3. 该疾病的病因有哪些？
4. 该疾病的分类有哪些？

---

2. 孕妇主要的诊断 为前置胎盘。该孕妇人工流产3次，无明显诱因出现阴道流血，B型超声检查提示：胎盘附着于子宫后壁，胎盘下缘达到宫颈内口，因此其主要的诊断是前置胎盘。正常的胎盘附着于子宫体部的前壁、后壁或侧壁。妊娠28周后，若胎盘附着于子宫下段，其下缘达到或覆盖宫颈内口，位置低于胎儿先露部，称前置胎盘。前置胎盘是妊娠晚期出血的常见原因。

3. 前置胎盘的病因

（1）子宫内膜病变与损伤：多次流产、刮宫、分娩、剖宫产、产褥感染等可导致子宫内膜损伤或瘢痕，引起子宫内膜炎和内膜萎缩病变。再次妊娠时子宫蜕膜血管生长不良、营养不足，致使胎盘为摄取足够的营养而伸展到子宫下段，形成前置胎盘。

（2）胎盘异常：由于多胎妊娠或巨大儿而形成的大胎盘伸展至子宫下段或遮盖子宫颈内口；或有副胎盘延伸至子宫下段。

（3）受精卵滋养层发育迟缓：当受精卵到达宫腔时，因滋养层发育迟缓尚未到达植入条件而继续下移植入子宫下段，在该处生长发育形成前置胎盘。

（4）宫腔形态异常：当子宫畸形或子宫肌瘤等原因使宫腔的形态改变致胎盘附着在子宫下段。

（5）其他高危因素：吸烟、吸毒者可引起胎盘血流减少，缺氧使胎盘代偿性增大，也可导致前置胎盘。

4. 分类 按胎盘边缘与宫颈内口的关系，前置胎盘可分为3种类型：①完全性前置胎盘：胎盘组织完全覆盖宫颈内口。②部分性前置胎盘：胎盘组织部分覆盖宫颈内口。③边缘性前置胎盘：胎盘附着于子宫下段，边缘达到宫颈内口，但未超越。

知识拓展

前置胎盘的不同分类

胎盘附着于子宫下段，边缘距宫颈内口的距离 <20mm，称为低置胎盘。妊娠中期超声检查发现胎盘接近或覆盖宫颈内口时，称为胎盘前置状态。

由于胎盘下缘与宫颈内口的关系可因宫颈管消失、宫口扩张而改变，如临产前为完全性前置胎盘，临产后因宫口扩张而成为部分性前置胎盘，所以，前置胎盘的类型可因诊断时期不同而各异。临床上通常按处理前最后一次检查结果决定分类。

凶险性前置胎盘指前次妊娠有剖宫产史，此次妊娠为前置胎盘，胎盘覆盖原剖宫产切口，发生胎盘植入的风险增加。

知识拓展

凶险性前置胎盘处理的再认识

凶险性前置胎盘患者往往有剖宫产史以及腹腔脏器手术史，手术后腹腔粘连和妊娠后胎盘植入增大了再次手术的困难。凶险性前置胎盘患者出血可发生于产前、产时和产后，且出血迅速、出血量大，所以，临床处理往往需要包括产科、泌尿外科、新生儿科、麻醉科、血液科和重症医学科等多学科的团队合作，根据患者阴道出血量、孕周、生命体征以及胎儿宫内存活情况等进行个体化处理，包括期待治疗和终止妊娠。建立凶险性前置胎盘患者处置路径，组成多学科团队，进行反复演练，由有经验的上级医师担任术者，同时配备麻醉科、新生儿科、泌尿外科和介入科等专科医师，是减少并发症的关键。建立静脉通路、准备抢救的设备和血源是保障严重产后出血患者安全的有效措施。

案例 10-6-3

该孕妇住院期间，阴道仍有少量出血，其精神紧张，不断询问胎儿的情况。医生嘱其绝对卧床休息，实验室检查结果显示：Hb 89g/L，WBC 9.8×10^9/L。

问题：

5. 前置胎盘对母儿有哪些影响？
6. 该孕妇可能存在哪些护理诊断 / 合作性问题？
7. 针对该孕妇恰当的处理是什么？

---

5. 前置胎盘对母儿的影响

（1）对孕妇的影响：①植入性胎盘：子宫下段蜕膜发育不良，胎盘绒毛穿透底蜕膜，侵入子宫肌层，形成植入性胎盘，使胎盘剥离不全而发生产后出血。②产时、产后出血：附着于前壁的胎盘行剖宫产时，当子宫切口无法避开胎盘，则出血明显增多；胎儿娩出后，子宫下段肌组织菲薄，收缩力较差，附着于此处的胎盘不易完全剥离，开放的血窦不易关闭，易发生产后出血。③产褥感染：前置胎盘剥离面接近宫颈外口，细菌易经阴道上行侵入胎盘剥离面，加之多数产妇因反复失血而致贫血、体质虚弱，容易发生产褥期感染。

（2）对胎儿的影响：反复出血或一次出血量过多可使胎儿宫内缺氧，严重者胎死宫内。早产率和新生儿死亡率也增加。

6. 孕妇可能存在的护理诊断 / 合作性问题

（1）有心脏组织灌注不足的危险　与阴道反复流血导致循环血量下降有关。该孕妇实验室检查 Hb 89g/L，说明其存在中度贫血。

（2）有感染的危险　与阴道流血、胎盘剥离面靠近子宫颈内口有关。该孕妇 B 超结果显示胎盘附着于子宫下段，边缘达到宫颈内口，说明其存在着感染的风险。

（3）焦虑　与担心妊娠不良结局有关。反复出血或一次出血量过多可使胎儿宫内缺氧，严重者胎死宫内。该孕妇孕$_4$产$_0$，孕 33^{+5} 周，早产发生率高，该孕妇精神紧张，不断询问胎儿情况，均表明其非常担心妊娠不良结局，尤其是胎儿的结局，说明其有明显的焦虑情绪。

（4）舒适度减弱　与绝对卧床休息、活动无耐力有关。因其阴道反复流血，医生嘱其绝对卧床休息，说明其活动受限，舒适度减弱。

7. 孕妇可采取期待疗法

（1）期待疗法：妊娠 <34 周、胎儿体重 <2 000g、胎儿存活、阴道流血量不多，一般情况良好的孕妇可采用。①评估子宫收缩及阴道出血的情况，每小时 1 次，发现异常及时报告医生处理。②取侧卧位，绝对卧床休息，出血停止后方可轻微活动。③适当应用镇静剂，如地西泮等。④纠正贫血。⑤为提高胎儿血氧供应，每天间断吸氧 1~2 次，每次 20min。⑥电子胎心监护仪监护胎儿宫内情况，包括胎心率、胎动计数等。⑦禁止肛门和阴道检查、灌肠，以减少出血机会。⑧B 超定期检查了解胎盘位置是否上移，与子宫颈内口的关系有无改变等，一般不采用阴道 B 型超声检查。⑨保持会阴清洁、干燥，防止逆行感染及压疮的发生。⑩若经上述处理仍有反复多量出血则需剖宫产终止妊娠。

（2）妊娠达 36 周以后，适时终止妊娠：①对有剖宫产指征者，提前做好剖宫产术前准备及新生儿复苏准备。②对具有阴道试产条件者，在开放二条静脉通路、备血、输液条件下行人工破膜，同时做好剖宫产术前准备，阴道分娩接产准备及新生儿复苏准备。③若仍有出血或分娩进展不顺利，应立即改行剖宫产。

案例 10-6-4

该产妇住院期间进行促胎肺成熟治疗，于 17d 后，即妊娠 36^{+1} 周顺利阴道分娩一女婴，哭声好，新生儿体重 2 520g，Apgar 评分 10 分。胎盘娩出后检查发现胎膜破口距胎盘边缘距离为 2cm。

问题：

8. 产后如何确定前置胎盘？

---

8. 产后检查胎盘胎膜　胎盘分娩后应仔细检查胎盘胎儿面边缘有无血管断裂，可提示

有无副胎盘。若胎盘母体面有陈旧性黑紫色血块附着，或胎膜破口距胎盘边缘距离 <7cm，则为前置胎盘。

（江秀敏）

第七节 一例胎膜早破的孕妇围产期护理

学习目标

完成本内容学习后，学生将能：

1. 复述早产的概念、分类及临床表现。
2. 列出胎膜早破早产的预防及治疗方案。
3. 应用护理程序为早产胎膜早破的患者制订护理计划。
4. 通过小组模拟演练，演示早产胎膜早破临产应急处置程序。

案例 10-7-1

孕妇 35 岁，经产妇，停经 8 个多月，不规律腹部坠胀伴阴道间断流液 14h 收入院，该孕妇为流动人口，未行正规产前检查。

入院查体：T 37℃，BP 130/78mmHg，R 90 次 /min。

本孕妇为经产妇，查体：腹部膨隆，先露头，宫颈质软，居中，容受 80%，S-3，宫口开大 1cm，宫颈评分 7 分，羊水色清，胎儿估计体重 2 200g。

问题：

1. 需要进行哪些进一步检查与评估？

---

1. 需要继续检查与评估的内容 该孕妇在妊娠晚期出现不规律腹部坠胀及阴道流液，未临产且未满 37 周胎膜早破易导致早产。但孕妇未进行正规产检，故应该全面评估病情。

（1）发生胎膜早破的病因和高危因素

1）母体因素：反复阴道流血、阴道炎、长期应用糖皮质激素、腹部创伤、腹腔内压力突然增加（剧烈咳嗽、排便困难）、吸烟、药物滥用、营养不良、前次妊娠发生早产胎膜早破史、妊娠晚期性生活频繁等。

2）子宫及胎盘因素：子宫畸形、胎盘早剥、子宫颈功能不全、子宫颈环扎术后、子宫颈锥切术后、子宫颈缩短、先兆早产、子宫过度膨胀（羊水过多、多胎妊娠）、头盆不称、胎位异常（臀位、横位）、绒毛膜羊膜炎、亚临床宫内感染等。

（2）健康史：评估本次妊娠情况、既往病史及婚育史。评估本次妊娠是否顺利，进行哪些项目检查，检查结果是否正常，妊娠期间是否出现其他症状及有无特殊用药史等。评估孕妇既往生育史，如为经产妇需要评估既往妊娠是否顺利以及妊娠结局。

（3）心理社会状况：由于早产胎膜早破，容易出现母儿双方并发症，且早产儿在救治过程中费用较大，故很多孕妇和家庭都面临较为突出的心理问题。护理上需要评估孕妇的心理状况、家庭经济情况以及对胎儿预后的期望等。

案例 10-7-2

评估结果：

该孕妇为经产妇，既往体健，无高血压及糖尿病史。胎心胎动好，宫缩不规律，胎心 142 次 /min，阴道检查宫口开大 1cm，检查时见阴道有清亮液体流出，量中，未触及前羊水囊，考虑阴道流液为羊水。查体：T 37℃，P 95 次 /min，R 21 次 /min，BP 130/80mmHg。腹部膨隆，宫高 30cm，腹围 92cm。

入院后给予抗生素抗感染治疗，肌内注射地松米塞磷酸钠注射液促进胎肺成熟，静脉滴注硫酸镁注射液进行保胎治疗，行胎心监护，监测胎儿宫内储备情况，低流量吸氧一日 3 次，每次 30min。保持孕妇外阴清洁，会阴护理每天 2 次，有污染随时清洁，预防感染。

医嘱相关检查：血常规、凝血功能检测、全生化检查、超声检查、心电图检查、阴道分泌物检查等。

结果回报：血常规、凝血功能检测、全生化检查、心电图检查结果正常。彩超回报：胎头位于下方，双顶径 8.2cm，股骨长 6.5cm，腹围 32cm，脐动脉 A/B 比值 2.0，可见胎心及胎动。胎儿颈部探及脐带血流信号，胎盘位于子宫右后壁，成熟度 2 级。羊水指数 6.8cm，提示：宫内妊娠单活胎 32 周（胎儿大小符合目前孕周）、头位、羊水少、脐带缠绕。

问题：

2. 目前患者可能主要的医疗诊断是什么？
3. 下一步的治疗原则是什么？
4. 早产胎膜早破的控制目标是什么？

---

2. 孕妇目前的医疗诊断 早产指妊娠达到 28 周但不足 37 周分娩者。早产可分为自发性早产和治疗性早产。前者又分为胎膜完整早产和未足月胎膜早破。

早产的主要临床表现是子宫收缩，最初为不规则宫缩，常伴有少许阴道流血或血性分泌物，以后可发展为规则宫缩，其过程与足月临产相似。临床上，早产可分为先兆早产和早产临产两个阶段。先兆早产指有规则或不规则宫缩，伴有宫颈管进行性缩短。

早产临产需符合下列条件：①出现规则宫缩（20min ≥4 次，或 60min ≥8 次），伴有宫颈的进行性改变。②宫颈扩张 1cm 以上。③宫颈容受≥80%。诊断早产一般并不困难，但应与妊娠晚期出现的生理性子宫收缩相鉴别。生理性子宫收缩一般不规则、无痛感，且不伴有宫颈管缩短和宫口扩张等改变，也称为假早产。

临产前发生胎膜破裂称为胎膜早破。孕妇主诉突然出现阴道流液或无控制的“漏尿”，少数孕妇仅感觉到外阴较平时湿润，阴道窥器检查见混有胎脂的羊水自子宫颈口流出即可做出诊断。

辅助检查：①阴道窥器检查。见液体自宫颈口内流出或后穹窿有液池形成。②阴道液 pH 测定。正常阴道液 pH 为 4.5~6.0，羊水 pH 为 7.0~7.5。若 pH ≥6.5，支持胎膜早破的诊断，但是血液、尿液、宫颈黏液、精液及细菌污染可出现假阳性。③阴道液涂片检查。阴道后穹窿积液涂片见到羊齿植物状结晶。④生化指标检测。对于上述检查方法仍难确定的胎膜早破的孕妇，可采用生化指标的检测。临床应用最多是针对胰岛素样生长因子结合蛋白1，胎盘α微球蛋白1，但在有规律宫缩且胎膜完整者中有高达19%~30%假阳性率，所以主要应用于难确诊且无规律宫缩的可疑胎膜早破孕妇。⑤超声检查。对于可疑胎膜早破孕妇，超声检测羊水量可能有一定帮助，如超声提示羊水量明显减少，同时孕妇还有过阴道排液病史，排除其他原因导致羊水过少的前提下，应高度怀疑胎膜早破。可以结合上述生化指标检测手段诊断胎膜早破。

该孕妇入院行内诊见阴道流液量多色清，并伴有不规律宫缩，宫颈管的缩短，目前诊断先兆早产、胎膜早破。

3. 下一步治疗原则

（1）卧床休息：该孕妇诊断先兆早产、胎膜早破，出现不规律宫缩，宫颈管缩短，需住院绝对卧床休息，抬高臀部，防止脐带脱垂。

（2）促胎肺成熟治疗：妊娠<35周，1周内有可能分娩的孕妇，应使用糖皮质激素促胎儿肺成熟。方法：地塞米松注射液6mg肌内注射，每12h 1次，共4次；或倍他米松注射液12mg肌内注射，24h后再重复1次。如果用药后超过2周，仍存在<34周早产可能者，可重复一个疗程。

（3）抑制宫缩治疗：先兆早产患者，通过适当控制宫缩，能明显延长孕周；早产临产患者，宫缩抑制剂虽不能阻止早产分娩，但可能延长孕龄3~7d，为促胎肺成熟治疗和宫内转运赢得时机。

知识拓展

宫颈功能不全如何预防早产发生

宫颈功能不全亦称子宫颈内口闭锁不全，子宫颈内口松弛症。宫颈功能不全患者的宫颈含纤维组织、弹性纤维及平滑肌等均较少，或由于宫颈内口纤维组织断裂，峡部括约肌能力降低，使宫颈呈病理性扩张和松弛。子宫颈功能不全的表现主要是早产及中、晚期重复性流产，反复流产发生率为8%~15%。

宫颈环扎术的手术时机和适应证：

（1）预防性宫颈环扎，即择期环扎，又称为基于病史适应证的环扎，对于有1次或1次以上不明原因妊娠中晚期流产或早产史的患者（排除宫缩发动、胎盘早剥等其他因素），在下次妊娠12~14周行宫颈环扎术。

（2）紧急宫颈环扎或补救环扎：不论患者是否有中晚期流产或早产史，在体格检查时发现宫颈进行性扩张，无宫缩、无禁忌证即可行宫颈环扎术。

（3）超声随访宫颈长度适时环扎，对于前次有<34周的早产病史患者，此次妊娠自16周起超声随访宫颈长度，如孕24周前发生宫颈长度少于25mm，推荐行宫颈环扎术。

宫颈环扎拆线时机：孕周<24周胎膜早破孕妇可拆线放弃胎儿；对$24\sim27^{+6}$周胎膜早破的孕妇依据患者的知情同意和个体情况决定是否期待治疗并给予促胎肺成熟；孕$28\sim31^{+6}$

周胎膜早破孕妇在无禁忌的前提下促胎肺成熟完成后，根据个体情况可以考虑拆线或保留；≥32 孕周，一旦确诊胎膜早破后立即考虑拆线。

案例 10-7-3

孕妇入院后胎心、胎动好，宫缩偶有，阴道流液量少色清，胎心监护呈反应型；根据医嘱合理使用抗生素，肌内注射地塞米松注射液促胎肺成熟，静脉滴注保胎药物抑制宫缩；定期监测羊水、胎儿及胎盘情况。嘱其孕妇自数胎动，绝对卧床休息，防止脐带脱垂。密切观察产妇体温、心率、宫缩、阴道流液性状和血液检验结果。

问题：

5. 孕妇可能出现的护理诊断 / 合作性问题有哪些？
6. 如何正确使用宫缩抑制剂？
7. 早产风险如何预测？

---

4. 孕妇可能存在的护理诊断 / 合作性问题 孕妇宫内妊娠 32^{+4} 周，先兆早产胎膜早破，目前孕妇生命体征平稳，血常规检查及阴道分泌物结果均正常，遵医嘱给予预防感染、促胎肺成熟、抑制宫缩等治疗，对于孕妇目前情况，存在以下护理诊断：

（1）有母儿受损的危险 与先兆早产、胎膜早破增加胎儿宫内感染、胎儿宫内窘迫、胎盘早剥、早产、新生儿吸入性肺炎、颅内感染及败血症的风险有关。

（2）有感染的风险 与胎膜破裂后易造成羊膜腔内感染有关。

（3）焦虑 与担心早产儿预后、早产儿转儿科的治疗花费有关。

5. 宫缩抑制剂的用药护理

（1）β- 肾上腺素受体激动剂：为子宫平滑肌细胞膜上的 β_2 受体兴奋剂，可能激活细胞内腺苷酸环化酶，促使三磷腺苷合成环磷腺苷，降低细胞内钙离子浓度，阻止子宫肌收缩蛋白活性，抑制子宫平滑肌收缩。此类药物抑制宫缩的效果肯定，但在兴奋 β_2 受体的同时也兴奋 β_1 受体，其不良反应较明显，主要有母胎心率增快、心肌耗氧量增加、血糖升高、水钠潴留、血钾降低等，严重时可出现肺水肿、心衰，危及母亲生命。故对合并心脏病、高血压、未控制的糖尿病和并发重度子痫前期、明显产前出血等孕妇慎用或禁用。用药期间需密切监测生命体征和血糖情况。常用的药物有利托君，用药期间需密切观察孕妇主诉及心率、血压、宫缩变化，以防肺水肿。长期用药者应监测血钾、血糖、肝功能和超声心动图。

（2）硫酸镁：高浓度的镁离子直接作用于子宫平滑肌细胞，拮抗钙离子对子宫收缩的活性，有较好抑制子宫收缩的作用。长时间大剂量使用硫酸镁可引起胎儿骨骼脱钙，因此硫酸镁用于早产治疗尚有争议。但硫酸镁可以降低妊娠 32 周前早产儿的脑瘫风险和严重程度，推荐妊娠 32 周前早产者常规应用硫酸镁作为胎儿中枢神经系统保护剂。用法：硫酸镁 4~5g 静脉注射或快速滴注，随后 1~2g/h 缓慢滴注 12h，一般用药不超过 48h。每天总量不超过 30g。用药过程中必须监测镁离子浓度，密切注意呼吸、膝反射及尿量。如呼吸 <16 次 /min、尿量 <17ml/h、膝反射消失，应立即停药，并给予钙剂拮抗。因抑制宫缩所需的血镁浓度与中毒浓度接近，肾功能不良、肌无力、心肌病患者禁用。

（3）阿托西班：是一种缩宫素的类似物，通过竞争子宫平滑肌细胞膜上的缩宫素受体，抑制由缩宫素所诱发的子宫收缩，其抗早产的效果与利托君相似。但其不良反应少。醋酸阿托西班只有在妊娠满24~32足周诊断为早产时才能使用。阿托西班的用法用量见表10-4。

表10-4 阿托西班用法用量

步骤	配方	注射/输注速率	阿托西班剂量
1	0.9ml 单剂量静脉推注	>1min	6.75mg
2	3h 静脉滴注	24ml/h	18mg/h
3	后续静脉滴注	8ml/h	6mg/h

阿托西班使用适应证：①每次至少30s的规律子宫收缩，每30min内≥4次。②宫颈扩张1~3cm（初产妇0~3cm）和子宫软化度/变薄≥50%。③年龄≥18岁。④妊娠24周~33足周。⑤胎心率正常。

阿托西班使用禁忌：①孕龄<24周或>33足周。②>30孕周的胎膜早破。③胎儿宫内生长迟缓和胎心异常。④产前子宫出血需要立即分娩。⑤子痫和严重的先兆子痫需要立即分娩。⑥胎死宫内。⑦怀疑宫内感染。⑧前置胎盘。⑨胎盘早期剥离。⑩任何继续妊娠对母亲或胎儿有害的情况。⑪已知对活性物质或任何其他赋型剂过敏。

（4）钙通道阻滞剂：是一类可选择性减少慢通道钙内流、干扰细胞内钙浓度、抑制子宫收缩的药物。常用的药物为硝苯地平，其抗早产的作用比利托君更安全、更有效。用法：口服。建议使用方案：起始剂量为20mg，然后每次10~20mg，每天3~4次，根据宫缩情况调整。

（5）前列腺素合成酶抑制剂：能抑制前列腺素合成酶，减少前列腺素合成或抑制前列腺素释放，从而抑制宫缩。因其可通过胎盘，大剂量长期使用可使胎儿动脉导管提前关闭，导致肺动脉高压；且有使肾血管收缩，抑制胎尿形成，使肾功能受损、羊水减少的严重不良反应。常用的药物有吲哚美辛，起始剂量50~100mg，经阴道或直肠给药，也可口服。然后，每6h给予25mg维持48h。

知识拓展

卧床患者如何预防压疮

压疮好发部位一般在枕骨粗隆、肩胛骨、肘部、髋部、骶尾部、耳郭、膝关节内外侧、内外足踝、足跟部等骨隆突出处。长期卧床、瘫痪、极度消瘦、年老体弱、营养不良、水肿等患者易发生压疮。

6. 早产的预测 对有自发性早产高危因素的孕妇在24周以后定期预测，有助于评估早产的风险，及时处理；对于20周以后宫缩异常频繁的孕妇，通过预测可以判断是否需要使用宫缩抑制剂，避免过度用药。

知识链接

预测早产的方法

（1）经阴道超声宫颈长度测定：妊娠 24 周前宫颈长度 <25mm，或宫颈内口漏斗形成伴有宫颈缩短，提示早产风险增大。尤其对宫颈长度 <15mm 和 >30mm 的阳性和阴性预测价值更大。

（2）宫颈分泌物生化检测：超声检测宫颈长度在 20~30mm 之间，对早产的预测价值还不确定，可进一步做宫颈分泌物的生化指标检测，以提高预测的准确性，尤其是对没有明显早产临床表现的孕妇。检测指标包括：胎儿纤连蛋白（fFN）、磷酸化胰岛素样生长因子结合蛋白 1、胎盘 α 微球蛋白 1，其中 fFN 预测价值更大。

案例 10-7-4

入院后 1 周，孕妇夜间出现规律宫缩且宫口开大 3cm，送入产房，分娩过程顺利，胎儿娩出 15min 后胎盘胎膜未娩，给予脐静脉推注缩宫素 10 单位，30min 后胎盘仍未娩出，行徒手剥离胎盘术，可见脐带附着于胎盘中央，胎盘母体面毛糙，查胎盘小叶缺损约 2cm × 1cm 大小，胎膜残留 1/3，行清宫术，产后出血 300ml，胎盘胎膜送病理检查。早产儿转儿科治疗，产后观察 2h，转入产科病房。

问题：

8. 适时停止早产治疗的指征有哪些？
9. 早产的产时处理与分娩方式是什么？

---

7. 适时停止早产治疗的指征

（1）宫缩进行性增强，经过治疗无法控制者。

（2）有宫内感染者。

（3）衡量利弊，继续妊娠对母胎的危害大于胎肺成熟对胎儿的好处时。

（4）妊娠≥34 周，如无母胎并发症，应停用宫缩抑制剂，顺其自然，不必干预，继续监测母胎情况。

8. 早产的产时处理与分娩方式

（1）早产儿尤其是 <32 孕周的早产儿需要良好的新生儿救治条件，有条件时应提早转运到有早产儿救治能力的医院（宫内转运）分娩。

（2）大部分早产儿可经阴道分娩，分娩镇痛以硬脊膜外阻滞麻醉镇痛相对安全；慎用吗啡、哌替啶等抑制新生儿呼吸中枢的药物；产程中密切监护胎儿状况；不提倡常规会阴切开也不支持使用没有指征的产钳助产术；对臀位特别是足先露者应根据当地早产儿救治条件，权衡剖宫产利弊，因地制宜，选择分娩方式。

（3）早产儿应延长至分娩 60s 后断脐，可减少新生儿输血的需要和脑室内出血的发生率。

案例 10-7-5

产妇分娩回病房，子宫收缩好，少量阴道出血，T 38.5℃，P 115 次 /min，R 23 次 /min，

BP 135/76mmHg。复查血常规回报：白细胞计数 17.98×10^9/L，中性粒细胞百分比 0.78，红细胞计数 3.61×10^{12}/L，血红蛋白浓度 115g/L，血小板计数 209×10^9/L，血小板压积 0.21%，C 反应蛋白 27.57mg/L，血象高，静脉滴注抗生素治疗。

问题：

10. 孕妇可能存在的护理诊断 / 合作性问题有哪些？

11. 下一步的治疗原则是什么？

---

9. 孕妇可能存在的护理诊断 / 合作性问题

（1）有感染的风险　与胎膜早破、与分娩损伤、胎儿娩出及会阴切开时细菌侵入有关。

（2）焦虑　与担心早产儿预后、早产儿转儿科的治疗花费有关。

（3）潜在并发症：产后出血。

10. 下一步的治疗原则　绒毛膜羊膜炎临床表现：①母体体温≥38℃。②阴道分泌物异味。③胎心率增快（胎心率基线≥160 次 /min）或母体心率增快（心率≥100 次 /min）。④母体外周血白细胞计数≥15×10^9/L。⑤子宫呈激惹状态、宫体有压痛。母体体温升高的同时伴有上述②～⑤任何一项表现可诊断绒毛膜羊膜炎。

辅助检查指标有：羊水涂片革兰染色检查、葡萄糖水平测定、白细胞计数、细菌培养等，但临床较少使用。胎盘、胎膜或脐带组织病理检查：如结果提示感染或炎症，有助于绒毛膜羊膜炎的诊断。

绒毛膜羊膜炎的监测：每 4~8h 监测孕妇体温、脉搏，按常规和个体情况行血常规检测。观察子宫有无压痛等绒毛膜羊膜炎征象，及早发现和处理绒毛膜羊膜炎。

绒毛膜羊膜炎的处理：临床诊断绒毛膜羊膜炎，有条件者胎儿娩出后进行新生儿耳拭子和宫腔分泌物培养及胎盘胎膜送病理检查，但是有典型的临床感染症状如果无病理支持并不能否认宫内感染的诊断。新生儿按高危儿处理。

案例 10-7-6

产妇多次询问早产儿情况，因母婴分离，指导产妇挤奶手法，及时排空乳汁。产后第 4 天，产妇一般情况好，无不适主诉，小便通畅，体温正常，腹软，子宫收缩好，宫底脐下三指，阴道少量血性恶露。复查血常规：白细胞计数 10.56×10^9/L，中性粒细胞 0.70，血红蛋白浓度 115g/L，血小板计数 210×10^9/L，血小板压积 0.21%，C 反应蛋白 7.83mg/L，妇科彩超检查所见：宫腔底部可见 5.8cm × 3.1cm 稍高回声区，宫腔下段可见 3.8cm × 1.9cm 不均质回声区。嘱其继续口服五加生化胶囊，适当活动促进宫腔残留物排出，一周后门诊复查妇科彩超。出院后注意休息，适当活动，加强营养，产后 42d 门诊复查，产后注意避孕，不适随诊。做好产妇的心理护理。新生儿于两周后出院。

问题：

12. 母婴分离，保持泌乳方法有哪些？

13. 出院指导及健康宣教内容有哪些？

---

11. 母婴分离，保持泌乳方法

（1）热敷：洗手后清洁双侧乳房，用毛巾热敷乳房 5~10min。

（2）按摩：①用双手手掌从乳房边缘向乳头中心按摩，再将拇指和其余四指对开托起乳房轻轻抖动和拍打。②拇指和示指分开放在乳晕处，向胸壁按压并挤压乳晕下的乳窦，以促使乳腺管通畅，利于乳汁排出。

（3）挤奶：①准备好已消毒的广口瓶或母乳保鲜袋，便于收集乳汁。②挤奶时，操作者拇指和示指分别放置于乳晕两侧距乳头根部 2cm 处，使拇指、乳头、示指成一条直线，其他手指托住乳房，然后向胸壁方向反复一压一挤一放，沿着乳晕四周挤压。③挤奶时间为每次20~30min，每 3h 1 次。将挤出的乳汁直接收集在储奶器内。

（4）也可用吸奶器每 3h 吸 1 次，晚上不间断，夜间挤奶间隔不超过 5h。乳房胀时要随时挤，每次挤奶一定要将乳房挤空，乳房越空，产奶越快，乳房越胀产奶越慢。母婴分离后应定时按摩乳房、挤奶。

12. 出院健康宣教内容 产妇休产假，加强营养，出院前学会并掌握挤奶手法、储奶方法、保持泌乳。禁性生活及盆浴 1 个月。会阴部清洗每天 1~2 次。阴道分娩 3 个月、剖宫产 6 个月即可上环。哺乳期间也需采取避孕措施。产后 42d 门诊复查。

（万 宾）

第八节 一例胎盘早剥孕妇的围产期助产

学习目标

完成本内容学习后，学生将能：

1. 复述胎盘早剥定义及病理生理变化。
2. 了解胎盘早剥的常见病因和分型。
3. 结合病例说明胎盘早剥的护理要点。
4. 了解胎盘早剥及其并发症的处理。

案例 10-8-1

孕妇，36 岁，以“停经 34^{+3} 周，腹痛 9^{+}h”为主诉入院。9^{+}h 前外出超市购物后，手提 20 斤大米徒步返回家后感腹痛伴腹部紧缩感，下腹紧缩感约数分钟一次，无阴道出血、阴道流水，无腰酸、乏力等，未就诊。3^{+}h 前出现阴道流血，色鲜红，家中湿透 3 片日用卫生巾，仍有下腹痛及腹部紧缩感，频率同前，但腹痛程度较前加重，伴阴道出血，鲜红色，无阴道流水，无畏冷、发热等不适，入院后急诊查：胎心 136 次 /min，可扪及宫缩（宫缩有间隙），窥器打开阴道见积血，量约 100ml。

问题：

1. 该孕妇需要进一步评估和检查哪些内容？

1. 需要进一步评估和检查的内容

（1）健康史：孕妇在妊娠晚期或临产时突然发生腹部剧痛，伴有阴道出血，考虑可能的原因有先兆流产，不能排除胎盘早剥的可能。尤其有急性贫血或休克现象，且间歇期子宫松弛差，应引起高度重视。护士需全面评估孕妇既往史与产前检查记录。

（2）身心状况：典型症状是阴道出血、腹痛、子宫收缩和子宫压痛。触诊时子宫张力增大、宫底增高，严重者可出现恶心、呕吐，以及面色苍白、出汗、脉弱及血压下降等休克征象，子宫呈板状，压痛明显，胎位触不清楚。孕妇可无阴道流血或少量阴道流血及血性羊水。

胎盘早剥孕妇入院时情况危急，孕妇及其家属常常感到高度紧张和恐惧。

（3）辅助检查

1）实验室检查：包括血常规、凝血功能、肝肾功能、电解质、二氧化碳结合力、血气分析、DC 筛选试验等。

2）B 型超声检查：可协助了解胎盘的部位及胎盘早剥的类型，并可明确胎儿大小及存活情况。但是，B 型超声检查阴性结果不能完全排除胎盘早剥，尤其位于子宫后壁的胎盘。

3）电子胎心监护：可出现胎心基线变异消失、变异减速、晚期减速、胎心过缓等。

案例 10-8-2

入院查体：BP 132/89mmg，神志清楚，心肺听诊无异常，腹部膨隆，有宫缩痛，双下肢无水肿。产科情况：腹围 103cm，宫高 36cm，子宫张力大，可扪及宫缩，阴道指诊：宫口开 0.5cm，头先露，浮，先露在棘上 2cm，位置中，质地中，宫颈管容受 80%，胎膜未破。胎方位 LOA，胎心 136 次 /min。辅助检查：B 型超声检查提示子宫内单胎妊娠，胎儿存活，头位，胎盘附着于前壁，胎盘局部回声欠均匀。

问题：

2. 该孕妇主要的诊断是什么？
3. 该疾病的病因有哪些？
4. 该疾病的临床表现是什么？
5. 该孕妇入院后紧急救治的处理有哪些？

---

2. 孕妇的主要诊断　为胎盘早剥。因其腹部受到碰撞后出现腹痛，随后出现阴道流血，阴道出血多，子宫张力大，观察有宫缩，B 超示胎盘附着于前壁，胎盘局部回声欠均匀。结合该孕妇的病史、症状、体征，结合 B 超检查结果可做出胎盘早剥的诊断。

妊娠 20 周后或分娩期，正常位置的胎盘在胎儿娩出前部分或全部从子宫壁剥离，称为胎盘早剥。胎盘早剥是妊娠中晚期出血最常见的原因之一。严重者迅速出现弥散性血管内凝血、急性肾衰竭等，是妊娠期的一种严重危及母胎生命的并发症。

3. 胎盘早剥的病因

（1）孕妇血管病变：孕妇患有严重的子痫前期、慢性高血压、慢性肾脏疾病或全身血管病变等，底蜕膜螺旋小动脉痉挛或硬化，引起远端毛细血管缺血坏死以致破裂出血，血液流至底蜕膜层形成血肿，导致胎盘剥离。另外，孕妇长时间仰卧位时由于子宫静脉淤血，静脉压升高，导致蜕膜静脉床淤血或破裂，也可导致胎盘剥离。

（2）子宫内压力突然下降：多胎妊娠、羊水过多等发生胎膜早破，或孕妇在破膜时羊水流出过快，或双胎妊娠的孕妇在分娩第一个胎儿后，均可使宫腔压力剧减而发生胎盘早剥。

（3）机械性因素：当孕妇腹部受撞击、挤压或摔伤等均可造成血管破裂而发生胎盘早剥。此外，脐带过短或脐带绕颈时，分娩过程中胎儿下降牵拉脐带也可造成胎盘早剥。

（4）其他高危因素：如高龄多产、胎盘早剥史、剖宫产史、吸烟、营养不良、吸毒、有血栓形成倾向、子宫肌瘤（尤其是胎盘附着部位肌瘤）、接受辅助生殖技术助孕等。

4. 胎盘早剥的临床表现及分类 根据病情严重程度将胎盘早剥分为3度。

（1）Ⅰ度：以外出血为主，多见于分娩期，胎盘剥离面积小，常无腹痛或腹痛轻微，贫血体征不明显。腹部检查见子宫软，大小与妊娠周数相符，胎位清楚，胎心率正常，产后检查见胎盘母体面有凝血块及压迹即可诊断。

（2）Ⅱ度：胎盘剥离面1/3左右，常有突然发生的持续性腹痛、腰酸或腰背痛，疼痛的程度与胎盘后积血多少成正比。无阴道流血或流血量不多，贫血程度与阴道流血量不相符。腹部检查见子宫大于妊娠周数，宫底随胎盘后血肿增大而升高。胎盘附着处压痛明显（胎盘位于后壁则不明显），宫缩有间歇，胎位可扪及，胎儿存活。

（3）Ⅲ度：胎盘剥离面超过胎盘面积1/2，临床表现较Ⅱ度加重。孕妇可出现恶心、呕吐、面色苍白、四肢湿冷、脉搏细数、血压下降等休克症状，且休克程度大多与母血丢失成比例。腹部检查见子宫硬如板状，宫缩间歇时不能松弛，胎位扪不清，胎心消失。如无凝血功能障碍属Ⅲa，有凝血功能障碍者属Ⅲb。

结合病史，该孕妇属于胎盘早剥Ⅱ度。

5. 治疗措施 胎盘早剥起病急，发展快，应及时诊断，积极救治。

（1）剖宫产术前需密切观察病情变化。①腹痛的观察：观察腹痛应将手置于孕妇腹部，注意宫缩间歇、子宫是否变软，同时也应注意胎盘附着于子宫后壁者若发生早剥，症状可不明显，仅表现为腰痛或盆腔深部痛。②出血的观察：胎盘早剥的主要病理变化是底蜕膜出血，形成血肿，外出血容易被观察到，内出血不易被发现，应随时观察宫底高度有无上升，可在宫底画一条线做标记，据宫底上升高度及生命体征变化判断出血程度，注意皮肤、黏膜、注射部位有无出血，观察出血量、色、性质及血液是否凝固，注意出血时间、凝血时间、血小板计数等。③胎心的观察：胎盘早剥可导致胎儿供血不足，胎儿急性缺氧，尤其是胎心率减慢，引起胎心音、胎动异常，须密切监测胎心音同时积极完善术前准备。

（2）开放两条静脉通道，积极输液、止血，补充血容量，防治休克，改善患者一般情况，同时密切监测胎儿状况，严密观察病情变化。

（3）急诊完善相关化验检查，备血。

（4）通知手术室、麻醉科准备手术，迅速做好术前准备并通知儿科医师做好抢救新生儿准备。及时与患者和家属沟通，告知病情，取得理解、支持。

（5）剖宫产术中发现子宫胎盘卒中，取出胎盘后立即注射子宫收缩药并按摩子宫促进子宫收缩，预防产后出血。

（江秀敏）

案例 10-8-3

该孕妇入院后立即完善血尿常规、凝血功能、生化全套等相关检查，备血。随后急诊入手术室在联合腰麻下行子宫下段剖宫产术，术中见腹膜呈紫蓝色，探查：见血性腹腔积液 150ml，子宫足月妊娠大小，下段形成好，取下段横切口进宫腔，见羊水血性，给予吸引，量中，手进宫腔，探及胎位 LOA，随后分娩一男婴，新生儿体重 2 470g，Apgar 评分：1min 3 分，5min 7 分，10min 8 分。胎儿娩出后胎盘立即娩出，胎盘母体面见血块约 300ml，血块压积面占胎盘 4/5，查胎盘、胎膜均完整。盐水纱布擦拭宫腔。两侧宫角及宫底处浆膜面成紫蓝色。子宫软呈组织水肿，收缩差，出血多，予欣母沛肌内注射，并行 Hayman 缝合，子宫出血减少，术中出血 600ml，导尿 300ml，尿色清。术后予预防感染、补液、促宫缩等治疗。

问题：

6. 胎盘早剥的病理改变及出血特点是什么？该例胎盘早剥属于哪种类型出血？

7. 严重的胎盘早剥可出现哪些并发症？

---

6. 胎盘早剥主要病理改变 是底蜕膜出血，形成血肿，使该处胎盘自附着处剥离。分为 3 种类型。

（1）显性剥离或外出血：剥离面小，出血停止、血液凝固，临床多无症状。若继续出血，血液冲开胎盘边缘及胎膜，沿胎膜与宫壁间经宫颈向外流出。

（2）隐性剥离或内出血：血液在胎盘后形成血肿使剥离面逐渐扩大。当血肿不断增大，胎盘边缘仍附着于子宫壁上，或胎膜与子宫壁未剥离，或胎头固定于骨盆入口时，均使血液不能向外流而积聚在胎盘与子宫壁之间。

（3）混合性出血：当内出血过多时，血液也可冲开胎盘边缘，向宫颈口外流出，形成混合性出血。

内出血严重时，血液向子宫肌层内浸润，引起肌纤维分离、断裂、变性，此时子宫表面呈紫蓝色瘀斑，尤其在胎盘附着处更明显，称为子宫胎盘卒中。

该例胎盘早剥患者既有严重内出血造成子宫胎盘卒中，又有阴道流血（外出血），属于混合性出血。

7. 严重的胎盘早剥可能出现的并发症

（1）DIC：胎盘早剥是妊娠发生凝血功能障碍最常见的原因，临床表现为皮肤、黏膜及注射部位出血，子宫出血不凝或凝血块较软，甚至发生血尿、咯血和呕血。

（2）产后出血：胎盘早剥发生子宫胎盘卒中时，影响子宫肌层收缩导致产后出血，若并发 DIC，产后出血可能性更大且难以纠正。

（3）急性肾衰竭：主要原因是大量出血使肾灌注严重受损，导致肾皮质或肾小管缺血坏死。且胎盘早剥较多伴发严重妊娠期高血压疾病、慢性高血压、慢性肾脏疾病等，肾血管痉挛也影响肾血流量。

（4）羊水栓塞：胎盘早剥时，羊水可经剥离面开放的子宫血管进入母体血液循环，羊水中的有形成分形成栓子，栓塞肺血管导致羊水栓塞。

第九节 一例脐带脱垂孕妇的围产期护理

学习目标

完成本内容学习后，学生将能：

1. 复述脐带脱垂的临床表现及分类。
2. 列出脐带脱垂的病因和脐带脱垂对母儿的影响。
3. 结合病例掌握脐带脱垂的观察要点及处理原则。
4. 应用护理程序为脐带脱垂患者制订护理计划，通过小组模拟演练，演示脐带脱垂的应急处置。

案例 10-9-1

孕妇 28 岁，孕 3 产 1，主因停经 7^+ 月，阴道流液 5h 入院，查：先露臀，胎心 130 次 /min，宫缩不规律。内诊：宫口未开，容受 50%，羊水色清。BP 108/76mmHg，P 88 次 /min，急诊收住院。该患者孕期检查依从性差，产检项目不全面。

问题：

1. 需要进行哪些进一步检查与评估？

---

1. 需要继续评估的内容 该孕妇发生在孕中期的胎膜早破，最常见病因有感染、创伤、宫颈内口松弛、胎膜发育不良等。胎膜早破不仅可诱发早产，还可增加宫内感染及产褥期感染的机会，并发症可有早产、脐带脱垂、母儿感染等。该孕妇未行正规产检，了解胎膜早破原因，需全面评估病情。

（1）健康情况：既往体健，否认肝炎、结核病史，否认高血压、糖尿病史。否认输血史、食物及药物过敏史。孕妇一般情况好，心肺未见明显异常，妊娠以来，孕妇精神食欲好，大小便正常。

（2）健康史：重点评估包括本次妊娠情况、既往病史及婚育史。评估本次妊娠是否顺利，进行哪些项目检查，检查结果是否正常，妊娠期间是否出现其他症状及有无特殊用药史等。评估孕妇既往生育史，是经产妇故需要评估既往妊娠是否顺利以及妊娠结局等。

（3）心理社会状况：由于破膜较早、脐带先露等情况容易出现母儿双方并发症，且早产儿在救治过程中有医疗费用较高且预后不明确等情况，故很多孕妇和家庭都面临较为突出的心理问题。护理上需要评估孕妇的心理状况、家庭经济情况以及对于胎儿预后的期望等。

案例 10-9-2

评估结果：

孕妇为初产妇，既往体健，无高血压及糖尿病病史，胎心胎动正常，宫缩偶有，胎心142 次 /min，检查时见阴道有清亮液体流出，量中，未触及前羊水囊，考虑阴道流液为羊水。窥器下可见宫颈无明显活动性出血。查体：T 36.3℃，P 115 次 /min，R 20 次 /min，BP 138/80mmHg。腹部膨隆，宫高 30cm，腹围 92cm。

入院后给予抗生素抗感染治疗，肌内注射地松米塞磷酸钠注射液促进胎肺成熟，静脉滴注硫酸镁注射液进行保胎治疗，行胎心监护，监测胎儿宫内储备情况，低流量吸氧一日 3 次，每次 30min。保持孕妇外阴清洁，会阴清洁每天 2 次，有污染随时清洁，预防感染。

医嘱相关检查：血常规、凝血功能检测，全生化检查、超声检查、心电图检查、阴道分泌物检查等。

结果回报：血常规、凝血功能、降钙素原检测、院感九项、全生化检查、心电图检查结果正常。彩色超声检查回报：胎头位于上方，双顶径 8.2cm，股骨长 6.5cm，腹围 32cm，脐动脉 A/B 比值 2.0，可见胎心及胎动。胎儿颈部未探及脐带血流信号，胎盘位于子宫右后壁，成熟度 2 级。羊水指数 8.8cm，胎盘插入（附着）部位位于胎盘边缘胎膜上，宫颈内口上方探及脐带血流信号，提示：宫内妊娠单活胎（胎儿大小符合目前孕周）、臀位、脐带先露、可疑帆状胎盘。

问题：

2. 目前孕妇主要的医疗诊断可能是什么？

3. 下一步的治疗原则是什么？

---

2. 目前的主要医疗诊断　宫内妊娠 31 周、胎膜早破、先兆早产、臀位、脐带先露、可疑帆状胎盘。目前孕周 31 周，孕周不足 37 周，临产前胎膜自然破裂称为胎膜早破。胎膜早破可引起早产、羊水过少，脐带先露可导致脐带脱垂、胎儿窘迫甚至胎死宫内等情况出现。孕妇及胎儿感染率、围产儿病死率显著升高。

3. 下一步的治疗原则　孕妇目前诊断为胎膜早破，脐带先露，但因为孕周较小，早产儿出生后存活能力较差，现宫缩偶有，胎心、胎动好，血常规等检验回报尚在正常范围内，故严密观察下可以继续期待治疗。①积极完善相关化验检查。②胎心监护了解胎儿宫内储备情况。③产科彩色超声复查，了解胎儿胎盘及羊水情况。④卧床休息，防止脐带脱垂。⑤低流量吸氧，嘱孕妇自数胎动。⑥应用抗生素预防感染，肌内注射地塞米松促进胎儿肺成熟，静脉滴注硫酸镁抑制宫缩。⑦密切观察孕妇体温、心率，阴道流液性状、宫缩及阴道出血情况。⑧加强病情监护，重视孕妇主诉及心理状况，必要时剖宫产终止妊娠。⑨与孕妇及家属充分沟通病情，告知在保胎治疗过程中可能出现的并发症，并取得家属的充分理解。

知识拓展

电子胎心监护如何识别胎儿宫内储备情况

电子胎心监护仪在临床广泛应用，能连续观察和记录胎心率的动态变化，了解胎心和胎动及宫缩之间的关系，评估胎儿宫内安危情况。监护在妊娠34周开始，高危妊娠孕妇可酌情提前。

1. 监测胎心率

（1）胎心率基线：指任何10min内胎心率平均水平（除外胎心加速、减速和显著变异的部分），至少观察2min以上的图形，该图形可以是不连续的。①正常胎心基线：110~160次/min。②胎儿心动过速：胎心基线>160次/min。③胎儿心动过缓：胎心基线<110次/min。

（2）胎心率一过性变化：受胎动、宫缩、触诊及声响等刺激，胎心率发生暂时性加快或减慢，随后又能恢复到基线水平，称为胎心率一过性变化，是判断胎儿安危的重要指标。

2. 预测胎儿宫内储备能力

（1）无应激试验（NST）：指在无宫缩、无外界负荷刺激下，对胎儿进行胎心率宫缩图的观察和记录，以了解胎儿储备能力。

（2）缩宫素激惹试验（OCT）：又称宫缩应激试验，其原理为诱发宫缩，并用胎儿监护仪记录胎心率及宫缩变化，了解胎盘与宫缩时一过性缺氧的负荷变化，测定胎儿的储备能力。用于产前监护及引产时胎盘功能的评价。

（3）变异减速是指突发的显著的胎心急剧下降。减速的开始是到最低点的时间<30s，胎心下降率≥15次/min，但<2min。当变异减速伴宫缩时，减速的起始、深度和持续时间与宫缩之间无固定规律。典型的变异减速是先有一初始的肩峰，紧急一快速的减速，之后快速回复到正常基线伴有一继发性加速（双肩峰）。

知识拓展

脐带脱垂如何分类

根据脐带脱垂程度的不同可分3类。

1. 脐带隐性脱垂　脐带位于先露一侧与骨盆之间，一般胎膜均未破。

2. 脐带先露　或称脐带前置，是指胎膜未破而脐带位于先露前方。

3. 完全（或显性）脐带脱垂　胎膜已破，脐带进一步脱出于先露之下，经宫颈进入阴道内，甚至显露于阴道外口，常为脐带先露的结果。

早期发现，正确处理，是围生儿能否存活的关键。

案例 10-9-3

孕妇入院治疗后精神状态良好，每天监测胎心胎动好，羊水清，宫缩偶有，监测生命体征平稳，给予硫酸镁保胎，地塞米松磷酸钠注射液促胎肺成熟，抗生素抗感染治疗。保持床单位清洁，保持会阴部清洁，每天行会阴清洁2次。预防压疮，给予垫软枕，皮肤长期受压处及骨突处，给予水胶体敷料保护性预防。

问题：

4. 此时护理评估及措施注意点有哪些？

---

4. 护理评估及注意点 保胎治疗中，注意硫酸镁静脉滴注时的速度及总量。静脉滴注硫酸镁过程中可出现面色潮红、口干、多汗等症状。应观察患者尿量、呼吸、血压、膝腱反射。硫酸镁中毒时表现：每小时尿量 <25ml 或 24h 尿量 <600ml，呼吸 <16 次 /min，膝腱反射减弱或消失，备用 10% 葡萄糖酸钙解毒。对该孕妇进行压疮风险评估发现为高危人群。该孕妇体型偏瘦，阴道流液导致局部皮肤潮湿，病情要求被动体位，床上活动受限，在长期保胎过程中应及早给予保护性预防压疮的措施。及时疏解孕妇紧张、焦虑等情绪，建立孕妇信心及依从性，积极配合治疗。

案例 10-9-4

入院后第 5 日凌晨，孕妇自诉宫缩转紧，查宫缩 20s/15~20min，行胎儿电子监护反应型，胎心波动于 120~148 次 /min，窥器下见宫口未开，容受 100%，羊水清。调快硫酸镁滴数后宫缩未能缓解，宫缩 20s/10~15min，改用醋酸阿托西班注射液进行保胎，静脉滴注 2h 后宫缩仍未能缓解。行胎儿电子监护中发现有变异减速，胎心最低降至 90 次 /min。内诊检查宫口开大 2cm，阴道内触摸到条索状物并有血管搏动。立即呼救，通知医生。持续电子胎心监测，同时改变体位，上推胎先露部及抬高臀部，减少脐带受压。此时胎心波动于 95~110 次 /min，积极术前准备，通知儿科医生，做好新生儿窒息复苏准备。

再次评估患者，患者非常焦虑，问到"现在什么情况？宝宝能不能存活呀？"医生与孕妇及家属交代病情，告知现在病情紧急，需行剖宫产手术立即结束分娩。家属表示同意，签字手术。紧急行剖宫产术，10min 后剖宫产胎儿娩出，体重 2 100g，1min 8 分，5min 10 分，羊水清，脐带绕双下肢一周，胎盘胎膜完整。儿科医生给予新生儿初步复苏、观察后裹保鲜膜保暖、携氧护送早产儿转入新生儿科。

问题：

5. 孕妇可能存在的护理诊断 / 合作性问题有哪些？

6. 分析发生脐带脱垂的病因是什么？

7. 发生脐带脱垂后的应急处置有哪些？

8. 脐带脱垂应如何预防？

---

5. 孕妇可能存在的护理诊断 / 合作性问题 孕妇为初产妇，保胎治疗 5d 后，宫内妊娠 31^{+5} 周，臀位未足月，胎膜早破已临产，脐带脱垂至宫颈口外，目前需要尽快剖宫产终止妊娠，以确保母婴的安全，做好新生儿复苏抢救准备。对于孕妇目前情况，存在以下护理诊断。

（1）有母儿受损的危险 与脐带脱垂导致胎儿窘迫、死胎、死产率增加有关。

（2）有感染的风险 与胎膜破裂后易造成羊膜腔内感染有关。

（3）焦虑 与担心早产儿预后、早产儿转儿科的治疗花费有关。

6. 发生脐带脱垂的病因 凡胎儿先露部与骨盆入口平面不能严密衔接，在两者之间留有空隙者，均可发生脐带脱垂。主要原因如下。

（1）异常胎先露：是发生脐带脱垂的主要原因，多见于横位（肩先露）和足先露。臀先露中大多发生于足先露，而单臀先露常能与盆腔密切衔接，发生脐带脱垂者较少。枕后位、颜面位等异常头先露或复合先露，常不完全填满骨盆入口，在破膜后胎头才衔接，容易诱发脐带脱垂。

（2）胎头浮动、骨盆狭窄或胎儿过度发育：胎头与骨盆入口不相适应（头盆不称），或经产妇腹壁松弛常在临产开始后胎头仍高浮，胎膜破裂时羊水流出的冲力可使脐带脱出。

（3）早产或双胎妊娠：双胎妊娠易发生于第 2 个胎儿娩出前，可能均与胎儿过小、胎先露不能与骨盆入口严密衔接或胎位异常发生率高有关。

（4）胎盘低置（或兼有脐带边缘性附着）：胎盘位置低可导致胎先露不能衔接或胎位异常，尤其是脐带附着于胎盘下缘时，脐带脱垂的风险增加。

（5）脐带过长：如先露部与骨盆相称时，脐带长短并非脐带脱垂之主要原因，但当胎头不能衔接时脐带过长即容易发生脱垂。脐带长度超过 75cm 者，发生脱垂的可能性较脐带长度正常（50~55cm）者多 10 倍。

（6）其他：如早期破膜、羊水过多，后者在胎膜破裂时，因宫腔内压力过高，羊水流出太急，脐带可被羊水冲出而形成脐带脱垂。

7. 发生脐带脱垂后的应急处置 早期发现，正确处理，是围生儿能否存活的关键。

（1）胎膜未破发现隐性脐带脱垂时，产妇应卧床休息，取臀高头低位，密切观察胎心率。由于重力作用，先露退出盆腔，减轻脐带受压，且改变体位后，脐带有退回的可能。如为头先露，宫缩良好，先露入盆而胎心率正常，等待胎头衔接，宫口逐渐扩张，胎心持续良好者可经阴道分娩。初产妇足先露或肩先露者则应行剖宫产术。

（2）破膜后发现脐带脱垂时，应争分夺秒进行抢救。为避免或减轻脐带受压，产妇采用臀高头低位，抑制宫缩，助产者用手经阴道将胎先露部上推减轻脐带受压。据宫口扩张程度及胎儿情况进行相应处理。

1）宫口开全，胎心存在，应在数分钟内娩出胎儿。头盆相称者，立即行产钳或吸引器助产；臀位则行臀牵引；肩先露可行内倒转及臀牵引术协助分娩。若不能很快分娩，胎心异常，为了抢救新生儿，应立即剖宫产。

2）宫口尚未开大，估计短期内胎儿不能娩出者，应迅速行剖宫产。在准备手术时，需抬高产妇的臀部，以防脐带进一步脱出。阴道检查者的手可在阴道内将胎儿先露部上推，并分开手指置于先露与盆壁之间，使脐带由指缝通过而避免受压，根据触摸脐带搏动监测胎儿情况以指导抢救，直至胎儿娩出为止。

3）若胎心已消失，则可经阴道自然分娩。在以上处理的基础上，均应做好抢救新生儿复苏的准备工作。

8. 脐带脱垂的预防护理 有脐带脱垂原因存在时，应警惕有无脐带脱垂。若胎膜未破，于胎动、宫缩后胎心率突然变慢，改变体位、上推先露及抬高臀部后迅速恢复者，应考虑有脐带隐性脱垂的可能，临产后应行胎心监护。

胎膜未破发现隐性脐带脱垂时，产妇应卧床休息，取臀高头低位，密切观察胎心率。妊娠晚期及临产后，超声检查有助于尽早发现脐带先露。对临产后胎先露部迟迟不能入盆者，尽量不做或少做阴道检查。严格掌握人工破膜引产适应证。

知识拓展

脐带脱垂体位管理法

包括胸膝卧位、仰卧位头低臀高位以及左侧卧位同时垫高左髋，主要通过改变体位来预防或减轻脐带受压，有益于新生儿预后。但转运过程中，建议孕妇使用左侧卧位，同时垫高左髋体位，以保证转运安全。

知识拓展

脐带脱垂对母儿的影响

1. 对产妇的影响　增加剖宫产率及手术助产率。

2. 对胎儿的影响　发生在胎先露部尚未衔接、胎膜未破时的脐带先露，因宫缩时胎先露部下降，一过性压迫脐带导致胎心率异常。胎先露已衔接、胎膜已破者，脐带受压于胎先露部与骨盆之间，引起胎儿缺氧，甚至胎心完全消失；以头先露最严重，肩先露最轻。若血液循环阻断超过7~8min，可胎死宫内。

案例 10-9-5

手术过程顺利，术中出血100ml，尿量50ml，色清。术中、术后患者血压、脉搏平稳，子宫收缩好，阴道出血不多。术后处理措施：监测血压及脉搏，补液、抗生素预防感染，静脉滴注缩宫素，促子宫收缩。

产妇术后回病房，多次询问新生儿的情况，医护人员及时联系儿科医生，了解并告知产妇新生儿目前一般状况，也可拍摄或录制新生儿视频给产妇看，待母亲病情平稳后，鼓励母亲亲自哺乳，袋鼠式护理，产妇心情明显缓解并对新生儿充满美好的期望。

问题：

9. 此时护理应评估及注意什么？

---

9. **护理评估要点及注意事项**　评估产妇术后腹部切口情况、子宫收缩及阴道出血情况等。术后按摩双下肢预防下肢静脉血栓形成，观察产妇排气情况。在生命体征平稳后嘱患者尽早下地活动。活动前应评估跌倒风险并进行预防。

保持床单位干燥，整洁。观察并记录产妇术后体温、脉搏、血压及出入量，观察尿管留置情况，做好尿管及尿道口护理，每天会阴护理，有污染随时进行清洁护理。拔除尿管后观察产妇自解小便情况。

遵医嘱使用抗生素，观察药物疗效和不良反应。

案例 10-9-6

产妇术后恢复良好，指导产妇术后24h早下床活动。在医护人员的宣教下，指导并协助产妇分娩后6h内开始挤奶，每3h 1次，术后未出现乳胀情况。腹软、腹部伤口敷料干燥，无渗出。常规换药，见伤口愈合良好。子宫收缩好，宫底脐下2指，阴道少量血性恶露。复查血常规、血红蛋白浓度、C反应蛋白正常。产妇术后恢复良好，准备出院。

问题：

10. 此时护理评估要点及应注意什么？

---

10. 护理评估要点及注意事项 保持环境清洁，减少探视，注意保暖，避免受凉。腹部伤口换药，未见红肿及渗出，愈合良好，无菌敷料覆盖。子宫收缩好，阴道少量血性恶露，可出院。出院后应注意休息，加强营养。产后42d门诊复查，产后注意避孕，不适随诊。鼓励新生儿出院后坚持母乳喂养，教会母亲挤奶及储存的方法。出院后母亲一直挤奶坚持母乳喂养，并走进无陪病房进行“袋鼠式护理”，与新生儿建立了亲密的亲子关系。早产儿于3周后出院回家，预后良好。

（万 宾）

第十节 一例前置血管孕妇的围产期护理

学习目标

完成本内容学习后，学生将能：

1. 复述前置血管的临床表现。
2. 列出前置血管产妇的评估要点。
3. 结合病例解释前置血管产妇的观察要点。
4. 通过小组模拟演练，演示前置血管产妇血管破裂后的抢救要点。

案例 10-10-1

孕妇G_4P_1，平素月经规则，5/45d，LMP：2017年8月20日；2017年9月12日行IVF-ET术冷胚移植，预产期：2018年5月27日，停经40^+d测尿hCG阳性，孕4^+月自觉胎动至今。孕期当地医院建档，规律产检，各项实验室检查无明显异常，无创DNA检查，B超畸形筛查：胎盘下缘距宫颈内口约21mm，脐带胎盘插入点（附着）显示欠清，似位于胎盘下缘胎膜处，宫颈内口上方见血管回声。

问题：

1. 孕妇可能为何诊断？
2. 前置血管的鉴别诊断有哪些？
3. 发生前置血管的高危因素有哪些？
4. 产前可通过哪些检查方法诊断前置血管？

---

1. 前置血管(vasa praevia,VP)概述 是一种妊娠期较少见的产科并发症,发病率低,但如果孕中、晚期延误处理后果严重。脐带胎盘入口的附着点大多位于胎盘实质中心或略偏中心部位,但有少数脐带胎盘入口直接附着于靠近胎盘的胎膜上,脐血管可以分散成数支在羊膜和绒毛膜之间经过,附着于胎盘的边缘最终进入胎盘,部分形成前置血管。因此,前置血管被定义为脐血管在羊膜和绒毛膜之间通过,横越子宫下段跨过或接近子宫颈内口,位于胎先露的前方,不受脐带华通胶保护及胎盘组织营养支持。中华医学会妇产科学分会产科学组将此疾病归列为前置胎盘的范畴。当分娩时胎膜破裂造成前置血管撕裂,胎儿会迅速发生急性失血,甚至休克及死亡,是围产儿死亡的重要原因之一。

目前大多研究提出前置血管分为2型:Ⅰ型为单叶胎盘伴发前置血管,如帆状胎盘合并前置血管;Ⅱ型为多叶胎盘合并前置血管,如副胎盘、分叶胎盘合并前置血管。也有研究将其分为4型:Ⅰ型为帆状胎盘合并前置血管;Ⅱ型副胎盘合并前置血管;Ⅲ型分叶胎盘合并前置血管;Ⅳ型脐带边缘性入口合并前置血管。

2. 前置血管的病因及发病机制 目前尚不清楚,大多学者研究推测与绒毛发育异常有相关性。目前认为发生前置血管的可能危险因素与胎盘异常的关系较大,如孕中期胎盘的低置状态、帆状胎盘、双叶胎盘、副胎盘、球拍状胎盘等。此外研究认为还与多胎妊娠、体外受精-胚胎移植(IVF-ET)术后有一定关系。尤其是在双胎妊娠中约有10%为帆状胎盘,因此发生前置血管比例会增高。IVF-ET使前置血管的发生率明显增加,在IVF的孕妇中发生率增加到1/202。孕中期前置胎盘的孕妇发生前置血管的风险明显增高,比值比(OR)为22.86。双叶胎盘或副胎盘的孕妇前置血管的OR值为22.11。

3. 孕期血管前置的诊断 可通过阴道彩色多普勒超声、磁共振成像(MRI)、羊膜镜检查、阴道检查触及血管搏动及分娩时通过胎儿血液检测来诊断。

(1)超声诊断:目前超声检查被认为是前置血管产前诊断最常用且最简便、可靠的方法,应用超声检查产前诊断前置血管的价值得到了充分肯定。1987年Gianopoulos等首次应用超声检查,在产前诊断前置血管并产后得到病理证实,及时剖宫产获得一活婴。最早应用阴道超声检查诊断前置血管是在1990年Nelson等。此后随着超声仪器设备的进步以及超声医生诊断水平的不断提高,产前常规超声检查绝大部分(95%)都能在短时间内完成对胎盘及胎盘脐带附着的检查。

多数学者认为产前超声检查前置血管的理想方法是在孕中期常规进行经腹二维加彩色连续多角度超声检查胎盘脐带入口切面及宫颈矢状切面。如果超声图像显示不清晰或者发现异常时,可采用经会阴超声检查。如检查效果仍不理想,经孕妇同意可采用经阴道超声检查。阴道彩色多普勒超声在孕18~20周时血管前置的诊断率达99%,其诊断标准为宫颈内口出现线状彩色血流信号。已经有大量的研究证实,彩色多普勒可以较准确地在产前诊断血管前置。

2010年加拿大妇产科医师协会发布前置血管的诊治指南,其中明确指出妊娠中期超声检查脐带附着部位应是常规内容,并强调对于所有具有高危因素的孕妇如多胎妊娠、体外受精胚胎移植术后及妊娠期超声检查提示脐带附着部位异常、副胎盘、帆状胎盘和低置胎盘状态等,均应在妊娠中期常规进行经阴道彩超检查,观察宫颈内口情况。也有研究认为前置血管中胎儿发生结构畸形比例增多,常见的畸形有如尿路畸形、脊柱裂、室间隔缺损、单脐动脉等。因此，产前超声检查要加以重视前置血管是否合并胎儿结构畸形。

超声图像表现为二维：宫颈内口上方或周边扫查到走行平直管条状血管回声，脐带螺旋稀疏，血管壁薄、纤细，位置固定不变，最终汇集到胎盘内。彩色多普勒：可以清晰显示血流信号。脉冲多普勒（PW）：可以显示胎儿脐血管血流频谱。

（2）MRI：彩色多普勒超声检查并不能排除所有的血管前置，而 MRI 可以作为超声诊断可疑的补充诊断方式，进一步确诊血管前置。MRI 多方位、广视野成像可以清楚显示胎盘的位置及脐血管的走行。MRI 矢状位清晰显示胎先露、宫颈管、宫颈内口与胎盘、脐带的解剖位置关系；横断位显示 VP 的前后走行方向及内径，通过观察前置血管的走行状态可判断前置血管的张力，评估孕晚期及进入产程时其破裂的概率；冠状位可以观察胎先露的部位、脐带的走行及分布等，为进一步诊断 VP 提供依据。

4. 前置血管的鉴别诊断

（1）脐带先露：宫颈内口处胎先露的前方可以看见脐带，与前置血管类似。可嘱咐孕妇微量活动一定时间后复查，观察脐带位置是否发生变化。如果脐带位置发生变化远离宫颈内口则可相鉴别。

（2）孕妇宫颈静脉曲张：子宫下段肌层及宫颈边缘血管扩张在正常妊娠中经常可见。应用 CDFI 显示为母体血流频谱即可鉴别诊断。

（3）脐带脱垂：脐带脱落进入宫颈管内甚至是阴道内。前置血管时脐带不会位于宫颈管内及阴道内。

（4）宫颈内口上方的羊膜囊外积血：观察形态变化，积血覆盖宫颈内口时应用彩色多普勒超声鉴别或定期复查观察血肿变化，血肿吸收后比较容易鉴别。

（5）前置胎盘：超声诊断的关键在于判断宫颈内口与胎盘位置的关系，与脐带无关。

（6）胎盘早剥：与前置血管的超声鉴别诊断并不困难，主要是临床症状的鉴别诊断。

案例 10-10-2

2018 年 4 月 25 日 MIR：单胎，头位，胎盘位于子宫右后壁及底壁，胎盘下缘距宫颈内口约 9cm，胎盘形态及信号未见明显异常，脐带 - 胎盘插入（附着）部位位于胎头旁子宫下段右前壁。胎盘下缘距宫颈内口约 9mm，目前未见明显植入征象；脐带 - 胎盘插入部位，位于胎头旁子宫下段右前壁，考虑帆状胎盘可能，前置血管可能。处理：继前加强母胎监护，观察胎心胎动，继续观察。

问题：

5. 如何指导孕妇及家属进行自我监护？

---

5. 健康教育 对孕产妇及其家属进行相关知识的健康教育，讲解疾病的相关高危因素、相关风险以及自我监测胎动的方法，并告知需要寻求医疗救助的相关症状和寻求医疗支持的途径等。

案例 10-10-3

2018 年 4 月 23 日，孕 35^{+1} 周，孕妇自觉胎动减少 1d，急行 B 型超声检查：胎位：头位，羊水指数：10+45+26+33（114），四项指标：活动度：2，呼吸样运动：2，肌张力：2，羊水量：2。

胎儿血流（脐动脉 A/B）2.5，胎儿颈旁见脐血流。拟“孕 4 产 0，孕 35^{+1} 周，胎儿窘迫？高龄孕妇，IVF-ET 术后，肥胖，帆状胎盘，前置血管可能，GDM”收入院。2018 年 4 月 27 日，孕妇孕 35^{+5} 周，主诉宫缩不规则，胎心监护见宫缩后胎心频繁减速。

问题：

6. 前置血管的表现有哪些？
7. 前置血管的胎心监护通常具有什么样的特点？

---

6. 临床表现 临床上，血管前置可以出现胎膜早破、妊娠中晚期无痛性阴道流血、羊膜腔穿刺术时血管破裂、破膜前和破膜时血管破裂、血管受压、阴道检查时触及血管搏动、电子胎心监测提示存在特征性的无加速的变异减速、胎儿濒死时出现正弦波，或无任何临床症状。这种情况下即便立即手术，决定手术到胎儿娩出的时间控制在 30min 以内，胎儿、新生儿的死亡率仍高达 50% 左右。

7. 电子胎心监护 在前置血管出血时经常会出现重度的晚期或变异减速，甚至正弦波型，呈典型的Ⅲ类胎心曲线，提示胎儿严重贫血缺氧。

1983 年 Krebs 等首次报道了不典型变异减速，即特征性的无加速的变异减速（VDNA），包括胎心率恢复缓慢、发生减速时变异缺失、缺乏“肩征”，持续性胎心率减低，以及两阶段的减速等，其与胎儿宫内缺氧密切相关。Lee 等认为，单纯的变异减速与不同程度的脐带受压相关，脐带受压时首先发生脐静脉阻塞，胎儿血液回流减少引起胎心率加速，随后随着脐动脉、脐静脉的完全阻塞导致胎儿全身性血压升高、胎心率减慢。还有研究认为，胎心率异常可能与缺少华通胶而导致宫缩时脐带血管受压相关，部分性或完全性的脐带受压都会导致胎儿后负荷增加以及胎儿动脉血氧含量降低，引起迷走神经兴奋而产生心动过缓。

案例 10-10-4

考虑孕妇胎儿宫内窘迫可能，先兆早产，予即刻行剖宫产终止妊娠，手术指征：胎盘低置，前置血管？胎儿窘迫？先兆早产。

问题：

8. 对于前置血管的孕妇，如何选择分娩方式？
9. 若前置血管发生破裂，应如何进行紧急处理？
10. 如何做好产妇产后和出院指导？

---

8. 终止妊娠时机 由于前置血管的孕妇一旦发生胎膜破裂就可能引起胎儿失血，威胁胎儿生命。因此，加拿大妇产科学会的指南建议在孕 28~32 周的时候进行一个疗程的糖皮质激素促胎肺成熟治疗后将孕妇收治入院，以降低可能采取的紧急剖宫产早产造成的各种并发症，如呼吸窘迫综合征、坏死性小肠结肠炎、脑室内出血等。临床上根据情况可以适当推迟住院的时间，在孕 30~32 周入院，入院后完成促胎肺成熟治疗。对于没有出血的前置血管孕妇入院后何时终止妊娠目前并未达成广泛一致的认识，过早地终止妊娠造成医源性早产可能增加新生儿的并发症，但在等待的过程中出现宫缩、胎膜早破致前置血管撕裂引起胎儿失血更是对胎儿、新生儿致命的威胁。选择合适的分娩时机

尤为重要。近年来一些观察性研究表明，在孕35~36周时子宫下段形成之前选择性剖宫产是合理的。英国皇家妇产科学院（RCOG）也建议在孕35~37周分娩发动前选择性剖宫产。

9. 处理 临产时前置的血管极易破裂，因而胎儿的死亡率高。如孕期已诊断血管前置（图10-7、图10-8），评估胎肺已成熟，在子宫下段形成之前，可考虑终止妊娠以避免胎膜早破及胎儿失血。帆状胎盘－血管前置孕妇一旦发生胎儿失血，须急诊行剖宫产，并请新生儿科协助，随时准备给新生儿输血治疗；如果能及时行剖宫产，并积极给予新生儿输血治疗，则新生儿的预后将明显改善。胎儿血容量仅仅80~100ml/kg，血管前置出血超过100ml将会导致胎儿失血性休克甚至死亡。胎先露对血管的直接压迫也会导致胎儿缺氧甚至死亡，如果已经发生胎死宫内则应考虑阴道分娩。

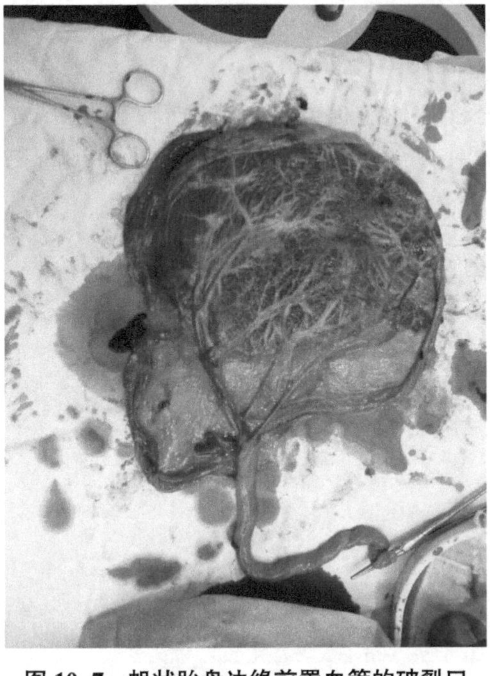

图10-7 帆状胎盘边缘前置血管的破裂口

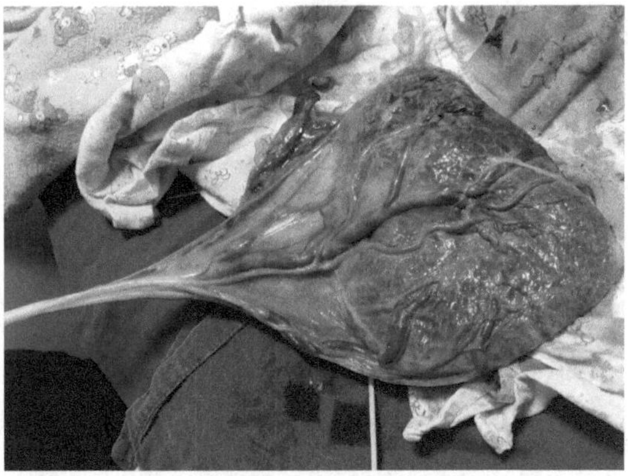

图10-8 胎盘与胎膜上的血管

产妇手术顺利，术中娩出一男婴，体重2 885g，Apgar评分1min 7分，5min 10分，羊水色清，约500ml，胎盘希氏自娩，呈帆状胎盘，胎盘完整。在抢救新生儿窒息的同时，应尽快补充血容量，断脐带前，反复将脐血挤向新生儿，断脐后，抽胎盘侧脐血回输给新生儿，来不及输血者可输等渗液体维持血容量。术后产妇安返病房，新生儿因1min Apgar评分7分入新生儿科观察，后无殊返回母婴同室。胎盘病理诊断：晚孕帆状胎盘，脐血管三根；局部绒毛合体结节增多，绒毛间见血栓；胎膜及脐带未见异常。

10. 产后和出院指导 前置血管存在，导致提前终止妊娠，出现早产儿现象。因此指导和协助母婴分离产妇保持泌乳通畅，做好收集、储存、运送母乳，实现早产儿的母乳喂养；做好产妇和家属心理护理，减轻母婴分离的焦虑。根据早产儿特点指导相关育儿知识，让产妇树立信心积极面对，促进产后康复和婴儿健康。

知识拓展

前置血管

前置血管是指脐血管穿越胎膜位于宫颈内口,在胎儿先露部前方。前置血管未受压、未破裂时,没有临床症状。当胎膜破裂时,前置血管随之破裂,极易导致胎儿失血及失血性休克,胎儿死亡率极高。其典型临床症状是无痛性少量阴道流血,色鲜红,多发生在胎膜破裂时,出血稍多,伴胎心异常。胎儿先露部压迫前置的血管同样可以影响胎儿血供。由于出血来自胎儿,孕妇无特殊不适。

产前诊断前置血管十分困难。常规筛查脐带插入(附着)位置有助于发现,应用经阴道超声多普勒检查在宫颈内口上方发现脐血管回声,是诊断前置血管的主要手段。产时阴道检查扪及索状、搏动的血管;胎膜破裂时伴阴道流血,同时出现胎心率变化有助于前置血管诊断。

产前已明确诊断的前置血管,应在具备母儿抢救条件的医疗机构进行待产。妊娠达34~35周,及时剖宫产终止妊娠。若发生前置血管破裂,胎儿存活,应立刻剖宫产终止妊娠;胎儿若已死亡,则选择阴道分娩。

(黄 群)

第十一节 新生儿复苏

一、一例足月羊水清的新生儿复苏

学习目标

完成本内容学习后,学生将能够:

1. 复述足月新生儿,羊水清的情况下复苏流程。
2. 列出初步评估内容和新生儿复苏步骤。
3. 结合病例解释足月新生儿,羊水清的情况下的处理要点。
4. 应用模拟病例演练,演示新生儿复苏流程要点。

案例 10-11-1

产妇,孕3产0,孕39周,孕期无合并症,目前临产10h,第一产程经过顺利,已经破水,羊水清。现在宫口开全10min,宫缩时胎心突然减速,宫缩过后胎心能够恢复,胎心变化范围在90~110次/min,助产士给予产妇吸氧和抬高产床背板,使产妇呈半坐位,继续观察胎心变化,指导产妇宫缩时正确屏气用力,并做接产准备。

问题：

1. 分娩现场的助产士应该做什么？

---

1. 分娩现场的助产士处理措施

（1）评估和分析：产妇宫口已经开全，助产士陪伴产妇并指导产妇在宫缩时正确用力。虽然产妇已经破膜，前羊水清亮，因胎心出现变化，不排除后羊水粪染，可能存在胎儿宫内缺氧情况，助产士继续监测胎心变化，做好接产和新生儿复苏准备。

（2）实施操作：①产妇宫口已经开全，但胎心有变化，应严密监测产程进展和胎心变化。②考虑产妇是否有高危因素，病历经过中没有提示有高危因素。③做好新生儿复苏的准备，检查所有复苏物品在备用状态，使用复苏物品检查列表，避免遗漏（表 10-5）。④助产士准备上台接产，上台接产之前通知其他助产士到分娩现场提供帮助。

表 10-5 足月新生儿复苏物品检查列表

复苏措施	复苏物品和设备
保暖	预热暖台（温度调节 32~34℃）、毛巾、帽子等
清理呼吸道	吸球、胎粪吸引管、低压吸引器（压力 80~100mmHg）
听诊	听诊器
通气	湿化瓶、吸氧管、氧流量 10L/min、新生儿复苏气囊、足月儿面罩
氧气装置	常压给氧的装置、脉搏血氧饱和度仪、血氧饱和度目标值表格
气管插管	喉镜、1 号镜片、3.5 气管插管、金属导丝、防水胶布、剪刀
药物	1∶1 000 的肾上腺素（预估情况危急时可事先配制为 1∶10 000）、生理盐水、脐静脉导管和给药所需物品、各型号注射器
其他	心电监护仪和电极片

知识拓展

需要新生儿复苏的相关高危因素

高危因素包括产前因素和产时因素。

1. 产前因素 产妇有糖尿病、妊娠期高血压疾病或子痫前期、慢性高血压、既往有死胎或死产史、妊娠中或后期出血、感染、心肾疾病、羊水异常、胎膜早破、过期妊娠、多胎妊娠、胎儿大小与孕周不符、孕妇吸毒、胎儿畸形、水肿、胎动减弱、无产前检查、孕妇年龄≥35 岁等。

2. 产时因素 急诊剖宫产、产钳或胎头吸引助产、胎儿先露异常、早产、急产、羊膜炎、胎膜早破（超过 18h）、滞产（超过 24h）、巨大儿、胎心监护异常、产妇使用全身麻醉剂、子宫强直收缩伴胎心率异常、分娩前 4h 内用过麻醉药、脐带脱垂、胎盘早剥、前置胎盘、明显的产时出血等。

案例 10-11-2

产妇宫口已经开全，助产士上台接产，指导产妇在宫缩时正确屏气用力，巡台助产士继续严密观察胎儿胎心变化。新生儿娩出，脐带绕颈一周紧，后羊水清亮，助产士看到新生儿喘息了一次，肌张力稍差。

问题：

2. 助产士如何处理新生儿？

---

2. 助产士处理新生儿

（1）评估和分析：新生儿情况不好，接产助产士立即用3~5s评估新生儿孕周、羊水、呼吸、肌张力情况。

评估结果：新生儿孕足月、羊水清，喘息、肌张力稍差。初步评估结果不好，说明新生儿有缺氧情况。

（2）实施操作：助产士评估同时应立即将新生儿放在辐射台上进行复苏，并按照新生儿复苏流程操作。助产士首先对新生儿进行初步复苏操作。①摆正新生儿体位：助产士迅速将新生儿放置在提前预热的辐射台上，呈仰卧位，肩下垫肩垫，使新生儿头部呈轻度仰伸姿势（鼻吸位）。②清理新生儿气道：如果新生儿口鼻有黏液或羊水，给予吸引。③擦干新生儿：清理气道后，用毛巾迅速擦干新生儿身上的羊水和血迹，要做到彻底擦干（从头部到胸腹部、四肢至后背），然后撤掉湿巾，使新生儿躺在干燥的台上，仍需保持鼻吸气位。④观察新生儿呼吸：没有看到呼吸，给予轻拍足底刺激，再观察仍没有反应，助产士快速摩擦新生儿背部，再评估新生儿仍没有呼吸。

知识拓展

触觉刺激方法

给予新生儿擦干或吸引黏液都是对新生儿的刺激。对许多新生儿上述操作刺激足以诱发呼吸，如果没有建立正常呼吸，可以给予额外、短暂的触觉刺激以诱发呼吸。安全和适宜的触觉刺激方法包括：①轻拍或轻弹足底。②轻轻地摩擦新生儿背部、躯干和四肢。过强的刺激不仅不能帮助新生儿建立呼吸，而且可能引起严重伤害。一般触觉刺激给予1~2次，如果新生儿处于原发性呼吸暂停时对触觉刺激有反应；如果处于继发性呼吸暂停，给予再多的刺激也无效。

案例 10-11-3

评估结果：新生儿没有呼吸。

问题：

3. 助产士下一步该如何操作？

---

3. 助产士继续操作

（1）评估和分析：给予新生儿2次触觉刺激仍没有呼吸，说明新生儿已经处于继发性呼吸暂停阶段，应立即给予正压通气。助产士评估新生儿没有呼吸，有正压通气的指征，应开始正压通气。

（2）实施操作：助产士立即让巡台助产士听新生儿心率，同时拿好新生儿复苏气囊面罩准备正压通气。巡台助产士听完心率并报告，9 次 /6s（90 次 /min）。助产士开始通气，同时巡台助产士将脉搏血氧饱和度探头安装在新生儿右手腕部。助产士正压通气时大声计数，保证正压通气频率在 40~60 次 /min，同时观察正压通气时新生儿胸部是否有效的起伏，这时观察到新生儿胸廓在正压通气时有起伏。巡台助产士帮助计时 30s。

案例 10-11-4

30s 后，停止正压通气，巡台助产士用听诊器听 6s 心率。

评估结果：心率 7 次 /6s（70 次 /min）。

问题：

4. 下一步怎么办？

---

4. 助产士应先评估，根据评估结果继续操作

（1）评估和分析：新生儿心率评估为 7 次 /6s，即 70 次 /min，心率没有升高到 100 次 /min 以上，说明新生儿窒息情况没有改善。在有效的正压通气之后，心率在 60~100 次 /min 之间时，应继续正压通气，但在下一次正压通气之前，应进行矫正通气步骤。

（2）实施操作：助产士给予矫正通气步骤：①助产士重新检查新生儿体位，观察肩垫是否移位，如果移位了应重新垫在新生儿肩下，以保持新生儿体位为鼻吸气位。②使新生儿口微微张开。③检查新生儿口腔内是否有羊水或黏液，如果口鼻腔有黏液可以再次吸引（先吸口，再吸鼻）。④重新安置面罩，并保持面罩与面部密闭好。⑤适当提高按压气囊的力度（按压气囊力度，能使胸廓有效的起伏即可）。巡台助产士帮助计时 30s。

（3）上述步骤完成后，助产士继续给予了 30s 的正压通气。

案例 10-11-5

矫正通气后的正压通气 30s 后，巡台助产士再次听心率，心率 10 次 /6s（100 次 /min），血氧饱和度 68%。

问题：

5. 新生儿心率达到 100 次 /min，血氧饱和度 68%，如何进行下一步？

知识拓展

矫正通气步骤

内容包括：

1. 摆正新生儿体位　保持鼻吸气位，头部轻度仰伸。

2. 必要时清理气道　如果新生儿口鼻内有黏液，进行清理。使用洗耳球先吸口，后吸鼻。

3. 使新生儿口微微张开，保证正压通气时口鼻能同时进入气体。

4. 重新将复苏气囊面罩安置在新生儿口鼻上，并保持密闭状态。

5. 适当调节施加在复苏气囊上的压力（保证胸廓有效起伏）。

6. 必要时可以使用气管插管和喉罩气道。

5. 下一步操作

（1）评估和分析：矫正通气后，心率为 100 次 /min，说明新生儿窒息状态有改善，心率升高并达 100 次 /min，但血氧饱和度 68%，没有达到目标值，可以停止正压通气，给予新生儿继续常压吸氧。

（2）实施操作：①助产士停止正压通气，继续评估新生儿呼吸，新生儿有呼吸，但没有哭声，助产士给予新生儿轻拍脚底触觉刺激诱发新生儿呼吸，触觉刺激后新生儿开始大声啼哭。②给予新生儿常压吸氧，并继续监测新生儿心率、血氧饱和度、肤色、肌张力等变化。

知识拓展

血氧饱和度目标值

正常新生儿出生后血氧饱和度达到 85%~95% 时需要 5~10min，新生儿复苏过程中用氧可以参照正常新生儿的血氧饱和度变化值。出生 1~10min 的血氧饱和度目标值为：①1min，60%~65%。②2min，65%~70%。③3min，70%~75%。④4min，75%~80%。⑤5min，80%~85%。⑥10min，85%~95%。

知识拓展

新生儿复苏时用氧

新生儿孕周 ≥35 周，开始复苏时可使用 21% 浓度的氧气，胸外按压时需要提高氧浓度至 100%。孕周 <35 周的新生儿，开始复苏时氧浓度需要调节到 21%~30%，到胸外按压时也需要提高氧浓度至 100%。氧流量调节到 10L/min。

案例 10-11-6

经过常压吸氧，新生儿在出生后 5min 时哭声好、心率 120 次 /min、血氧饱和度达到 86%。皮肤颜色逐渐红润，肌张力好。

问题：

6. 下一步如何护理？

---

6. 下一步处理

（1）评估和分析：新生儿心率 120 次 /min，血氧饱和度 86%，哭声好，肌张力恢复正常，说明复苏成功，应进行新生儿复苏后护理。

（2）实施操作

1）将新生儿放置在辐射台上，继续为新生儿保暖，停止常压吸氧。为新生儿处理和结扎脐带。巡台助产士继续观察新生儿情况，做好复苏后护理。

2）继续监测血氧饱和度，新生儿出生 10min 以后维持血氧饱和度在 85%~95%，告诉产妇新生儿情况使其放心。如果情况允许，可以进行母婴皮肤接触和母乳喂养等。

小结：足月新生儿，出生后羊水清，如果没有呼吸或喘息，肌张力差。评估结果需要为新生儿复苏。复苏人员开始进行初步复苏：保暖、摆正体位、清理气道（必要时）、擦干、给予触觉刺激（1~2 次）。做完上述处理要评估新生儿是否有呼吸，没有呼吸或新生儿喘息，开始给予正压通气。同时，助手给予听心率（在正压通气开始之前），并将脉搏血氧饱和度探头安置在新生儿右手腕部。给予正压通气 30s 后，助手听心率，心率如果≥100 次 /min，复苏成功；心率 60~99 次 /min 之间，给予矫正通气步骤，之后再 30s 正压通气；评估心率如果≥100 次 /min，复苏成功；心率 <60 次 /min，立即为新生儿气管插管，在正压通气下开始胸外按压，并给予 100% 浓度的氧气，45~60s 后，评估心率。心率仍 <60 次 /min，开始给予肾上腺素，并继续正压通气和胸外按压。心率 >60 次 /min，停止胸外按压，继续正压通气；心率≥100 次 /min 时，停止正压通气，观察血氧饱和度情况，达到目标值停止给氧，进行复苏后护理。没有达到血氧饱和度目标值时，可以常压吸氧至血氧饱和度达到目标值。该例新生儿在两次正压通气后，心率恢复到 100 次 /min 以上，血氧饱和度达目标值，复苏成功，进行复苏后护理即可。

二、一例足月羊水粪染的新生儿复苏

学习目标

完成本内容学习后，学生将能够：

1. 复述足月新生儿羊水粪染情况下复苏流程。
2. 列出羊水粪染且无活力时的新生儿复苏步骤。
3. 结合病例解释足月新生儿、羊水粪染的情况下的处理要点。
4. 应用模拟病例演练，演示新生儿复苏流程要点。

案例 10-11-7

产妇孕 1 产 0，孕 41^{+3} 周，孕期产检 11 次，情况基本正常。昨日夜里 22:00 临产，目前产程 12h，宫缩正常，宫口开大 9cm，未破膜。胎心监护结果为胎心基线 120bpm，变异正常，胎心变化范围在 90~120 次 /min，宫缩过后，心率能迅速恢复正常。助产士给予产妇吸氧，继续观察产妇和胎儿情况。30min 后，阴道检查宫口开全，仍未破膜，前羊水囊在宫缩时突出于阴道口处。

问题：

1. 助产士应做什么？

---

1. 助产士首先应做下面内容：

（1）评估和分析：此时，宫口已经开全，宫缩时看到前羊水囊突出于阴道口，可以给予产妇会阴冲洗消毒，宫缩间歇时给予人工破水，观察羊水性状和胎头拨露情况。

（2）实施操作：①严密观察产妇产程进展，胎儿心率变化，继续给予产妇吸氧，指导产妇宫缩时正确用力。②做好接产的准备工作，因产妇孕 41^{+3} 周，胎心监护结果为可变减速，注意是否有胎儿宫内窘迫出现。③检查所有新生儿复苏物品，并测试，保证备用状态，按检查表检查，物品和设备按照足月儿使用准备。④做好会阴清洁消毒等接产准备，巡台助产士通知儿科医生到场。⑤与儿科医生一同评估产妇是否有高危因素存在（孕周、羊水、其他合并症等）。⑥助产士上台接产，行人工破膜。

案例 10-11-8

助产士给予产妇外阴清洁消毒处理后，宫缩间歇时行人工破膜，可见羊水粪染，听胎心 110 次 /min，胎头拨露 3cm×4cm，继续指导产妇宫缩时屏气用力。20min 后，心率进一步下降，最低至 80 次 /min，恢复慢。儿科医生已经到分娩现场。助产士给予会阴切开，新生儿娩出，羊水粪染，身上胎脂为黄绿色、无呼吸，肌张力差。

问题：

2. 在场的儿科医生和助产士下一步怎么做？

---

2. 在场的人员应立即评估新生儿情况

（1）评估和分析：新生儿出生后，有胎粪污染，立即评估新生儿是否有活力，目前新生儿无呼吸、肌张力差，为没有活力，应立即气管插管下吸引气道中的羊水和胎粪。

初步评估结果：孕足月、羊水粪染、无呼吸、肌张力差。

（2）实施操作：助产士给予初步评估和初步复苏。

1）助产士立即将新生儿放在预先预热的辐射台上，迅速评估新生儿是否有活力。根据初步评估内容，目前新生儿为无活力。

2）助产士立即协助儿科医生进行气管插管。气管插管安置完毕，巡台助产士使用胎粪吸引管帮助连接新生儿低压吸引器和气管插管。口径细的一端连接在低压吸引器上，口径粗的一端连接在气管插管上。再进行 3~5s 的气道吸引。儿科医生边撤气管插管边吸引，并大声计数 1、2、3、4、5（保证吸引时间是 3~5s）。吸引完毕。

3）接产助产士迅速擦干新生儿。擦干顺序为眼、脸、头部、躯干、四肢和背部，擦的时候用力适度，之后撤掉湿巾，重新摆正体位，并观察新生儿是否有呼吸，如果没有呼吸或喘息，给予新生儿触觉刺激 1~2 次。

案例 10-11-9

助产士给予触觉刺激后，仍没有观察到新生儿呼吸。巡台助产士立即用听诊器放在新生儿胸部左侧，听 6s 心率，心率 7 次 /6s（即 70 次 /min）。

问题：

3. 下一步如何做？

---

3. 初步复苏做完以后应马上评估呼吸和心率

（1）评估和分析：助产士做完初步复苏后，评估呼吸和心率，目前评估的结果为新生儿没有呼吸、心率 7 次 /6s（即 70 次 /min），符合正压通气指征，开始给予正压通气。

（2）实施操作：给予正压通气。助产士立即使用复苏气囊开始正压通气，巡台助产士将脉搏血氧饱和度仪探头安置在新生儿右手腕部。接产助产士给予正压通气,并大声计数,保证正压通气的频率正确,并观察胸廓是否有起伏,如果有起伏继续正压通气;如果没有观察到胸廓起伏要立即查看体位是否正确、面罩是否在新生儿面部密闭好。巡台助产士计时并告知正压通气的助产士。30s 后,停止正压通气,巡台助产士听心率。

案例 10-11-10

给予新生儿有效的正压通气后,心率 5 次 /6s(即 50 次 /min)。

问题:

4. 下一步怎么办?

---

4. 正压通气 30s 后,根据评估心率的情况继续操作

(1)评估与分析:正压通气后,新生儿心率低于 60 次 /min,说明心肌缺氧,应立即气管插管下正压通气加胸外按压。

(2)实施操作:儿科医生再次气管插管,巡台助产士给予帮助,如选择 3.5 气管插管,准备胶布固定,听双肺呼吸音是否对称等。气管插管安置好以后,巡台助产士帮助将气管导管连接到复苏气囊上,并将氧气管连接在复苏气囊上,氧流量 10L/min,保证氧浓度 100%。接产助产士负责气管插管下正压通气,儿科医生负责胸外按压。儿科医生负责大声计数(口令为:1、2、3,吸),通气的助产士配合。正压通气与胸外按压持续 45~60s。巡台助产士注意观察脉搏血氧饱和度仪是否显示数字,如果显示了,应将监测到的心率和血氧饱和度数值报告给操作者。1min 后脉搏血氧饱和度仪显示心率为 56 次 /min,血氧饱和度 65%。

案例 10-11-11

儿科医生根据新生儿心率和血氧饱和度数值下达口头医嘱,立即配制 1∶10 000 的肾上腺素,从气管导管内给药。

问题:

5. 三名医务人员如何进行下一步的复苏?

---

5. 新生儿复苏效果不好,心肌缺氧,除了继续正压通气应该给予药物

(1)分析和评估:气管插管下正压通气和胸外按压持续 1min 后,心率 56 次 /min,血氧饱和度 65%。心率仍低于 60 次 /min,说明心肌仍缺血缺氧,仍然没有太大改善,此时,除了继续正压通气和胸外按压,应该给予药物(肾上腺素),增加心肌收缩力等。

(2)实施操作:助产士继续复苏正压通气、儿科医生负责胸外按压、巡台助产士配制 1∶10 000 肾上腺素,并根据新生儿体重(目测,粗略估计新生儿体重约 3 000g)。抽取配制好的肾上腺素 1.5ml(按照 0.5ml/kg 计算),迅速推入气管插管内,并帮助助产士连接好气囊面罩。助产士迅速挤压气囊 2 次,帮助药物在肺内弥散。两人继续正压通气和胸外按压。巡台助产士注意脉搏血氧饱度仪显示的数字。当心率达到 60 次 /min 以上,告知操作人员。

案例 10-11-12

继续正压通气和胸外按压 1min 以后,巡台助产士报告心率 65 次 /min,血氧饱和度 68%。

问题：

6. 心率达到 60 次 /min 以上时，下一步如何做？

---

6. 给药后继续正压通气和胸外按压，并观察脉搏血氧饱和度仪显示的数值

（1）评估和分析：新生儿心率已经达 60 次 /min 以上，可以停止胸外按压，继续正压通气。血氧饱和度没有达到目标值，继续给氧（此时距新生儿出生 3 分多钟，血氧饱和度目标值应为 70%~75%）。

（2）实施操作：儿科医生停止胸外按压，助产士继续正压通气，心率逐步升高时，逐步降低氧浓度和通气频率。新生儿心率逐渐达到 100 次 /min 以上，助产士停止正压通气，观察血氧饱和度情况。

案例 10-11-13

此时，血氧饱和度为 83%，已经达到目标值。观察新生儿有自主呼吸，肌张力好。

问题：

7. 如何继续操作？

---

7. 新生儿情况逐渐好转，根据血氧饱和度情况继续操作

（1）评估和分析：新生儿经过正压通气和胸外按压，以及给予肾上腺素后的继续复苏，心率已经达到 100 次 /min 以上，血氧饱和度也已经达到目标值，新生儿出现自主呼吸、肌张力也恢复正常，表明复苏成功，可以进行复苏后护理。

（2）实施操作：负责正压通气的助产士撤掉气管插管，停止复苏。巡台助产士继续观察新生儿心率、呼吸、肤色、肌张力、血氧饱和度等变化。给新生儿保暖，告知产妇新生儿情况，使产妇安心。

小结：足月新生儿出生后，评估孕周、羊水、呼吸和肌张力。如果有胎粪污染要立即评估新生儿是否有活力，有活力，继续常规护理新生儿；无活力的新生儿要立即放在辐射台上进行气管插管下吸引气道内的羊水和胎粪。按照初步复苏流程继续完成擦干保暖，触觉刺激等步骤。评估呼吸和心率，如果没有呼吸或喘息或心率 <100 次 /min（符合正压通气的指征），开始正压通气。正压通气 30s 后评估心率。这时有 3 种情况：第一种情况，如果心率恢复到 100 次 /min 以上，说明复苏成功，继续护理新生儿；第二种情况，心率 60~99 次 /min 之间，开始实施矫正通气步骤后，继续正压通气 30s；第三种情况，心率 <60 次 /min，立即气管插管，在气管插管下正压通气，同时配合胸外按压。根据新生儿复苏情况，巡台助产士应提前将肾上腺素配成 1∶10 000，方便儿科医生下达医嘱后快速给药，如果给药途径选择脐静脉给药，还需提前做脐静脉置管。正压通气加胸外按压 45~60s 后，评估心率，有 3 种情况：第一种心率仍 <60 次 /min，继续正压通气和胸外按压，同时结合病史和新生儿表现看新生儿是否低血容量，如果存在低血容量，给予扩容治疗；第二种情况心率 60~99 次 /min 之间，停止胸外按压，继续正压通气；第三种情况，心率≥100 次 /min，停止正压通气，观察新生儿血氧饱和度，血氧饱和度达到目标值，停止用氧，没有达到目标值给予常压吸氧，至血氧饱和度达 85%~95%。

知识拓展

评估新生儿是否有活力的方法

新生儿是否有活力主要评估新生儿是否有呼吸、心率、肌张力如何，如果新生儿有呼吸、心率≥100 次 /min、肌张力好，就称为新生儿有活力；反之上述三项有一项不符合，就称为新生儿无活力。

知识拓展

配制 1∶10 000 的肾上腺素

配药者取一支 10ml 注射器，抽取 1ml 肾上腺素（原液浓度为 1∶1 000），再继续抽取 9ml 生理盐水，此时注射器中肾上腺素浓度为 1∶10 000。

知识拓展

肾上腺素给予途径和剂量

将肾上腺素配制成 1∶10 000 的浓度，给药途径有气管导管内和脐静脉给药；从气管导管内给药，按照 0.3~1ml/kg，计算给药剂量；如果选择脐静脉给药，按照 0.1~0.3ml/kg。两种给药途径都是快速给药。

三、一例早产儿的复苏

学习目标

完成本内容学习后，学生将能够：

1. 复述早产儿、羊水清亮情况下复苏流程。
2. 列出羊水清亮、早产儿复苏步骤。
3. 结合病例解释早产儿的处理要点。
4. 应用模拟病例演练，演示早产儿复苏流程要点。

案例 10-11-14

产妇，孕 3 产 0，孕 33 周，胎膜早破，保胎治疗失败，目前宫缩规律，宫口开大 3cm，胎心监护正常。孕期规律产检 6 次，妊娠高血压疾病，产程中血压 130~150/90~110mmHg 之间，给予解痉、降压治疗。产程中胎心监护结果基本正常，8h 后，宫口开全，产妇宫缩突然频繁，宫缩间歇时子宫放松不好，胎心听诊胎心率慢，不能恢复正常水平。

问题：

1. 助产士应该如何做？

---

1. 助产士做好新生儿出生后复苏准备

（1）评估和分析：产妇经过保胎治疗失败，目前孕周 33 周，估计胎儿体重 2 200g，已经临产进入产程，目前宫口开全，助产士做好产程观察、健康教育、安抚产妇、监测胎心等，并准备接产。

（2）实施操作：①助产士做好早产儿的接产准备，同时通知儿科医生到场，评估产妇的高危因素，产妇有妊娠期高血压疾病，孕期中胎儿可能存在慢性缺氧情况。②产妇早产，又有高危因素存在，助产士做好早产儿复苏准备，按照物品检查列表进行物品准备和检查（根据孕周准备早产儿复苏物品）（表 10–6）。③做好产妇的产前会阴冲洗和消毒，做好接产准备。④产科医生、儿科医生、接产助产士、巡台助产士形成团队，共同讨论存在的高危因素、检查物品以及任务分工。

表 10–6 早产儿复苏物品检查列表

复苏措施	复苏物品和设备
保暖	预热暖台（温度调节 34℃）、毛巾、帽子等
清理呼吸道	吸球、胎粪吸引管、低压吸引器（压力 80~100mmHg）
听诊	听诊器
通气	湿化瓶、吸氧管、氧流量 10L/min、新生儿复苏气囊、早产儿面罩
氧气装置	常压给氧的装置、脉搏血氧饱和度仪、血氧饱和度目标值表格
气管插管	喉镜、0 号镜片、2.5 气管插管、金属导丝、防水胶布、剪刀
药物	1 : 10 000 的肾上腺素、生理盐水、脐静脉导管和给药所需物品、各型号注射器
其他	心电监护仪和电极片

知识拓展

产房温度及辐射台温度调节

产房温度设置 25~28℃。提前预热辐射保暖台，足月儿辐射保暖台温度设置 32~34℃，或腹部体表温度 36.5℃，早产儿根据其中性温度设置。用预热毛巾包裹新生儿放在辐射保暖台上，注意头部擦干和保暖。复苏胎龄 <32 周早产儿时，还可以将早产儿头部以下的躯体和四肢放在清洁的塑料袋内，或头部以下部位盖塑料薄膜置于辐射保暖台上，摆好体位后继续初步复苏的其他步骤。避免高温，防止引发呼吸抑制。

案例 10–11–15

产妇宫口开全屏气用力，胎先露拨露 3cm × 3cm 大小，助产士做保护性会阴切开，顺利自娩一女婴，新生儿无呼吸、羊水血性、肌张力稍差。

问题：

2. 助产士如何处理早产儿？

---

2. 助产士立即评估新生儿情况

（1）评估和分析：助产士立即评估新生儿：早产儿出生后无呼吸、肌张力稍差、羊水血性，需要为新生儿进行复苏，首先做新生儿初步复苏。

（2）实施操作：①助产士边评估，边将早产儿放在辐射暖台上，垫肩垫呈仰卧位。②观察早产儿口鼻中是否有黏液或羊水，必要时给予清理口鼻黏液。③迅速地用事先预热的毛巾将新生儿擦干，移除湿巾，使早产儿躺在干燥的台面上。④观察早产儿是否有呼吸，没有呼吸时给予触觉刺激 1~2 次。

案例 10-11-16

给予触觉刺激后，早产儿仍没有任何反应，巡台助产士立刻听心率，5 次 / 6s（即 50 次 / min）。

问题：

3. 下一步该如何复苏早产儿？

---

3. 复苏人员继续评估新生儿

（1）评估和分析：给予触觉刺激以后，早产儿仍没有呼吸，心率 50 次 /min，需要立即正压通气。在整个复苏流程中给氧是最重要和有效的措施，此时心率低于 60 次 /min，也应该按照复苏流程先进行正压通气给氧，而不是进行胸外按压。

（2）实施操作：初步复苏做完后，早产儿仍没有呼吸，心率只有 5 次 /6s（即 50 次 /min），说明早产儿处于继发性呼吸暂停，心率低，心肌已经缺氧，应给予正压通气。巡台助产士立即打开氧源，使用空氧混合仪将氧浓度调节到 30%，氧气管连接到复苏气囊。接产助产士开始使用复苏气囊为早产儿正压通气，通气频率按照 50 次 /min 进行，边操作边大声计数，以保证通气频率不过快。巡台助产士将脉搏血氧饱和仪探头安装在早产儿右手腕上，将皮肤温感探头置于早产儿腹部皮肤上（监测体温，调节辐射台温度，使早产儿体温保持在 36.5℃）。巡台助产士帮助计时，正压通气 30s 时，提示操作的助产士停止正压通气，并用听诊器听 6s 心率。

知识拓展

使用新生儿复苏气囊调节给氧浓度

在复苏过程中，如果没有空氧混合仪，可以将氧源打开调节到 10L/min，氧气管连接到复苏气囊上，前端输出的氧气浓度为 100%；若连接氧气管，将储氧袋去除，此时前端输出的氧气浓度为 30%~40%。使用自动充气式气囊，不连接氧气，给氧的浓度为 21%。

案例 10-11-17

30s 正压通气后，听诊早产儿心率，5 次 /6s（即 50 次 /min）。

问题：

4. 下一步如何操作？

---

4. 正压通气后评估新生儿心率，根据心率值考虑下一步操作

（1）评估和分析：有效的 30s 有效通气之后，早产儿心率仍低于 60 次 /min，说明心肌仍缺血缺氧严重，没有改善，应进行下一步操作，给予气管插管下正压通气和胸外按压。

（2）实施操作：巡台助产士立即协助儿科医生进行插管。接产助产士帮助再次摆正早产儿体位。儿科医生完成气管插管同时，巡台助产士将氧浓度调节到 100%。气管置管完成后，开始正压通气和胸外按压。儿科医生负责正压通气，接产助产士开始胸外按压，并大声计数，两人配合进行 60s，巡台助产士听心率。

案例 10-11-18

1min 正压通气和胸外按压之后，听诊 6s 心率为 4 次 /6s（即心率 40 次 /min）。

问题：

5. 下一步将如何进行？

---

5. 仍然根据心率数值决定下一步操作

（1）评估和分析：实施正压通气和胸外按压后，心率仍没有上升到 60 次 /min，只有 40 次 /min，说明复苏效果不好，心肌严重缺血缺氧，应给予肾上腺素。

（2）实施操作：巡台助产士已经将 1∶10 000 肾上腺素配制好，儿科医生口头医嘱：通过气管插管给予肾上腺素，目测估计早产儿体重 2 000g 左右，给予 1ml。巡台助产士迅速将 1ml 1∶10 000 肾上腺素推入气管导管内，儿科医生快速挤压气囊 2 次，帮助药物在肺内弥散。然后继续正压通气和胸外按压。

案例 10-11-19

继续实施正压通气和胸外按压 1min 后，巡台助产士报告脉搏血氧饱和度仪显示的数值，心率 56 次 /min，血氧饱和度 65%。

问题：

6. 接下来该如何复苏？

---

6. 胸外按压后，观察心率是否有好转，根据心率数值决定下一步操作

（1）评估和分析：给予肾上腺素后，早产儿心率仍没有升高到 60 次 /min，复苏效果不佳，应评估早产儿是否存在失血的情况，再次询问病史，分娩时有血性羊水，其他助产士检查胎盘，看到胎盘母面有暗红色血块，血块下面的胎盘有压迹，颜色呈暗紫色。听诊新生儿心音低顿，皮肤毛细血管充盈度差，皮肤苍白。儿科医生判断新生儿低血容量，应给予扩容治疗。

（2）实施操作：儿科医生口头医嘱给予扩容，巡回助产士用 20ml 注射器抽取生理盐水 20ml 备用，并呼叫其他工作人员来帮忙。巡回助产士打开无菌脐静脉置管包，戴无菌手套，消毒脐带，将脐静脉导管置入。遵医嘱脐静脉内慢慢推注生理盐水 20ml，全部生理盐水在 5~10min 内推注完毕。扩容同时，接产助产士和儿科医生继续进行正压通气和胸外按压。

案例 10-11-20

脐静脉给药的同时，继续正压通气和胸外按压，3min 后，脉搏血氧饱和度仪显示，心率 60 次 /min，血氧饱和度 66%。

问题：

7. 下一步如何操作？

---

7. 观察扩容后心率情况，决定下一步操作

（1）评估和分析：通过正压通气和胸外按压以及扩容治疗，早产儿心率达 60 次 /min，心肌缺血缺氧有改善，可以停止胸外按压，继续正压通气，并观察心率和血氧饱和度变化。

（2）实施操作：继续正压通气，同时注意血氧饱和度仪显示的心率和血氧饱和度数值。

案例 10-11-21

在继续正压通气措施下，早产儿心率继续升高至 100 次 /min，血氧饱和度 78%。

问题：

8. 如何继续操作？

---

8. 根据心率和血氧饱和度值决定操作

（1）评估和分析：早产儿心率继续升高已经达到 100 次 /min，可以停止正压通气，观察早产儿是否有自主呼吸、肌张力是否恢复，因为，血氧饱和度没有达到正常（此时早产儿出生 5min 左右，血氧饱和度目标值应在 80%~85%），需继续给予正压通气或常压给氧，至血氧饱和度达 85%~95% 时，停止吸氧，继续监测心率和血氧饱和度变化，是否能维持心率 100 次 /min 以上、血氧饱和度维持在 85%~95% 之间。

（2）实施操作：早产儿复苏成功，因体重低、早产，儿科医生医嘱转入 NICU 继续监测和治疗，巡台助产士按照转运要求将早产儿转入 NICU。转运之前儿科医生向产妇交代早产儿复苏情况。

小结：早产儿复苏需根据孕周、胎儿数量做好复苏物品数量和人员数量准备。新生儿出生前，复苏人员选出指挥者，开简短的会议讨论高危因素和做好任务分工。喉镜镜片、气管插管型号、复苏面罩等按照早产儿准备。连接好氧气，氧气浓度调节到 21%~30% 之间，注意调节室温和辐射台温度，做好保暖。

早产儿娩出后，立即进行初步评估，根据评估结果进行复苏。如果羊水有粪染且早产儿没有活力，需立即气管插管下清理气道。完成擦干、触觉刺激后评估呼吸和心率情况。根据呼吸和心率评估结果继续操作。没有呼吸或喘息或心率 <100 次 /min 时，开始正压通气 30s，之后评估心率。得到的心率数值有 3 种情况：①心率≥100 次 /min，继续监测是否有自主呼吸、肌张力等，有自主呼吸、肌张力恢复，新生儿复苏成功，继续监测血氧饱和度和复苏后护理。②心率在 60~99 次 /min 之间，开始矫正通气步骤，之后正压通气 30s 再评估心率。③心率 <60 次 /min 时，开始气管插管下正压通气和胸外按压 45~60s，同时提高氧浓度到 100%，之后评估心率。心率仍 <60 次 /min，给予肾上腺素，继续正压通气和胸外按压至心率 >60 次 /min（有扩容指征时给予扩容治疗）。心率 >60 次 /min，停止胸外按压，继续正压通气；心率≥100 次 /min 时，观察是否有自主呼吸、肌张力和血氧饱和度，有自主呼吸、肌张力恢复给予拔出气管插管。早产儿拔出气管插管后没有大声啼哭，可以给予触觉刺激诱发哭声。观察血氧饱和度，没有达到目标值时，可以常压给氧，达到目标值后停止吸氧。复苏成功后给予复苏后护理或遵医嘱转入 NICU 继续治疗和护理。

知识拓展

脐静脉置管

1. 操作者打开脐静脉导管包，戴无菌手套，消毒脐带和脐带周围皮肤。

2. 用丝线在脐带根部打一个松松的结，以备脐带剪断以后出血时止血使用。

3. 用生理盐水将脐静脉导管注满，连接三通和 5ml 注射器。关闭连接导管的三通防止液体流失和空气进入。

4. 保留脐带长度 1~2cm，要垂直切断脐带。

5. 将导管插入脐静脉（脐带有 2 条脐动脉、1 条脐静脉。脐静脉是一个管腔大、壁薄的血管），插入深度 2~4cm（早产儿插入深度要更浅一些），打开导管和注射器之前的三通，轻轻回抽，看到回血才可以开始推入药物。由于复苏是紧急操作，在操作的过程中保持无菌有一定的困难，如果复苏和稳定后，仍需要脐静脉通路，需要拔出导管，在完全无菌的条件下重新置入新的导管。

知识拓展

扩容剂和扩容剂量计算

紧急治疗低血容量的推荐溶液是等渗晶体溶液。可使用的溶液包括：生理盐水和乳酸林格液。扩容剂量按照 10ml/kg 计算。

四、一例濒死儿的复苏

学习目标

完成本内容学习后，学生将能够：
1. 复述濒死儿复苏流程。
2. 列出濒死儿的复苏步骤。
3. 结合病例解释濒死儿的处理要点。
4. 应用模拟病例演练，演示濒死儿复苏流程要点。

案例 10-11-22

急诊室一名孕 38 周产妇，规律宫缩 5h，到急诊就诊，突然破水，主诉有东西从阴道内脱出，护士紧急查看，发现产妇发生脐带脱垂，医生立即戴手套试图还纳没有成功，胎心迅速减慢至 50~80 次 /min。立即口头医嘱做术前准备送手术室紧急剖宫产。急诊室护士给手术室打电话，通知手术室立即做好手术准备、新生儿复苏小组做好复苏准备。

问题：

1. 手术室护士和到场的助产士、儿科医生如何准备复苏？

---

1. 所有复苏人员要了解产妇和新生儿情况，准备物品、任务分工

（1）评估与分析：产妇突然发生脐带脱垂，危急胎儿生命，需立即做好手术准备。胎儿宫内缺氧可能会发生严重窒息，准备手术的同时，需做好新生儿复苏准备。

（2）实施操作：手术室护士立即做好手术准备，呼叫儿科医生："手术室有一名脐带脱垂的产妇，胎心减慢至 50~80 次 /min，请儿科复苏小组立刻到手术室"、通知负责处理新生儿的助产士到场。做好复苏物品、药品的准备和检查。根据孕周选择 1 号喉镜镜片，安装测试灯泡是否明亮、打开墙壁氧，氧流量调节到 10~15L/min、选择 3.5 号气管插管备用。其他物品按照复苏物品检查表进行检查，手术室护士将肾上腺素配制成 1 : 10 000，并按照预估的胎儿体重 3 000g 抽好 3ml 肾上腺素备用。两名儿科医生、产科医生、助产士、手术室护士全部到场，一名儿科医生作为指挥，带领上述人员进行讨论，并进行任务分工。

案例 10-11-23

产妇被迅速推到手术室实施剖宫产手术，胎儿娩出后，没有呼吸，全身松软，心跳微弱，皮肤青灰，羊水清。手术医生立即剪断脐带，将新生儿交给台下助产士，复苏小组进行抢救。

问题：

2. 复苏小组如何处理？

---

2. 新生儿出生，立即开始复苏

（1）评估和分析：新生儿无呼吸、肌张力差，儿科医生快速听诊仅有微弱心跳，处于濒死状态。应立即气管插管下正压通气和胸外按压。

（2）实施操作：儿科医生负责指挥复苏，助产士迅速将新生儿放在事先预热的辐射台上，摆正新生儿体位。一名儿科医生立即左手持喉镜进行气管插管，巡台护士将 3.5 号插入导丝的气管导管递给儿科医生，插管完成连接复苏气囊（复苏气囊已经连接好氧气，氧流量 10~15L/min，氧浓度 100%），一名儿科医生进行正压通气、助产士站立于新生儿一侧做胸外按压。手术室护士立即将脉搏氧饱和度仪探头安装在新生儿右手腕上。另一名儿科医生开始为新生儿脐静脉置管。

知识拓展

濒死儿定义

濒死儿是指出生时因窒息处于死亡边缘即"正在死亡的初生儿"，国际上亦称"近死产儿"。这部分新生儿在出生时可能完全没有心跳或仅有几次心跳，但经过有效的新生儿复苏后，至 1min 甚至 5min 能恢复缓慢心跳，此时进行 Apgar 评分可能得分，即通常所说的 Apgar 0~1 分。

知识拓展

濒死儿复苏顺序

气管插管正压通气是濒死儿复苏的关键措施，出生后即刻由技术熟练的复苏者完成气管插管，然后迅速开始正压通气，并配合胸外按压。与通常的新生儿复苏相比，常规地清理气道、擦干、触觉刺激等操作均需暂缓。正压通气和胸外按压同时进行，全过程操作完成时间越短，复苏成功率越高，一般勿超过 30s。此外，助手迅速行脐静脉置管以便给药。

案例 10-11-24

儿科医生保持正压通气频率在 60~80 次 /min，氧浓度 100%；助产士保持胸外按压频率在 120~140 次 /min，不间断操作 1min。之后评估心率 40 次 /min，仍无呼吸，肌张力差，对刺激无反应，1min Apgar 评分 1 分（心率 1 分），脉氧饱和度 50%。

问题：

3. 依据评断结果如何进行下一步操作？

---

3. 新生儿处于濒死状态，所有复苏的人按照分工开始复苏

（1）评估和分析：经过持续的胸外按压和正压通气，新生儿心率为 40 次 /min，血氧饱和度 50%，仍需继续纯氧正压通气和胸外按压，并需要应用肾上腺素。

（2）实施操作：估计新生儿体重 3 000g 左右，儿科医生口头医嘱“应用 1∶10 000 肾上腺素 0.9ml，脐静脉给药”，巡台手术室护士用 1ml 注射器抽好药物从脐静脉导管快速推入，并用生理盐水 1ml 冲管。儿科医生和助产士继续纯氧正压通气和胸外按压，按压和呼吸比例恢复到 3∶1，每分钟 90 次按压和 30 次通气，观察脉搏血氧饱和度仪显示的数值变化。

案例 10-11-25

继续正压通气和胸外按压，出生后 3min，新生儿仍无呼吸，心率 70 次 /min，肌张力及肤色有所恢复，3min Apgar 评分 3 分（心率 1 分，肌张力 1 分，肤色 1 分），脉氧饱和度 65%。

问题：

4. 下一步如何进行？

---

4. 新生儿情况有好转，心率、血氧饱和度仍低，应继续复苏

（1）评估与分析：通过持续有效的正压通气和胸外按压，应用肾上腺素，新生儿心率有所提高，但未达到 100 次 /min 以上，脉氧饱和度也未达到目标值，可停止胸外按压，继续正压通气，氧流量调节到 10L/min，氧浓度 100%。

（2）实施操作：助产士停止胸外按压，儿科医生继续纯氧正压通气。

案例 10-11-26

经过继续正压通气，出生后 5min，新生儿开始出现自主呼吸，但不规则，心率 90 次 /min，5min Apgar 评分 6 分（呼吸 1 分，心率 1 分，肌张力 1 分，反应 1 分，肤色 2 分），血氧饱和度 80%。

问题：

5. 下一步如何操作？

---

5. 新生儿心率仍低，应继续复苏

（1）评估与分析：开始出现不规则的自主呼吸，心率有所升高，但未达到 100 次 /min 以上，脉氧饱和度刚达到目标值，还要继续正压通气，可适当降低给氧浓度。

（2）实施操作：儿科医生继续正压通气，氧浓度降至 80%，监测心率和脉氧饱和度的变化。

案例 10-11-27

经过继续正压通气，出生后 8min，新生儿自主呼吸规则，心率 110 次 /min，脉氧饱和度 90%。

问题：

6. 下一步如何操作？

---

6. 新生儿心率上升，血氧饱和度仍低，继续给予措施提高氧饱和度

（1）评估与分析：自主呼吸规则，心率达到 100 次 /min 以上，脉氧饱和度达到目标值，可以拔出气管导管，停止正压通气，继续降低氧浓度，给予面罩或鼻导管给氧。

（2）实施操作：停止正压通气，面罩或鼻导管给氧，氧浓度 60%，监测呼吸、心率和脉氧饱和度的变化。

案例 10-11-28

出生后 10min，新生儿有哭声，自主呼吸规则，心率 110~120 次 /min，对刺激有反应，肌张力略低，10min Apgar 评分 9 分（呼吸 2 分，心率 2 分，肌张力 1 分，反应 2 分，肤色 2 分），脉氧饱和度为 95%。

问题：

7. 下一步如何操作？

---

7. 新生儿情况好转，需要继续监测生命体征

（1）评估与分析：自主呼吸好，心率稳定，脉氧饱和度达到目标值，复苏成功。由于新生儿经过复苏，可能存在其他问题，如酸中毒等，可将新生儿转至 NICU 继续治疗和监护。

（2）实施操作：手术室护士联系 NICU 做好接新生儿的准备，在鼻导管给氧下（氧浓度 40%），儿科医生和助产士应用预热的转运暖箱将新生儿转至 NICU。儿科医生向新生儿家属交代复苏结果和后续治疗。

知识拓展

新生儿复苏后处理

复苏后治疗包括：生命体征监测，继续进行适当的呼吸和循环支持，防治神经系统并发症等。初始治疗和长期目标包括：①在恢复有效循环后优化心肺功能和保证重要器官灌注。②维持内环境稳定，包括血气、血糖、电解质，纠正代谢性酸中毒。③适当控制体温（包括亚低温），加强脑功能的监测，防治缺氧缺血性脑病。④评估和治疗多器官功能障碍，避免不良结局。

第十二节 一例正常分娩产后产妇护理及管理

学习目标

完成本内容学习后，学生将能：

1. 了解产后2h内产妇及新生儿如何观察及护理。
2. 复述产妇转入母婴病房后的观察要点。
3. 复述新生儿转入母婴病房后的观察要点。
4. 学会进行母乳喂养指导。

案例10-12-1

产妇29岁，孕1产0，孕39周临产入院。入院次日晚18:00时行会阴侧切术，正常分娩一女婴，体重3 600g，产时出血200ml，会阴伤口皮内缝合。

问题：

1. 产妇及新生儿产后2h内如何观察及护理？

---

1. 该产妇产后2h即第四产程的观察及护理 产妇产后2h内极易发生严重并发症，如产后出血、产后心衰、产后子痫等，故产后15min、30min、1h、2h应严密观察生命体征、子宫收缩情况及阴道出血量，注意宫底高度及膀胱是否充盈。

分娩后，立即皮肤接触及母乳喂养：皮肤接触能够维持婴儿血糖水平稳定，稳定婴儿状态，促进母乳喂养的成功，婴儿与母亲联结更紧密互动更多。皮肤接触宜早不宜迟。

将预热好的大毛巾放于母亲胸腹部，新生儿出生后放于大毛巾上，立即擦干，擦干时间为20~30s，延迟至脐动脉搏动消失后断脐，移开湿毛巾以便新生儿与母亲裸露的腹部直接接触，新生儿的头放在产妇双侧乳房之间，脸偏向一侧，伸展手臂和腿，注意保温，用另一块预热过的干净的毯子覆盖，但不要包裹新生儿，用一顶干燥的帽子戴在新生儿的头上，产妇用一只手托住新生儿臀部，另一只手放于其背部，持续皮肤接触 90min，并尽早启动母乳喂养。

研究表明，新生儿在出生后 2h 内非常敏感，出生后立即皮肤接触可以促进新生儿出现以下行为：3min 以后唤醒，8min 以后活动，35min 后爬行，45min 以后通过舔、触摸、按摩妈妈的乳房之后，婴儿对妈妈越来越熟悉，1h 左右婴儿正确地贴到乳头上，出现吸吮母乳，1.5~2h，自然分娩的婴儿由于出生花费大量体力，开始进入睡眠休息的状态。

案例 10-12-2

产妇在产房观察 2h，T 37℃，P 70 次 /min，R 18 次 /min，BP 120/75mmHg，子宫收缩好，宫底脐下二指，产后 2h 阴道出血 30ml，产妇未诉不适，新生儿状态好，产妇和新生儿同时转入母婴病房。

问题：

2. 产妇转入母婴病房后的观察护理要点有哪些？
3. 新生儿转入母婴病房后的观察护理要点有哪些？
4. 如何进行母乳喂养指导？

---

2. 产妇转入母婴病房后的观察要点 观察产妇的生命体征、子宫收缩及恶露和症状表现；评估乳房情况，有无乳头平坦、内陷及乳头皲裂，乳汁的质和量；评估母乳喂养是否有效；膀胱充盈程度及排尿情况；会阴伤口情况；产后活动；产妇心理状态及社会支持。

（1）生命体征：产妇回到病房 2h 内每小时测量血压、脉搏、呼吸，若有异常及时通知医生，避免失血性休克。每天测量体温，若体温超过 38℃，查找原因，并向医生汇报。

（2）子宫收缩及恶露：产妇回到病房 2h 内要密切观察其子宫的收缩情况、阴道出血量和会阴部伤口的出血量，每小时对其进行 1 次宫底按摩，促进子宫收缩，观察是否硬且呈球形，并记录宫底高度。若发现产妇出现阴道出血量明显增加及时通知医生并配合抢救。

每天观察恶露的量、颜色和气味。红色恶露增多且持续时间延长应考虑子宫复旧不全，应及时给予收缩子宫的药物；若合并感染，恶露有臭味且子宫有压痛，应遵医嘱给予广谱抗生素控制感染。

（3）症状：若产妇出现面色苍白、出冷汗，主诉口渴、心慌、头晕，畏寒、寒战、表情淡漠、呼吸急促甚至烦躁不安、转入昏迷，可考虑其发生了产后出血，应立即通知医生查体并配合医生对其进行抢救。

（4）乳房及哺乳情况：评估乳房情况，观察有无乳头平坦、内陷及乳头皲裂，观察乳汁的质和量，并协助哺乳。

1）平坦及凹陷乳头护理：有些产妇的乳头凹陷，一旦受到刺激，乳头呈扁平或向内回缩，婴儿很难吸吮到乳头，可指导产妇做乳头伸展和乳头牵拉。①乳头伸展练习：将两示指平行放在乳头两侧，慢慢地由乳头向两侧外方拉开，牵拉乳晕皮肤及皮下组织，使乳头向外突出。接着将两示指分别放在乳头上侧和下侧，将乳头向上、向下纵形拉开。此练习重复多次，做满 15min，每天 2 次。②乳头牵拉练习：用一只手托乳房，另一只手的拇指和中、示指抓住乳头向外牵拉重复10~20次，每天2次。另外，指导孕妇从妊娠7个月起佩戴乳头罩，对乳头周围组织起到稳定作用。柔和的压力可使内陷的乳头外翻，乳头经乳头罩中央小孔保持持续突起。指导产妇改变多种喂奶的姿势和使用假乳套以利婴儿含住乳头，也可利用吸乳器进行吸引。在婴儿饥饿时可先吸吮平坦一侧，因此时婴儿吸吮力强，容易吸住乳头和大部分乳晕。

2）乳房胀痛护理：观察是正常乳胀还是病理性乳胀。可用以下方法缓解：①早期频繁哺乳，按饥饿信号需求哺乳，最好的衔接含乳以及不限频率或时长的哺乳。②保暖。当排乳反射受损或缓慢时，保暖可以提高催产素的作用。③哺乳前软化乳晕，有助于达到最佳含乳，如果乳晕水肿明显，轻柔按摩让乳头的组织液减少，帮助乳晕形成，提高乳汁流出量。也可以使用反向施压软化法。④冷疗法。让血管收缩和抑制细胞代谢降低炎症反应，减轻疼痛和水肿，可以使用冰袋、凝胶包、蔬菜、冷冻过的湿毛巾。⑤挤乳。减少乳汁生成抑制素的累积，降低腺泡压力，缓解淋巴及其引流的阻力，降低乳腺炎风险，减轻母亲疼痛。

3）乳腺炎护理：一般产后2~3周是高峰期。持续喂两侧乳房，哺乳时先喂患侧乳房，因饥饿时婴儿的吸吮力强，有利于吸通乳腺管。每次哺乳时应充分吸空乳汁，同时增加哺乳的次数，每次哺乳至少20min。如果乳汁排出不畅可在哺乳前热敷。哺乳间歇使用温热湿包或冷冻甘蓝叶敷在乳房，会感到舒适。哺乳后尽量卧床休息，增加液体摄入，饮食要清淡。若病情严重，需药物及手术治疗。

4）乳头皲裂护理：轻者可继续哺乳。乳头皲裂多是由于婴儿含接姿势不正确导致，注意确保含接姿势的正确。哺乳时产妇取舒适的姿势，哺乳前湿热敷乳房3~5min，挤出少许乳汁使乳晕变软，让乳头和大部分乳晕含吮在婴儿口中。哺乳后，挤出少许乳汁涂在乳头和乳晕上，短暂暴露使乳头干燥，因乳汁具有抑菌作用，且含丰富蛋白质，能起到修复表皮的作用。若无乳汁，可使用乳头修复霜。疼痛严重者，可用吸乳器吸出喂给新生儿或用乳头保护罩间接哺乳。

（5）膀胱充盈程度及排尿情况：产后尿潴留是产褥期常见并发症，主要表现为阴道分娩后或剖宫产术后拔除尿管后不能自行排尿，导致膀胱尿液潴留。产后6h以上不能自行排尿或排尿甚少，残余尿量>100ml，即可确定发生尿潴留。产后尿潴留会影响子宫收缩导致产后出血增多，延长住院时间，给产妇增加痛苦，同时也是造成产褥期泌尿系感染的重要因素。研究结果显示，若只给予常规护理，产后尿潴留发生率可达约18%。

产妇返回病房后，即询问产妇产后排尿情况，测量残余尿量，评估膀胱充盈程度，鼓励产妇进食水后尽早自行排尿。排尿后再次测量残余尿量，评估膀胱充盈程度。若产后4h未排尿或第1次排尿尿量少，都应再次评估膀胱的充盈情况。若出现排尿困难，首先要解除产妇担心排尿引起疼痛的顾虑，鼓励产妇坐起排尿，必要时可协助其排尿：①打开水龙头，让产妇听流水声，刺激排尿。②用热水熏洗外阴或用温开水冲洗尿道外口周围诱导排尿；热敷下腹部、按摩膀胱刺激膀胱肌收缩。③针刺关元、气海、三阴交、阴陵泉等穴位促其排尿。若上述方法均无效，应遵医嘱给予导尿。

（6）会阴伤口情况：每天观察伤口周围有无渗血、血肿、红肿、硬结及分泌物，并嘱产妇健侧卧位，若伤口异常及时通知医生进行处理。每天用0.5‰碘伏溶液进行两次会阴擦洗，擦洗的原则为由上到下、从内到外，会阴切口单独擦洗。嘱产妇每次大小便后用温水清洗会阴，保持会阴部清洁，预防感染。会阴切口疼痛剧烈或产妇有肛门坠胀感应及时报告医生，以排除阴道壁及会阴部血肿。

（7）产后活动：产后产妇应尽早开始适宜活动，促进子宫收缩，预防下肢静脉血栓形成。自然分娩产妇回到病房后，尽早进食水，补充能量，即可由家属陪同下床轻微活动，产后第 2 日可在室内随意走动，按时做产后健身操。由于产妇产后盆底肌松弛，应避免负重劳动或蹲位活动，以防止子宫脱垂。

（8）产妇心理状态及社会支持：产妇在产后 2~3d 内发生轻度或中度的情绪反应称为产后压抑。产后压抑的发生可能与产妇体内的雌、孕激素水平的急剧下降、产后的心理压力及疲劳等因素有关，因此要注意评估产妇的心理状态。①产妇对分娩经历的感受：产妇在分娩过程中的感受直接影响产后母亲角色的获得。②产妇的自我形象：产妇孕期不适、形体的恢复等均影响其对孩子的接纳。③母亲的行为：评估母亲的行为是否属于适应性行为：母亲能满足孩子的需要并表现出喜悦，积极有效地锻炼身体，学习护理孩子的知识和技能为适应性行为；相反，母亲不愿接触孩子，不亲自喂养孩子，不护理孩子或表现出不悦、不愿交流，食欲差等为不适应性行为。④产妇对孩子行为的看法：评估母亲是否认为孩子吃得好，睡得好又少哭就是好孩子，因而自己是个好母亲；而常啼哭，哺乳困难，常常需要换尿布的孩子是坏孩子，因而自己是一个坏母亲，母亲能正确理解孩子的行为将有利于建立良好的母子关系。⑤其他影响因素：研究表明，产妇的年龄、健康状况、社会支持系统、经济状况、性格特征、文化背景等因素影响产妇的产后心理状态。

若产妇出现产后压抑，应帮助其寻求更好的社会支持。良好的家庭氛围有助于家庭各成员角色的获得，也有助于建立多种亲情关系。产妇的丈夫等家庭成员在关心婴儿的同时不可忽略对产妇的关心，要给予产妇充分的肯定、支持和鼓励。

3. 新生儿转入产后病房后的观察要点 观察婴儿啼哭、皮肤和尿便情况。每小时巡视病房，观察并记录新生儿情况。

（1）观察啼哭：正常新生儿的哭声洪亮有力。胎头吸引娩出者，哭声软弱无力；颅内出血者，哭声有脑性尖叫；肺炎患儿哭声无力，口周发绀，呼吸急促；有疼痛或刺激，暴发性高声尖叫；腹痛腹胀患儿，阵发性哭声尖锐。不哭不闹、不吃奶者，多为重症表现。

（2）观察皮肤：①观察肤色。贫血或末梢循环不良者皮肤苍白，心功能不全和周围循环衰竭周皮肤灰暗，青紫则是缺氧。②观察黄疸。生后 2~3d 出现生理性黄疸，7~14d 消失。若婴儿出生不满 24h，观察面部皮肤是否黄染，若婴儿出生 >24h，观察手掌和脚底皮肤是否黄染，若黄染则是重度黄疸，须给予母乳喂养，并通知儿科医生处理。③观察感染。新生儿皮肤易擦伤引起感染。观察颈部、腋窝、腹股沟、脐部等处，是否有皮肤发红、硬结、排脓等感染表现，若有则及时通知儿科医生处理。臀红可涂鞣酸软膏，要勤换尿布，勤洗臀部。每天观察脐带情况，若有感染，用 75% 酒精消毒。

（3）观察尿便：观察有无腹胀，是否泌尿系畸形。新生儿胎便为墨绿色，黏稠无臭，随奶水摄入逐渐成棕色、黄色。多次黄色稀水样大便多为消化不良。灰白色可能先天性胆道闭锁。母乳喂养的新生儿小便次数在出生 1 周内，基本上与出生天数相同，1 周以后，每天小便次数平均 6~7 次以上。

（4）观察体重：婴儿出生 48h 内体重下降应 <10%，每天床旁给新生儿称体重，计算与出生体重下降的百分比。当超过 7%，应引起警惕，评估产妇奶量，鼓励勤哺乳，评估是否存

在入量不足；当超过 10%，及时通知儿科医生，查找原因，遵医嘱给予相应措施。

4. 进行母乳喂养指导

（1）产妇回到病房后，为其讲母乳喂养相关知识，给予母乳喂养指导，树立母乳喂养信心。

在新生儿娩出 1h 内责任护士协助产妇进行早接触、早吸吮、早开奶，保证按需哺乳，帮助产妇学会正确的哺乳姿势、新生儿含接姿势、乳房护理方法、吸奶器的使用等。并告知产妇母乳喂养好处、分娩后皮肤接触及早开奶的重要性、母婴同室重要性、按需哺乳重要性、挤奶的目的和技巧、如何需要帮助等，帮助产妇树立母乳喂养信心。

（2）母乳喂养的 3 个关键时期：①新生儿出生后 60min 内开始母乳喂养，应尽早吸吮母亲乳房，频繁的吸吮一方面促进母亲乳汁早分泌，婴儿可以吃到初乳，另一方面可以帮助新生儿胃肠道正常菌群的建立。②出生至 6 个月纯母乳喂养。③6 个月后添加适当的辅助食品，同时继续母乳喂养至 24 个月。

（3）乳房结构：①乳房由皮肤、乳腺组织、结缔组织和起到保护作用的脂肪组织构成。②乳房腺体：乳房腺体由腺叶、腺小叶、腺泡组成，是乳房最主要的部分，其主要功能是乳汁的分泌和储藏。③输乳管：以乳头为中心呈放射状排列，汇集于乳晕，开口于乳头（图 10–9）。

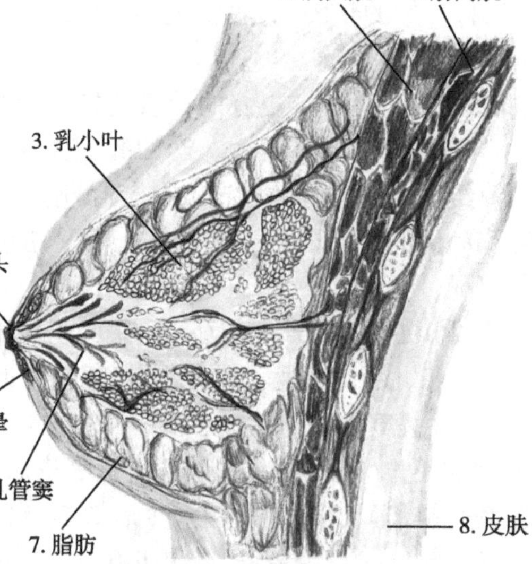

图 10–9 乳房结构

（4）正确的哺乳姿势：①母亲喂哺婴儿时体位要舒适，肌肉放松，可采取坐位或侧卧位，取坐位时座椅有靠背。②婴儿应紧贴母亲身体，胸贴胸，腹贴腹。③婴儿身体与母亲身体应成一直线。④鼻子对着乳头，下颌贴乳房。⑤如是新生儿，母亲不只托他的头及肩部，还应托着他的臀部。

（5）婴儿正确的含接姿势：包括七个要点。①婴儿下颌贴在乳房上。②嘴张得很大。③将乳头及大部分乳晕含在嘴中。④下唇向外翻。⑤面颊鼓起呈圆形。⑥婴儿嘴上方的乳晕比下方多。⑦婴儿慢而深地吸吮，有时突然暂时停止。

呈“C”字型托乳：示指支撑着乳房基底部，靠在乳房下的胸壁上；大拇指放在乳房的上方；两个手指可以轻压乳房，改善乳房形态，使婴儿容易含接；托乳房的手不要在太靠近乳头。如果母亲的乳房大而且下垂，用手托住乳房可帮助乳汁流出。如果母亲的乳房小而且高，在喂奶时手不需要总托住乳房。哺乳时母亲先用乳头触及婴儿的口周围，使婴儿建立觅食反射，当婴儿的口张到足够大时，将乳头和大部分乳晕含在婴儿嘴中。

（6）判断婴儿摄入足够母乳：①两次喂奶之间婴儿很满足、安静。②出生4d后每24h 5~6块尿布，每24h 2~5次排便，每天平均10~12次哺喂。③婴儿体重的增加：出生后体重减轻，7~10d恢复到出生时体重，第1个月每周增加150g，出生后6个月内的婴儿增长体重不应少于每月500g，一岁时体重是出生时的3倍。

（7）识别婴儿饥饿的要点：①婴儿张开嘴，寻找乳房。②发出吸吮动作或响声，咂嘴唇、伸舌头。③吃手、快速眼动。④烦躁、哭闹。

（8）保证母亲有充足的乳汁：①勤吸吮是最有效的催奶办法，保持夜间哺乳。②尝试更换哺乳姿势，保证正确的哺乳和含接姿势，哺乳频率：每天10~12次。③如果吸吮不力，用好的吸乳器增加吸乳频率，促进乳汁分泌。④母亲多休息，补充水分。⑤信心很重要，不要着急、焦虑，保持心情舒畅。⑥适当在喂奶前增加热饮和汤类，合理营养膳食。⑦辅助哺乳工具将吸出母乳喂给新生儿，不用奶瓶。

（9）挤奶的目的和技巧

1）目的：缓解奶胀；去除乳管堵塞或乳汁淤积；母婴分离，在母亲工作或外出时，母亲或新生儿生病时，保持泌乳；早产儿、低体重儿、没有吸吮能力时。

2）技巧：①彻底洗净双手。②坐或站均可，以自己感到舒适为准。③刺激射乳反射。④将容器靠近乳房。⑤用拇指及示指向胸壁方向轻轻下压，不可以压得太深，否则将引起乳导管堵塞。⑥压力应作用在拇指及示指间乳晕下方的乳房组织上，也就是说，必须压在乳晕下方的乳窦上。⑦反复一压一放，本操作不应引起疼痛，否则方法不正确。⑧依各个方向按照同样方法压乳晕，要做到使乳房内每一个乳窦的乳汁都被挤出。⑨不要挤压乳头，因为压或按乳头不会出奶。⑩一侧乳房至少挤压3~5min，待乳汁少了，就可挤压另一侧乳房，如此反复数次，持续20~30min。

（10）乳房按摩：柔和的乳房按摩能够促进催产素和催乳素的分泌，有利于刺激喷乳反射，增加乳汁分泌。乳房按摩还有助于防止乳房肿胀和乳腺炎，改善乳汁淤积，消除肿块。对于乳头扁平和凹陷的妈妈，乳房按摩可以帮助婴儿衔乳，减少乳头疼痛等问题的发生。如果没有吸奶器，急需时也可配合乳房按摩用手挤奶。

（11）哺乳后注意事项：①乳头移开。如果在哺乳结束时，婴儿已经睡着，不可以生硬地把乳头拉出，这时，应轻压婴儿颏部，让婴儿松口，乳头自然就会滑脱。②拍嗝。喂过奶之后，最好竖着抱起婴儿，从下往上拍后背，待婴儿打嗝后将其放下平躺。③排空剩余乳汁。每次喂奶之后，为减少乳汁淤积，妈妈应将乳房排空，这样可以有效地预防乳腺炎，还可以促进乳汁分泌。

案例10-12-3

产妇转入病房后，护士评估乳汁少，协助其进行母乳喂养，新生儿含接吸吮好。产后4h产妇自行排尿，测残余尿量352ml，嘱其继续排尿，产后5.5h产妇再次自行排尿，测残余尿量298ml，产后6h再次排尿，测残余尿量256ml，主诉仍有尿意。产后24h，新生儿吸吮8次，每次吸吮时间10~20min。护士巡视病房时，产妇紧张地询问婴儿阴道口处白色物质是否有异常，纸尿裤上有浅红色物质，认为是婴儿尿中有血。

问题：

5. 该产妇可能存在的护理诊断/合作性问题有哪些？

---

5. 可能存在的护理诊断/合作性问题

（1）尿潴留　与产时损伤、活动减少有关。产妇数次排尿后残余尿量均较多，且主诉仍有尿意，说明膀胱功能产时受到损伤，发生尿潴留。应通知医生，遵医嘱进行留置导尿。

（2）母乳喂养无效　与母乳供给不足或喂养技能不熟有关。有效的母乳喂养应按需哺乳，保证每24h哺乳10次以上，每次哺乳20~30min，产后产妇无乳汁，新生儿24h只吸吮了8次，每次吸吮时间10~20min，说明产妇尚未熟练掌握喂养技能，存在母乳喂养无效的情况。应对产妇进行进一步的哺乳喂养指导，增加哺乳时间及次数，帮助产妇增加乳汁分泌，促进母乳喂养的成功。

（3）知识缺乏：缺乏新生儿护理相关知识。产妇认为婴儿阴道口处白色物质为异常物质，认为纸尿裤上的浅红色物质是婴儿尿中有血，说明产妇缺乏婴儿护理的相关知识，应对产妇进行健康教育，消除产妇疑虑。女婴出生1周内，阴道可有白带及少量血性分泌物，持续1~2d后自然消失，与出生后激素水平的变化有关。婴儿纸尿裤上的浅红色物质为尿酸盐结晶，是摄入水分不足所致，产妇应增加母乳喂养次数，确保婴儿摄入充足。

产后第3天，产妇及婴儿状况好，母乳喂养技能已掌握，遵医嘱给予新生儿随产妇同时出院。

（刘　军）

第十三节　产后出血的护理

一、一例阴道分娩产后出血产妇的围产期护理

学习目标

完成本内容学习后，学生将能：

1. 复述出临产后出血的原因及临床表现和评估要点。
2. 列出产后出血患者的观察要点。
3. 应用护理程序为产后出血的患者制订护理计划。
4. 通过小组模拟演练，演示产后出血的抢救要点。

案例10-13-1

孕妇35岁，停经39周，孕4产0，出现不规律宫缩5h，2h前腹痛加剧，急诊就诊。在急诊观察4h后，宫缩5~6min 1次，持续30s，强度(+)，阴道检查宫颈口扩张2cm，S-2，胎膜未破。送入

产房待产，按新产程标准观察处理产程，10h后产妇宫口开全，胎膜已破，羊水清，指导分娩。

问题：

1. 分娩前需要进行哪些产后出血的高危因素评估？
2. 产程中有哪些护理问题？

知识拓展

产后出血的风险因素

发生产后出血的风险因素，可分为3类：低风险因素、中风险因素及高风险因素。

（1）低风险因素包括：既往无子宫手术史、单胎妊娠、阴道分娩≤4次、无出血性疾病、既往无产后出血史、产程中使用缩宫素时间长、使用硫酸镁的患者。

（2）中度风险因素包括：剖宫产分娩等既往子宫手术史、多胎妊娠、阴道分娩>4次、绒毛膜羊膜炎、既往产后出血史、巨大子宫肌瘤、HELLP综合征不伴凝血功能障碍、接受全身麻醉的患者。

（3）高风险因素包括：前置胎盘或低置胎盘，胎盘植入或穿透，血细胞比容<0.30，血小板计数<100×10^9/L，活动性阴道流血、凝血功能障碍，剖宫产分娩者，产前原发性高血压者、子宫破裂者、早产、HELLP综合征伴凝血功能障碍者。

1. 分娩前要进行产后出血高危因素风险评估 产后出血是导致我国产妇死亡的主要原因，致产后出血的因素诸多，如宫缩乏力、胎盘因素、软产道受损、凝血功能障碍等。根据产后出血高危因素对该产妇进行高危预警风险评估。

（1）健康情况：①高血压疾病、严重贫血等产科并发症使子宫平滑肌层水肿或渗血引起子宫收缩乏力。②子宫肌壁损伤，如剖宫产史、子宫肌瘤剔除术后、子宫穿孔等子宫手术史，或产次过多、急产等均可造成子肌纤维受损。③子宫肌纤维过度伸展，如多胎妊娠、巨大胎儿、羊水过多使子宫肌纤维过度伸展失去弹性。④子宫内膜损伤，如多次人工流产史、宫腔感染等。⑤妊娠并发症所致凝血功能障碍，如重度子痫前期、重度胎盘早剥、羊水栓塞、死胎滞留过久等均可影响凝血功能，造成的产后出血常为难以控制的大量出血，引起弥散性血管内凝血。

（2）健康史：包括本次妊娠情况、既往病史及婚育史。孕前是否存在出血性疾病、重症肝炎、子宫壁损伤史等。孕妇既往生育史、人工流产史等。妊娠期高血压疾病、前置胎盘、多胎妊娠、羊水过多等；产妇分娩期精神状态是否过度紧张、有无体力过度消耗、产程时间等。

（3）专科评估：①子宫收缩。根据产程进展，评估子宫收缩的持续时间、间隔时间及宫缩强度。②胎心情况。评估胎心的频率、规律及子宫收缩前后的胎心变异情况。③子宫口扩张及胎先露下降情况。评估宫口扩张与先露下降的速度和程度，观察产程进展情况。④胎膜破裂。胎膜未破时，阴道检查可触及前羊水囊，如胎膜已破，推动胎先露可见羊水流出。

（4）心理社会状况：评估孕妇对分娩过程的了解程度，孕妇为高龄妊娠，因既往出现2次自然流产史，担心本次妊娠结局，较为焦虑。

2. 产程中护理问题

（1）分娩疼痛　与逐渐增强的子宫收缩有关。

（2）舒适度减弱　与子宫收缩、膀胱充盈的等因素相关。

（3）潜在并发症：产后出血。

（4）焦虑　与对分娩结局的不确定有关。

案例 10-13-2

评估结果：

孕妇为初产妇，既往体健，无高血压及糖尿病病史。既往有人工流产史及自然流产史，可能发生子宫内膜损伤，有潜在产后出血的风险。因高龄妊娠产妇对分娩过程不了解，比较焦虑。目前子宫收缩 1~2min 1 次，持续 30s，强度（+），胎心率 130~146 次 /min，血压在 100~110/70~80mmHg，胎膜已破，羊水清。第一产程时间 16h，第一产程采用了自由体位待产、分娩球等非药物镇痛的方法。目前产妇宫口开全，出现排便感，宫缩期间自主使用腹压，助产士给予指导，胎头拨露 2cm × 1cm。

问题：

3. 第一产程中的护理要点有哪些？

4. 如何完成产后出血的高危预警评估？

---

3. 第一产程中的护理要点　监测产妇生命体征，严密观察产程进展合理使用子宫收缩药物，防止产程延长；每 1~2h 观察宫缩 1 次，每小时听胎心 1 次，观察羊水的性状、量及气味。听取产妇主诉，评估宫缩时的疼痛反应，给予自由体位待产、使用分娩球、按摩等针对性的非药物镇痛措施，促进产妇舒适。注意饮食营养补充，防止产妇疲劳。评估产妇心理状态，给予精神上的鼓励与支持，缓解产妇紧张情绪，必要时评估产妇情况给予药物镇痛。满足待产期间的生理需求，给予生活帮助，协助进食、水，鼓励家属陪伴分娩。

4. 产后出血的高危预警评估　评估产妇存在的高危因素，是否体重指数 >30、前次产后出血史、胎盘早剥、前置胎盘、多胎、巨大儿、子宫手术史、产前抗凝治疗以及孕期未接受正规产检者。

案例 10-13-3

产妇宫口开全，在助产士指导下正确使用腹压，1h 后自然分娩一女婴，3 750g，阿氏评分均为 10 分，缩宫素 20U 静脉注射。胎儿娩出后 15min，阴道出现活动性出血，容积法测量约 200ml，随即行人工胎盘剥离术，胎盘剥离后，检查胎盘、胎膜对合完整。阴道仍有活动性出血，伴凝血块，容积法测量 700ml。检查会阴Ⅰ度裂伤，常规缝合伤口。子宫收缩轮廓不清，尤以子宫下段收缩迟缓显著。持续心电监护，子宫按摩，开放两条静脉通路，给予乳酸钠林格 500ml 快速静脉输液，乳酸钠林格 500ml+ 卡络磺钠 80mg 静脉输液，给予欣母沛 250μg 宫颈注射。急查血常规、凝血 5 项及交叉配血试验，留置导尿管。产妇血压波动 98~105/68~75mmHg，心率 98~102 次 /min，呼吸波动在 18~24 次 /min。子宫收缩仍欠佳，活动性出血累计达 1 300ml，遵医嘱申请悬浮红细胞 2U 静脉输入，血浆 400ml 静脉输入。

问题：

5. 产妇可能存在的护理诊断 / 合作性问题有哪些？
6. 预防产后出血的护理措施有哪些？
7. 产后出血护理观察要点与措施有哪些？

---

5. 产妇可能存在的护理诊断 / 合作性问题

（1）潜在并发症：出血性休克。

（2）有感染的危险　与失血后抵抗力降低及宫腔操作有关。

6. 预防产后出血的护理措施

（1）第二产程中：评估有产后出血高危因素的产妇，应建立静脉通道；正确评估产妇会阴条件，掌握会阴切开的指征，助产技术熟练；指导产妇正确使用腹压，使会阴充分扩张，并控制胎儿娩出速度，避免过急、过快；严格执行无菌技术。

（2）第三产程：胎肩娩出后立即静脉注射缩宫素，加强子宫收缩，减少出血；正确处理胎盘娩出，胎盘未剥离前不可牵拉脐带或按摩、挤压子宫，待出现胎盘剥离征象后，及时娩出胎盘。严格检查胎盘、胎膜完整性及是否存在副胎盘，检查软产道有无裂伤、血肿；准确评估出血量。

7. 产后出血护理观察要点与措施　严密观察产妇心率、呼吸频率、血压、平均动脉压、脉搏、血氧饱和度及意识改变等。早期识别出血性休克临床表现。

（1）轻度产后出血（失血 500~1 000ml）无休克表现时，可采取以下措施：①开放静脉通路。②遵医嘱完成各项检验标本的留取。③每 15min 观察并记录脉搏，呼吸频率及血压。

（2）严重产后出血（失血 >1 000ml）且持续出血或有休克表现时，在轻度产后出血措施基础上实施：①保持患者平卧。②保暖。③保持输液、输血管路通畅，快速补充晶体液 250~500ml/h。④给予吸氧。

知识拓展

产后出血性休克的临床分期

基于失血量的产后失血性休克的临床分期：①无休克期：无临床表现，失血比例 <20%、累计失血量 <900ml。②轻度失血性休克：心动过速 <100 次 /min，血压轻度降低，外周血管收缩，失血比例 20%~25%、累计失血量 1 200~1 500ml。③中度失血性休克：心动过速 100~120 次 /min，收缩压 80~100mmHg，烦躁不安，少尿，外周血管收缩失血比例 30%~35%、累计失血量 1 800~2 100ml。④重度失血性休克：心动过速 ≥120 次 /min，收缩压 <60mmHg，意识改变，无尿，失血比例 ≥35%，累计失血量 ≥2 400ml。

案例 10-13-4

血常规结果回报：白细胞计数 13.08×10^9/L，血红蛋白 125g/L，血小板计数 107×10^9/L。凝血检查结果回报：FIB：5.27g/L，D- 二聚体 4.56mg/L。因子宫下段收缩迟缓，仍有活动性出血约 200ml，再次给予欣母沛 250μg 宫颈注射，同时持续进行子宫按摩，捷凝 1g 静脉输入。子宫收缩较前好转，阴道出血量明显减少。心电监护显示血压 105/80mmHg，心率 96 次 /min，尿量约 350ml。观察产妇子宫收缩呈球形，阴道无明显出血。总出血量为 1 500ml。O 型 RH 阳性悬浮红细胞 1U 静脉滴注完毕，无输血反应，一般情况好，持续观察 2h 后，送回病房休养。

问题：

8. 在产后出血的救治方面有哪些注意事项？

9. 助产士在产后出血救治过程中起到哪些作用？

---

8. 产后出血救治的注意事项

（1）产后出血早期，要快速补液进行液体复苏，维持血容量是保证组织灌注、预防及治疗失血性休克最重要的措施；同时，要警惕输液过多导致循环负担过重引起肺水肿，以及稀释性的凝血功能障碍。早期补充晶体液一般不超过 2 000ml，胶体液一般不超过 1 500ml，输液总量一般不超过 3 500ml。输血治疗是抢救严重产后出血非常关键的措施，其目的是提高血红蛋白浓度以保证组织氧供、补充凝血因子纠正凝血功能障碍。我国《产后出血预防与处理指南（2014）》建议：输注红细胞的指征为血红蛋白 <70g/L，如果出血凶险且出血尚未完全控制或继续出血的风险大，可放宽输血指征，维持血红蛋白水平 >80g/L 为宜；输注血浆应维持凝血酶原时间和活化部分凝血活酶时间均 <1.5 倍正常值；输注冷沉淀和纤维蛋白原的目的是维持纤维蛋白原水平 >1g/L。对于需要大量输血的产后出血产妇，我国指南推荐采用“1∶1∶1”输血方案，即红细胞∶血浆∶血小板以 1∶1∶1 的比例输注。

（2）注意宫缩剂的作用及使用量，缩宫素仅能刺激子宫上段收缩，当受体位点饱和后增加药物剂量不起收缩作用，24h 总量应控制在 60U 内。单剂量注射卡贝缩宫素后没有产生足够的子宫收缩，不能重复给予卡贝缩宫素。卡前列素氨丁三醇直接作用于子宫肌层，具有强而持久的刺激子宫平滑剂收缩的作用，总剂量不得超过 2mg（8 次剂量）。前列腺素为强宫缩剂，可引起全子宫协调有力收缩，哮喘、心脏病和青光眼患者禁用，高血压者慎用；其不良反应有暂时性恶心、呕吐、腹泻等。

9. 助产士在产后出血救治过程中的作用

（1）助产士及时发现产后出血，评估出血量和出血情况，立即求助并通知医生，简要说明出血情况，同时实施初步紧急抢救措施。

（2）实施初步急救措施，积极查找出血原因并处理；根据出血量建立静脉通路：①出血 >400ml，可暂时开放一条静脉通路。②如有活动性出血或出血量 >1 000ml，开放两条静脉通路，首先晶体液输入。③给予鼻导管吸氧，必要时面罩吸氧。④严密监测生命体征。⑤体位管理，取平卧位，下肢抬高。⑥保暖。⑦备齐各种急救仪器、设备。

（3）医护配合抢救：积极配合医生抢救，利用现场人力，进行分工定位，做好输液通路管理，准确、及时执行医嘱；监测生命体征变化；准确评估出血量、尿量；及时、准确、完整书写抢救记录。

案例 10-13-5

母婴转回病房后，护士观察子宫收缩呈球形，宫底脐下 1 指，阴道出血约 30ml，无异味。留置导尿管，管路通畅，尿色清，量中。保留两条静脉通路。新生儿一般情况好，各项生命体征稳定。

问题：

10. 病房护士的护理重点有哪些？

---

10. 病房护士的护理重点 病房护士对产妇护理观察重点，包括密切观察子宫收缩、阴道出血及会阴伤口情况，定时测量产妇的血压、脉搏、呼吸和体温。根据产妇精神状况及身体恢复情况，协助进行母婴皮肤接触、早吸吮。通过母乳喂养，可刺激子宫收缩，减少阴道出血。同时积极做好产妇及家属的安慰、解释工作，减轻紧张情绪。大量失血后，产妇抵抗力低下，体质虚弱，要加强生活护理，为其提供帮助，增加产妇的安全感。鼓励产妇进食营养丰富、易消化饮食，多食含铁、蛋白质、维生素丰富的食物。鼓励母乳喂养，做好母乳喂养健康教育与指导。

产后 24h 后，拔除导尿管，产妇自解小便顺畅，离床活动后无不适主诉。子宫收缩呈球形，宫底脐下 2 指，阴道出血约 10ml。遵医嘱给予抗感染治疗。产后恢复好，第 4 日与新生儿一同出院。

（宋丽莉）

二、一例剖宫产术后产后出血产妇的围产期护理

学习目标

完成本内容学习后，学生将能：

1. 复述出剖宫产术后出血的急救要点。
2. 列出剖宫产术后出血量的评估要点。
3. 结合病例解释对患者的观察要点。
4. 通过小组模拟演练，演示产后出血的抢救要点。

案例 10-13-6

孕妇 34 岁，停经 37^{+1} 周，中央性前置胎盘，阴道出血约 50ml，急诊因“孕 3 产 1 孕 37^{+1} 周头位，中央性前置胎盘，剖宫产再孕”收入院。

问题：

1. 需要进行哪些进一步检查与评估？

---

1. 评估孕期检查中存在的高危风险因素

（1）健康情况：①产妇剖宫产史，造成子宫肌壁损伤，有发生产后出血的危险。②中央性前置胎盘，与多次流产及刮宫、产褥感染、剖宫产、子宫手术史、盆腔炎等子宫内膜损伤因素有关。有胎盘粘连的可能，发生产后出血危险。

（2）健康史：包括本次妊娠情况、既往病史及婚育史。评估本次妊娠是否顺利，是否出现无痛性、无诱因性阴道出血，各项检查有无异常，妊娠期间是否出现其他症状以及有无特殊用药等。评估孕妇既往有无慢性高血压疾病，慢性肾病及其他风湿免疫病等。评估孕妇既往生育史，经产妇需要评估既往妊娠是否顺利以及妊娠结局。

（3）心理社会状况：孕妇为剖宫产再孕，本次妊娠期诊断中央性前置胎盘，孕期无腹痛，有少量阴道出血住院保胎治疗经历。对胎儿生长状况及分娩情况较为担心。护理评估了解产妇及家属对本次妊娠及分娩方式、胎儿预后的焦虑程度。

案例 10-13-7

评估结果：

孕妇为经产妇，于2016年因“漏斗骨盆”行子宫下段横切口剖宫产术分娩一女婴，3 150g，体健，手术顺利，术后恢复好。既往体健，无高血压及糖尿病病史。产妇孕期B超提示，胎盘前壁，较厚处约5.6cm，下缘超越宫颈内口5.5cm，局部与肌层分界欠清，提示单活胎，头位，中央性前置胎盘（局部粘连不除外）。孕31周因有少量阴道活动性出血，住院保胎治疗，使用地塞米松促胎肺成熟，1周后出院。

目前胎心、胎动好，无子宫收缩，子宫松弛好，阴道有活动性出血，色鲜红，称重法约250ml，孕妇自感伴腹部下坠感，无明显腹痛，无阴道流液。入院后给予开放两条静脉，卡络磺钠止血治疗。持续胎心监护。监测BP 100~120/80~90mmHg，P 76~88次/min，无不适主诉。医生为孕妇开出以下检查：血常规、凝血功能检查及交叉备血。拟行急诊剖宫产手术。

结果回报：Hb 124g/L，HCT 34.90%，RBC 94×10^{12}/L。

问题：

2. 目前孕妇可能主要的医疗诊断是什么？
3. 下一步的治疗原则是什么？
4. 如何进行进一步处理？

---

2. 孕妇的医疗诊断为中央性前置胎盘

（1）对既往患者有多次刮宫、分娩史，子宫手术史，吸烟或滥用麻醉药物史，或高龄孕妇、双胎等病史，有临床症状及体征、可对前置胎盘的类型做出初步判断。

（2）B型超声辅助检查，可清楚显示子宫壁、胎盘、胎先露部及宫颈的位置，并根据胎盘下缘与宫颈内口的关系确定前置胎盘的类型。B超诊断前置胎盘时要注意妊娠周数，妊娠中期胎盘占据宫壁一半面积，因此胎盘贴近或覆盖宫颈内口的机会较多；妊娠晚期胎盘占据宫壁面积减少到1/3或1/4。子宫下段形成及伸展增加了宫颈内口与胎盘边缘之间的距离，故原似在子宫下段的胎盘可随宫体上移而改变成正常位置胎盘。

（3）产后检查胎盘和胎膜，对产前出血患者产后应仔细检查胎盘胎儿面边缘有无血管断端，可提示有无副胎盘；若前置部位的胎盘母体面有陈旧性黑紫色陈旧血块附着，或膜破距盘边缘距离 7cm，则为前置胎盘。

3. 治疗原则 该产妇目前出现活动性出血，治疗原则为止血、抗感染、适时终止妊娠。

知识拓展

多学科团队合作（MDT）围术期管理

凶险性前置胎盘是指既往有剖宫产史，此次妊娠为前置胎盘，且胎盘附着于子宫的瘢痕处。凶险性前置胎盘患者出血可发生于产前、产时和产后，出血迅速、出血量大，对于凶险性前置胎盘患者临床处理应针对以上情况，组织多学科的团队合作，包括产科、麻醉科、泌尿外科、新生儿科、血液科和重症医学科等是减少并发症的关键；建立静脉通道，准备抢救的设备和血源是保障严重产后出血患者安全的有效措施。同时术前要做好充分的医患沟通，告知术中、术后可能出现的并发症，取得患者和家属的知情同意。

4. 进一步处理 根据阴道出血量、有无休克、妊娠周数、产次、胎位、胎儿是否存活、是否临产及前置胎盘的类型综合做出决定。发现引发产后出血的高危因素，尽早提出应对措施和干预手段，完备术前准备和应急预案。该产妇目前出现活动性出血，进行剖宫产术前准备。

案例 10-13-8

向产妇及家属充分交代病情，告知术中出血、失血性休克、DIC 情况出现的可能，以及可能给予的相关治疗。签署剖宫产术知情同意书。进行剖宫产术前准备，留置导尿管、备皮，与血库沟通，充分备血，送入手术室。

问题：

5. 产妇可能存在的护理诊断 / 合作性问题有哪些？
6. 围术期护理有哪些？
7. 术前要进行哪些护理观察？

---

5. 产妇可能存在的护理诊断 / 合作性问题 产妇目前妊娠 38^{+2} 周，中央性前置胎盘，剖宫产再孕。出现活动性阴道流血约 250ml，给予止血、抗感染治疗、适时终止妊娠，决定手术。手术过程中需要严密观察病情变化。对于产妇目前情况，存在以下护理诊断：

（1）有组织灌注不足的危险 与患者出现大量出血，有效循环血量下降有关。血压下降、脉搏微弱增快等出血性休克症状。

（2）有感染的危险 与阴道流血，胎盘剥离面靠近子宫颈口有关。

（3）焦虑 与担心妊娠不良结局有关。产妇出现阴道出血，对自身及胎儿安危比较担心，出现焦虑情绪。

6. 围术期护理 患者需要立即终止妊娠，围术期护理如下。

（1）给予吸氧、开放静脉、遵医嘱配血，做好输血准备。

（2）监测患者生命体征和胎心率，遵医嘱完成术前准备。

（3）做好患者及家属的安抚工作，减少紧张和焦虑情绪，配合抢救。

7. 术前要进行护理观察的内容

（1）严密观察患者血压、脉搏、呼吸、体温以及胎心率变化。

（2）严密观察患者子宫收缩及放松情况，阴道出血次数、量，观察患者面色。

（3）保证静脉输液管路通畅。

（4）保持导尿管通畅，注意尿色、尿量。

案例 10-13-9

患者入手术室后，给予硬腰联合麻醉，开放两条静脉通路，留置动脉穿刺置管。麻醉满意后，行剖宫产术娩一男婴，3 250g，阿氏评分均为 10 分。胎盘娩出时，不能完全剥离，予人工剥离胎盘，宫颈内口部位胎盘剥离面出血汹涌，给予子宫按摩、卡贝缩宫素静脉注射，欣母沛 250μg 子宫肌层注射。称重法及容积法测量出血量约为 1 500ml。子宫颈口处仍有出血，8 号 Foly 尿管冲入盐水 30ml 压迫于子宫颈内口处压迫止血，出血减少，探查子宫下段无活动性出血后，快速缝合子宫切口，动脉血气 pH 7.359，PCO_2 32.8mmHg，PO_2 164mmHg，BE–7，Hb 88，HCT 26，血清钙 1.01mmol/L，钾 3.7mmol/L，申请悬浮红细胞 400ml，血浆 400ml 输入。探查盆腔无明显渗血，常规逐层关腹，拟 24h 后取出球囊尿管，术中出血约 1 800ml。术中产妇血压在 95~115/65~75mmHg 之间波动，心率 84~98 次 /min，血氧饱和度 96%~99%，患者无头晕、心悸、全身瘙痒、皮疹等不适主诉。血常规结果：白细胞计数 14.34×10^9/L，血红蛋白 106g/L，粒细胞群 97.3%，血细胞比容 0.31，凝血五项：D －二聚体定测定 11.51mg/L，纤维蛋白原定量测定 FIB 2.90g/L。

抢救成功，抢救过程中入量共 3 000ml，晶体液 1 500ml、胶体液 500ml、悬浮红细胞 400ml，血浆 400ml、捷凝 100ml。

问题：

8. 患者进入手术室后护理要点有哪些？

9. 手术过程中如何组织护理力量配合医生抢救？

---

8. 进入手术室后的护理评估要点

（1）在患者进入手术室后，根据手术预案对患者进行术前护理风险评估，准备压疮的体位垫，降低因手术、急救时间长引发压疮的风险。

（2）开放两条有效静脉通路，根据对患者的评估及时给予颈下深静脉穿刺，并做好大量输血准备。

（3）对患者进行心理评估，护士需要与患者主动进行沟通，减轻患者对自己及胎儿状况的担心，降低烦躁、恐惧、焦虑不安等不利于手术顺利进行和术后恢复的负面情绪。

9. 手术过程中组织护理力量配合医生抢救

（1）术前要制订大出血急救预案，备好各种急救药品、物品及仪器，同时做好子宫次全切的手术准备。

（2）专人管理输液通路，保证各条静脉输血、扩容、抢救药物的安全使用。根据失血量、血压及中心静脉压下降程度调整输血、输液量及速度，并密切观察患者呼吸、面色变化，防止输液过快引起肺水肿、急性左心衰竭。

（3）术中严密监测血压、呼吸、心率及血氧饱和度，每 5min 记录 1 次；观察患者意识情况、颜面、口唇、甲床的色泽，皮肤温、湿度；注意足部保暖。观察周围静脉的充盈度及尿量的变化，尿量至少 30ml/h，最好维持在 60ml/h，根据监测结果结合患者出血量判断休克的程度。

（4）输血时必须对库血和扩容液加温，温度控制在 35~38℃，注意患者保暖，预防低体温造成凝血功能障碍。

知识拓展

产后出血量判断

患者的失血速度是反映病情轻重的重要指标，重症的情况主要包括失血速度 >150ml/min；3h 内出血超过血容量的 50%；24h 内出血超过全身血容量。常用严重产后出血预警指标有生命体征、血红蛋白、凝血功能等，单一指标难以对严重产后出血进行早期预警。当出血量达到血容量 20%~30%（1 500 ± ml）时产妇出现轻微休克，临床症状不典型。出血超过 40%（>2 000~2 500ml），病情将迅速恶化。休克指数 = 心率 / 收缩压（mmHg）（正常 <0.5），当休克指数达到 1.5 时，必须立即给血。纤维蛋白原水平可以早期预测严重产后出血，每降低 1g/L，风险增加 2.63 倍；>4g/L，阴性预测值为 79%；<2g/L，阳性预测值为 100%。产后出血早期，由于血管收缩，血红蛋白值不能准确反映实际出血量，血红蛋白每下降 10g/L，失血 400~500ml。

常用的促宫缩药物包括缩宫素、长效缩宫素、麦角新碱、卡前列素氨丁三醇等。尽早使用抗纤溶药物，合理采取手术止血方式，早期液体复苏和及时输血。

案例 10-13-10

患者术后观察，生命体征平稳，子宫收缩呈球形，无明显阴道活动性出血，腹部伤口无渗血，输血完毕后，转回病房休养。现剖宫产术后 3^{+}h，无发热，无皮肤瘙痒等不适症状。查体：T 37.0℃，BP 112/68mmHg，P 72 次 /min，R 18 次 /min，SPO_2 99%，去枕平卧位，神志清楚，皮肤黏膜红润，无红疹，听诊双肺呼吸音清晰，心音有力，心律齐，无杂音；触诊腹部软，伤口弹力腹带包扎，敷料干燥清洁，无明显渗血，子宫收缩良好，宫底脐下 2 指，3h 内间断按压宫底，阴道共出血约 20ml：四肢温暖，双下肢无水肿。给予预防感染、止血、补液及对症支持治疗。

问题：

10. 患者剖宫产术后护理要点有哪些？

---

10. 剖宫产术后护理要点

（1）术后观察要点：①连续动态监测呼吸、脉搏、体温、血压、血氧饱和度及中心静脉压的变化，注意患者神志、面色、尿量，记录出入量。②观察子宫收缩情况及阴道出血的量、气味等。③必要时监测血常规、尿常规、凝血功能及肝肾功能，直至出血量稳定在正常情况。

（2）保持静脉输液管路通畅，注意观察穿刺部位有无渗漏、肿胀，深静脉置管固定牢固，防止脱出。

（3）预防血栓形成：进行深静脉血栓风险评估，采取预防措施，鼓励尽早下床活动。可根据产妇有无血栓形成的高危因素，个体化选择穿戴弹力袜、预防性应用间歇充气装置、补充水分以及皮下注射低分子肝素等措施。

（4）术后感染的预防及护理：对保留锁骨下静脉穿刺者，发现敷料贴有渗血情况及时更换，密切观察体温及穿刺点有无感染出现，锁骨下静脉穿刺属侵袭性操作，为细菌入侵提供了条件，在机体免疫功能低下时容易发生感染。

（5）产妇早期可多次少量进温开水，6h 可进流食，但避免糖、牛奶、豆浆等产气食品，根据腹胀情况，手术 24h 后可适量给半流质饮食，排气后进普通饮食。

案例 10-13-11

患者术后第 4 天，一般情况良好，生命体征平稳，查体：T 36.2℃，BP 113/68mmHg，P 72 次 /min，心肺听诊无异常，双乳不胀，乳量少，宫底高度脐下 2 指，恶露色红，量少，无异味，腹部切口敷料清洁干燥，携女出院。

问题：

11. 对患者如何进行出院健康教育？

---

11. 出院健康教育 讲解出院后合理的饮食及充分的休息和睡眠对身体康复的重要性，避免过度疲劳。给予性生活指导及避孕知识的宣教。讲解排卵可在月经复潮前提前恢复，应采取避孕措施，剖宫产一般产后 6 个月时可以放置节育环。喂奶期间母亲不可服药，以采取工具避孕为主。术后 42d 进行产后复查。

（宋丽莉）

第十四节 一例产褥感染产妇的护理

学习目标

完成本内容学习后，学生将能：

1. 复述产褥感染与产褥病率的概念，并明确两者之间的关系。
2. 列出产褥感染的诱因、病原体及感染途径。
3. 能结合产褥感染的临床表现，进行病情观察和评估。
4. 能结合病例进行分析并给予合理的护理及预防措施。

案例 10-14-1

某产妇，36 岁，于 9d 前在当地医院自然分娩一女活婴，因“恶露增多并伴臭味”就诊，以“产褥感染”收入院。

问题：

1. 需要进行哪些进一步检查与评估？

---

1. 需要继续评估的内容

（1）健康史：①详细询问病史及分娩全过程。②评估是否有产褥感染的诱发因素，如体质虚弱、营养不良、孕期贫血、孕期卫生不良、胎膜早破、羊膜腔感染、慢性疾病、产科手术、产程延长、产前产后出血过多、多次宫颈检查等。③是否有妊娠合并症及并发症，分娩时是否有胎膜早破、产程延长、手术助产、软产道损伤，是否有产前及产后出血史等。

（2）生理状况：评估产妇体温、脉搏、血压。产妇早期发热常见的原因是脱水，但在2~3d低热后突然出现高热，应警惕感染可能。检查宫底高度、子宫软硬度、有无压痛等，观察会阴局部伤口是否有红肿、硬结及脓性分泌物、观察恶露的色、质、量、气味等。评估腹部是否有压痛、反跳痛、肌紧张等。评估下肢皮肤颜色、温度、感觉及是否有疼痛等。对产后发热者，首先考虑为产褥感染，再排除引起产褥病率的其他疾病。

（3）辅助检查情况：了解血液检查结果，是否有白细胞计数升高。通过宫腔分泌物、脓肿穿刺物、后穹窿穿刺物等，进行细菌培养及药物敏感试验，确定病原体及敏感抗生素。通过B型超声、彩色多普勒超声、CT等，确定炎性包块、脓肿、血栓等的定位及辅助诊断。血清C-反应蛋白>8mg/L，有助于早期诊断感染。

（4）心理社会状况：产妇可能因为感染，产生心理上的沮丧、烦躁及焦虑情绪，应评估产妇的心理变化及感受、对相关知识的知晓与需求。

知识拓展

有关产褥感染

1. 产褥感染与产褥病率的概念　产褥感染指分娩及产褥期生殖道受病原体侵袭，引起局部或全身感染，其发病率约6%。产褥病率指分娩24h以后的10d内，每天测量体温4次，间隔时间4h，有2次体温达到或超过38℃。产褥病率常由产褥感染引起，但也可由生殖道以外感染如急性乳腺炎、上呼吸道感染、泌尿系统感染、血栓性静脉炎等原因所致。

2. 产褥感染的三大主要症状　发热、疼痛、异常恶露。

案例 10-14-2

评估结果：

产妇此次分娩，胎儿娩出后30min，胎盘仍未完全剥离，阴道流血约200ml，随后行徒手人工剥离胎盘术。检查胎盘表面粗糙，胎膜完整。产时出血350ml，总产程20h。产后给予头孢呋辛钠1.5g静脉滴注1次，预防感染。于产后第3天后出院。入院体检：T 38.2℃，P 90次/min，R 22次/min，BP 110/60mmHg；子宫轻压痛，会阴部无红肿、疼痛，阴道内有大量脓性分泌物，阴道黏膜无充血、水肿。

问题：

2. 该产妇诊断为“产褥感染”是否正确？

3. 支持这一诊断的临床表现是什么？
4. 诱发因素有哪些？

---

2. 诊断为“产褥感染”的依据 从评估的结果分析，产妇不久经历过分娩，在产褥期，且存在子宫轻压痛，阴道内有大量脓性分泌物，结合“恶露增多并伴臭味”（异常恶露）的主诉即可诊断为产褥感染。加之产妇处于分娩后10d内，且监测体温为38.2℃，对产后发热者，首先考虑为产褥感染，再排除引起产褥病率的其他疾病。若每天测量体温4次，间隔时间4h，有2次体温达到或超过38℃，则为产褥病率。

3. 支持这一诊断的临床表现 ①产妇发热，体温38.2℃。②存在子宫轻压痛。③阴道内有大量脓性分泌物。

发热、疼痛、异常恶露，产褥感染的三大主要症状均存在，支持产褥感染的诊断。

4. 诱发因素 正常女性阴道对外界致病因子侵入有一定防御能力，其对入侵病原体的反应与病原体的种类、数量、毒力和机体的免疫力有关。阴道有自净作用，羊水中含有抗菌物质。妊娠和正常分娩通常不会给产妇增加感染的机会。只有在机体免疫力与病原体毒力及数量之间平衡失调时，才会导致感染的发生。产妇体质虚弱、营养不良、孕期贫血、孕期卫生不良、胎膜早破、羊膜腔感染、慢性疾病、产科手术、产程延长、产前产后出血过多、多次宫腔检查等，均可成为产褥感染的诱因。就该例产妇而言，存在如下诱因：

（1）产程长：总产程20h。

（2）宫腔手术：行徒手人工剥离胎盘术。

（3）当地医院分娩，诸多信息不全。如是否存在孕期贫血、有无胎膜早破等均不清。

案例 10-14-3

进一步检查结果：

入院B超提示：宫腔不均强回声，见血流，首先考虑胎盘残留。急诊血常规提示白细胞 $22\times10^9/L$，血清C-反应蛋白150mg/L。

问题：

5. 此时应采取的护理措施是什么？

---

5. 应采取的护理措施 ①保证休息，加强营养。②取半卧位。③做好清宫术前准备。④抗生素治疗。⑤密切监测生命体征变化，尤其体温。

产褥期急性子宫感染，应给予抗生素抗感染治疗，密切监测生命体征，尤其是体温的变化，同时做好清宫前的各项准备，建议患者采取半卧位，有利于脓液引流。急性感染伴高热，应在有效控制感染和体温下降后，再彻底刮宫，避免因刮宫引起感染扩散和子宫穿孔。

案例 10-14-4

治疗处理：

产妇经抗感染治疗后行清宫术。术后第1天产妇T 39℃，P 102次/min，R 25次/min，BP 105/60mmHg，伴寒战，下腹痛伴肛门坠胀感。术后2d，产妇体温骤升，高达42℃，伴寒战，BP 80/50mmHg，P 126次/min，R 30次/min。该产妇诊断为急性盆腔结缔组织炎。

问题:

6. 急性盆腔结缔组织炎的症状与体征有哪些?

---

6. 急性盆腔结缔组织炎的症状与体征 急性盆腔结缔组织炎表现为下腹痛伴肛门坠胀,伴有持续高热、寒战、脉速、头痛等全身症状。下腹明显压痛、反跳痛、肌紧张,宫旁一侧或两侧结缔组织增厚、触及炎性包块,子宫复旧差,严重者整个盆腔形成"冷冻骨盆"。炎症进一步扩散至腹膜,可引起急性盆腔腹膜炎及弥漫性腹膜炎,出现全身中毒症状,如恶心、呕吐、腹胀,有时在直肠子宫凹陷形成局限性脓肿,可有腹泻、里急后重与排尿困难;股白肿是血栓性静脉炎的临床表现之一,是因血液回流受阻引起的下肢水肿,皮肤发白。

案例 10-14-5

病情变化:

该产妇术后 2d,产妇体温骤升,高达 42℃,伴寒战,BP 80/50mmHg,P 126 次/min,R 30 次/min。

问题:

7. 主要护理措施有哪些?

---

7. 主要护理措施 产褥期的严重感染可发展为感染性休克,应积极抢救。其主要的护理措施有:立即建立静脉通路、配合各项治疗,如维持有效血容量、遵医嘱应用抗生素及支持性药物、密切观察病情及心理护理等;如子宫严重感染经积极治疗无效,出现不能控制的出血、败血症或脓毒血症时,应迅速做好手术准备,及时行子宫切除术,以抢救患者生命。

案例 10-14-6

病情转归:

该产妇经抗休克处理之后,给予抗生素为主的综合治疗。7d 后,病情稳定出院休养,嘱定期复查,随诊。

问题:

8. 该产妇发生急性盆腔炎并发感染性休克的原因是什么?

---

8. 发生急性盆腔炎并发感染性休克的原因 女性内生殖器及其周围的结缔组织、盆腔腹膜发生的急性炎症称急性盆腔炎。它为妇科常见病,炎症可局限于一个部位,也可几个部位同时发病,急性炎症有可能导致弥漫性腹膜炎、败血症、甚至感染性休克等严重后果。其主要感染途径有:①沿生殖道黏膜上行蔓延:是非妊娠、非产褥期患者的主要感染途径。②经淋巴系统蔓延:病原体经生殖道手术创面进入淋巴管侵入盆腔结缔组织及内生殖器其他部位,是产褥、流产及放置宫内节育器(IUD)者的主要感染途径。③经血液循环传播:为结核菌感染者的主要感染途径。④直接蔓延:如阑尾炎可引起右侧输卵管卵巢炎,进而炎症扩散导致急性盆腔炎。

该例产妇分娩时有进行徒手人工剥离胎盘术,于产后第 10 天入院诊断为"产褥感染",经抗感染治疗后行清宫术,术后第 1 天被诊断为"急性盆腔结缔组织炎",第 2 天即出现感染性休克。结合上述急性盆腔炎的主要感染途径分析，应属于经淋巴蔓延。另外，从病情变化整体分析，该患者的前面几次抗感染治疗均非有效治疗。

知识拓展

产褥感染的处理与预防措施

1. 处理措施　一旦诊断产褥感染，原则上应给予广谱、足量、有效抗生素，并根据感染的病原体调整抗生素治疗方案。对脓肿形成或宫内残留感染组织者，应积极进行感染灶的处理。具体如下：

（1）支持疗法：加强营养并补充足够维生素，增强全身抵抗力，纠正水、电解质失衡。病情严重或贫血者，多次少量输新鲜血或血浆，以增加抵抗力。取半卧位，利于恶露引流或使炎症局限于盆腔。

（2）胎盘、胎膜残留处理：在有效抗感染同时，清除宫腔内残留物。患者急性感染伴发高热，应有效控制感染，同时行宫内感染组织的钳夹术，在感染彻底控制、体温正常后，再彻底清宫，避免因清宫引起感染扩散、子宫内膜破坏和子宫穿孔。

（3）应用抗生素：未能确定病原体时，应根据临床表现及临床经验，选用广谱高效抗生素。然后依据细菌培养和药敏试验结果，调整抗生素种类和剂量，保持有效血药浓度。当中毒症状严重者，短期加用适量的肾上腺皮质激素，提高机体应激能力。

（4）抗凝治疗：血栓静脉炎时，应用大量抗生素的同时，可加用肝素，即150U/（kg·d）肝素加入5%葡萄糖液500ml静脉滴注，每6h 1次，体温下降后改为每天2次，连用4~7d；尿激酶40万U加入0.9%氯化钠注射液或5%葡萄糖注射液500ml，静脉滴注10d。用药期间监测凝血功能，同时，还可口服双香豆素、阿司匹林等其他抗凝药物。

（5）手术治疗：会阴伤口或腹部切口感染，应及时切开引流；盆腔脓肿可经腹或后穹窿穿刺或切开引流；子宫严重感染，经积极治疗无效，炎症继续扩散，出现不能控制的出血、脓毒血症或感染性休克时，应及时行子宫切除术，清除感染源，挽救患者生命。

2. 预防　加强妊娠期卫生宣传，临产前2个月避免性生活及盆浴，加强营养，增强体质，保持外阴清洁。及时治疗外阴阴道炎及宫颈炎。避免胎膜早破、滞产、产道损伤与产后出血。接产严格无菌操作，正确掌握手术指征。消毒产妇用物。必要时给予广谱抗生素预防感染。

（熊永芳）

附 录 一

医院产前健康教育效果评价表

课程名称：________________________________

日期：______________________　　讲课者姓名：______________________

1. 请评价本次讲课的整体效果：

　□非常好；　□很好；　□好；　□一般；　□差

2. 在这堂课上您学到了有用的新知识、技能吗？□是；　□没有

　新知识、技能是：________________________________

　没有学到新知识、技能原因是：

　________________________________

　________________________________

3. 这堂课您最喜欢的内容和方式是什么？

　________________________________

　________________________________

4. 这堂课您最不喜欢的内容和方式是什么？

　________________________________

　________________________________

5. 您认为这节课我们可以做些什么改进？

　________________________________

　________________________________

6. 您愿意参加系列课程吗？

　□非常愿意；　□很愿意；　□愿意；　□不愿意；　□非常不愿意

7. 其他意见和建议：

　________________________________

　________________________________

附 录 二

分娩计划书

分娩计划是指孕妇在怀孕期间根据自己和家人的想法，告诉助产士自己所想做的事情以及想采用什么方式进行分娩。助产士可通过这个计划事先了解您和家人的打算，以便协助您做好助产准备工作。分娩过程中，根据产程进展情况，在确保母婴安全的前提下，将尽可能满足孕妇和家人的意愿，选择事先已制订的分娩计划。

一、孕妇一般情况

姓名______________　　年龄__________　　孕______产____________

预产期：________年____月____日

家庭住址：______________________________　　联系电话：____________

二、产前意愿

1. 孕前检查：

□在本医院进行　□在其他医院进行

2. 怀孕期间“孕妇学校”学习：

□孕妇参加　□和家人一起参加　□没时间参加

3. 导乐陪产时允许一名家属陪同，孕妇选择：

□丈夫　□母亲　□婆婆　□朋友　□其他人员________

4. 分娩环境：

□普通产房分娩　□一体化产房分娩

三、产时意愿

1. 分娩方式：

□自然分娩　□剖宫产　□如有异常情况愿听从医生建议

2. 在产程中：

□第一产程中采取自我感觉舒适的体位和姿势

□第二产程中选择能自发用力的体位（如卧位、侧位、前倾位、坐位等）

3. 分娩过程中的阴道检查：

□假如可能的话，想尽量减少阴道检查（如果需要请解释原因）。　□愿听从医生建议。

注释：阴道检查是用以确定宫口扩张大小、先露下降程度以及确定胎位的方法，但是做检查时会有一些不舒服的感觉。

4. 在分娩过程中，您需要哪些特需服务选择：

□硬膜外镇痛分娩　□导乐陪伴分娩　□导乐仪（非药物分娩镇痛仪）

5. 导乐陪伴时，您希望导乐师采用以下哪种非药物镇痛措施（具体实施前助产士会评估适应证进行)。

□水疗 □按摩 □热敷 □分娩球 □自由体位 □香薰 □呼吸减痛

6. 分娩时采用的体位:

□半卧位 □仰卧位 □侧卧位 □手膝位 □坐式 □站立位 □依照助产士安排

7. 分娩时:

□行会阴侧切开 □行会阴直切开 □不切开会阴顺其自然分娩 □愿听从医生建议

8. 新生儿出生后,如条件允许:

□实施晚断脐 □立即拥抱并与新生儿肌肤直接接触 □等体力恢复后再拥抱并与婴儿肌肤接触

9. 婴儿喂养方面:

□早吸吮 □纯母乳喂养 □混合喂养 □人工喂养

孕 妇:____________

助产士:____________

______年____月____日

附 录 三

新生儿早期基本保健项目

世界卫生组织预测,在分娩过程中和出生后立即进行基本的、低成本的新生儿保健服务,可以降低约22%新生儿死亡。为进一步降低新生儿死亡率,世界卫生组织西太区办公室与各会员国一起于2013年制定和发布了“世界卫生组织西太平洋地区健康新生儿行动计划(2014—2020)”,并开发了“新生儿早期基本保健指南(EENC)”。EENC是整个行动计划的核心技术指南,它涵盖了正常新生儿、早产儿以及患病新生儿从出生时刻开始的基本临床保健技术,以及医院进行质量控制与管理的技术流程。截至2015年,世界卫生组织已经在其8个妇幼卫生优先国家中的7个(柬埔寨、老挝、蒙古、菲律宾、越南、巴布亚新几内亚、所罗门群岛)开展了EENC,推广新生儿早期基本保健技术、提高医院新生儿保健管理质量、降低新生儿死亡率。

为探索制订适合我国国情的新生儿综合保健技术指南,受国家卫生计生委妇幼司委托,中国疾病预防控制中心妇幼保健中心于2016年3月在北京、陕西和四川省的6所医院启动新生儿早期基础保健试点工作。3月20日—4月1日,世界卫生组织妇幼卫生专家和国家级新生儿保健专家分赴上述三省开展技术培训工作。培训采用教练式培训方式,注重操作技能的训练,共培训了9名国家级师资、21名省级师资和67名试点医院医务人员。培训结束后的第2天,试点医院就按照EENC的技术流程进行了实际的分娩操作,收到非常好的效果。

按照试点工作总体安排，各试点医院于2016年4月—5月期间开展院内培训，将EENC纳入常规工作，建立EENC质控管理小组。2016年6月和9月，国内外专家赴各省开展院内监测评估工作，收集评估数据，分析评价试点中期实施效果。2016年10月—12月，完成试点终末评估，总结试点经验，制订全国新生儿综合保健技术指南，并向全国推广。

中英文名词对照索引

E

F

G

H

J

K

L

M

N

P

Q

R

S

T

W

X

Y

Z

参 考 文 献

1. 丁焱,李笑天 . 实用助产学 . 北京:人民卫生出版社,2018.
2. 丁淑贞,倪雪莲 . 儿科临床护理 . 北京:中国协和医科大学出版社,2016.
3. 王庆华 . 人性照护理论与实践 . 北京:科学出版社,2015.
4. 王卫平 . 儿科学 .8 版 . 北京:人民卫生出版社,2013.
5. 王卫平,孙锟,常立文 . 儿科学 .9 版 . 北京:人民卫生出版社,2018.
6. 王晓青,高静云,郝立成 . 新生儿科诊疗手册 . 北京:人民卫生出版社,2013.
7. 丰有吉,沈铿 . 妇产科学 . 3 版 . 北京:人民卫生出版社,2015.
8. 中华医学会儿科分会编著 . 新生儿疾病诊疗规范 . 北京:人民卫生出版社,2016.
9. 中华医学会妇产科学分会《中华妇产科杂志》编委会 . 临床指南荟萃 . 北京:人民卫生出版社,2013.
10. 中国营养学会 . 中国居民膳食指南(2016)简本 . 北京:人民卫生出版社,2017.
11. 马琳 . 儿童皮肤病学 . 北京:人民卫生出版社,2014
12. 马骁 . 健康教育学 . 2 版 . 北京:人民卫生出版社,2016.
13. 刘兴会,漆洪波 . 难产 . 北京:人民卫生出版社,2015.
14. 刘兴会,贺晶,漆洪波 . 助产 . 北京:人民卫生出版社,2018.
15. 安力彬,陆虹 . 妇产科护理学 .6 版 . 北京:人民卫生出版社,2017.
16. 叶鸿瑁,虞人杰,朱小瑜 . 中国新生儿复苏指南及临床实施教程 . 北京:人民卫生出版社,2017.
17. 李小寒,尚少梅 . 基础护理学 .6 版 . 北京:人民卫生出版社,2017.
18. 李小寒 . 基础护理学 .5 版 . 北京:人民卫生出版社,2018.
19. 李胜利,罗国阳 . 胎儿畸形产前超声诊断学 . 2 版 . 北京:科学出版社,2017.
20. 余艳红,陈叙 . 助产学 .4 版 . 北京:人民卫生出版社,2017.
21. 杨慧霞 . 妊娠合并糖尿病——临床实践指南 . 2 版 . 北京:人民卫生出版社,2013.
22. 杨慧霞,狄文 . 妇产科学 . 北京:人民卫生出版社,2016.
23. 杨慧霞 . 妊娠合并糖尿病实用手册 . 2 版 . 北京:人民卫生出版社,2018.
24. 杨慧霞 . 母胎医学杨慧霞 2018 观点 . 北京:科学技术文献出版社,2018.
25. 罗宾 · 伊利斯 · 魏斯,韦秀英,译 . 母乳喂养百科全书 . 青岛:青岛出版社,2013.
26. 罗碧如,李宁 . 健康评估 . 北京:人民卫生出版社,2017.
27. 庞汝彦,马彦彦 . 助产适宜技术师资培训教材 . 北京:人民卫生出版社,2017.
28. 吴欣娟,秦瑛 . 妇产科护理工作指南 . 北京:人民卫生出版社,2016.
29. 苏秋梅 . 母乳喂养 – 乳房护理 – 催乳按摩全图解 . 广州:广东科技出版社,2017.
30. 姜梅 . 产科临床护理思维与实践 . 北京:人民卫生出版社,2013.
31. 姜梅,庞汝彦 . 助产士规范化培训教材 . 北京:人民卫生出版社,2017.

32. 姜梅 . 妇产科护理指南 . 北京：人民卫生出版社，2018.
33. 姜梅，罗碧如 . 妇产科护士必读 . 北京：人民卫生出版社，2018.
34. 姜玉新 . 中国胎儿产前超声检查规范 . 北京：人民卫生出版社，2016.
35. 赵更力，陈倩 . 孕妇学校高级教程（教师用书）. 北京：华语教学出版社，2013.
36. 赵更力，何燕玲 . 儿童早期发展系列教材之三：孕产期心理保健 . 北京：人民卫生出版社，2014.
37. 郎景和 . 中华妇产科杂志临床指南荟萃 . 北京：人民卫生出版社 .2015.
38. 郑修霞 . 妇产科护理学 .5 版 . 北京：人民卫生出版社，2015.
39. 常青，刘兴会，邓黎 . 助产理论与实践 . 2 版 . 北京：人民军医出版社，2015.
40. 曹泽毅 . 中华妇产科学 . 3 版 . 北京：人民卫生出版社，2014.
41. 曹泽毅 . 妇产科学（全国高校医学研究生规划教材）. 3 版 . 北京：人民卫生出版社，2014.
42. 谢幸，苟文丽 . 妇产科学 .8 版 . 北京：人民卫生出版社，2013.
43. 谢幸，孔北华，段涛 . 妇产科学 .9 版 . 北京：人民卫生出版社，2018.
44. 夏海鸥 . 妇产科护理学 . 3 版 . 北京：人民卫生出版社，2014.
45. 童笑梅，封志纯 . 早产儿母乳喂养 . 北京：人民卫生出版社，2017.
46. 张宏玉，蔡文智 . 助产学（医药卫生类高职高专教材）. 修订版 . 北京：中国医药科技出版社，2014.
47. 张宏玉 . 助产学（修订版）. 北京：中国医药科技出版社，2014.
48. 张玉侠 . 实用新生儿护理学 . 北京：人民卫生出版社，2015.
49. 崔焱，仰曙芬 . 儿科护理学 .6 版 . 北京：人民卫生出版社，2017.
50. 蔡文智，钟梅 . 助产学 . 西安：西安交通大学出版社，2015.
51. 马歇尔・卢森堡（Marshal B. Rosenberg）著 . 阮胤华译 . 非暴力沟通（Nonviolent Communication，NVC）. 北京：华夏出版社，2014.
52. 丽贝卡・曼内，帕特里夏・J. 马滕斯，玛莎・沃克 . 懿英教育，译 . 泌乳顾问核心课程 . 3 版 . 上海：上海世界图书出版公司，2018.
53.（美）芭芭拉・哈珀 . 寒玉，彭杨，王凌，等译 . 温柔分娩 . 北京：北京电子工业出版社，2016.
54. Penny Simkin, Ruth Ancheta. 雷慧中，涂新，译 . 助产手册——早期预防和处理难产 . 3 版 . 广州：广东科技出版社，2015.
55. World Health Organization. Action plan for healthy newborn infants in the Western Pacific Region（2014~2020）. Geneva：World Health Organization，2014.
56. WHO，UNICEF，UNPFA. Managing complications in pregnancy and childbirth：a guide for midwives and doctors-2nd ed. WHO.2017.
57. 丁新，阿达来提・艾麦尼乐孜，金燕，等 . 新疆维吾尔族孕产妇剖宫产术后再次妊娠的适宜分娩方式探讨 . 中华妇产科杂志，2014，49（10）：736-740.
58. 丁昌红，孙美果，尹宗智 . 子宫捆绑术治疗剖宫产术后宫缩乏力性产后出血效果评价 . 山东医药，2017，57（3）：61-63.

59. 王晓怡，王志坚，杜培丽 . 产科急救多学科团队管理和产科快速反应团队建立的作用 . 实用妇产科杂志，2018，34（7）：494–495.
60. 王晓波，陈忠，邓连桂，等 . 帆状胎盘的彩色多普勒超声征象及其临床意义 . 中国超声医学杂志，2015，31（12）：1108–1111.
61. 王惠珊 . 重视特殊情况下母乳喂养指导 . 中国儿童保健杂志，2014，22（2）：113–115.
62. 中华医学会妇产科学分会 . 妊娠合并心脏病的诊治专家共识 . 中华妇产科杂志，2016，8（49）：561–569.
63. 产后抑郁防治指南撰写专家组 . 产后抑郁障碍防治指南的专家共识 . 中国妇产科临床杂志，2014，15（6）：572–576.
64. 中华医学会妇产科学分会 . 妊娠合并心脏病的诊治专家共识 . 中华妇产科杂志，2016，8（49）：561–569.
65. 中华医学会妇产科学分会产科学组 . 剖宫产术后再次妊娠阴道分娩管理的专家共识（2016）. 中华妇产科杂志，2016，51（8）：561–563.
66. 中华医学会妇产科学分会产科学组 . 妊娠晚期促子宫颈成熟与引产指南 . 中华妇产科杂志，2014，49（12）：881–885.
67. 中华医学会肝病学分会 . 感染乙型肝炎病毒的育龄女性临床管理共识 . 中国病毒病杂志，2018，8（3）：164–169.
68. 中华医学会妇产科学分会产科学组 . 乙型肝炎病毒母婴传播预防临床指南（第 1 版）. 中华妇产科杂志，2013，48（2）：151–154.
69. 中华医学会肝病学分会，中华医学会感染病学分会 . 慢性乙型肝炎防治指南（2015 年更新版）. 中国病毒病杂志，2015，5（6）：401–424.
70. 中国肝炎防治基金会，中华医学会感染病学分会，中华医学会肝病学分会 . 乙型肝炎母婴阻断临床管理流程 . 中华肝脏病杂志，2017，25（4）：254–256.
71. 中华医学会围产医学分会 . 电子胎心监护应用专家共识（2015）. 中华围产医学杂志，2015，18（7）：486–490.
72. 中华医学会围产医学分会 . 妊娠期铁缺乏和缺铁性贫血诊治指南 . 中华围产医学杂志，2015，3（5）：114–115.
73. 中华医学会感染病学分会艾滋病学组 . 艾滋病诊疗指南第 3 版（2015 版）. 中华临床感染病杂志，2015（5）：385–401.
74. 中华医学会围产医学分会，中华护理学会妇产科专业委员会，中国疾病预防控制中心妇幼保健中心 . 新生儿早期基本保健技术的临床实施建议（2017 年，北京）. 中国综合临床，2018，1（34）：5–8.
75. 中华医学会妇产科学分会妊娠期高血压疾病学组 . 妊娠期高血压疾病诊治指南 . 中华妇产科杂志，2015，50（10）：721–728.
76. 中华医学会妇产科学分会产科学组 . 妊娠合并糖尿病诊治指南（2014）. 中华妇产科杂志，2014，49（8）：561–569.
77. 中华医学会围产医学分会 . 妊娠期铁缺乏和缺铁性贫血诊治指南 . 中华围产医学杂志，2015，3（5）：114–115.

78. 中华医学会妇产科学分会产科学组．前置胎盘的临床诊断与处理指南．中华妇产科杂志，2013，48(2)：148-150.

79. 中华医学内分泌学分会，中华医学会围产医学分会．妊娠和产后甲状腺疾病诊治指南．中华内分泌代谢杂志，2012，28(5)：354-371.

80. 中华医学会妇产科学分会妊娠期高血压疾病学组．妊娠期高血压疾病诊治指南．中华妇产科杂志，2015，50(10)：721-728.

81. 马乐，刘娟，李环，等．产后盆底康复流程第一部分——产后盆底康复意义及基本原则．中国实用妇科与产科杂志，2015(4)：314-321.

82. 刘嘉，冯世萍，夏珊敏．助产士门诊模拟分娩教育对初产妇分娩结局的影响．护理学杂志，2014，29(14)：1-3.

83. 刘平，樊尚荣．妊娠早期梅毒筛查与治疗对妊娠结局的影响．中国实用妇科与产科杂志，2016，32(6)：514-517.

84. 刘娟，葛环，李环，等．产后盆底康复流程第二部分：康复评估——病史收集，盆底组织损伤及盆底功能评估．中国实用妇科与产科杂志，2015(5)：426-432.

85. 叶薇．产房的医院感染管理及预防控制措施分析．世界最新医学信息文摘，2015，15(65)：21.

86. 产后抑郁防治指南撰写专家组．"产后抑郁障碍防治指南专家共识"(基于产科和社区医生)．中国妇产科临床杂志，2014，15(6)：572-576.

87. 许晨晨，许萍，李洁．妊娠中晚期体重管理对妊娠早中期增重过多孕妇妊娠结局的影响．中华围产医学杂志，2013，11(6)：692-693.

88. 李亚敏，赵红，马良坤．中国妊娠期体重管理的现状．Chinese Journal of Woman and Child Health Research，2017，28(4)：474-475.

89. 李夏芸，徐韬．世界卫生组织新生儿早期基本保健技术的理论于实践．中华围产医学杂志，2017，9(20)：689-691.

90. 李航，马润玫，屈在卿．剖宫产后阴道试产子宫破裂的危险因素及其早期识别．中华围产医学杂志，2015，18(9)：705-708.

91. 李媛，田阗．基于降低产妇产后出血死亡率快速反应团队的建立．中国继续医学教育，2017，9(15)，114-115.

92. 李环，龙腾飞，李丹彦，等．产后盆底康复流程第三部分——产后盆底康复措施及实施方案．中国实用妇科与产科杂志，2015，31(6)：522-529.

93. 刺激婴儿感官发展的实践操作指导《中国新生儿皮肤护理指导原则》．临床皮肤科杂志，2015，(8)：471.

94. 任素英，代小维，曾晓华，等．助产士门诊开展孕妇体质量管理的实践与效果．护理管理杂志，2015，15(11)：798-799.

95. 余琳，苏春宏，王晓怡，等．剖宫产术后再次妊娠阴道试产的多中心临床研究．中华妇产科杂志，2016，51(8)：581-585.

96. 余梅，李东静．某医院产房医院感染管理现状及解决对策．华西医学，2015，30(8)：1484-1487.

97. 妇产科通便药合理应用专家委员会．通便药在妇产科合理应用专家共识．中华医学杂志，2014，94(46)：3619-3622.
98. 陈敦金，杜培丽．建立产房快速反应团队，降低不良妊娠结局发生率．中国实用妇科与产科杂志，2015，31(2)：101-104.
99. 陈敦金，孙雯．打造产科快速反应团队，减少产科急症不良妊娠结局发生．中国实用妇科与产科杂志，2016，32(12)：1145-1147.
100. 吴小玲，叶红，向娟，等．产房医院感染的隐患及预防控制对策．中华医院感染学杂志，2013，23(14)：3470-3471.
101. 汪颖，邵银雪，金和秋．产房医院感染因素及干预措施．中华医院感染学杂志，2014，24(22)：5660-5661，5669.
102. 刘石萍，陈倩．肩难产处理的要点与难点．中华产科急救电子杂志，2018，7(3)：159-161.
103. 荀禾香．品管圈在降低顺产后尿潴留发生率中的护理应用．实用临床护理学电子杂志，2017，2(7)：98-99.
104. 宋丽莉，刘杨．精细化管理在新生儿床旁护理同质化服务中的应用效果．中华现代护理杂志，2016，22(15)：2170-2172.
105. 肖兵，熊庆．前置血管的孕期处置．实用妇产科杂志，2014，30(8)：572-574.
106. 郑媛媛，丁新．剖宫产后阴道试产中子宫破裂的早期识别．中华围产医学杂志，2016，19(9)：677-680.
107. 陆秋静，钱益宇，王佩欣，等．延迟断脐对新生儿黄疸的影响．中华全科医学，2018，16(8)：1311-1313.
108. 徐韬．世界卫生组织延迟脐带结扎指南解读．中国妇幼卫生杂志，2018，9(4)：1-4.
109. 胥保梅，赵旭兴．基于肩难产的研究进展分析．世界最新医学信息文摘，2017，17(17)：27-34.
110. 章锦曼，阮强，张宁，等．TORCH 感染筛查、诊断与干预原则和工作流程专家共识．中国实用妇科与产科杂志，2016，32(6)：535-540.
111. 曹宏．经阴道分娩发生新生儿锁骨骨折相关因素的临床分析．中国妇幼保健，2014，29(3)：383-386.
112. 郭洪花，张彩虹．孕期体重管理的研究现状．中华护理杂志，2015，6(50)：738-739.
113. 宿传荣，陈建红．抚触保健护理对新生儿体格发育和胆红素的影响．国际护理学杂志，2013，32(12)：2755-2757.
114. 黄宝琴，钱夏柳，兰叶，等．产房消毒隔离对产妇医院感染的影响分析．中华医院感染学杂志，2016，26(20)：4766-4768.
115. 童锦，顾宁，李洁．孕前体重指数和孕期增重对妊娠结局的影响．中华围产医学杂志，2013，16(09)：561-562.
116. 张小兰，陈晓艳，汤素文．分娩方式与乙型肝炎病毒母婴传播阻断的相关性研究．现代妇产科进展，2017，26(1)：64-66.
117. 张大葵．助产过程中新生儿锁骨骨折原因分析与预防．黑龙江医药，2013，26(4)：

720–721.

118. 张欢,范丽霞.前置血管的产前超声诊断进展.继续医学教育,2017,31(11):135–137.

119. 张波,程海丹,段志英,等.应用品管圈降低产后尿潴留发生率的实践.中国护理管理,2015,15(6):753–756.

120. 彭方亮,漆洪波.产科快速反应团队在重症孕产妇管理中的作用.中华产科急救电子杂志,2015,4(2):68–69.

121. 葛菊芳.产房医院感染控制与管理.中国医药指南,2013,11(4):692–693.

122. 廖新阳,蓝院琴,谭月坚.新生儿抚触技术对新生儿生长发育的影响.中国实用护理杂志,2011,27(2):125–125.

123. 戴毅敏,邱智华,项静英.基于IOM指南的孕期增重与母儿并发症发生关系的研究.中国妇幼保健,2016,31(12):2434–2335.

124. 燕虹,李十月.艾滋病、梅毒和乙肝母婴传播阻断项目的思考.公共卫生与预防医学,2014,25(4):1–3.

125. 樊尚荣,黎婷.妊娠合并梅毒的诊断和处理专家共识解读.中华产科急救电子杂志,2013,5(2):116–117.

126. 瞿佳,欧阳娜,高玲玲,等.我国助产士门诊开展状况的研究进展.中华护理杂志,2016,51(11):1356–1360.

127. 荆春丽,沙恩波,刘彧.彩色多普勒超声在产前筛查胎膜血管前置中的应用价值.中华医学超声杂志(电子版),2014,11(11):46–48.

128. 谭昱,黄育斌,罗辉等.MRI诊断前置血管的价值.临床放射学杂志,2017,36(8):1156–1158.

129. ACOG practice bulletin. Intrapartum Fetal Heart Rate Monitoring–Nomenclature, Interpretation, and General Management Principles. O&G, 2009, 114(1): 192–202.

130. ACOG. The American College of Obstetricians and Gynecologists Committee Opinion no. 630. Screening for perinatal depression. Obstet Gynecol, 2015, 125(5): 1268–1271.

131. Anne Matthews, Therese Dowswell, David M Haas, et al. Interventions for nausea and vomiting in early pregnancy[J]. Practising Midwife, 2010, 13(11): 38–39.

132. ACOG practice bulletin. Antepartum Fetal Surveillance. O&G, 2014, 124(1): 182–192.

133. American College of Obstetricians and Gynecologists. ACOG Practice bulletin No.184: Vaginal birth after cesarean delivery. Obstet Gynecol, 2017: 130(5): e217–233.

134. Ashwal E, Hiersch L, Melamed N, et al. Pregnancy outcome after induction of labor in women with previous cesarean section. J Matern Fetal Neonatal Med, 2015, 28(4): 386–391.

135. CNGOF. Shoulder dystocia: guidelines for clinical practice from the French College of Gynecologists and Obstetricians (CNGOF). Eur J Obstet Gynecol Reprod Biol. 2016 May 30: 203: 156–161.

136. ACOG Committee on Practice Bulletins–Gynecology, The American College of Obstetrician and Gynecologists. Practice bulletin No.178: Shoulder Dystocia[J]. Obstet Gynecol, 2017, 129(5): e123–133.

137. Alexander EK, Pearce EN, Brent GA, et al. 2017 Guidelines of the American Thyroid Association for the Diagnosis and Management of Thyroid Disease During Pregnancy and the Postpartum. Thyroid, 2017, 27(3): 315-389.

138. Berwick DM, Calkins DR, McCannon CJ, et al. The 100, 000 lives campaign: setting a goal and a deadline for improving health care quality[J]. JAMA, 2006, 295(3): 324-327.

139. Bettez M, Tu L M, Carlson K, et al. 2012 update: guidelines for adult urinary incontinence collaborative consensus document for the canadian urological association. Can Urol Assoc J, 2012, 6(5): 354-363.

140. Committee on Patient Safety and Quality Improvement. Committee opinion NO.590: preparing for clinical emergencies in obstetrics and gynecology. Obstet Gynecol, 2014, 123(3): 722-725.

141. Cregan, M D.2007. Complicating influences upon the initiation of lactation following premature birth(abstract A14) Journal of Human Lactation, 23, 77.

142. Coutsoudis A, Pillay K, Kuhn L, spooner E Tsai W, Coovadia H 2001 Method of feeding and transmission of HIV-1 from mothers to children by 15 months of age: prospective cohort study from Durban, South Africa. AIDS 15: 379-387.

143. Committee Opinion No.684 Summary: Delayed Umbilical Cord Clamping After Birth.-Obstet Gynecol. 2017, 129(1); 232-233.

144. Cyna A. M., Andrew M. I., McAuliffe G. I. Antenatal self-hypnosis for labour and childbirth: A pilot study. Anesthesia and Intensive Care, 2006, 34, 464-469.

145. Ceprnja D, Chipchase L, Gupta A. Prevalence of pregnancy-related pelvic girdle pain and associated factors in Australia: a cross-sectional study protocol. BMJ Open, 2017, 7(11): e018334.

146. Coolen J C, Verhaeghe J. Physiology and clinical value of glycosuria after a glucose challenge during pregnancy. Eur J Obstet Gynecol Reprod Biol, 2010, 150(2): 132-136.

147. Douma MR, Middeldorp JM, Verwey RA, et al. A randomized comparison of intravenous remifentanil patient-controlled analgesia with epidural ropivacaine/sufentanil during labour. Int J Obstet Anesth, 2011, 20(2): 118123.

148. Du Y, Xu L, Ding L, et al. The effect of antenatal pelvic floor muscle training on labor and delivery outcomes: a systematic review with meta-analysis. Int Urogynecol J, 2015, 26(10): 1415-1427.

149. Dorheim S K, Bondevik G T, Eberhard-Gran M, et al. Sleep and depression in postpartum women: A population-based study. Sleep, 2009, 32(7), 847-855.

150. Doan T, Gardiner A Gay C L, et al. Breastfeeding increases sleep duration of new parents. Journal of perinatal and Neonatal Nursing, 2007, 21(3), 200-206.

151. Erick M, Cox J T, Mogensen K M. ACOG Practice Bulletin No.189: Nausea And Vomiting Of Pregnancy. Obstet Gynecol, 2018, 131(5): 935.

152. Guise JM, Denman MA, Emeis C, et al. Vaginal birth after cesarean: new insights on maternal

and neonatal outcomes. Obstet Gynecol, 2010, 115(6): 1267–1278.

153. Gardner R, Raemer DB. Simulation in obstetrics and gynecology. Obstet Gynecol Clin North Am, 2008, 35(1): 97–127.

154. Homer CS, Besley K, Bell J, et al. Does continuity of care impact decision making in the next birth after a caesarean section (VBAC)? A randomised controlled trial. BMC Pregnancy Childbirth, 2013, 13: 140.

155. Huang SY, Sheu SJ, Tai CJ, et al. Decision-making processfor choosing an elective cesarean delivery among primiparas in Taiwan. Matern Child Health J, 2013, 17(5): 842–851.

156. Hartmann P, Cregan M. Lactogenesis and the effects of insulin-dependent diabetes mellitus and prematurity. Journal of Nutrition, 2001, 131, 3016S–3020S.

157. Hunt R, Armstrong D, Katelaris P, et al. World Gastroenterology Organisation Global Guidelines: GERD Global Perspective on Gastroesophageal Reflux Disease. J Clinic Gastroenterol, 2017, 51(6): 467–478.

158. HaySmith E J, Dumoulin C. Pelvic floor muscle training versus no treatment, or inactive control treatments, for urinary incontinence in women. Neurourol Urodyn, 2015, 34(4): 300–308.

159. Hanson MA, Bardsley A, De-Regil LM. 国际妇产科联盟关于青少年、孕前及孕期女性的营养建议(一). 中华围产医学杂志, 2016, 19(12): 960–963.

160. Jastrow N, Vikhareva O, Gauthier RJ, et al. Can third-trimester assessment of uterine scar in women with prior Cesarean section predict uterine rupture? Ultrasound Obstet Gynecol, 2016, 47(4): 410–414.

161. Jozwiak M, van de Lest HA, Burger NB, et al. Cervical ripening with Foley catheter for induction of labor after cesarean section: a cohort study. Acta Obstet Gynecol Scand, 2014, 93(3): 296–301.

162. Jacobs LA, Dickinson JE, Hart PD, et al. Normal nipple position in term infants measured on breastfeeding ultrasound . J Hum lact, 2007, 23(1): 52–59.

163. Lydon-Rochelle MT, Cahill AG, Spong CY. Birth after previous cesarean delivery: shortterm maternal outcomes. Semin Perinatol, 2010, 34(4): 249–257.

164. King TL. Can a vaginal birth after cesarean delivery be a normal labor and birth? Lessons from midwifery applied to trial of labor after a previous cesarean delivery. Clin Perinatol, 2011, 38(2): 247–263.

165. Kendall-Tackett K A, Cong Z, Hale T W. Effect of breastfeeding and formulafeeding on sleep duration and rates of depression. Clinical Lactation, 2011, 2(2), 22–26.

166. Lumbiganon P, Laopaiboon M, Gülmezoglu AM, et al. Method of delivery and pregnancy outcomes in Asia: the WHO global survey on maternal and perinatal health 2007~2008. Lancet, 2010, 375(9713): 490–499.

167. Leung G M, Lam T-H, Ho L-M. Breastfeeding and its relation to smoking and mode of delivery. American College of Obstetrics and Gynecology, 2002, 99, 785–794.

168. Lawrence R A, Lawrence R L. Breastfeeding: A guide for the medical profession (7th ed.).

Philadelphia, PA: Mosby–Elsevier. 2010.

169. Hall R T, Mercer A M, Teasley S L, et al. A breastfeeding assessment score to evaluate the risk for cessation of breast feeding by 7 to 10 days. Journal of Pediatrics, 2002, 141, 659–664.

170. Mylonas I, Friese K. Indications for and Risks of Elective Cesarean Section. Dtsch Arztebl Int, 2015, 112(29–30): 489–495.

171. Mittal S, Pardeshi S, Mayadeo N, et al. Trendsincesarean delivery: rate and indications. J Obstet Gynaecol India, 2014, 64(4): 251–254.

172. MA Brown, LA Magee, LC Kenny, et al. The hypertensive disorders of pregnancy: ISSHP classification, diagnosis & management recommendations for international practice. Pregnancy Hypertension, 2018, 72(1): 24–43.

173. Owe K M, Bjelland E K, Stuge B, et al. Exercise level before pregnancy and engaging in high–impact sports reduce the risk of pelvic girdle pain: a population–based cohort study of 39 184 women. Br J Sports Med, 2015, 50(13): 817–822.

174. Patrice S J, Wiss K, Mulliken J B. Pyogenic granuloma (lobular capillary hemangioma): a clinicopathologic study of 178 cases. Pediatr Dermatol, 2010, 8(4): 267–276.

175. R. Eugene Bailey. Intrapartum Fetal Monitoring. American Family Physician.2009, 80(12): 1388–1396.

176. Mahlmeister L R. Best practices in prenatal care: the role of rapid response teams in perinatal units. J Perinat Neonatal Nurs, 2006, 20(4): 287–289.

177. Maguire PJ, O'Higgins A, Power K, et al. The irish maternity early warning system (IMEWS). Ir Med J, 2014, 107(10): 21–27.

178. Michie C, Lockie F, Lynn W, 2003. The challenge of mastitis. Archives of Disease in Childhood, 88(9), 818–821.

179. McDonald SJ, Middleton P, Dowswell T, et al. Effect of timing of umbilical cord clamping of term infants on maternal and neonatal outcomes. Evid Based Child Health, 2014, 9(2): 303–397.

180. Nyberg, Karin, Buka Stephen L, Lipsitt Lewis P. Perinatal Medication as a Potential Risk Factor for Adult Drug Abuse in a North American Cohort. Epidemiology, 2000, 11(6): 715–716.

181. Pamela Berens, Anne Eglash, Michele Malloy, et al. ABM Clinical Protocol #26: Persistent Pain with Breastfeeding [J] BREASTFEEDING MEDICINE Volume 11, Number 2, 2016: 49–50.

182. Richardson MG, Domaradzki KA, McWeeney DT. Implementing an obstetric emergency team response system: overcoming barriers and sustaining response dose. Jt Comm J Qual Patient Saf, 2015, 41(11): 514–521.

183. Sentilhes L, Rozenberg P, d'Ercole C, et al. Delivery in women with previous cesarean section or other uterine surgery: guidelines for clinical practice–method and organization. J Gynecol Obstet Biol Reprod (Paris), 2012, 41(8): 695–696.

184. Silver RM. Delivery after previous cesarean: longterm maternal outcomes. Semin Perinatol, 2010, 34(4): 258–266.

185. Sisco JA, Tatsch BL. Obstet team: rapid response team for the pregnant patient. J Obstet Gynecol Neonat Nurs, 2011, 40: S81.

186. Sebat F, Johnson D, Musthafa AA, et al. A multidisciplinary community hospital program for early and rapid resuscitation of shock in non-trauma patients. Chest, 2005, 127(5): 1729–1743.

187. Singh S, McGlennan A, England A, et al. A validation study of the CEMACH recommended modified early obstetric warning system (MEOWS). Anaesthesia, 2012, 67(1): 12–18.

188. Stuebe A M, Rich-Edwards J W, Willett W C, et al. Duration of lactation and the incidence of type 2 diabetes. Journal of the American Medical Association, 2005, 294, 2601–2610.

189. Semple J L, Baines C J, Smith D C, et al. Breast milk contamination and silicone implant: Preliminary results using silicon as proxy measurement for silicone. Plastic and Reconstrive Surgry, 1998, 102(2), 528–533.

190. Stephanie J W, Rhianon B, June D C, et al. Pelvic floor muscle training for prevention and treatment of urinary and faecal incontinence in antenatal and postnatal women. Cochrane Database Syst Rev, 2017: CD007471.

191. Taylor J S, Kacmar J E, Nothnagle M, et al. A systematic review of the literature associating breastfeeding with type 2 diabetes and gestational diabetes. Journal of the American college of Nutrition, 2005, 24, 320–326.

192. Goyal D, Gay C L, Lee K A. Patterns of sleep disruption and depressive symptoms in new mothers. Journal of perinatal and Neonatal Nursing, 2007, 21(2), 123–129.

193. Thomas K, VanOyen FM, Rasmussen D, et al. Rapid response team: challenges, solutions, benefits. Crit Care Nurse, 2007, 27(1): 20–27.

194. Van den Driessche M, Peeters K, Marien P, et al. Gastric emptying in formula-fed and breast-fed infants measured with the 13C-octanoic acid breath test. Journal of Pediatric Gastroenterology and Nutrition, 1999, 29, 46–51.

195. Varner CA. Comparison of the Bradley Method and HypnoBirthing Childbirth Education Classes. J Perinat Educ, 2015, 24, 128–136.

196. Workowski KA, Berman S, Centers for Disease Control and Prevention (CDC). Sexually transmitted diseases treatment guidelines, 2010. MMWR Rep, 2010, 59(RR-12): 1–110.

197. Xiao, Lan A, Mo W. Breastfeeding from mothers carrying HBV would not increase the risk of HBV infection in infants after proper immunoprophylaxis. Minerva Pediatr.2017 Mar 27.

198. Ziyauddin F, Hakim S, Beriwal S. The transcervical foley catheter versus the vaginal prostaglandin e2 gel in the induction of labour in a previous one caesarean section-a clinical study. J Clin Diagn Res, 2013, 7(1): 140–143.

199. Zhang H, Huang S, Guo X, Zhao N, Lu Y, Chen M, Li Y, Wu J, Huang L, Ma F, Yang Y, Zhang X, Zhou X, Guo R, Cai W. A randomised controlled trial in comparing maternal and neonatal outcomes between hands-and-knees delivery position and supine position in China.

Midwifery. 2017, 50: 117–124.

200. Zhang H, Zhao N, Lu Y. Two–step shoulder delivery method reduces the incidence of shoulder dystocia. Clin Exp Obstet Gynecol, 2017, 44 (3): 347–352.

201. Zhang HY, Guo RF, Wu Y, Ling Y. Normal Range of Head–to–body Delivery Interval by Two–step Delivery. Chin Med J (Engl), 2016 , 129 (9): 1066–1071.

62检